协和听课笔记

内 科 学

主 编 张 昀 王 为 王 炜

中国协和医科大学出版社

北 京

图书在版编目（CIP）数据

内科学 / 张昀，王为，王炜主编．—北京：中国协和医科大学出版社，2020.12

（协和听课笔记）

ISBN 978-7-5679-1675-3

Ⅰ．①内…　Ⅱ．①张…　②王…　③王…　Ⅲ．①内科学-医学院校-教学参考资料　Ⅳ．①R5

中国版本图书馆 CIP 数据核字（2020）第 234384 号

协和听课笔记
内科学

主　　编：张　昀　王　为　王　炜
责任编辑：刘　婷
封面设计：邱晓俐
责任校对：张　麓
责任印制：张　岱

出版发行：中国协和医科大学出版社
（北京市东城区东单三条 9 号　邮编 100730　电话 010-65260431）
网　　址：www.pumcp.com
经　　销：新华书店总店北京发行所
印　　刷：三河市龙大印装有限公司

开　　本：889mm×1194mm　1/32
印　　张：26.5
字　　数：620 千字
版　　次：2020 年 12 月第 1 版
印　　次：2023 年 12 月第 2 次印刷
定　　价：112.00 元

ISBN 978-7-5679-1675-3

编者名单

主　编　张　昀　王　为　王　炜

编　委（按姓氏笔画排序）

王　为（北京协和医院）
王　凯（首都医科大学宣武医院）
王　炜（清华大学附属北京清华长庚医院）
东　洁（北京协和医院）
巩义春（解放军总医院第八医学中心）
许　佳（浙江大学医学院附属妇产科医院）
吴春虎（阿虎医学研究中心）
张　昀（北京协和医院）
张雪芳（首都医科大学附属北京朝阳医院）
祝喻甲（中山大学肿瘤防治中心）
唐晓艳（北京协和医院）
黄　帅（北京医院）
章　杨（浙江大学医学院附属第二医院）
童璐莎（浙江大学医学院附属第二医院）

前 言

北京协和医学院是中国最早的一所八年制医科大学，在100多年的办学过程中积累了相当多的教学经验，在很多科目上有其独特的教学方式。尤其是各个学科的任课老师，都是其所在领域的专家、教授。刚进入协和的时候，就听说协和有三宝：图书馆、病案和教授。更有人索性就把协和的教授誉为“会走路的图书馆”。作为协和的学生，能够在这样的环境中学习，能够聆听大师们的教诲，我们感到非常幸运。同时，我们也想与大家分享自己的所学所获，由此，推出本套丛书。

本套丛书是以对老师上课笔记的整理为基础，再根据第9版教材进行精心编写，实用性极强。

本套丛书的特点如下：

1. 结合课堂教学，重难点突出

总结核心问题，突出重难点，使读者能够快速抓住内容；精析主治语录，提示考点，减轻读者学习负担；精选执业医师历年真题，未列入执业医师考试科目的学科，选用练习题，以加深学习记忆，力求简单明了，使读者易于理解。

2. 紧贴临床，实用为主

医学的学习，尤其是桥梁学科的学习，主要目的在于为临床工作打下牢固的基础，无论是在病情的诊断、解释上，还是在治疗方法和药物的选择上，都离不开对人体最基本的认识。桥梁学科学好了，在临床上才能融会贯通，举一反三，学有所用，学以致用。

3. 图表形式，加强记忆

通过图表的对比归类，不但可以加强、加快相关知识点的记忆，通过联想来降低记忆的“损失率”，也可以通过表格中的对比来区分相近知识点，避免混淆，帮助大家理清思路，最大限度帮助读者理解和记忆。

内科学包含人体各系统和各种疾病的病因、发病机制、临床表现、诊断、治疗与预防，是整个临床医学的基础。全书共分九大篇，基本涵盖了教材的重点内容。每个章节都由本章核心问题、内容精要等部分组成，重点章节配历年真题，重点内容以下画线标注，有助于学生更好地把握学习重点。

本套丛书可供各大医学院校本科生、专科生及七年制、八年制学生使用，也可作为执业医师和研究生考试的复习参考用书，对住院医师也具有很高的学习参考价值。

由于编者水平有限，如有错漏，敬请各位读者不吝赐教，以便修订、补充和完善。如有疑问，可扫描下方二维码，会有专属微信客服解答。

编　者

2020年10月

目 录

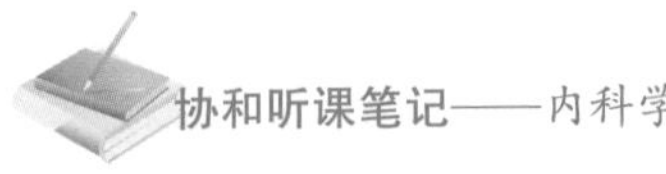

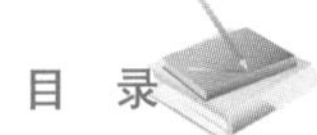

第一篇　绪　　论

核心问题

内科学的学习方法。

内容精要

内科学是临床医学的重要组成部分，涉及面广，整体性强，所论述的内容在临床医学整体的理论和实践中有普遍意义，是临床医学各学科的基础。

一、现代内科学的演变

1. 社会发展和疾病谱变化对内科学的影响　目前全球范围造成死亡的三大最主要疾病依次是缺血性心脏病、脑卒中以及慢性阻塞性肺疾病。因此，诊治慢性非传染性疾病成为现代医学以及内科学的首要任务。

2. 生命科学、基础医学和临床流行病学的发展对内科学的促进作用　循证医学（EBM）是指在临床研究中采用前瞻性随机双盲对照及多中心研究的科学方法，系统地收集、整理大样本研究所获得的客观证据作为医疗决策的基础。

3. 医学思维的演变　在“生物-心理-社会医学模式”中，

整体看待健康与疾病问题，既要考虑到患者自身的生物学特性，还要充分考虑到有关的心理因素及社会。

二、21 世纪内科学的机遇和挑战

1. 转化医学、整合医学的兴起给内科学带来新的机遇。
2. “互联网+”、大数据与精准医疗背景下的内科学。
3. 人工智能+医疗的新发展。

三、内科学的学习方法

1. 高度重视基础知识和技能的学习。
2. 培养临床思维，掌握医学科学思维方法。
3. 拓宽视野，掌握医学的科学与艺术。

第二篇　呼吸系统疾病

第一章　总　　论

核心问题

1. 掌握呼吸系统的结构功能特点。
2. 了解呼吸系统疾病的基础知识。

内容精要

呼吸学科是研究呼吸系统的健康和疾病问题，从而维护其健康、预防、诊断、治疗疾病的学科。

一、呼吸系统结构功能特点

1. 气管进入胸腔后，分成左、右主支气管。右主支气管分为上叶支气管和中间段支气管，后者再分为中叶和下叶支气管。左主支气管分为上叶和下叶支气管，左上叶支气管分出舌段支气管分支。

2. 与体循环比较，肺循环具有低压、低阻及高容的特点。肺有两组血管供应，肺循环的动静脉为气体交换的功能血管，体循环的支气管动静脉为气道和脏胸膜的营养血管。

二、呼吸系统疾病的临床表现

（一）症状

呼吸系统的局部症状主要有咳嗽、咳痰、咯血、呼吸困难和胸痛等，在不同的肺部疾病中，它们有各自的特点，见表 2-1-1。

表 2-1-1　呼吸系统的局部症状

症　状	特　　点
咳嗽	①急性发作的刺激性干咳伴有发热、声嘶常为急性喉、气管、支气管炎 ②常年咳嗽，秋冬季加重提示慢性阻塞性肺疾病（简称慢阻肺） ③急性发作的咳嗽伴胸痛，可能是肺炎 ④持续而逐渐加重的刺激性干咳伴有气短则考虑特发性肺纤维化等
咳痰	①痰由白色泡沫或黏液状转为脓性多为细菌性感染 ②大量黄脓痰常见于肺脓肿或支气管扩张 ③铁锈样痰可能是肺炎链球菌感染 ④红棕色胶冻样痰可能是肺炎克雷伯菌感染
咯血	咯鲜血多见于支气管扩张，也可见于肺结核、急性支气管炎、肺炎和肺血栓栓塞症，二尖瓣狭窄
呼吸困难	①突发胸痛后出现气短，应考虑气胸 ②夜间发作性端坐呼吸，提示左心衰竭或支气管哮喘发作 ③慢性进行性呼吸困难，多见于慢阻肺和特发性肺纤维化等间质性肺疾病 ④反复发作性呼吸困难且伴有哮鸣音，主要见于支气管哮喘
胸痛	①自发性气胸由于胸膜粘连处撕裂产生突发性胸痛 ②非呼吸系统引起：心绞痛、心肌梗死

主治语录：吸气性还是呼气性呼吸困难，前者见于肿瘤或异物堵塞引起的大气道狭窄、喉头水肿、喉-气管炎症等；后者主要见于支气管哮喘、慢性支气管炎、肺气肿等。

（二）体征

1. 支气管病变以干、湿啰音为主。
2. 肺部炎症性病变可有呼吸音性质、音调和强度的改变。
3. 大面积炎症病变可呈实变体征。
4. 肺纤维化时可听到特征性的 Velcro 啰音。
5. 胸膜炎时可有胸膜摩擦感和摩擦音。
6. 当出现气胸、胸腔积液和肺不张时，可出现气管移位和患侧的呼吸音消失。
7. 呼吸系统疾病可有肺外表现，如支气管肺癌可引起杵状指/趾等。

三、呼吸系统疾病的治疗

1. 药物治疗

（1）支气管扩张药：主要扩张支气管，用于哮喘、慢阻肺等气流受限性疾病的治疗。

（2）抗炎药物：糖皮质激素，用于哮喘或慢性阻塞性肺疾病（简称慢阻肺）的治疗。

主治语录：口服激素超过 3 个月以上者，需要给予二膦酸盐预防骨质疏松症的发生。

（3）镇咳祛痰治疗：根据病情适当选用中枢镇咳或外周镇咳药物治疗。祛痰药包括乙酰半胱氨酸、羧甲司坦、厄多司坦、美司坦等。

（4）抗生素：根据感染的病原和药物敏感性选用。

（5）肺癌化疗和靶向治疗。

2. 氧疗或呼吸支持治疗。

3. 呼吸介入治疗　借助支气管镜及相应技术进行气道异物取出或肿物切除。

4. 肺移植　终末期肺疾病患者。

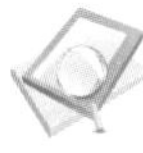

历年真题

1. 分泌肺泡表面活性物质的是
   A. 肺泡Ⅰ型细胞
   B. 肺泡Ⅱ型细胞
   C. B淋巴细胞
   D. 尘细胞
   E. 肺泡毛细血管
2. 动脉血血红蛋白的氧饱和度正常值是
   A. 100%
   B. 97%
   C. 80%
   D. 70%
   E. 60%
3. 平静呼气末，肺内气量为
   A. 余气量
   B. 功能余气量
   C. 肺总容量
   D. 肺活量
   E. 呼气储备量

参考答案：1. B　2. B　3. B

第二章　急性上呼吸道感染和急性气管-支气管炎

核心问题

1. 急性上呼吸道感染的临床表现。
2. 急性气管-支气管炎的临床表现。

内容精要

急性上呼吸道感染为鼻腔、咽、喉急性炎症的总称，主要病原体是病毒，少数是细菌。急性气管-支气管炎是由生物、理化刺激或过敏等因素引起的急性气管-支气管黏膜炎症，可由急性上呼吸道感染迁延不愈所致。

第一节　急性上呼吸道感染

一、病因

淋雨、过度劳累、免疫力低下、慢性呼吸道疾病等。

二、临床表现

急性上呼吸道感染的分型及临床表现见表2-2-1。

表 2-2-1 急性上呼吸道感染的分型及临床表现

分型	病原微生物	表现
普通感冒	病毒	主要表现为鼻部症状，如喷嚏、鼻塞、流清水样鼻涕，也可表现为咳嗽、咽干、咽痒或烧灼感甚至鼻后滴漏感
急性病毒性咽炎和喉炎	鼻病毒、腺病毒、流感病毒、副流感病毒以及肠病毒、呼吸道合胞病毒	①急性病毒性咽炎：咽痒和灼热感，咽痛不明显，咳嗽少见 ②急性喉炎：明显声嘶、讲话困难、可有发热、咽痛或咳嗽
急性疱疹性咽峡炎	柯萨奇病毒 A	多见于儿童，发热、咽痛、咽部有疱疹、浅表溃疡，周围伴红晕
急性咽结膜热	腺病毒、柯萨奇病毒	发热、咽痛、畏光、流泪、咽及结膜充血，多见于儿童夏季游泳后
急性咽扁桃体炎	多为溶血性链球菌	起病急，高热、畏寒、咽痛、咽部充血、扁桃体充血肿大、表面有黄色脓性分泌物

三、治疗

无特异抗病毒治疗，以对症治疗为主。可根据当地流行病学史和经验选用口服青霉素类、第一代头孢菌素、大环内酯类药物或喹诺酮类药物。

附：流行性感冒

1. 病因及流行病学　流感病毒导致，通过空气传播。

2. 临床表现　急性起病，出现畏寒、高热、头痛、头晕、全身酸痛、乏力等中毒症状。

3. 治疗　抗病毒治疗（奥司他韦）。

4. 预后　与病毒毒力，自身免疫状况有关。

第二节　急性气管-支气管炎

一、病因

1. 微生物　病毒、细菌感染。
2. 理化因素　冷空气、粉尘、刺激性气体。
3. 过敏反应　花粉、有机粉尘等。

二、临床表现

1. 症状　通常起病较急，全身症状较轻，可有发热。初为干咳或少量黏痰，随后痰量增多，咳嗽加剧，偶伴痰中带血。咳嗽、咳痰可延续2~3周。

主治语录：急性气管-支气管炎很可能迁延成为慢性支气管炎。

2. 体征　干、湿啰音部位不定，咳嗽后可缓解。

三、治疗

1. 对症治疗

(1) 咳嗽、无痰或少痰，可用右美沙芬、喷托维林（咳必清）镇咳。

(2) 有痰而不易咳出，可选用盐酸氨溴索、溴己新（必嗽平）。

(3) 发生支气管痉挛时可用平喘药如茶碱、β_2 受体激动药等。

(4) 发热可用解热镇痛药对症处理。

2. 抗生素治疗　仅在有细菌感染证据时使用。可首选新大环内酯类或青霉素类药物，亦可选用头孢菌素类或喹诺酮类等药物。

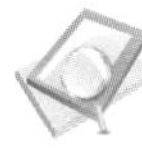

历年真题

1. 关于流行性感冒的描述，哪项不正确
   A. 常有明显流行
   B. 起病急
   C. 有高热，全身酸痛等全身症状
   D. 鼻咽部症状较重
   E. 由病毒引起
2. 一般不引起急性气管-支气管炎的致病菌为
   A. 流感嗜血杆菌
   B. 肺炎链球菌
   C. 溶血性链球菌
   D. 葡萄球菌
   E. 大肠埃希菌

参考答案：1. D　2. E

第三章　慢性支气管炎、慢性阻塞性肺疾病

核心问题

1. 慢性支气管炎的诊断、治疗原则。

2. 慢性阻塞性肺疾病的概念、诊断、严重程度分级和治疗原则。

内容精要

慢阻肺与慢性支气管炎和肺气肿有密切关系。当慢性支气管炎、肺气肿患者肺功能检查出现持续气流受限时，则能诊断为慢阻肺。

第一节　慢性支气管炎

一、概念

临床上以咳嗽、咳痰为主要症状，或有喘息，每年发病持续 3 个月或更长时间，连续 2 年或 2 年以上，并排除具有咳嗽、咳痰、喘息症状的其他疾病。

二、病因

吸烟、职业粉尘和化学物质、空气污染、感染因素、其他

因素（免疫功能紊乱、气道高反应性等）。

三、临床表现

1. 症状　主要症状为咳嗽、咳痰或伴有喘息。

2. 体征　早期多无异常体征。急性发作期可在背部或双肺底听到干、湿啰音，咳嗽后可减少或消失。

四、实验室和其他辅助检查

1. X线检查　早期可无异常。反复发作者肺纹理增粗、呈网状或条索状、斑点状阴影。

2. 呼吸功能检查　早期无异常。当使用支气管扩张剂后第1秒用力呼气容积（FEV_1）与用力肺活量（FVC）的比值（FEV_1/FVC）<70%提示已发展为慢性阻塞性肺疾病。

3. 血液检查　细菌感染时可出现白细胞总数和/或中性粒细胞计数增多。

4. 痰液检查　涂片可发现革兰阳性菌或革兰阴性菌，或大量破坏的白细胞和杯状细胞。

五、治疗

1. 控制感染　如左氧氟沙星、罗红霉素、阿莫西林、头孢呋辛等。如能培养出致病菌，可按药敏试验选用抗菌药物。

2. 镇咳祛痰　祛痰可使用复方甘草合剂，或盐酸氨溴索。干咳者，可使用右美沙芬等。

3. 平喘　应用氨茶碱，或β_2受体激动药。

第二节　慢性阻塞性肺疾病

一、概念

慢性阻塞性肺疾病（COPD）是一种常见的、可以预防和治

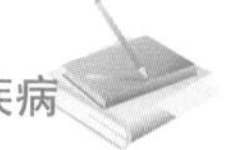

疗的疾病，其特征是持续存在的呼吸系统症状和气流受限，通常与显著暴露于有害颗粒或气体引起的气道和/或肺泡异常有关。肺功能检查对确定气流受限有重要意义，在吸入支气管扩张剂后，第1秒用力呼气容积（FEV_1）占用力肺活量（FVC）之比值（FEV_1/FVC）<70%表明存在持续气流受限。

主治语录：慢性支气管炎和肺气肿如不发生气流阻塞，则不能诊断为COPD。

二、临床表现

（一）症状

起病缓慢，病程较长，早期可以没有自觉症状。

1. 慢性咳嗽　随病程发展可终身不愈。常晨间咳嗽明显，夜间阵咳或排痰。

2. 咳痰　一般为白色黏液或浆液泡沫性痰，偶可带血丝，清晨排痰较多。急性发作期痰量增多，有脓性痰。

3. 气短或呼吸困难　早期在较剧烈活动时出现，后逐渐加重，以致在日常活动甚至休息时也感气短。

主治语录：进行性呼吸困难是慢阻肺的标志性症状。

4. 喘息和胸闷　部分患者特别是重度患者或急性加重时出现喘息。

5. 其他　晚期患者有体重减轻，食欲减退等。

（二）体征

1. 视诊　桶状胸。呼吸变浅、频率增快。

2. 触诊　双侧语音震颤减弱。

3. 叩诊　肺部过清音，心浊音界缩小，肺下界和肝浊音界下降。

4. 听诊　两肺呼吸音减弱，呼气期延长，部分患者可闻及湿啰音和/或干啰音。

三、辅助检查

1. 肺功能检查　是判断持续气流受限的主要客观指标。吸入支气管扩张剂后，$FEV_1/FVC<70\%$可确定为持续气流受限。

2. 胸部X线检查　慢阻肺早期胸部X线片无异常变化。以后可出现肺纹理增粗、紊乱等非特异性改变，也可出现肺气肿。

3. 胸部CT检查　主要临床意义在于排除其他具有相似症状的呼吸系统疾病。对辨别小叶中央型或全小叶型肺气肿以及确定肺大疱的大小和数量，有较高的敏感性和特异性，对预估肺大疱切除或外科减容手术等效果有一定价值。

4. 血气检查　对确定发生低氧血症、高碳酸血症、酸碱平衡失调，以及判断呼吸衰竭的类型有重要价值。

5. 其他　慢阻肺合并细菌感染时，外周血白细胞计数增多，核左移。痰培养可能查出病原菌。

四、诊断

1. 根据吸烟等高危因素史、临床症状和体征等资料，临床可以怀疑慢阻肺。

2. 肺功能检查确定持续气流受限是慢阻肺诊断的必备条件，吸入支气管扩张药后，$FEV_1/FVC<70\%$为确定存在持续气流受限的界限。

3. 若能同时排除其他已知病因或具有特征病理表现的气流受限疾病，则可明确诊断为慢阻肺。

五、分级

依据其 FEV_1 下降幅度进行气流受限的严重程度分级，见表2-3-1。

表2-3-1 COPD患者气流受限严重程度的肺功能分级

肺功能分级	肺功能 FEV_1 占预计值的百分比（%pred）
GOLD1级：轻度	≥80
GOLD2级：中度	50~79
GOLD3级：重度	30~49
GOLD4级：极重度	<30

六、治疗

1. 支气管扩张药物

（1）$β_2$ 受体激动药：短效制剂如沙丁胺醇；长效制剂如沙美特罗、福莫特罗等。

（2）抗胆碱药：异丙托溴铵。

（3）氨茶碱。

2. 糖皮质激素　目前常用剂型有沙美特罗加氟替卡松、福莫特罗加布地奈德。

3. 祛痰药　常用药物有盐酸氨溴索，N-乙酰半胱氨酸。

4. 长期家庭氧疗使用指征

（1）$PaO_2 \leqslant 55mmHg$ 或 $SaO_2 \leqslant 88\%$，有或没有高碳酸血症。

（2）PaO_2 55~60mmHg 或 $SaO_2<89\%$，并有肺动脉高压、右心衰竭或红细胞增多症（血细胞比容>0.55）。

（3）一般用鼻导管吸氧，氧流量为1.0~2.0L/min，吸氧时间>15h/d。治疗目标是 $PaO_2 \geqslant 60mmHg$ 和/或使 SaO_2 升至90%

以上。

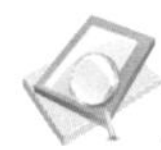

主治语录：劝导患者戒烟，是减慢肺功能损害最有效的措施。

历年真题

1. 诊断慢性支气管炎的主要依据是
   A. 肺功能测定
   B. 胸部X线片
   C. 痰细菌检测
   D. 临床症状
   E. 肺部体征
2. α_1抗胰蛋白酶缺乏性肺气肿与哪项因素最有关
   A. 支气管阻塞
   B. 遗传
   C. 代谢紊乱
   D. 细菌感染
   E. 免疫功能低下

参考答案：1. D　2. B

第四章　支气管哮喘

核心问题

1. 支气管哮喘的病因及发病机制、临床表现、诊断及分期、严重程度分级。

2. 支气管哮喘的防治。

内容精要

支气管哮喘是多种细胞和细胞组分参与的气道慢性炎症，炎症导致气道高反应性，引起反复发作的喘息、胸闷、咳嗽，常在夜间、清晨发作或加重，通常出现广泛多变的可逆性气流受限，多数可自行缓解或经治疗后缓解。

一、病因

1. 遗传因素　多基因遗传。

2. 环境因素　如室内变应原（尘螨、家养宠物、蟑螂）、室外变应原（花粉、草粉）等。

二、发病机制

1. 气道免疫-炎症机制　由多种炎症细胞、炎症介质和细胞因子共同参与、相互作用的结果。

2. 气道高反应性（AHR） 气道对各种刺激因子如变应原、理化因素、运动、药物等呈现的高度敏感状态，表现为患者接触这些刺激因子时气道出现过强或过早的收缩反应。

3. 神经调节机制 非肾上腺素能非胆碱能（NANC）神经系统能释放舒张支气管平滑肌的神经介质如血管活性肠肽、一氧化氮及收缩支气管平滑肌的介质如 P 物质、神经激肽，两者平衡失调则可引起支气管平滑肌收缩。

三、临床表现

1. 症状 典型症状为发作性伴有哮鸣音的呼气性呼吸困难，可伴有气短、胸闷或咳嗽。夜间及凌晨发作或加重是哮喘的重要临床特征。对以咳嗽为唯一症状的不典型哮喘称为咳嗽变异性哮喘（CVA）；对以胸闷为唯一症状的不典型哮喘，称为胸闷变异性哮喘（CTVA）。

2. 体征 广泛的哮鸣音、呼气延长。病情危重时，哮鸣音反而减弱，甚至完全消失，表现为“沉默肺”。

四、辅助检查

1. 肺功能检查

（1）FEV_1 降低、FVC 降低、FEV_1/FVC 降低、PEF 降低；残气量及残气量与肺总量比值增加。

（2）$FEV_1/FVC<70\%$ 或 FEV_1 低于正常预计值的 80% 为判断气流受限的最重要指标。

（3）舒张试验（BDT）。当吸入支气管舒张剂 20 分钟后重复测定肺功能，FEV_1 较用药前增加 ≥12%，且其绝对值增加 ≥200ml，判断结果为阳性，提示存在可逆性的气道阻塞。

（4）激发试验（BPT）。吸入组胺后测量 FEV_1 下降 ≥20%，判断结果为阳性。

2. 血气分析 由于过度通气可使 $PaCO_2$ 下降，pH 上升，表现为呼吸性碱中毒。若病情进一步恶化，可同时出现缺氧和 CO_2 滞留，表现为呼吸性酸中毒。

3. 胸部 X 线/CT 检查 哮喘发作时胸部 X 线可见两肺透亮度增加，呈过度通气状态，缓解期多无明显异常。胸部 CT 在部分患者可见支气管壁增厚、黏液阻塞。

4. 痰嗜酸性粒细胞计数 大多数哮喘患者诱导痰液中嗜酸性粒细胞计数增多（>2.5%），且与哮喘症状相关。诱导痰嗜酸性粒细胞计数可作为评价哮喘气道炎症指标之一，也是评估糖皮质激素治疗反应性的敏感指标。

5. 特异性变应原检测 外周血变应原特异性 IgE 增高结合病史有助于病因诊断。

五、分期

1. 急性发作期 喘息、气短、胸闷或咳嗽等症状突然发生或症状加重，伴有呼气流量降低，常因接触变应原等刺激物或治疗不当所致。急性发作时严重程度可分为轻度、中度、重度和危重四级，见表 2-4-1。

表 2-4-1 哮喘急性发作的病情严重程度分级

临床特点	轻度	中度	重度	危重
气短	步行，上楼时	稍事活动	休息时	—
体位	可平卧	喜坐位	端坐呼吸	—
讲话方式	连续成句	常有中断	单字	不能讲话
精神状态	可有焦虑/尚安静	时有焦虑或烦躁	常有焦虑、烦躁	嗜睡、意识模糊
呼吸频率	轻度增加	增加	常>30 次/分	—

续 表

临床特点	轻度	中度	重度	危重
辅助呼吸肌活动及三凹征	常无	可有	常有	胸腹矛盾运动
哮鸣音	散在，呼吸末期	响亮、弥漫	响亮、弥漫	减弱乃至无
奇脉	无	可有	常有	无
使用 β_2 受体激动药后PEF预计值或个人最佳值%	>80%	60%~80%	<60%或绝对值<100L/min或作用时间<2小时	—
PaO_2	正常	60~80mmHg	<60mmHg	—
$PaCO_2$	<45mmHg	≤45mmHg	>45mmHg	—
SaO_2	>95%	91%~95%	≤90%	—
pH	—	—	降低	降低

2. 慢性持续期　在相当长的时间内有不同频度和不同程度的喘息、咳嗽、胸闷等症状，可伴有肺通气功能下降。

3. 缓解期　患者无喘息、气短、胸闷、咳嗽等症状，并维持1年以上。

六、诊断

1. 反复发作喘息、呼吸困难、胸闷或咳嗽，夜间及晨间多发，常与接触变应原、冷空气、理化刺激以及病毒性上呼吸道感染、运动等有关。

2. 发作时双肺可闻及散在或弥漫性哮鸣音，呼气相延长。

3. 上述症状可经治疗缓解或自行缓解。

4. 可变气流受限的客观检查　①支气管舒张试验阳性。

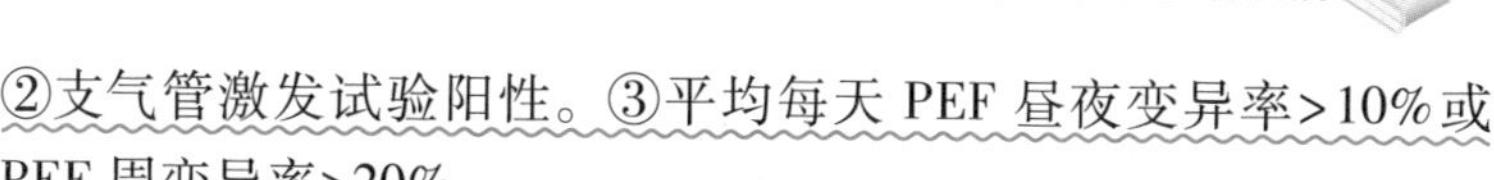

②支气管激发试验阳性。③平均每天 PEF 昼夜变异率>10%或 PEF 周变异率>20%。

符合上述症状和体征，同时具备气流受限客观检查中的任一条，并除外其他疾病所引起的喘息、气短、胸闷和咳嗽，可以诊断为哮喘。

七、鉴别诊断

1. 左心衰竭引起的呼吸困难　该病与重症哮喘症状相似。患者多有高血压、冠状动脉粥样硬化性心脏病、风湿性心脏病等病史和体征，常咳出粉红色泡沫痰，心尖部可闻及奔马律。若一时难以鉴别，可雾化吸入 β_2 受体激动药或静脉注射氨茶碱缓解症状后进一步检查。

2. 慢性阻塞性肺疾病（COPD）　多见于中老年人，多有长期吸烟或接触有害气体的病史和慢性咳嗽史，喘息长年存在，有加重期。

3. 上气道阻塞　根据病史，特别是出现吸气性呼吸困难，痰细胞学或细菌学检查，胸部影像、支气管镜检查，常可明确诊断。

4. 变态反应性支气管肺曲菌病（ABPA）：常以反复哮喘发作为特征，可咳出棕褐色黏稠痰块或咳出树枝状支气管管型，痰镜检或培养可查及曲菌。

八、治疗

1. 确定并减少危险因素接触。

2. 药物治疗

（1）β_2 受体激动药：分为 SABA（维持 4～6 小时）和 LABA（维持 10～12 小时）。SABA 为治疗哮喘急性发作的首选药物。常用药有沙丁胺醇和特布他林。

主治语录：LABA 不能单独用于哮喘的治疗。

（2）抗胆碱药：通过阻断节后迷走神经通路，降低迷走神经张力而起到舒张支气管、减少黏液分泌的作用。常用的短效吸入型抗胆碱药（SAMA）异丙托溴铵，常用的长效抗胆碱药（LAMA）噻托溴铵。

（3）茶碱类药物：包括氨茶碱和缓释茶碱。通过抑制磷酸二酯酶，提高平滑肌细胞内的 cAMP 浓度，拮抗腺苷受体，增强呼吸肌的力量以及增强气道纤毛清除功能等。

（4）糖皮质激素：目前控制哮喘最有效的药物。吸入常用药物有倍氯米松、布地奈德等，口服常用泼尼松和泼尼松龙。静脉可选择琥珀酸氢化可的松或甲泼尼龙。

（5）白三烯（LT）调节药：通过调节白三烯的生物活性而发挥抗炎作用，同时可以舒张支气管平滑肌的作用，可用于轻度哮喘。常用药物有孟鲁司特和扎鲁司特。

3. 哮喘急性发作的治疗

（1）轻度：经 MDI 吸入 SABA，在第 1 小时内每 20 分钟吸入 1～2 喷。随后轻度急性发作可调整为每 3～4 小时吸入 1～2 喷。

（2）中度：吸入 SABA（常用雾化吸入），第 1 小时内可持续雾化吸入。联合应用雾化吸入短效抗胆碱药、激素混悬液，也可联合静脉注射茶碱类。

（3）重度至危重度：持续雾化吸入 SABA，联合雾化吸入短效抗胆碱药、激素混悬液以及静脉茶碱类药物，吸氧。尽早静脉应用激素，待病情得到控制和缓解后改为口服给药。必要时机械通气。

4. 慢性持续期的治疗　哮喘长期治疗方案分为 5 级，见表 2-4-2。

表 2-4-2　哮喘长期治疗方案

治疗方案	第 1 级	第 2 级	第 3 级	第 4 级	第 5 级
推荐选择控制药物	不需使用药物	低剂量 ICS	低剂量 ICS 加 LABA	中/高剂量 ICS 加LABA	加其他治疗，如口服糖皮质激素
其他选择控制药物	低剂量 ICS	白三烯受体拮抗药	中/高剂量 ICS	中/高剂量 ICS 加 LABA	加 LAMA
		低剂量茶碱	低剂量 ICS 加白三烯受体阻断药	高剂量 ICS 加白三烯受体阻断药	加 IgE 单克隆抗体
			低剂量 ICS 加茶碱	高剂量 ICS 加茶碱	加 IL-5 单克隆抗体
缓解药物	按需使用 SABA	按需使用 SABA	按需使用 SABA 或低剂量布地奈德/福莫特罗或倍氯米松/福莫特罗		

5. 免疫疗法　将诱发哮喘发作的特异性变应原（如螨、花粉、猫毛等）配制成各种不同浓度的提取液，通过皮下注射、舌下含服或其他途径给予对该变应原过敏的患者。

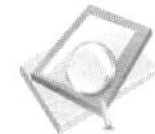

历年真题

消除支气管哮喘气道炎症最有效的药物是

A. 糖皮质激素

B. 抗生素

C. 色甘酸钠

D. β_2 受体激动药

E. 抗组胺药

参考答案：A

第五章　支气管扩张

核心问题

支气管扩张的病因、临床表现、诊断和治疗方法。

内容精要

支气管扩张症（或支气管扩张），多继发于呼吸道感染（麻疹、百日咳后的支气管肺炎）和支气管阻塞，由于支气管及其周围肺组织的炎症破坏支气管壁引起支气管管腔变形、持久扩张。主要表现为慢性咳嗽、咳痰、咯血。

一、病因

感染、免疫缺陷或异常、先天性遗传疾病、先天性结构缺陷、其他（气道阻塞、毒性物质吸入）。

二、病理生理

1. 柱状扩张　支气管呈均一管形扩张且突然在一处变细，远处的小气道往往被分泌物阻塞。

2. 囊状扩张　扩张支气管腔呈囊状改变，支气管末端的盲端也呈无法辨认的囊状结构。

3. 不规则扩张　支气管腔呈不规则改变或串珠样改变。

三、临床表现

1. 症状　主要症状为持续或反复的咳嗽、咳痰或咳脓痰。痰液为黏液性、黏液脓性或脓性，可呈黄绿色，收集后分层：上层为泡沫，中间为混浊黏液，下层为脓性成分，最下层为坏死组织。

主治语录：部分患者以反复咯血为唯一症状，称为干性支气管扩张。

2. 体征　气道内有较多分泌物时，体检可闻及湿啰音和干啰音。病变严重尤其是伴有慢性缺氧、肺源性心脏病和右心衰竭的患者可出现杵状指及右心衰竭体征。

四、辅助检查

1. 胸部X线检查　囊状支气管扩张的气道表现为显著的囊腔，腔内可存在气液平面。由于受累肺实质通气不足、萎陷，扩张的气道往往聚拢，纵切面可显示为“双轨征”，横切面显示“环形阴影”。

2. 胸部高分辨CT（HRCT）　可确诊，支气管呈柱状及囊状改变，气道壁增厚、黏液阻塞、树芽征及马赛克征。

3. 纤维支气管镜（简称纤支镜）检查　可明确出血、扩张或阻塞的部位，还可经纤支镜进行局部灌洗，取灌洗液标本进行涂片、细菌学和细胞学检查，协助诊断和指导治疗。

五、鉴别诊断

1. 慢性支气管炎　多发生在中年以上患者，在气候多变的冬、春季节咳嗽、咳痰明显，多咳白色黏液痰。

2. 肺脓肿　高热、咳嗽、大量脓臭痰、X检查可见空洞和液平。

3. 肺结核　结核毒性症状，干、湿啰音多局限于上肺，胸部X线片和痰结核菌检查可作出诊断。

4. 先天性肺囊肿　X线可见多个边界纤细的圆形或椭圆形阴影，周围无浸润。

六、治疗

1. 治疗基础疾病。

2. 控制感染　根据痰培养和药敏结果指导抗生素应用，但在等待培养结果时即应开始经验性抗菌药物治疗。

3. 改善气流受限　长效支气管舒张药。

4. 清除气道分泌物　体位引流、雾化吸入等。

主治语录：N-乙酰半胱氨酸具有较强的化痰和抗氧化作用。

5. 免疫调节药　使用一些促进呼吸道免疫增强的药物如细菌细胞壁裂解产物。部分患者使用十四环或十五环大环内酯类抗生素可减少急性发作和改善症状，但注意副作用。

6. 咯血的治疗　如果咯血量少，可以对症治疗或口服卡巴克洛（安络血）。若出血量中等，可静脉给予垂体后叶素；若出血量大，经内科治疗无效，可考虑介入栓塞治疗或手术治疗。

7. 外科手术　如支气管扩张为局限性，经充分内科治疗仍顽固反复发作者，可考虑外科手术切除病变肺组织。如大出血来自增生的支气管动脉，经休息和抗生素等保守治疗不能缓解仍反复大咯血时，病变局限者可考虑外科手术，否则采用支气管动脉栓塞术治疗。

8. 预防　可考虑应用肺炎链球菌疫苗和流感病毒疫苗。吸烟者予以戒烟。

历年真题

临床常用确诊支气管扩张的手段是

A. 胸腔穿刺

B. 胸部 X 线片

C. 支气管造影

D. 高分辨 CT

E. 磁共振检查

参考答案：D

第六章　肺部感染性疾病

核心问题

1. 社区获得性肺炎、医院获得性肺炎的诊断标准。
2. 肺炎链球菌肺炎的病理、临床表现和治疗。
3. 支原体肺炎的临床特点、诊断和治疗。
4. 肺脓肿的诊断和治疗。

内容精要

肺炎是终末气道、肺泡和肺间质的炎症；感染是最常见的原因，细菌性肺炎是最常见的肺炎。除某些坏死性病变外，一般不遗留瘢痕。

第一节　肺炎概述

一、分类

1. 解剖分类　见表 2-6-1。

表 2-6-1　肺炎的解剖分类

解剖分类	表　现
大叶性（肺泡性）肺炎	病原体感染引起肺泡炎症并通过肺泡间孔扩展。X 线影像显示肺叶或肺段的实变阴影。致病菌多为肺炎链球菌

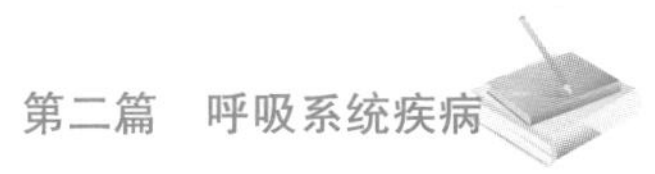

续　表

解剖分类	表　现
小叶性（支气管性）肺炎	病原体感染发生于支气管腔内。X线影像显示为沿着肺纹理分布的不规则斑片状阴影，边缘密度浅而模糊，无实变征象，肺下叶常受累
间质性肺炎	累及支气管壁和支气管周围组织，有肺泡壁增生及间质水肿。X线影像表现为一侧或双侧肺下部不规则阴影，可呈磨玻璃状、网格状，其间可有小片肺不张阴影

2. 病因分类　见表2-6-2。

表2-6-2　肺炎的病因分类

病因分类	常见病原体
细菌性肺炎	如肺炎链球菌、金黄色葡萄球菌、甲型溶血性链球菌
非典型病原体所致肺炎	如军团菌、支原体和衣原体等
病毒性肺炎	如冠状病毒、腺病毒、呼吸道合胞病毒、流感病毒、麻疹病毒等
肺真菌病	如念珠菌、曲霉、隐球菌、肺孢子菌、毛霉等
其他病原体所致肺炎	如立克次体、弓形虫等

3. 患病环境分类

（1）社区获得性肺炎（CAP）：在医院外罹患的感染性肺实质炎症，包括具有明确潜伏期的病原体感染而在入院后平均潜伏期内发病的肺炎。

（2）医院获得性肺炎（HAP）：患者住院期间没有接受有创机械通气，未处于病原感染的潜伏期，且入院≥48小时后在医院内新发生的肺炎。

二、临床表现

1. 症状　常见咳嗽、咳痰，或原有呼吸道症状加重，并出现脓性痰或血痰，伴或不伴胸痛。

2. 体征

（1）早期肺部体征无明显异常。

（2）重症者可有呼吸频率增快，鼻翼扇动，发绀。

（3）肺实变时有典型的体征，如叩诊浊音、语音震颤增强和支气管呼吸音等，也可闻及湿啰音。

（4）并发胸腔积液者，患侧胸部叩诊浊音，语音震颤减弱，呼吸音减弱。

三、诊断与鉴别诊断

1. 确定肺炎诊断　首先，必须把肺炎与呼吸道感染区别开来。上、下呼吸道感染无肺实质浸润，胸部 X 线检查可鉴别。其次，与其他类似肺炎的疾病区别开来。

（1）肺结核：多有全身中毒症状，如午后低热、盗汗、疲乏无力、体重减轻。

（2）肺癌：多无急性感染中毒症状，有时痰中带血丝，血白细胞计数不高。

（3）肺血栓栓塞症：多有静脉血栓的危险因素，如血栓性静脉炎、心肺疾病、创伤、手术和肿瘤等。

2. 评估严重程度　目前我国推荐使用 CURB-65 作为判断 CAP 患者是否需要住院治疗的标准。满足一项得 1 分。

（1）意识障碍。

（2）尿素氮 >7mmol/L。

（3）呼吸频率 ≥ 30 次/分。

（4）收缩压 <90mmHg 或舒张压 ≤ 60mmHg。

（5）年龄≥65 岁。

评分 0~1 分，原则上门诊治疗即可；2 分建议住院或严格随访下的院外治疗；3~5 分应住院治疗。

3. 确定病原体

（1）痰：每低倍视野鳞状上皮细胞<10 个，白细胞>25 个，或鳞状上皮细胞∶白细胞<1∶2.5，为合格。

（2）经支气管镜或人工气道吸引：吸引物细菌培养浓度≥10^5CFU/ml，可认为是致病菌。

（3）防污染样本毛刷：如细菌≥10^3CFU/ml，可认为是致病菌。

（4）支气管肺泡灌洗：如细菌浓度≥10^4CFU/ml，防污染 BAL 标本细菌≥10^3CFU/ml，可认为是致病菌。

（5）经皮细针吸检和开胸肺活检：一般用于对抗菌药物经验性治疗无效或其他检查不能确定者。

（6）血液和胸腔积液培养：若和痰培养分离到相同细菌，可确定为肺炎的病原菌。

四、治疗

1. 抗感染治疗是肺炎治疗的关键环节。

2. 青壮年和无基础疾病的 CAP 患者，常用青霉素类、第一代头孢菌素等。对耐药肺炎链球菌可使用呼吸氟喹诺酮类药物（莫西沙星、吉米沙星和左氧氟沙星）。

主治语录：对肺炎链球菌感染，不单独使用大环内酯类药物治疗。

3. 重症肺炎首先应选择广谱的强力抗菌药物，并应足量、联合用药。

第二节　细菌性肺炎

一、肺炎链球菌肺炎

（一）发病机制

1. 第3型肺炎链球菌毒力最强。

2. 肺炎链球菌不产生毒素，不引起组织坏死和形成空洞。

3. 荚膜的侵袭作用导致红、白细胞和纤维素的渗出，容易累及胸膜导致渗出性胸膜炎。

（二）病理

病理改变有充血期、红肝变期、灰肝变期及消散期。表现为肺组织充血水肿，肺泡内浆液渗出及红、白细胞浸润，白细胞吞噬细菌，继而纤维蛋白渗出物溶解、吸收、肺泡重新充气。

（三）临床表现

多见于冬春季节，青壮年男性多见；多有饮酒、受凉、劳累等诱因。

1. 症状　急骤发病、高热、寒战、胸痛、咳嗽、咳铁锈色痰、肌肉酸痛。

2. 体征

（1）呈急性病容：面颊绯红，鼻翼扇动，皮肤灼热、干燥，口角及鼻周有单纯疱疹。

（2）有脓毒症者，可出现皮肤、黏膜出血点，巩膜黄染。

（3）早期肺部体征可无明显异常，仅有胸廓呼吸运动幅度减小，轻度叩诊浊音，呼吸音减低及胸膜摩擦音。肺实变时叩诊呈浊音、语音震颤增强并可闻及支气管呼吸音。消散期可闻及湿啰音。

（四）辅助检查

1. 血常规　血白细胞计数增多，中性粒细胞多在80%以上，并有核左移。

2. 痰涂片　发现典型的革兰染色阳性、带荚膜的双球菌或链球菌。

3. 痰培养　取深部咳出的脓性或铁锈色痰。

4. 胸部影像学检查

（1）早期：仅见肺纹理增粗或受累的肺段、肺叶稍模糊。

（2）随着病情进展，表现为大片炎症浸润阴影或实变影，在实变阴影中可见支气管充气征，肋膈角可有少量胸腔积液。

（3）消散期：呈现“假空洞”征，多数病例在起病3~4周后才完全消散。

主治语录：老年患者，容易出现吸收不完全而成为机化性肺炎。

（五）诊断

根据典型症状与体征，结合胸部X线检查，容易作出初步诊断。病原菌检测是确诊本病的主要依据。

（六）治疗

1. 抗菌药物治疗

（1）首选青霉素。

（2）对青霉素过敏者，或感染耐青霉素菌株者，用呼吸氟喹诺酮类、头孢噻肟或头孢曲松等药物。

（3）感染 MDR 菌株者可用万古霉素、替考拉宁或利奈唑胺。

2. 支持疗法　卧床休息，补充足够的蛋白质、热量及维生素。剧烈胸痛者，可酌用少量镇痛药，不用阿司匹林或其他解热药。

二、葡萄球菌肺炎

（一）发病机制

金黄色葡萄球菌凝固酶为阳性，是化脓性感染的主要原因；随着医院内感染的增多，由凝固酶阴性葡萄球菌引起的肺炎也不断增多。

（二）症状和体征

1. 症状

（1）起病急骤，寒战、高热，体温多高达39~40℃，胸痛，痰脓性，量多，带血丝或呈脓血状。

（2）毒血症状明显，全身肌肉、关节酸痛，病情严重者可早期出现循环衰竭。

（3）院内感染者通常起病较隐袭，体温逐渐上升。老年人症状可不典型。

（4）血源性葡萄球菌肺炎常有皮肤伤口、疖、痈和中心静脉导管置入等，或静脉吸毒史，咳脓性痰较少见。

2. 体征

（1）早期可无体征，常与严重的中毒症状和呼吸道症状不平行。

（2）病变较大或融合时可有肺实变体征。

（三）辅助检查

1. 外周血白细胞计数明显增多，中性粒细胞比例升高，核左移。

2. X线检查

（1）肺段或肺叶实变，可早期形成空洞，或呈小叶状浸润，其中有单个或多发的液气囊腔。

（2）易变性，表现为一处炎性浸润消失而在另一处出现新的病灶，或很小的单一病灶发展为大片阴影。

（3）治疗有效时，病变消散，阴影密度逐渐减低，2~4周后病变完全消失。

（四）治疗

1. 早期引流原发病灶，选用敏感抗生素。

2. 选用耐青霉素酶的半合成青霉素或头孢菌素，如苯唑西林钠、氯唑西林、头孢呋辛钠等，联合氨基苷类如阿米卡星等，有较好疗效。

3. 阿莫西林、氨苄西林与酶抑制药组成的复方制剂对产酶金黄色葡萄球菌有效。

4. 对于耐甲氧西林金黄色葡萄球菌（MRSA），则应选用万古霉素、替考拉宁和利奈唑胺等。

第三节　其他病原体所致肺炎

一、肺炎支原体肺炎

（一）临床表现

1. 起病缓慢、发热、乏力、咽痛、肌肉酸痛、持久的阵发性剧咳为支原体肺炎较为典型的表现。

2. 咽部和鼓膜可以见到充血，颈部淋巴结可肿大。

3. 有10%~20%患者出现斑丘疹或多形红斑等。

（二）辅助检查

1. 血白细胞总数正常或略增多，以中性粒细胞为主。

2. 起病2周后，约2/3的患者冷凝集试验阳性，效价≥1∶32，如果效价逐步升高，更有诊断价值。

3. 血清支原体IgM抗体≥1∶64，或恢复期抗体滴度有4倍增高，可进一步确诊。

4. 直接检测呼吸道标本中肺炎支原体抗原，可用于临床早期快速诊断。

5. X线检查显示肺部多种形态的浸润影，呈节段性分布，以肺下野为多见，有的从肺门附近向外伸展。

（三）治疗

本病为自限性疾病，大环内酯类抗生素为首选，如红霉素。

二、病毒性肺炎

（一）病因和发病机制

常见病毒为甲型、乙型流感病毒，腺病毒，副流感病毒，呼吸道合胞病毒和冠状病毒等。主要为吸入性感染，通过人与人的飞沫传染。

（二）临床表现

1. 起病较急，发热、头痛、全身酸痛、倦怠等全身症状较突出。

2. 咳嗽、少痰或白色黏液痰、咽痛等呼吸道症状。

3. 本病常无显著的胸部体征，病情严重者有呼吸浅速，心率加快，发绀，肺部干、湿啰音。

4. X 线检查可见肺纹理增多，磨玻璃状阴影。

（三）诊断

诊断依据为临床症状及 X 线或 CT 影像改变，并排除由其他病原体引起的肺炎。

（四）治疗

以对症为主，必要时氧疗。注意隔离消毒，预防交叉感染。目前已经证实较为有效的病毒抑制药物有利巴韦林、阿昔洛韦等。

第四节　肺　脓　肿

肺脓肿是肺组织坏死形成的脓腔。临床以高热、咳嗽和咳大量脓臭痰为主要特征。

一、病因和发病机制

1. 吸入性肺脓肿

（1）病原体经口、鼻、咽腔吸入致病。

（2）脓肿常为单发，其部位与支气管解剖和体位有关。由于右主支气管较陡直，且管径较粗大，吸入物易进入右肺。

（3）病原体多为厌氧菌。

2. 继发性肺脓肿

（1）某些细菌性肺炎，如金黄色葡萄球菌、铜绿假单胞菌和肺炎克雷伯菌肺炎等可以继发肺脓肿。

（2）支气管扩张、支气管囊肿、支气管肺癌、肺结核空洞等继发感染也可导致继发性肺脓肿。

（3）支气管异物阻塞，是导致肺脓肿特别是小儿肺脓肿的重要因素。

（4）肺部邻近器官化脓性病变波及肺也可引起肺脓肿。

（5）阿米巴肝脓肿好发于右肝顶部，易穿破膈肌至右肺下叶，形成阿米巴肺脓肿。

3. 血源性肺脓肿

（1）因皮肤外伤感染、疖、痈、中耳炎或骨髓炎等所致。

（2）常为两肺外野的多发性脓肿。

（3）致病菌以金黄色葡萄球菌、表皮葡萄球菌及链球菌为常见。

二、临床表现

1. 症状

（1）早期症状常为肺炎症状，即发热、盗汗、乏力、食欲缺乏、咳痰、咳黏液痰或黏液脓痰。

（2）炎症波及局部胸膜可引起胸痛。

（3）由于病原菌多为厌氧菌，故痰带腐臭味（特征症状）。

（4）有时痰中带血或中等量咯血。

2. 体征　体征与肺脓肿的大小和部位有关。如空洞大，叩诊可出现鼓音或听诊闻及空瓮性呼吸音。慢性肺脓肿患者呈消耗病容，可有杵状指/趾。

三、辅助检查

1. 生化检查　急性肺脓肿血白细胞总数达（20～30）×10^9/L、中性粒细胞在90%以上、核左移、常有毒性颗粒。

2. 微生物学检查　怀疑真菌、诺卡菌或肺孢子菌感染时，进行痰涂片嗜银染色；血源性肺脓肿患者的血培养可发现致病菌。

3. X线检查

（1）吸入性肺炎早期表现为大片浓密模糊浸润阴影，边缘不清，分布在一个或数个肺段。肺脓肿形成后，大片浓密炎性阴影中出现圆形透亮区及液平面。最后残留少许纤维条索阴影。

（2）血源性肺脓肿在一肺或两肺边缘部有多发的散在小片状炎症阴影或边缘较整齐的球形病灶，其中可见脓腔及液平面。炎症吸收后可呈现局灶性纤维化或小气囊。

4. 纤维支气管镜检查　有助于明确病因和病原学诊断，并可用于治疗。

四、诊断

依据口腔手术、昏迷呕吐、异物吸入，急性发作的畏寒、高热、咳嗽和咳大量脓臭痰等病史，结合白细胞总数和中性粒细胞计数显著增多，肺野大片浓密炎性阴影中有脓腔及液平面的 X 线征象，可作出诊断。

五、鉴别诊断

1. 细菌性肺炎　痰或血的细菌分离可作出鉴别。

2. 空洞性肺结核　空洞内一般无液平面，痰中可找到结核杆菌。

3. 支气管肺癌　胸部 X 线平片示空洞常呈偏心、壁较厚、内壁凹凸不平，一般无液平面，空洞周围无炎症反应。

4. 肺大疱或肺囊肿继发感染　肺大疱或肺囊肿呈圆形、腔壁薄而光滑，常伴有液平面，周围无炎症反应。

六、治疗

1. 抗生素治疗

（1）首选青霉素。

（2）青霉素不敏感者，可用林可霉素、克林霉素和甲硝唑等。

（3）军团菌肺脓肿可用大环内酯类或喹诺酮类抗生素。

（4）巴斯德菌肺脓肿首选青霉素或四环素，但需要延长治疗时间。

（5）血源性肺脓肿，可选用耐β-内酰胺酶的青霉素或头孢菌素。

（6）MRSA感染应选用万古霉素、替考拉宁或利奈唑胺。

（7）阿米巴原虫感染，则用甲硝唑治疗。

主治语录：抗生素疗程6~8周，或直至胸部X线片示脓腔和炎症消失，仅有少量的残留纤维化。

2. 脓液引流

（1）痰黏稠不易咳出者可用祛痰药或雾化吸入生理盐水、支气管舒张药以利痰液引流。

（2）身体状况较好者可采取体位引流排脓。引流的体位应使脓肿处于最高位，每天2~3次，每次10~15分钟。

（3）有明显痰液阻塞征象，可经纤维支气管镜冲洗并吸引。

3. 手术指征

（1）肺脓肿病程超过3个月，经内科治疗脓腔不缩小，或脓腔过大（5cm以上）估计不易闭合者。

（2）大咯血经内科治疗无效或危及生命。

（3）伴有支气管胸膜瘘或脓胸经抽吸、引流和冲洗疗效不佳者。

（4）支气管阻塞限制了气道引流，如肺癌。

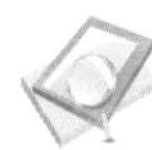

历年真题

1. 痰呈铁锈色最常见于
   A. 肺炎链球菌肺炎
   B. 肺炎支原体肺炎
   C. 葡萄球菌肺炎
   D. 肺炎克雷伯菌肺炎
   E. 病毒性肺炎

2. 医院获得性肺炎中，病原体进入肺组织引发肺炎最主要的途径是
   A. 飞沫吸入
   B. 血源性播散
   C. 胃食管反流物误吸
   D. 口咽部分泌物吸入
   E. 污染空气吸入
3. 关于肺炎链球菌的描述，哪项错误
   A. 为革兰阳性球菌，有荚膜
   B. 其毒力大小与荚膜中的多糖结构及含量有关
   C. 是引起人类肺炎最常见的致病菌
   D. 在干燥的痰中可存活数月
   E. 不寄生于正常人的鼻咽部

参考答案：1. A　2. D　3. E

第七章 肺 结 核

核心问题

1. 肺结核病因及临床症状、分型、各型肺结核的 X 线特点。

2. 肺结核诊断及化疗治疗原则。

内容精要

肺结核在 21 世纪仍然是严重危害人类健康的主要传染病。全球有 1/3 的人（约 20 亿）曾受到结核分枝杆菌的感染。飞沫传播是肺结核最重要的传播途径。

一、发病机制

1. 原发感染

（1）结核分枝杆菌的类脂质等成分能抵抗溶酶体酶类的破坏作用，如果结核分枝杆菌能够存活下来，并在肺泡巨噬细胞内外生长繁殖，这部分肺组织即出现炎症病变，称为原发病灶。

（2）原发灶和肿大的气管支气管淋巴结病变共同组成原发综合征。

2. 结核病免疫和迟发变态反应

（1）免疫保护机制是细胞免疫。细胞免疫保护作用以

Th1 为主，Th1 促进巨噬细胞的功能和免疫保护力。

（2）Koch 现象。较快的局部红肿和表浅溃烂是由结核菌素诱导的迟发性变态反应的表现，结核分枝杆菌无播散，引流淋巴结无肿大以及溃疡较快愈合是免疫力的反映。

3. 继发性结核

（1）原发性结核感染时期遗留下来的潜在病灶中的结核分枝杆菌重新活动而发生的结核病，此为内源性复发。

（2）继发性结核病是由于受到结核分枝杆菌的再感染而发病，称为外源性重染。

（3）继发型肺结核与原发型肺结核有明显的差异。

二、病理

1. 渗出　主要出现在结核性炎症初期阶段或病变恶化复发时，可表现为局部中性粒细胞浸润，继之由巨噬细胞及淋巴细胞取代。

2. 增生　发生在机体抵抗力较强、病变恢复阶段。表现为典型的结核结节，直径约为 0.1mm，数个融合后肉眼能见到，由淋巴细胞、上皮样细胞、朗格汉斯细胞以及成纤维细胞组成。结核结节的中间可出现干酪样坏死。

3. 干酪样坏死　多发生在结核分枝杆菌毒力强、感染菌量多、机体超敏反应增强、抵抗力低下的情况。干酪坏死病变镜检为红染、无结构的颗粒状物，含脂质多，肉眼观察呈淡黄色，状似奶酪。

主治语录：结核结节是病理诊断依据。

三、临床表现

（一）症状

1. 呼吸系统症状　咳嗽，咳痰，痰中带血。以干咳为主，有空洞形成时，痰量增多，若合并其他细菌感染，痰可呈脓性。

2. 全身症状　发热为最常见症状，多为长期午后潮热，部分患者有倦怠乏力、盗汗、食欲减退和体重减轻等。

（二）体征

渗出性病变范围较大或干酪样坏死时，则可以有肺实变体征，如语音震颤增强、叩诊浊音、听诊闻及支气管呼吸音和细湿啰音。较大的空洞性病变听诊也可以闻及支气管呼吸音。

四、辅助检查

1. 影像学检查　胸部X线检查是诊断肺结核的常规首选方法。

（1）原发型：胸部X线平片呈现哑铃形阴影，即原发病灶、引流淋巴管炎和肿大的肺门淋巴结，形成典型的原发综合征。

（2）血行播散型：呈大小、密度和分布均匀的粟粒状或结节状阴影。

（3）继发型：浸润性病灶，主要位于上叶尖后段或下叶背段。包括浸润性肺结核、空洞性肺结核、结核球，伴卫星灶；干酪性肺炎；纤维空洞性肺结核。

2. 痰结核分枝杆菌检查

（1）痰标本收集：初诊患者至少要送3份痰标本，包括清晨痰、夜间痰和即时痰，复诊患者每次送2份痰标本。

（2）痰涂片检查：是简单、快速、易行和可靠的方法，但欠敏感。

（3）培养法：是结核病诊断的“金标准”，可用于菌种鉴定。

3. 结核菌素试验

（1）判断标准：硬结直径≤5mm为阴性（-），5～9mm为一般阳性（+），10～19mm为中度阳性（++），≥20mm或虽不足 20mm，但有水疱或坏死为强阳性（+++）。

（2）阴性常见于未曾感染过结核分枝杆菌或还处于结核感染早期（4~8 周）或血行播散型肺结核等重症结核患者、使用免疫抑制药或糖皮质激素者、HIV（+）或恶性肿瘤者以及结节病者等。

（3）阳性常提示有结核分枝杆菌感染，3 岁以下儿童需按活动性结核处理，成年人强阳性需考虑有活动性结核病可能。

五、结核病分类标准

1. 原发型肺结核

（1）含原发综合征及胸内淋巴结结核。

（2）多见于少年儿童，无症状或症状轻微。

（3）若 X 线胸片只有肺门淋巴结肿大，则诊断为胸内淋巴结结核。

2. 血行播散型肺结核

（1）含急性血行播散型肺结核（急性粟粒型肺结核）及亚急性、慢性血行播散型肺结核。

（2）急性粟粒型肺结核，急性起病，持续高热，中毒症状明显，可出现颈项强直等脑膜刺激征。

3. 继发型肺结核

（1）浸润性肺结核：病灶常位于肺尖及锁骨下。X 线表现为小片状或斑点状阴影，可融合形成空洞。

（2）空洞性肺结核：临床症状较多，发热、咳嗽、咳痰和咯血等。空洞性肺结核患者痰中经常排菌。

（3）结核球：结核球内有钙化灶或液化坏死形成空洞，同时 80%以上的结核球有卫星灶。

（4）干酪性肺炎：大叶性干酪性肺炎 X 线影像呈大叶性密度均匀磨玻璃状阴影，逐渐出现溶解区，呈虫蚀样空洞。小叶性干酪性肺炎的症状和体征都比大叶性干酪性肺炎轻，X 线影像呈小叶斑片播散病灶，多发生在双肺中下部。

（5）纤维空洞性肺结核：病程长，反复进展恶化，肺组织破坏重，肺功能严重受损。肺门抬高，肺纹理呈垂柳样。

主治语录：医院中的肺结核多为继发型肺结核，因此是防治、考试重点。

4. 菌阴肺结核　为 3 次痰涂片及 1 次培养均阴性的肺结核。

（1）典型肺结核临床症状和胸部 X 线表现。

（2）抗结核治疗有效。

（3）临床可排除其他非结核性肺部疾病。

（4）PPD（5 IU）强阳性，血清抗结核抗体阳性。

（5）痰结核菌 PCR 和探针检测呈阳性。

（6）肺外组织病理证实结核病变。

（7）支气管肺泡灌洗（BAL）液中检出抗酸分枝杆菌。

（8）支气管或肺部组织病理证实结核病变。

具备（1）~（6）中 3 项或（7）~（8）中任何 1 项可确诊。

六、鉴别诊断

1. 肺炎　主要与继发性肺结核鉴别。大都起病急伴有发热，咳嗽、咳痰明显，胸部 X 线片表现密度较淡且较均匀的片状或斑片状阴影，抗菌治疗有效。

2. 慢性阻塞性肺疾病　冬季多发，急性加重期可以有发热，肺功能检查为阻塞性通气功能障碍，胸部影像学检查有助于鉴别诊断。

3. 支气管扩张　CT 特别是高分辨 CT 能发现支气管腔扩大，可确诊。

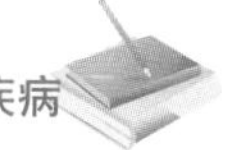

4. 肺癌　多次痰脱落细胞和结核分枝杆菌检查及病灶活体组织检查是鉴别的重要方法。

5. 肺脓肿　多有高热、咳大量脓臭痰。胸部X线片表现为带有液平面的空洞伴周围浓密的炎性阴影。血白细胞和中性粒细胞计数增多。

6. 纵隔和肺门疾病　小儿胸腺在婴幼儿时期多见，胸内甲状腺多发生于右上纵隔，淋巴系统肿瘤多位于中纵隔，多见于青年人，结核菌素试验可呈阴性或弱阳性。皮样囊肿和畸胎瘤多呈边缘清晰的囊状阴影，多发生于前纵隔。

七、治疗

（一）化学治疗的原则

早期、规律、全程、适量、联合。

（二）常用抗结核病药物

1. 异烟肼（INH，H）　单一抗结核药物中杀菌力特别是早期杀菌力最强者。偶可发生药物性肝炎，肝功能异常者慎用，需注意观察。

主治语录：如果发生周围神经炎可服用维生素B_6（吡哆醇）。

2. 利福平（RFP，R）　对巨噬细胞内外的结核分枝杆菌均有快速杀菌作用，特别是对C菌群有独特的杀菌作用。利福喷丁（RFT）适于间歇使用。

3. 吡嗪酰胺（PZA，Z）　具有独特的杀菌作用，主要是杀灭巨噬细胞内酸性环境中的B菌群。常见不良反应为高尿酸血症、肝损害、食欲缺乏、关节痛和恶心。

4. 乙胺丁醇（EMB，E） 口服易吸收，不良反应为视神经炎，应在治疗前测定视力与视野。

5. 链霉素（SM，S） 对巨噬细胞外碱性环境中的结核分枝杆菌有杀菌作用。不良反应主要为耳毒性、前庭功能损害和肾毒性等。

6. 抗结核药品固定剂量复合制剂（FDC） 由多种抗结核药品按照一定的剂量比例合理组成。复治肺结核患者、结核性胸膜炎及其他肺外结核也可以用FDC组成治疗方案。

（三）治疗方案

1. 初治活动性肺结核（含涂阳和涂阴）治疗方案

（1）每天用药方案

1）强化期：异烟肼、利福平、吡嗪酰胺和乙胺丁醇，顿服，2个月。

2）巩固期：异烟肼、利福平，顿服，4个月。

3）简写：2HRZE/4HR。

（2）间歇用药方案

1）强化期：异烟肼、利福平、吡嗪酰胺和乙胺丁醇，隔天1次或每周3次，2个月。

2）巩固期：异烟肼、利福平，隔天1次或每周3次，4个月。

3）简写：$2H_3R_3Z_3E_3/4H_3R_3$。

2. 复治涂阳肺结核治疗方案

（1）复治涂阳敏感用药方案

1）强化期：异烟肼、利福平、吡嗪酰胺、链霉素和乙胺丁醇，每天1次，2个月。

2）巩固期：异烟肼、利福平和乙胺丁醇，每天1次，6~10个月。巩固期治疗4个月时，痰菌未阴转，可继续延长治疗期 6~10 个月。

3）简写：2HRZSE/6~10HRE。

（2）间歇用药方案

1）强化期：异烟肼、利福平、吡嗪酰胺、链霉素和乙胺丁醇，隔天 1 次或每周 3 次，2 个月。

2）巩固期：异烟肼、利福平和乙胺丁醇，隔天 1 次或每周 3 次，6 个月。

3）简写：$2H_3R_3Z_3S_3E_3/6\sim10H_3R_3E_3$。

（四）其他治疗

1. 对症治疗　咯血是肺结核的常见症状。

（1）一般少量咯血，多以安慰患者、消除紧张、卧床休息为主。

（2）大咯血时先用垂体后叶素 5~10U 加入 25%葡萄糖液 40ml 中缓慢静脉注射，一般为 15~20 分钟，然后将垂体后叶素加入 5%葡萄糖液按 0.1U/(kg·h) 速度静脉滴注。

2. 糖皮质激素　仅用于结核毒性症状严重者。

3. 外科手术治疗　主要的适应证是经合理化学治疗后无效、多重耐药的厚壁空洞、大块干酪灶、结核性脓胸、支气管胸膜瘘和大咯血保守治疗无效者。

八、预防

1. 全程督导化学治疗。

2. 病例报告和转诊　肺结核属于乙类传染病。各级医疗预防机构要专人负责，做到及时、准确、完整地报告肺结核疫情。

3. 病例登记和管理　必须要长期随访，掌握患者从发病治疗到治愈的全过程。

4. 卡介苗接种　对预防成年人肺结核的效果很差，但对预防常发生在儿童的结核性脑膜炎和粟粒型结核有较好的作用。

5. 预防性化学治疗　常用异烟肼，或利福平和异烟肼。

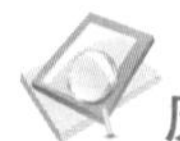

历年真题

1. 提示原发型肺结核病变恶化的病理转归是
   A. 结核性胸膜炎
   B. 原发病灶扩大，产生空洞
   C. 支气管淋巴结肿大
   D. 支气管淋巴结周围炎
   E. 急性粟粒型肺结核
2. 儿童型肺结核病常见的类型是
   A. 浸润性肺结核
   B. 原发型肺结核
   C. 结核球
   D. 干酪性肺炎
   E. 结核性胸膜炎
3. 判断肺结核有传染性最主要的依据是
   A. 结核菌素试验阳性
   B. 痰结核菌检查阳性
   C. 血沉增快
   D. 胸部X线检查发现空洞
   E. 反复咯血
4. 结核菌主要的传播途径为
   A. 呼吸道
   B. 消化道
   C. 泌尿道
   D. 生殖道
   E. 破损的皮肤、黏膜

参考答案：1. E　2. B　3. B　4. A

第八章　肺　　癌

核心问题

1. 肺癌的分类、临床表现。
2. 肺癌的诊断和治疗原则。

内容精要

肺癌是起源于呼吸上皮细胞（支气管、细支气管和肺泡）的恶性肿瘤。吸烟是引起肺癌最常见的原因，以咳嗽、咳痰、咯血和消瘦等为主要表现。

一、病因

1. 吸烟　包括被动吸烟。吸烟与肺癌之间存在着明确的关系，开始吸烟的年龄越小，吸烟时间越长，吸烟量越大，肺癌的发病率和死亡率越高。

2. 职业致癌因子　石棉、砷等。

3. 空气污染　城市中的工业废气、室内燃料燃烧等。

4. 电离辐射。

5. 饮食与体力活动。

6. 遗传和基因改变。

7. 其他　结核为肺癌的发病因素之一，其罹患肺癌的危险性是正常人群的10倍。

二、分类

1. 按解剖学部位分类

（1）中央型：发生在段及以上支气管的肺癌，以鳞状上皮细胞癌和小细胞肺癌较多见。

（2）周围型：发生在段支气管以下的肺癌，以腺癌较多见。

2. 按组织病理学分类　详见表2-8-1。

表2-8-1　肺癌的组织病理学分类

类　别	特　　点
鳞癌	多见于老年男性，与吸烟密切相关；中央型多见，容易向管腔内生长阻塞支气管导致肺不张和阻塞性肺炎；生长较慢、转移晚
腺癌	女性多见；主要起源于支气管黏液腺，可发生于细小支气管或中央气道，临床多表现为周围型。局部浸润和血行转移较早，易累及胸膜引起胸腔积液
大细胞癌	未分化的非小细胞癌，较少见
小细胞肺癌（SCLC）	包括类癌、非典型类癌、小细胞癌和大细胞神经内分泌癌。以增殖快速和早期广泛转移为特征，对化疗和放疗较敏感。可引起类癌综合征

主治语录：鳞癌手术切除机会较多，但对化疗和放疗敏感性不如小细胞肺癌。

三、临床表现

1. 原发肿瘤引起的症状和体征

（1）咳嗽：常为无痰或少痰的刺激性干咳。

（2）痰血或咯血：多见于中心型肺癌。肿瘤向管腔内生长者可有间歇或持续性痰中带血，如果表面糜烂严重侵蚀大血管，则可引起大咯血。

（3）气短或喘鸣：肿瘤阻塞支气管，可出现呼吸困难。

（4）胸痛：可有胸部隐痛，与肿瘤的转移或直接侵犯胸壁有关。

（5）发热：肿瘤组织坏死可引起发热。多数发热的原因是由于肿瘤引起的阻塞性肺炎所致，抗生素治疗效果不佳。

（6）消瘦：为恶性肿瘤常见表现，晚期由于肿瘤毒素以及感染、疼痛所致食欲减退，可表现消瘦或恶病质。

2. 肿瘤局部扩展引起的症状和体征

（1）胸痛：肿瘤侵犯胸壁、胸膜、肋骨。

（2）声音嘶哑：直接或转移至纵隔淋巴结后压迫喉返神经（左侧多见），可发生声音嘶哑。

（3）吞咽困难：侵犯食管。

（4）胸腔积液：转移累及胸膜或肺淋巴回流受阻，可引起胸腔积液。

（5）心包积液：可通过直接蔓延侵犯心包。

（6）上腔静脉阻塞综合征：侵犯纵隔压迫上腔静脉时，静脉回流受阻，表现上肢、颈面部水肿和胸壁静脉曲张。严重者皮肤呈暗紫色，眼结膜充血，视物模糊，头晕、头痛。

（7）Horner 综合征：肺上沟瘤是肺尖部肺癌，可压迫颈交感神经，引起病侧上睑下垂、瞳孔缩小、眼球内陷，同侧额部与胸壁少汗或无汗，称为 Horner 综合征。

3. 肿瘤远处转移引起的症状和体征

（1）中枢神经系统转移：脑转移可引起头痛、恶心、呕吐等颅内压增高的症状。

（2）骨骼转移：表现为局部疼痛和压痛，也可出现病理性骨折。

（3）腹部转移：可转移至肝脏、胰腺、胃肠道，表现为食欲减退、肝区疼痛或腹痛、黄疸、肝大、腹水及胰腺炎。

（4）淋巴结转移：锁骨上窝淋巴结是常见部位。

4. 肺癌的胸外表现

（1）内分泌综合征：肿瘤细胞分泌一些具有生物活性的多肽或胺类物质，如促肾上腺皮质激素、甲状旁腺腺素、抗利尿激素等。

1）抗利尿激素分泌异常综合征（SIADH）：常表现为低钠血症和低渗透压血症。

2）异位 ACTH 综合征：表现为库欣综合征。

3）高钙血症：恶性肿瘤最常见的威胁生命的代谢并发症。多见于鳞癌患者。

4）类癌综合征：因 5-羟色胺分泌过多引起。表现为喘息、皮肤潮红、水样腹泻、阵发性心动过速等。

（2）骨骼-结缔组织综合征

1）原发性肥大性骨关节病：30%患者有杵状指/趾，多为非小细胞肺癌。

2）神经-肌病综合征：可能与自身免疫反应或肿瘤产生的体液物质有关。

（3）血液学异常及其他：游走性血栓性静脉炎、伴心房血栓的非细菌性血栓性心内膜炎等。

四、辅助检查

1. 胸部 X 线片

（1）中央型：一侧肺门类圆形、不规则形阴影；并发肺不张时有倒 S 现象；肺门、纵隔块状影、气管向健侧移位；局限性肺气肿、肺不张。

（2）周围型：斑片状阴影，分叶、边缘有毛刺，胸膜被牵拉、癌性空洞一般厚壁、偏心、内壁凹凸不平、有液平。

2. 胸部 CT　具有更高的分辨率，可发现肺微小病变和普通胸部 X 线片难以显示的部位（如位于心脏后、脊柱旁、肺尖、肋膈角及肋骨头等）。

主治语录：多数肺癌可以经胸部 X 线片和 CT 获得临床诊断。

3. 磁共振显像（MRI）　与 CT 相比，在明确肿瘤与大血管之间的关系、发现脑实质或脑膜转移上有优越性，而在发现肺部小病灶（<5mm）方面则不如 CT 敏感。

4. 正电子发射体层成像（PET）　能无创性地显示人体内部组织与器官的功能。

5. 痰脱落细胞学检查　获得气道深部的痰液，及时送检，至少送检 3 次以上。

6. 纤维支气管镜　对中央型肺癌诊断的阳性率较高。

7. 开胸肺活检　肺癌的重要诊断技术，适用于难以定性的肺内病变的诊断。

五、诊断

肺癌诊断可按下列步骤进行。

1. CT 确定部位　有临床症状或影像学征象怀疑肺癌的患者先行胸部和腹部 CT 检查，发现肿瘤的原发部位、纵隔淋巴结侵犯和其他解剖部位的播散情况。

2. 组织病理学诊断　怀疑肺癌的患者必须获得组织学标本诊断。

3. 分子病理学诊断　有条件者应在病理学确诊的同时检测肿瘤组织的 EGFR 基因突变、ALK 融合基因和 ROS1 融合基因等，NSCLC 也可考虑检测 PD-L1 的表达水平。

六、鉴别诊断

1. 肺结核

(1) 肺结核球：见于年轻患者，多无症状。病灶多位于肺上叶尖后段和下叶背段。

(2) 肺门淋巴结结核：易与中央型肺癌相混淆。结核菌素试验常阳性，抗结核治疗有效。

(3) 急性粟粒型肺结核：年龄较轻。X 线影像表现为细小、分布均匀、密度较淡的粟粒样结节病灶。

2. 肺炎　有发热、咳嗽、咳痰等症状，抗生素治疗有效。

3. 肺脓肿　支气管镜和痰脱落细胞学检查有助于鉴别。

4. 结核性胸膜炎　与癌性胸腔积液相鉴别。

5. 肺隐球菌病　肺活检和血清隐球菌荚膜多糖抗原检测有助于鉴别。

6. 其他　如肺良性肿瘤、淋巴瘤等，需通过组织病理学鉴别。

七、临床分期

2015 年国际肺癌研究学会（IASLC）公布了第 8 版肺癌 TNM 分期系统修订稿，见表 2-8-2、表 2-8-3。

表 2-8-2　肺癌的 TNM 分期

原发肿瘤（T）
T_x：未发现原发肿瘤，或通过痰细胞学或支气管灌洗发现癌细胞，但影像学及支气管镜无法发现
T_0：无原发肿瘤证据
T_{is}：原位癌
T_1：肿瘤最大径≤3cm，周围包绕肺组织及脏胸膜，支气管镜见肿瘤侵及叶支气管，未侵及主支气管

续　表

T_{1a}：肿瘤最大径≤1cm
T_{1b}：肿瘤最大径 1~2cm
T_{1c}：肿瘤最大径>2~3cm
T_2：肿瘤最大径>3~5cm；侵犯主支气管（不常见的表浅扩散型肿瘤，不论体积大小，侵犯限于支气管壁时，虽可能侵犯主支气管，仍为 T_1），但未侵及隆突；侵及脏胸膜；有阻塞性肺炎或者部分或全肺不张。符合以上任何一个条件即归为 T_2
T_{2a}：肿瘤最大径>3~4cm
T_{2b}：肿瘤最大径>4~5cm
T_3：肿瘤最大径>5~7cm；直接侵及以下任何一个器官，包括胸壁（包含肺上沟瘤）、膈神经、心包；全肺肺不张肺炎；同一肺叶出现孤立性癌结节。符合以上任何一个条件即归为 T_3
T_4：肿瘤最大径>7cm；无论大小，侵及以下任何一个器官，包括纵隔、心脏、大血管、隆突、喉返神经、主气管、食管、椎体、膈肌；同侧不同肺叶内出现孤立性癌结节
区域淋巴结（N）
N_x：区域淋巴结无法评估
N_0：无区域淋巴结转移
N_1：同侧支气管周围及/或同侧肺门淋巴结以及肺内淋巴结转移
N_2：同侧纵隔内及/或隆突下淋巴结转移
N_3：对侧纵隔、对侧肺门、同侧或对侧斜角肌或锁骨上淋巴结转移
远处转移（M）
M_x：远处转移无法评估
M_0：无远处转移
M_1：远处转移

表 2-8-3　肺癌临床分期与 TNM 分期的关系

临床分期	TNM 分期
隐性癌	$T_X N_0 M_0$

续　表

临床分期	TNM 分期
0 期	$T_{is}N_0M_0$
Ⅰ A 期：	
Ⅰ A1	$T_{1a}N_0M_0$
Ⅰ A2	$T_{1b}N_0M_0$
Ⅰ A3	$T_{1c}N_0M_0$
Ⅰ B 期	$T_{2a}N_0M_0$
Ⅱ A 期	$T_{2b}N_0M_0$
Ⅱ B 期	$T_3N_0M_0$；$T_{1a\sim2b}N_1M_0$
Ⅲ A 期	$T_4N_0M_0$；$T_{3\sim4}N_1M_0$；$T_{1a\sim2b}N_2M_0$
Ⅲ B 期	$T_{3\sim4}N_2M_0$；$T_{1a\sim2b}N_3M_0$
Ⅲ C 期	$T_{3\sim4}N_3M_0$
Ⅳ A 期	$T_{1\sim4}N_{0\sim3}M_{1a\sim1b}$
Ⅳ B 期	$T_{1\sim4}N_{0\sim3}M_{1c}$

八、治疗

（一）非小细胞肺癌

1. 手术治疗

（1）主要适于Ⅰ期及Ⅱ期患者，根治性手术切除是首选的治疗手段。

（2）除了Ⅰ期外，Ⅱ～Ⅲ期肺癌根治性手术后需术后辅助化疗。

（3）术前化疗（新辅助化疗）可使原先不能手术的患者降低 TNM 分期而可以手术。

（4）对不能耐受肺叶切除的患者也可考虑行楔形切除。

2. 药物治疗　对化疗的反应较差。

（二）小细胞肺癌

1. 手术治疗　一般不推荐手术治疗。单纯手术无法根治小细胞肺癌，因此所有术后的患者均需采用含铂的两药化疗方案化疗 4~6 个疗程。

2. 药物治疗　对化疗非常敏感，是治疗的基本方案。一线化疗药物包括依托泊苷或伊立替康联合顺铂或卡铂，共 4~6 个周期。

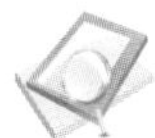

历年真题

1. 下列表现为吸气性呼吸困难的是
   A. 胸腔积液
   B. 支气管哮喘
   C. 气管肿物
   D. COPD
   E. 自发性气胸
2. 患者，男性，62 岁。慢性咳嗽 10 年，近半个月来出现阵发性干咳，持续痰中带血。胸部 X 线片显示左肺下叶不张。为明确诊断，最有意义的检查方法为
   A. 纤维支气管镜检查
   B. 痰细菌培养
   C. 结核菌素试验
   D. 肺功能测定
   E. 血清癌胚抗原测定
3. 下列哪项不是副肿瘤综合征的表现
   A. 肥大性骨关节病
   B. 杵状指/趾
   C. 皮质醇增多症
   D. 高钙血症
   E. 上腔静脉压迫综合征
4. 对肺癌出现杵状指/趾，下列描述哪项不正确
   A. 可出现在胸部 X 线表现之前
   B. 非肺癌远处转移
   C. 肺癌切除后可消失
   D. 肺癌复发又可出现
   E. 是手术治疗禁忌证

参考答案：1. C　2. A　3. E　4. E

第九章　间质性肺疾病

核心问题

1. 掌握间质性肺疾病的概念、分类及诊断依据。
2. 了解结节病的临床表现、诊断依据及治疗原则。

内容精要

间质性肺疾病（ILD）是一组主要累及肺间质和肺泡腔，导致肺泡毛细血管功能单位丧失的弥漫性肺疾病。主要表现为进行性加重的呼吸困难、限制性通气功能障碍伴弥散功能降低、低氧血症以及影像学上的双肺弥漫性病变，最终导致呼吸衰竭而死亡。

第一节　间质性肺疾病的分类

一、临床分类

1. 已知原因的 ILD　职业或家居环境、药物（胺碘酮）、结缔组织疾病等。

2. 特发性间质性肺炎（IIPs）。

3. 肉芽肿性 ILD　结节病。

4. 罕见ILD　肺淋巴管平滑肌瘤病（PLAM）、肺朗格汉斯细胞组织细胞增生症（PLCH）、慢性嗜酸性粒细胞性肺炎（CEP）等。

二、诊断

（一）临床表现

1. 症状

（1）呼吸困难是最常见的，其次是咳嗽，多为持续性干咳。

（2）如果患者还有全身症状如发热、盗汗、乏力等，通常提示可能存在结缔组织疾病等。

2. 体征

（1）爆裂音或Velcro啰音：ILD的常见体征，尤其是IPF，可能是常见，也是早期体征。

（2）杵状指：ILD患者一个比较常见的晚期征象，通常提示严重的肺结构破坏和肺功能受损，多见于IPF。

（3）肺动脉高压和肺心病的体征：ILD进展到晚期，可以出现肺动脉高压和肺心病，进而表现发绀，呼吸急促，P_2亢进，下肢水肿等征象。

（4）系统疾病体征：皮疹、关节肿胀、变形等可能提示结缔组织疾病等。

（二）影像学评价

1. 绝大多数ILD患者胸部X线片显示双肺弥漫性阴影。

2. 高分辨CT（HRCT），能细致地显示肺实质异常的程度和性质。表现包括弥漫性结节影、磨玻璃样变、肺泡实变、小叶间隔增厚、胸膜下线、网格影伴囊腔形成或蜂窝状改变，常伴牵拉性支气管扩张或肺结构改变。

（三）肺功能

以限制性通气功能障碍和气体交换障碍为特征。

（四）实验室检查

常规进行全血细胞学、尿液分析、生物化学及肝肾功能、红细胞沉降率（ESR）检查等。

（五）支气管镜检查

纤维支气管镜检查并进行支气管肺泡灌洗（BAL）或/和经支气管肺活检（TBLB）对于了解弥漫性肺部渗出性病变的性质，鉴别ILD具有一定的帮助。

（六）外科肺活检

包括开胸肺活检（OLB）和电视辅助胸腔镜肺活检（VATS）。对于经上述检查不能明确诊断的ILD，通常需要外科肺活检明确病理改变和确诊。

第二节　特发性肺纤维化

特发性肺纤维化（IPF）是一种慢性、进行性、纤维化性间质性肺炎，组织学和/或胸部HRCT特征性表现为普通型间质性肺炎（UIP），病因不清，好发于老年人。

一、病理

1. UIP的组织学特征是病变呈斑片状分布，主要累及胸膜下外周肺腺泡或小叶。

2. 低倍镜下病变呈时相不一，表现纤维化、蜂窝状改变、间质性炎症和正常肺组织并存，致密的纤维瘢痕区伴散在的成纤维细胞灶。

二、病因

迄今有关 IPF 的病因还不清楚。危险因素包括吸烟和环境暴露（如金属粉尘、木尘等）。

三、临床表现

1. 症状　多于 50 岁以后发病，呈隐匿起病，主要表现为活动性呼吸困难，渐进性加重，常伴干咳。全身症状不明显，可以有不适、乏力和体重减轻等，但很少发热。75% 有吸烟史。

2. 体征　约 50% 患者可见杵状指，90% 的患者可在双肺基底部闻及吸气末细小的 Velcro 啰音。在疾病晚期可出现明显发绀、肺动脉高压和右心功能不全征象。

四、辅助检查

1. 胸部 X 线　通常显示双肺外带、胸膜下和基底部分布明显的网状或网结节模糊影，伴有蜂窝样变和下叶肺容积减低。

2. 胸部 HRCT　诊断 IPF 的重要方法，可以替代外科肺活检。HRCT 的典型 UIP 表现为病变呈网格改变，蜂窝改变伴或不伴牵拉支气管扩张；病变以胸膜下、基底部分布为主。

3. 肺功能　主要表现为限制性通气功能障碍、弥散量降低伴低氧血症或Ⅰ型呼吸衰竭。

4. 支气管肺泡灌洗液（BALF）　表现为中性粒细胞和/或嗜酸性粒细胞计数增多。

5. 肺活检　明显纤维化/结构变形伴或不伴蜂窝肺，胸膜下、间质分布；斑片肺实质纤维化；成纤维细胞灶。

五、诊断

1. IPF 诊断

（1）ILD，但排除了其他原因（如环境、药物和结缔组织疾病等）。

（2）HRCT 表现为 UIP 型。

（3）联合 HRCT 和外科肺活检病理表现诊断 UIP。

2. IPF 急性加重

（1）过去或现在诊断 IPF。

（2）1 个月内发生显著的呼吸困难加重。

（3）CT 表现为 UIP 背景下出现新的双侧磨玻璃影伴或不伴实变影。

（4）不能完全由心衰或液体过载解释。

六、治疗

1. 抗纤维化药物治疗　循证医学证据证明吡非尼酮和尼达尼布治疗可以减慢 IPF 肺功能下降。

2. 非药物治疗　尽可能进行肺康复训练，静息状态下存在明显的低氧血症（PaO_2<55mmHg）患者还应该实行长程氧疗。

主治语录：不推荐使用机械通气治疗 IPF 所致的呼吸衰竭。

3. 肺移植　目前 IPF 最有效的治疗方法，合适的患者应该积极推荐肺移植。

4. 合并症治疗　积极治疗合并存在的胃-食管反流及其他合并症。

5. IPF 急性加重的治疗　氧疗、防控感染、对症支持治疗是 IPF 急性加重患者的主要治疗手段。

6. 对症治疗　减轻患者因咳嗽、呼吸困难、焦虑带来的痛苦，提高生活质量。

7. 其他　加强患者教育与自我管理，建议吸烟者戒烟，预防流感和肺炎。

七、预后

IPF 诊断后中位生存期为 2～3 年，但 IPF 自然病程及结局个体差异较大。大多数患者表现为缓慢逐步可预见的肺功能下降。

第三节　结　节　病

结节病是一种原因不明的多系统累及的肉芽肿性疾病，主要侵犯肺和淋巴系统，其次是眼部和皮肤。

一、病因

遗传因素、环境因素、免疫机制。

二、病理

结节病的特征性病理改变是非干酪样上皮样细胞性肉芽肿，主要由高分化的单核-吞噬细胞（上皮样细胞和巨细胞）与淋巴细胞组成。

三、临床表现

（一）急性结节病

表现为双肺门淋巴结肿大，关节炎和结节性红斑，常伴有发热、肌肉痛、不适。

（二）亚急性/慢性结节病

1. 系统症状　发热、体重减轻、无力、不适和盗汗。

2. 胸内结节病　90%以上的结节病累及肺脏。临床表现隐匿，30%~50%有咳嗽、胸痛或呼吸困难，20%有气道高反应性或伴喘鸣音。

3. 胸外结节病

（1）淋巴结：淋巴结肿大，不融合，可活动，无触痛，不形成溃疡和窦道，以颈、腋窝、肱骨内上髁、腹股沟淋巴结最常受累。

（2）皮肤：25%累及皮肤，表现皮肤结节性红斑、冻疮样狼疮和皮下结节等。

（3）眼：以葡萄膜炎最常见。

（4）心脏：主要表现为心律失常、心力衰竭或猝死。

（5）内分泌：高钙血症，高尿钙。

（6）其他系统：肌肉骨骼、神经、腮腺、肝脏、胃肠、血液、肾脏以及生殖系统等均可受累。

四、辅助检查

1. X线检查　双侧肺门淋巴结肿大（BHL）（伴或不伴右侧气管旁淋巴结肿大）是最常见的征象。临床上通常根据后前位胸部X线片对结节病进行分期，见表2-9-1。

表2-9-1　结节病的胸部X线分期

分期	X线表现
0期	无异常X线表现
Ⅰ期	双侧肺门淋巴结肿大，无肺部浸润影
Ⅱ期	双侧肺门淋巴结肿大，伴肺部网状、结节状或片状浸润影
Ⅲ期	肺部网状、结节状或片状浸润影，无双侧肺门淋巴结肿大
Ⅳ期	肺纤维化，蜂窝肺，肺大疱，肺气肿

2. 胸部 CT/HRCT　典型表现为沿着支气管血管束分布的微小结节，可融合成球。

3. ^{67}Ga 核素显像　肉芽肿活性巨噬细胞摄取^{67}Ga 明显增加，肉芽肿性病变可被^{67}Ga 显示。

4. 肺功能试验　特征性变化是限制性通气功能障碍和弥散量降低及氧合障碍。

5. 支气管肺泡灌洗液检查　主要显示淋巴细胞计数增多，CD4/CD8 的比值增高（>3.5）。

6. 血液检查　血清 ACE 水平反映体内肉芽肿负荷，可以辅助判断疾病活动性，因缺乏足够的敏感性和特异性，不能作为诊断指标。

7. 结核菌素试验　对 PPD 5TU 的结核菌素皮肤试验无或弱反应是结节病的特点，可以用来鉴别结核和结节病。

五、诊断

1. 临床和胸部影像表现与结节病相符合。
2. 活检证实有非干酪样坏死性类上皮肉芽肿。
3. 除外其他原因。

六、鉴别诊断

1. 肺门淋巴结结核　患者较年轻，结核菌素试验多阳性。肺门淋巴结肿大一般为单侧性，有时伴有钙化，可见肺部原发病灶。CT 可见淋巴结中心区有坏死。

2. 淋巴瘤　单侧或不对称淋巴结肿大，活检可确诊。

3. 肺门转移性肿瘤　对可疑原发灶进行进一步的检查可助鉴别。

七、治疗

1. 无症状和肺功能正常的 I 期结节病无须治疗。

2. 无症状和病情稳定的Ⅱ期和Ⅲ期，肺功能轻微异常，也不需要治疗。

3. 结节病出现明显的肺内或肺外症状，尤其累及心脏、神经系统等，需要使用全身糖皮质激素治疗，疗程6~24个月。

4. 当糖皮质激素不能耐受或治疗无效，可考虑使用其他免疫抑制剂如甲氨蝶呤、硫唑嘌呤等。

5. 结节病的复发率较高。因此，结节病治疗结束后也需要每3~6个月随访1次，至少3年或直至病情稳定。

八、预后

1. 急性起病者，经治疗或自行缓解，预后较好；而慢性进行性、多脏器功能损害、肺广泛纤维化等则预后较差。

2. 死亡原因常为呼吸功能不全或心脏、中枢神经系统受累所致。

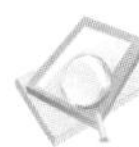

历年真题

1. 关于间质性肺疾病的说法，哪项是错误的
   A. 病理改变为弥漫性肺实质、肺泡炎和间质纤维化
   B. 主要表现为活动性呼吸困难
   C. 胸部X线片多为弥漫阴影
   D. 阻塞性通气障碍为主
   E. 弥散功能降低
2. 特发性肺间质纤维化晚期哪项治疗不适当
   A. 肾上腺糖皮质激素为首选
   B. 可应用免疫抑制剂
   C. 低流量吸氧
   D. 预防和控制感染
   E. 对症治疗

参考答案：1. D　2. A

第十章　肺血栓栓塞症

核心问题

肺血栓栓塞症的危险因素、临床表现、诊断及治疗方法。

内容精要

肺栓塞由多种原因导致，最常见的是肺血栓栓塞（PTE）。血栓栓塞的主要原因是下肢深静脉血栓形成（DVT）。DVT 与 PTE 实质上为一种疾病过程在不同部位、不同阶段的表现，两者合称为静脉血栓栓塞症（VTE）。

一、危险因素

1. 遗传性　抗凝血酶缺乏、蛋白 S 缺乏、蛋白 C 缺乏、Ⅻ因子缺乏、纤溶酶原缺乏等。遗传性危险因素常引起反复发生的动、静脉血栓形成和栓塞。

2. 获得性　血液高凝状态（高龄、恶性肿瘤）、血管内皮损伤（手术、创伤）、静脉血流淤滞（瘫痪）。

二、病理和病理生理

1. 血栓来源　来源于上、下腔静脉或右心腔，其中大部分来源于下肢深静脉，特别是从腘静脉上端到髂静脉段的下肢近端深静脉（占 50%~90%）。

2. 栓塞部位　既可以是单一部位的，又可以是多部位的。以多部位或双侧性的血栓栓塞更为常见。影像学发现栓塞更易发生于右侧和下肺叶。

3. 栓塞后生理变化

（1）血流动力学改变：肺动脉压力升高；右心功能不全；体循环低血压甚至休克；心肌缺血。

（2）气体交换障碍：肺泡无效腔量增大；通气/血流比例失调；神经体液因素引起支气管痉挛；栓塞部位肺泡表面活性物质分泌减少等因素导致呼吸功能不全，出现低氧血症和代偿性过度通气。

（3）肺梗死：肺动脉发生栓塞后，若其支配区的肺组织因血流受阻或中断而发生坏死。

（4）慢性血栓栓塞性肺动脉高压：急性 PTE 后肺动脉内血栓未完全溶解，或 PTE 反复发生，出现血栓机化、肺血管管腔狭窄甚至闭塞，导致肺血管阻力增高、肺动脉压力进行性增高、右心室肥厚甚至右心衰竭。

三、临床表现

1. 症状

（1）不明原因的呼吸困难及气短，尤以活动后明显，为 PTE 最多见的症状。

（2）胸痛，包括胸膜炎性胸痛或心绞痛样疼痛。

（3）晕厥，可为 PTE 的唯一或首发症状。

（4）烦躁不安、惊恐甚至濒死感。

（5）咯血，常为小量咯血，大咯血少见。

（6）咳嗽、心悸等。

主治语录："三联征"，同时出现呼吸困难、胸痛及咯血。

2. 体征

（1）呼吸系统体征：以呼吸急促最常见。另有发绀，肺部哮鸣音和/或细湿啰音，或胸腔积液的相应体征。

（2）循环系统体征：包括心动过速，血压变化，严重时可出现血压下降甚至休克，颈静脉充盈或搏动，肺动脉瓣区第二音亢进（$P_2>A_2$）或分裂，三尖瓣区收缩期杂音。

（3）其他：可伴发热，多为低热。

3. 深静脉血栓的症状和体征

（1）主要表现为患肢肿胀、周径增粗、疼痛或压痛、皮肤色素沉着、行走后患肢易疲劳。

（2）大、小腿周径测量：髌骨上缘以上 15cm 处，髌骨下缘以下 10cm 处，双侧相差>1cm 即有临床意义。

四、辅助检查

（一）疑诊

1. 血浆 D-二聚体（D-dimer）　急性 PTE 时升高。若其含量低于 500μg/L，可基本除外急性 PTE。

2. 动脉血气分析　常表现为低氧血症、低碳酸血症，肺泡-动脉血氧分压差增大，部分患者的血气结果可以正常。

3. 心电图

（1）最常见的改变为窦性心动过速。

（2）当有肺动脉及右心压力升高时，可出现 $V_1 \sim V_2$ 甚或 V_4 的 T 波倒置和 ST 段异常、$S_IQ_{III}T_{III}$ 征（即 I 导联 S 波加深，Ⅲ导联出现 Q/q 波及 T 波倒置）、完全或不完全性右束支传导阻滞、肺型 P 波、电轴右偏及顺钟向转位等。

4. 胸部X线片

（1）肺动脉阻塞征：区域性肺纹理变细、稀疏或消失，肺野透亮度增加。

（2）肺动脉高压征及右心扩大征：右下肺动脉干增宽或伴截断征，肺动脉段膨隆以及右心室扩大。

（3）肺组织继发改变：肺野局部片状阴影，尖端指向肺门的楔形阴影，肺不张或膨胀不全，肺不张侧可见横膈抬高，有时合并少至中量胸腔积液。

5. 超声心动图　提示诊断和除外其他心血管疾病方面有重要价值。

6. 下肢深静脉检查　下肢为DVT最多发部位，超声检查为诊断DVT最简便的方法。

（二）确诊

以下4项，其中1项阳性即可明确诊断。

1. CT肺动脉造影　是PTE的一线确诊手段，能够准确发现段以上肺动脉内的血栓。

2. 放射性核素肺通气/血流灌注（V/Q）　PTE的重要诊断方法。典型征象是呈肺段分布的肺灌注缺损，并与通气显像不匹配。

3. 磁共振显像和磁共振肺动脉造影（MRI/MRPA）　MRPA可以直接显示肺动脉内的栓子及PTE所致的低灌注区，可确诊PTE。

4. 肺动脉造影　是PTE的“金标准”。是一种有创性检查技术，有发生严重并发症的可能性，故应严格掌握其适应证。

五、分型

（一）急性肺血栓栓塞症

1. 高危　以休克和低血压为主要表现，即体循环动脉收缩压<90mmHg，或较基础值下降幅度≥40mmHg，持续 15 分钟以上。

2. 中危　血流动力学稳定，但存在右心功能不全和/或心肌损伤。

3. 低危　血流动力学稳定，无右心功能不全和心肌损伤。

（二）慢性血栓栓塞性肺动脉高压（CTEPH）

1. 常表现为呼吸困难、乏力、运动耐量下降。后期出现右心衰竭。

2. 常可发现 DVT 的存在。

3. 右心导管检查示静息肺动脉平均压>25mmHg。

4. 超声心动图检查示右心室壁增厚，符合慢性肺源性心脏病的诊断标准。

六、鉴别诊断

1. 冠心病　冠脉造影可见冠状动脉粥样硬化、管腔阻塞证据，心肌梗死时心电图和心肌酶水平有相应的特征性动态变化。PTE 与冠心病有时可合并存在。

2. 肺炎　肺炎有相应肺部和全身感染的表现，如咳脓性痰伴寒战、高热，外周血白细胞和中性粒细胞比例增高等，抗生素治疗有效。

3. 主动脉夹层　多有高血压，疼痛较剧烈，胸部 X 线片常显示纵隔增宽，心血管超声和胸部 CT 造影检查可见主动脉夹层征象。

七、治疗

（一）一般处理与呼吸循环支持治疗

1. 进行严密监护，监测呼吸、心率、血压、心电图及血气的变化。

2. 采用经鼻导管或面罩吸氧，以纠正低氧血症。

（二）抗凝治疗

抗凝药物主要有普通肝素、低分子量肝素、磺达肝癸钠、华法林等。

（三）溶栓治疗

1. 主要适用于高危 PTE 病例（有明显呼吸困难、胸痛、低氧血症等）。对于部分中危 PTE，若无禁忌证可考虑溶栓，对于血压和右心室运动功能均正常的低危病例，不宜溶栓。溶栓的时间窗一般定为 14 天以内。

2. 常用药物　尿激酶（UK）、链激酶（SK）和重组组织型纤溶酶原激活剂（rt-PA）。

（四）肺动脉导管碎解和抽吸血栓

对于肺动脉主干或主要分支的高危 PTE，并存在以下情况者：溶栓治疗禁忌；经溶栓或积极的内科治疗无效；或在溶栓起效前（在数小时内）很可能会发生致死性休克。

（五）肺动脉血栓摘除术

致命性肺动脉主干或主要分支堵塞的高危 PTE，有溶栓禁忌证，或在溶栓起效前（在数小时内）很可能会发生致死性休克。

（六）放置腔静脉滤器

对于急性 PTE 合并抗凝禁忌的患者，为防止下肢深静脉大块血栓再次脱落阻塞肺动脉，经审慎评估后可考虑放置下腔静脉滤器。

（七）CTEPH 的治疗

1. 长期口服华法林抗凝治疗，根据 INR 调整剂量，维持 INR 2~3。

2. 若阻塞部位处于手术可及的肺动脉近端，首选肺动脉血栓内膜剥脱术治疗。

3. 无法手术治疗的远端病变患者，可考虑介入方法行球囊肺动脉成形术，或应用肺动脉高压治疗药物缓解症状。

4. 反复下肢深静脉血栓脱落者，可放置下腔静脉滤器。

八、预防

早期识别危险因素并早期进行预防是防止 VTE 发生的关键。

1. 机械预防措施　包括梯度加压弹力袜、间歇充气压缩泵和静脉足泵等。

2. 药物预防措施　包括低分子量肝素、磺达肝癸钠、低剂量普通肝素、华法林等。

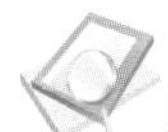

历年真题

1. 发生肺血栓栓塞时，首先考虑溶栓的情况是
   A. 合并深静脉血栓形成
   B. 剧烈胸痛
   C. 严重低氧血症
   D. 持续低血压
   E. 明显咯血

2. 目前确诊肺血栓栓塞症最常用的手段是
   A. CT 肺动脉造影
   B. 肺通气/灌注核素扫描
   C. 磁共振显影
   D. 心脏彩超
   E. 肺动脉造影

3. 患者，女性，60 岁。乳腺癌根治术后 3 天，大便后起立时突感呼吸困难，随即意识丧失，呼吸及大动脉搏动消失。立即

给予心肺复苏，呼吸道吸出血性液体。最可能的情况是

A. 心源性休克

B. 急性心肌梗死

C. 自发性气胸

D. 乳腺癌肺转移

E. 肺血栓栓塞

4. 患者，男性，56 岁。5 小时前突发右侧胸痛伴咳嗽、憋气。否认其他病史。查体：R 24 次/分，BP 130/80mmHg，双肺呼吸音清晰，未闻及干、湿啰音及胸膜摩擦音。心率 102 次/分，$P_2 > A_2$，心脏各瓣膜听诊区未闻及杂音。胸部 X 线片未见异常。动脉血气分析：pH 7.45，$PaCO_2$ 32mmHg，PaO_2 55mmHg。下列检查对明确诊断意义最大的是

A. CT 肺动脉造影

B. 心肌坏死标志物

C. 血 D-二聚体

D. UCG

E. ECG

参考答案：1. D　2. A　3. E　4. A

第十一章　肺动脉高压与肺源性心脏病

核心问题

1. 肺动脉高压的诊断。

2. 慢性肺源性心脏病的病因、发病机制、临床表现、诊断和治疗。

内容精要

肺动脉高压是由多种已知或未知原因引起的肺动脉压异常升高的一种病理生理状态。

第一节　肺动脉高压的分类

1. 动脉性肺动脉高压　特发性、遗传性、药物所致和毒物所致肺动脉高压、疾病相关性肺动脉高压、新生儿持续性肺动脉高压等。

2. 左心疾病所致肺动脉高压　左心室收缩性心功能不全、左心室舒张性心功能不全、心脏瓣膜病等。

3. 肺部疾病和/或低氧所致肺动脉高压　慢性阻塞性肺疾病、间质性肺疾病等。

4. 慢性血栓栓塞性肺动脉高压和其他肺动脉阻塞性疾病。

5. 未明和/或多因素机制所致肺动脉高压　血液系统疾病、系统性疾病、代谢性疾病等。

第二节　特发性肺动脉高压

特发性肺动脉高压是一种不明原因的肺动脉高压，过去被称为原发性肺动脉高压。病理上主要表现为“致丛性肺动脉病”。

一、病因

遗传因素、免疫与炎症反应、肺血管内皮功能障碍、血管壁平滑肌细胞钾通道缺陷。

二、临床表现

1. 症状　早期通常无症状，随着肺动脉压力的升高，可逐渐出现全身症状。

（1）呼吸困难：是最常见的症状，多为首发症状。

（2）胸痛：常于活动或情绪激动时发生。

（3）头晕或晕厥：由于心排血量减少，脑组织供血突然减少所致。常在活动时出现，有时休息时也可以发生。

（4）咯血：通常为小量咯血，有时也可出现大咯血而致死亡。

（5）其他：包括疲乏、无力，往往容易被忽视。10%的患者出现雷诺现象，增粗的肺动脉压迫喉返神经可引起声音嘶哑（Ortner 综合征）。

2. 体征　IPAH 的体征均与肺动脉高压和右心室负荷增加有关。

三、辅助检查

1. 血液检查　血红蛋白含量可升高，脑钠肽可有不同程度升高。

2. 心电图　心电图不能直接反映肺动脉压升高，但能提示右心增大或肥厚。

3. 胸部 X 线检查 提示肺动脉高压的 X 线征象：①右下肺动脉干扩张，其横径≥15mm 或右下肺动脉横径与气管横径比值≥1.07，或动态观察右下肺动脉干增宽>2mm。②肺动脉段明显突出或其高度≥3mm。③中心肺动脉扩张和外周分支纤细，形成“残根”征。④圆锥部显著凸出（右前斜位 45°）或其高度≥7mm。⑤右心室增大。

4. 超声心动图和多普勒超声检查 多普勒超声心动图估测三尖瓣峰值流速>3.4m/s 或肺动脉收缩压>50mmHg 将被诊断为肺动脉高压。

5. 肺功能测定 可有轻到中度限制性通气障碍与弥散功能减低。

6. 血气分析 多数患者有轻、中度低氧血症。

7. 放射性核素肺通气/灌注显像 排除慢性栓塞性肺动脉高压的重要手段。

8. 右心导管检查及急性肺血管反应试验 右心漂浮导管检查是确定肺动脉高压的“金标准”。

四、诊断

多普勒超声心动图估测肺动脉收缩压>50mmHg，结合临床可以诊断肺动脉高压。肺动脉高压的确诊标准是右心导管检查测定平均肺动脉压≥25mmHg。

五、治疗

（一）初始治疗

建议育龄期女性患者避孕；及时接种流感及肺炎链球菌注射疫苗；WHO 功能分级Ⅲ～Ⅳ级和动脉氧分压持续低于

60mmHg 的患者建议进行氧疗。

（二）支持治疗

口服抗凝药物、利尿药、氧疗、地高辛、常规铁检测并补充铁制剂、血管扩张药（钙通道阻滞药、前列环素、一氧化氮、内皮素受体阻断药等）。

（三）肺或心脏移植

经积极内科治疗临床效果不佳的患者可以行肺移植治疗。

（四）健康指导

对 IPAH 患者进行生活指导，加强相关卫生知识的宣传教育，增强患者战胜疾病的信心，预防肺部感染。

第三节　慢性肺源性心脏病

一、病因

1. 支气管、肺疾病　以慢性阻塞性肺疾病多见，占 80%~90%，其次为支气管哮喘、支气管扩张、肺结核等。
2. 胸廓运动障碍性疾病　严重胸廓或脊椎畸形以及神经肌肉疾病。
3. 肺血管疾病　特发性肺动脉高压、慢性栓塞性肺动脉高压和肺小动脉炎。
4. 其他　原发性肺泡通气不足、先天性口咽畸形等。

二、发病机制

（一）肺动脉高压的形成

1. 肺血管阻力增高的功能性因素　肺血管收缩在低氧性肺

动脉高压的发生中起着关键作用。缺氧、高碳酸血症和呼吸性酸中毒使肺血管收缩、痉挛，其中缺氧是肺动脉高压形成最重要的因素。

2. 肺血管阻力增高的解剖学因素　①长期反复发作的慢阻肺及支气管周围炎。②肺气肿。③肺血管重构（慢性缺氧）。④多发性肺微小动脉原位血栓形成。

3. 血液黏稠度增加和血容量增多　慢性缺氧产生继发性红细胞增多，血液黏稠度增加。缺氧可使醛固酮增加，导致水、钠潴留；缺氧又使肾小动脉收缩，肾血流减少也加重水、钠潴留，血容量增多。

（二）心脏病变和心力衰竭

右心失代偿，右心排血量下降，右心室收缩末期残留血量增加，舒张末期压增高，促使右心室扩大和右心衰竭。

（三）其他重要脏器的损害

缺氧和高碳酸血症除影响心脏外，尚导致其他重要脏器如脑、肝、肾、胃肠及内分泌系统、血液系统等发生病理改变，引起多脏器的功能损害。

三、临床表现

（一）肺、心功能代偿期

1. 症状　咳嗽、咳痰、气短，活动后可有心悸、呼吸困难、乏力和劳动耐力下降。

2. 体征　可有不同程度的发绀和肺气肿体征。偶有干、湿啰音，$P_2>A_2$，三尖瓣区可出现收缩期杂音或剑突下心脏搏动增强，提示有右心室肥厚。

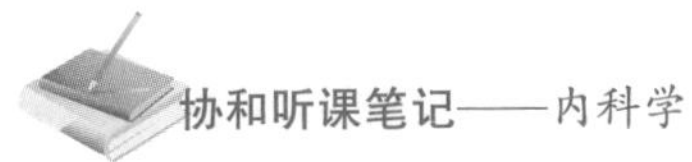

（二）肺、心功能失代偿期

1. 呼吸衰竭

（1）症状

1）呼吸困难加重，夜间为甚。

2）常有头痛、失眠、食欲减退，白天嗜睡，甚至出现表情淡漠、神志恍惚、谵妄等肺性脑病的表现。

（2）体征

1）发绀明显，球结膜充血、水肿。

2）严重时可有视网膜血管扩张、视盘水肿等颅内压增高的表现。

3）腱反射减弱或消失，出现病理反射。

4）因高碳酸血症可出现周围血管扩张的表现，如皮肤潮红、多汗。

2. 右心衰竭

（1）症状：明显气短、心悸、食欲缺乏、腹胀、恶心等。

（2）体征

1）发绀明显，颈静脉怒张。

2）心率加快，可出现心律失常，剑突下可闻及收缩期杂音，甚至出现舒张期杂音。

3）肝大且有压痛，肝颈静脉回流征阳性。

4）下肢水肿，重者可有腹水。

5）少数患者可出现肺水肿及全心衰竭的体征。

四、辅助检查

1. X线检查　肺动脉高压征象。

2. 心电图检查　额面平均电轴≥+90°；V_1R/S≥1；重度顺钟向转位（V_5R/S≤1）；$R_{V1}+S_{V5}$≥1.05mV；aVR R/S 或 R/

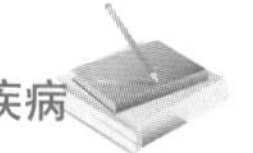

Q≥1；$V_1 \sim V_3$ 呈 QS、Qr 或 qr（酷似心肌梗死，应注意鉴别）；肺型 P 波。具有一条即可诊断。

3. 超声心动图　右心室流出道内径≥30mm；右心室内径≥20mm；右心室前壁的厚度≥5mm 或前壁搏动幅度增强；左、右心室内径比值<2；右肺动脉内径≥18mm 或肺动脉干≥20mm，右心室流出道/左心房内径>1.4；肺动脉瓣曲线出现肺动脉高压征象者，可诊断慢性肺心病。

4. 血气分析　可出现低氧血症或合并高碳酸血症。

5. 血液化验　红细胞及血红蛋白可升高。全血黏度及血浆黏度可增加。

6. 其他　痰病原学检查可以指导抗生素的选用。

五、诊断

患者有 COPD，出现肺动脉高压、右心室增大、右心功能不全的表现；X 线检查和超声心动图符合上述表现。

六、鉴别诊断

1. 冠心病　有典型的心绞痛、心梗病史或心电图表现，体检、X 线、心电图、超声心动图检查呈左心室肥厚为主的征象，可以鉴别。

2. 风湿性心瓣膜病　风湿性心脏病的三尖瓣疾病，应与慢性肺心病的相对三尖瓣关闭不全相鉴别。前者往往有风湿性关节炎和心肌炎病史，其他瓣膜如二尖瓣、主动脉瓣常有病变，X 线、心电图、超声心动图检查有特殊表现。

3. 原发性心肌病　本病多为全心增大，无慢性支气管、肺疾病史，无肺动脉高压的 X 线表现等。

七、治疗

（一）肺、心功能代偿期

预防感染，加强康复锻炼和营养，需要长期家庭氧疗或家庭无创呼吸机治疗等，以改善患者的生活质量。

（二）肺、心功能失代偿期

1. 控制感染　选用抗生素。

2. 控制呼吸衰竭　给予扩张支气管、祛痰等治疗，通畅呼吸道，改善通气功能。

3. 控制心力衰竭

（1）利尿药：减轻右心前负荷。氢氯噻嗪联合螺内酯。

（2）正性肌力药：原则上选用作用快、排泄快的洋地黄类药物，常用毒毛花苷 K 或毛花苷 C。

主治语录：心率不作为使用的指征（感染和缺氧都可导致心率加快）。

4. 防治并发症

（1）肺性脑病：由于呼吸衰竭所致缺氧、二氧化碳潴留而引起的神经精神障碍综合征。

（2）酸碱失衡及电解质紊乱：呼吸性酸中毒以通畅气道、纠正缺氧和解除二氧化碳潴留为主。呼吸性酸中毒合并代谢性酸中毒通常需要补碱治疗，然后根据血气分析结果酌情处理。

（3）心律失常：多表现为房性期前收缩及阵发性室上性心动过速，其中以紊乱性房性心动过速最具特征性。

（4）休克：发生原因有严重感染失血（多由上消化道出血所致）和严重心力衰竭或心律失常。

（5）消化道出血：由于感染、呼吸衰竭、心力衰竭致胃肠道淤血，以及应用糖皮质激素等，常并发消化道出血，需要预防治疗，一旦发生需要积极处理。

（6）弥散性血管内凝血（DIC）。

（7）深静脉血栓形成：低剂量普通肝素或低分子量肝素可用于预防。

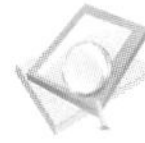

历年真题

1. 我国慢性肺心病最常见的病因是
   A. 慢性阻塞性肺疾病
   B. 肺间质纤维化
   C. 支气管扩张
   D. 尘肺
   E. 肺结核
2. 患者，男性，70岁。慢性肺心病患者，1周来咳嗽、气短加剧，痰量增多。查体：肺部干、湿啰音，双下肢水肿，下列哪项处理最关键
   A. 镇咳祛痰
   B. 控制感染
   C. 利尿药
   D. 强心药
   E. 呼吸兴奋药

参考答案：1. A　2. B

第十二章 胸膜疾病

核心问题

1. 胸腔积液的常见病因、临床表现、诊断及鉴别诊断、治疗原则。

2. 气胸的分类、临床表现、诊断及治疗。

内容精要

胸膜是覆盖在胸膜腔内表面的一层薄膜，由结缔组织和纤维弹力组织支持的间皮细胞层组成。

第一节 胸腔积液

一、正常胸腔积液的平衡

1. 液体从胸膜滤出到胸膜腔的因素包括流体静水压、胸腔内压和胸腔积液胶体渗透压，而阻止滤出的压力为毛细血管内胶体渗透压。

2. 胸腔积液滤过在胸腔的上部大于下部，吸收则主要在横膈和胸腔下部的纵隔胸膜。

二、病因和发病机制

1. 漏出液

（1）胸膜毛细血管内静水压增高：如充血性心力衰竭、缩窄性心包炎、血容量增加、上腔静脉或奇静脉受阻。

（2）胸膜毛细血管内胶体渗透压降低：如低蛋白血症、肝硬化、肾病综合征、急性肾小球肾炎、黏液性水肿等。

2. 渗出液

（1）胸膜通透性增高：如胸膜炎症（肺结核、肺炎）、风湿性疾病（系统性红斑狼疮、类风湿关节炎）、胸膜肿瘤（恶性肿瘤转移、间皮瘤）、肺梗死、膈下炎症等。

（2）壁胸膜淋巴引流障碍：癌症淋巴管阻塞、发育性淋巴管引流异常等。

三、临床表现

1. 症状

（1）症状和积液量有关，积液量少于 0.3～0.5L 时症状不明显。

（2）大量积液时心悸及呼吸困难明显，甚至可致呼吸衰竭。

（3）呼吸困难是最常见的症状，多伴有胸痛和咳嗽。

（4）结核性胸膜炎多见于中青年；恶性胸腔积液多见于中年以上患者。

（5）炎症性积液常伴有咳嗽、咳痰、胸痛及发热。

主治语录：胸膜发炎胸腔无积液时可以听到胸膜摩擦音。有积液时摩擦音消失。

2. 体征

（1）少量积液可无明显体征，或可触及胸膜摩擦感及闻及胸膜摩擦音。

（2）中至大量积液时，患侧胸廓饱满，语音震颤减弱，局部叩诊浊音，呼吸音减低或消失。可伴有气管、纵隔向健侧移位。

四、影像学检查

1. 胸腔积液>300ml 时肋膈角变钝。
2. 积液影-弧形上缘，平卧后积液散开使肺野透亮度降低。
3. CT、BUS 可以定位胸腔积液。

五、实验室和其他检查

（一）诊断性胸腔穿刺和胸腔积液检查

1. 外观和气味

（1）漏出液透明清亮，静置不凝固，比重<1.016~1.018。

（2）渗出液多呈草黄色稍混浊，易有凝块，比重>1.018。

（3）血性胸腔积液呈洗肉水样，多见于肿瘤、结核和肺栓塞。

（4）厌氧菌感染胸腔积液常有恶臭味。

2. 细胞

（1）漏出液细胞数常少于 100×10^6/L，以淋巴细胞与间皮细胞为主。

（2）渗出液的白细胞计数常超过 500×10^6/L。

（3）胸腔积液中红细胞计数超过 5×10^9/L 时，呈淡红色，多由恶性肿瘤或结核所致。

（4）当红细胞计数达 100×10^9/L 时，应考虑创伤。

（5）恶性胸腔积液 40%~90%可查到肿瘤细胞。

3. pH 和葡萄糖

（1）正常胸腔积液 pH 接近 7.6。pH 降低见于脓胸、食管破裂、RA 积液等。结核性和恶性积液也可降低。

（2）漏出液与大多数渗出液葡萄糖含量正常；脓胸、RA 明显降低，SLE、结核和恶性胸腔积液中含量可<3.3mmol/L。

4. 病原体 巧克力色胸腔积液应镜检阿米巴滋养体。

5. 蛋白质

（1）渗出液的蛋白含量较高（>30g/L），胸腔积液/血清比值>0.5。

（2）漏出液蛋白含量较低（<30g/L），以清蛋白为主，黏蛋白试验阴性。

6. 类脂

（1）甘油三酯含量>1.24mmol/L，胆固醇不高，脂蛋白电泳可显示乳糜微粒，多见于胸导管破裂。

（2）假性乳糜胸的胸腔积液呈淡黄或暗褐色，胆固醇多大于5.18mmol/L，甘油三酯含量正常，多见于陈旧性结核性胸膜炎。

7. 酶

（1）渗出液，LDH 含量大于200U/L，且胸腔积液 LDH/血清 LDH>0.6。

（2）LDH>500U/L 常提示为恶性肿瘤或并发细菌感染。

（3）结核性胸膜炎时，胸腔积液中 ADA 多高于45U/L。

8. 免疫学检查

（1）结核性胸膜炎胸腔积液中 γ-干扰素增高。

（2）SLE 胸腔积液中抗核抗体（ANA）效价可达1∶160以上。RA 胸腔积液中类风湿因子>1∶320。

9. CEA 检查 若胸腔积液 CEA 升高或胸腔积液/血清 CEA>1，常提示为恶性胸腔积液。

（二）X 线和核素检查

1. 胸部 X 线平片是用于发现胸腔积液的首要影像学方法，

其表现与积液量和是否有包裹或粘连有关。

2. 肋膈角变钝，积液量增多时显示有向外侧、向上的弧形上缘的积液影，大量积液时患侧胸部致密影，气管和纵隔推向健侧。

（三）超声检查

临床用于估计胸腔积液的深度和积液量，协助胸腔穿刺定位。

（四）胸膜针刺活检

经皮闭式胸膜针刺活检对胸腔积液病因诊断有重要意义，可发现肿瘤、结核和其他胸膜肉芽肿性病变。

（五）胸腔镜或开胸活检

对上述检查不能确诊者，必要时可经胸腔镜或剖胸直视下活检。

（六）支气管镜

对咯血或疑有气道阻塞者可行此项检查。

六、诊断和鉴别诊断

1. 确定有无胸腔积液　中量以上的胸腔积液症状和体征都较明显。少量积液（0.3L）仅表现肋膈角变钝。B 超、CT 等检查可确定有无胸腔积液。

2. 区别漏出液和渗出液　渗出液与漏出液的鉴别见表 2-12-1。

表 2-12-1　渗出液与漏出液的鉴别

鉴别要点	漏出液	渗出液
外观	无色或淡黄色、清晰透明	草黄色、血性、混浊

续　表

鉴别要点	漏出液	渗出液
比重	<1.018	>1.018
Rivalta 试验	阴性	阳性
蛋白定量试验	<25g/L	>30g/L
细胞计数	$<100\times10^6/L$	$>500\times10^6/L$
积液/血清总蛋白比值	<0.5	>0.5
LDH	<200U	>200U
血 LDH/胸腔积液 LDH	<0.6	>0.6

3. 寻找胸腔积液的病因　漏出液常见病因是充血性心力衰竭。结核性胸膜炎是我国渗出液最常见的病因。

七、治疗

病因治疗最重要。

（一）结核性胸膜炎

1. 一般治疗　休息、营养支持和对症治疗。

2. 抽液治疗　大量胸腔积液者每周抽液 2~3 次，直至胸腔积液完全消失。

主治语录：穿刺引流不可一次引流过多过快，否则可能产生肺水肿。

3. 抗结核治疗。

4. 糖皮质激素　如全身毒性症状严重、大量胸腔积液者，在抗结核治疗的同时，可尝试加用泼尼松 30mg/d，分 3 次口服。

（二）类肺炎性胸腔积液和脓胸

1. 类肺炎性胸腔积液一般积液量少，经有效的抗生素治疗后可吸收，积液多者应胸腔穿刺抽液。

2. 引流是脓胸最基本的治疗方法，反复抽脓或肋间插管闭式引流。

（三）恶性胸腔积液

1. 包括原发病的治疗和反复胸腔穿刺抽液。

2. 化学性胸膜固定术，在抽吸胸腔积液或胸腔插管引流后，胸腔内注入博来霉素、顺铂、丝裂霉素等抗肿瘤药物，或胸膜粘连剂，如滑石粉等，可减缓胸腔积液的产生。

第二节　气　　胸

一、病因和发病机制

1. 原发性自发性气胸　①多见于体型瘦长的男性青壮年。②常规 X 线检查肺部无显著病变。③可有胸膜下肺大疱，多在肺尖部，可能与吸烟、身高和小气道炎症有关。

2. 继发性自发性气胸　多见于有基础肺部病变者，由于病变引起细支气管不完全阻塞，形成肺大疱破裂。如肺结核、COPD。

3. 自发性气胸　胸膜破裂或胸膜粘连带撕裂，如其中的血管破裂。

二、临床类型

见表 2-12-2。

表 2-12-2　气胸的临床类型

分　型	特　点
闭合性（单纯性）气胸	胸膜破裂口较小，随肺萎缩而闭合。胸膜腔内的压力接近或略超过大气压；抽气后压力下降而不复升

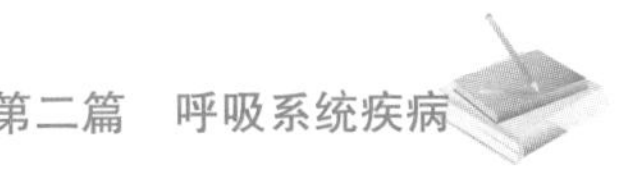

续　表

分　型	特　点
交通性（开放性）气胸	破口持续开放，吸气与呼气时空气自由进出胸膜腔。胸膜腔内压在 0cmH_2O 上下波动；抽气后可呈负压，但观察数分钟，压力又复升至抽气前水平
张力性（高压性）气胸	内压持续升高，使肺脏受压，纵隔向健侧移位，影响心脏血液回流。此型气胸胸膜腔内压测定常超过 10cmH_2O，甚至高达 20cmH_2O，抽气后胸膜腔内压可下降，但又迅速复升

主治语录：张力性气胸对机体呼吸循环功能的影响最大，必须紧急抢救处理。

三、临床表现

1. 症状

（1）大多数起病急骤，患者突感一侧胸痛，针刺样或刀割样，持续时间短暂，继之胸闷和呼吸困难，可伴有刺激性咳嗽。

（2）少数患者可发生双侧气胸，以呼吸困难为突出表现。

（3）积气量大或原已有较严重的慢性肺疾病者，呼吸困难明显，被迫健侧卧位，以减轻呼吸困难。

（4）张力性气胸时胸膜腔内压骤然升高，纵隔移位，迅速出现严重呼吸循环障碍。

2. 体征

（1）少量气胸体征不明显，听诊呼吸音减弱具有重要意义。

（2）大量气胸时，气管向健侧移位，患侧胸部隆起，呼吸运动与语音震颤减弱，叩诊呈过清音或鼓音，心或肝浊音界缩小或消失，听诊呼吸音减弱或消失。

（3）左侧少量气胸或纵隔气肿时，有时可在左心缘处听到与心跳一致的气泡破裂音，称 Hamman 征。

（4）液气胸时，胸内有振水声。

主治语录：大笑、用力过猛、屏气、剧烈咳嗽为诱因。

四、影像学检查

1. X 线检查　气胸的典型表现为外凸弧形的细线条形阴影，称为气胸线，线外透亮度增高，无肺纹理，线内为压缩的肺组织。

2. 胸部 CT　胸膜腔内出现极低密度气体影，伴有肺组织不同程度的萎陷和压缩。

五、诊断

根据临床症状、体征及影像学表现，气胸的诊断通常并不困难。X 线或 CT 显示气胸线是确诊依据。

六、鉴别诊断

1. 哮喘和 COPD　都表现为气短和呼吸困难，哮喘有反复发作史、COPD 多呈进行性加重，如果支气管舒张药、抗生素疗效不佳且症状加重要考虑合并气胸。

2. 急性心肌梗死　但常有高血压、动脉粥样硬化、冠状动脉粥样硬化性心脏病史。体征、心电图、X 线检查、血清酶学检查有助于诊断。

3. 肺血栓栓塞症　临床上酷似自发性气胸。CT 肺动脉造影检查可鉴别。

4. 肺大疱　通常起病缓慢，呼吸困难并不严重，而气胸症状多突然发生。在大疱的边缘看不到发丝状气胸线。

七、治疗

1. 保守治疗

（1）适用于稳定型小量气胸，首次发生的症状较轻的闭合性气胸。

（2）严格卧床休息，酌情给予镇静、镇痛等药物，高浓度吸氧。

2. 排气疗法

（1）胸腔穿刺抽气适用于小量气胸（20%以下）、呼吸困难较轻、心肺功能尚好的闭合性气胸患者，一次抽气量不宜超过1000ml。

（2）胸腔闭式引流适用于不稳定型气胸、呼吸困难明显、肺压缩程度较重、交通性或张力性气胸、反复发生气胸的患者。

主治语录：张力性气胸危及生命时，马上穿刺排气缓解症状。

3. 化学性胸膜固定术　适应于不宜手术或拒绝手术的下列患者：①持续性或复发性气胸。②双侧气胸。③合并肺大疱。④肺功能不全，不能耐受手术者。

4. 支气管内封堵术　采用微球囊或栓子堵塞支气管，导致远端肺不张，以达到肺大疱气漏处裂口闭合的目的。支气管内栓塞可用支气管内硅酮栓子、纤维蛋白胶、自体血等。

5. 手术治疗　主要适用于长期气胸、血气胸、双侧气胸、复发性气胸、张力性气胸引流失败者、胸膜增厚致肺膨胀不全或多发性肺大疱者。

6. 并发症的处理　见表2-12-3。

表 2-12-3　并发症的处理

名　称	处　理
脓气胸	由金黄色葡萄球菌、肺炎克雷伯菌、铜绿假单胞菌等所致。除积极使用抗生素外，应插管引流，胸腔内生理盐水冲洗，必要时应根据具体情况考虑手术
血气胸	肺完全复张后，出血多能自行停止。若出血不止，除抽气排液及适当输血外，应考虑开胸结扎出血的血管
纵隔气肿和皮下气肿	吸入较高浓度的氧气可增加纵隔内氧浓度，有利于气肿消散。若纵隔气肿张力过高影响呼吸及循环，可做胸骨上窝切开排气

八、预防

气胸患者禁止乘坐飞机，因为在高空上可加重病情，引致严重后果；如肺完全复张后1周可乘坐飞机。

历年真题

1. 结核性胸膜炎患者，除抗结核治疗外，减轻胸膜肥厚最重要的措施是
   A. 反复胸腔穿刺抽液
   B. 胸腔内注入抗结核药物
   C. 胸腔内注射糜蛋白酶
   D. 口服糖皮质激素
   E. 胸腔内注射尿激酶
2. 每次抽胸腔积液不能过多、过快，是为了避免
   A. 发生胸膜反应
   B. 加剧患者胸痛
   C. 发生胸膜肥厚
   D. 发生复张性肺水肿
   E. 丢失大量蛋白质

参考答案：1. A　2. D

第十三章　睡眠呼吸暂停低通气综合征

核心问题

睡眠呼吸暂停低通气综合征的概念、临床表现、诊断标准及治疗原则。

内容精要

阻塞性睡眠呼吸暂停低通气综合征（OSAHS）是由多种原因导致睡眠状态下反复出现低通气和/或呼吸中断，引起慢性间歇性低氧血症伴高碳酸血症以及睡眠结构紊乱，进而使机体发生一系列病理生理改变的临床综合征。

一、定义和分型

1. 睡眠呼吸暂停　睡眠过程中口鼻气流消失或明显减弱（较基线幅度下降≥90%）持续时间≥10 秒。可分为中枢性睡眠呼吸暂停（CSA）和阻塞性睡眠呼吸暂停（OSA）。

2. 低通气　睡眠过程中口鼻气流较基础水平降低≥30%伴动脉血氧饱和度（SaO_2）减低≥4%，持续时间≥10 秒；或口鼻气流较基础水平降低≥50%伴 SaO_2 减低≥3%，持续时间≥10 秒。

3. 微觉醒　非快速眼球运动（NREM）睡眠过程中持续

3 秒以上的脑电图频率改变。包括 θ 波，α 波频率>16Hz 的脑电波（不包括纺锤波）。

二、危险因素

1. 肥胖　体重超过标准体重的 20%或以上，即体重指数（BMI）≥28kg/m^2。

2. 年龄　成年后随年龄增长患病率增加，女性绝经期后患病者增多。

3. 性别　女性绝经前发病率显著低于男性。

4. 上气道解剖异常　包括鼻腔阻塞、Ⅱ度以上扁桃体肥大、软腭松弛等。

5. 遗传　具有 OSAHS 家族史。

6. 长期大量饮酒和/或服用镇静、催眠或肌肉松弛类药物。

7. 长期吸烟　可加重 OSAHS。

8. 其他易引起 OSAHS 的相关疾病　如甲状腺功能减退、肢端肥大症、心功能不全等。

三、病因

1. 中枢性睡眠呼吸暂停综合征（CSAS）

（1）一般不超过呼吸暂停患者的 10%。

（2）原发性比较少见，继发性 CSAS 的常见病因包括各种中枢神经系统疾病、脑外伤、充血性心力衰竭、麻醉和药物中毒等。

2. 阻塞性睡眠呼吸暂停低通气综合征（OSAHS）

（1）有家庭集聚性和遗传倾向，多数患者肥胖或超重，存在上呼吸道包括鼻、咽部位的解剖结构狭窄。

（2）部分内分泌疾病如甲状腺功能减退症、肢端肥大症常合并 OSAHS。

3. 复杂性睡眠呼吸暂停综合征

（1）主要在无创通气治疗后出现。

（2）中枢性睡眠呼吸暂停指数≥5 次/小时，或以陈-施呼吸为主。

四、临床表现

（一）夜间

1. 打鼾　鼾声响亮且不规律，往往是鼾声-气流停止-喘气-鼾声交替出现。

2. 呼吸暂停　是主要症状，多为同室或同床睡眠者发现患者有呼吸暂停。患者多有胸腹呼吸的矛盾运动。

3. 夜间憋醒　多数患者只出现脑电图觉醒波，少数会突然憋醒而坐起，感觉心悸、胸闷、心前区不适。

4. 睡眠时多动不安　患者夜间睡眠多动与不宁，频繁翻身，肢体舞动甚至因窒息而挣扎。

5. 夜尿增多　部分患者诉夜间小便次数增多，个别出现遗尿。

6. 睡眠行为异常　表现为磨牙、惊恐、呓语、幻听和做噩梦等。

（二）白天

1. 嗜睡　主要症状，轻者表现为开会时或看电视、报纸时困倦、瞌睡，重者在吃饭、与人谈话时即可入睡。入睡快是较敏感的征象。

2. 疲倦乏力　患者常感睡觉不解乏，醒后没有清醒感。白天疲倦乏力，工作效率下降。

3. 认知障碍　注意力不集中、精细操作能力下降、记忆力和判断力下降，症状严重时不能胜任工作，老年人可表现为痴呆。

4. 头痛头晕　常在清晨或夜间出现，隐痛多见，不剧烈，可持续 1~2 小时。

5. 性格变化　烦躁、易激动、焦虑和多疑等，可表现抑郁症状。

6. 性功能减退　约有 10%的男性患者可出现性欲减退甚至阳痿。

五、并发症

高血压、冠心病、心律失常（特别是以慢-快心律失常为主）、2 型糖尿病、慢性肺源性心脏病、缺血性或出血性脑卒中、代谢综合征、胃食管反流、心理异常和情绪障碍等。儿童患有 OSAHS 可导致发育迟缓、智力降低。

六、体征

多数患者肥胖，可见颈粗短、下颌短小、下颌后缩，鼻甲肥大和鼻息肉、鼻中隔偏曲，口咽部阻塞、软腭垂肥大下垂、扁桃体和腺样体肥大、舌体肥大等。

七、实验室和其他检查

1. 血常规和动脉血气分析　病程长，低氧血症严重者，血红细胞计数和血红蛋白可有不同程度的增加，病情严重者，可有低氧血症、高碳酸血症和呼吸性酸中毒。

2. 多导睡眠监测　通过多导生理记录仪进行睡眠呼吸监测是确诊本病的主要手段。

3. 胸部 X 线检查　并发肺动脉高压、高血压、冠心病时，可有心影增大，肺动脉段突出等相应症状。

4. 肺功能检查　可表现为限制性肺通气功能障碍，流速容量曲线的吸气部分平坦或出现凹陷。肺功能受损程度与血气改变不匹配提示有 OSAHS 的可能。

5. 心电图检查　动态心电图检查发现夜间心律失常提示 OSAHS 的可能。

八、诊断

1. 根据患者睡眠时打鼾伴呼吸暂停、白天嗜睡、肥胖、颈围粗及其他临床症状可作出临床初步诊断。

2. 多导睡眠图。多导睡眠监测显示每夜至少 7 小时的睡眠过程中呼吸暂停和/或低通气反复发作 30 次以上，或者 AHI≥5 次/小时，且以 OSA 为主，可以确诊 OSAHS。

九、鉴别诊断

1. 鼾症　PSG 检查 AHI<5 次/小时，睡眠低氧血症不明显。

2. 上气道阻力综合征　上气道阻力增加，PSG 检查反复出现 α 醒觉波，夜间微醒觉>10 次/小时，睡眠连续性中断，有疲倦及白天嗜睡，可有或无明显鼾声，无呼吸暂停和低氧血症。试验性无创通气治疗常可缓解症状。

3. 发作性睡病　引起白天嗜睡的第二大病因。主要诊断依据为多次小睡眠潜伏时间试验时平均睡眠潜伏期<8 分钟伴 ≥2 次的异常快速眼动睡眠。

十、治疗

1. 一般治疗　控制体重；侧位睡眠，抬高床头；戒烟酒，慎用镇静催眠药。

主治语录：酒精和镇静药会加重咽部肌肉松弛。

2. 病因治疗　纠正引起 OSAHS 或使之加重的基础疾病。

3. 药物治疗　效果不肯定。

4. 无创气道正压通气治疗

（1）鼻持续气道内正压通气：治疗中重度 OSAHS 患者的首选方法。

（2）水平气道正压治疗。

5. 口腔矫治器治疗

（1）适应证：单纯性鼾症；轻、中度 OSAHS 患者；不能耐受其他治疗方法者。

（2）禁忌证：重度颞颌关节炎或功能障碍，严重牙周病，严重牙齿缺失者。

6. 手术治疗

（1）仅适用于确实有手术可解除的上气道解剖结构异常患者。

（2）包括鼻手术、扁桃体手术、气管切开造瘘术、腭垂软腭咽成形术和正颌手术。

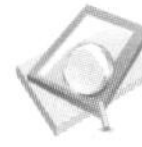

历年真题

诊断睡眠呼吸暂停综合征的标准是

A. 血气分析

B. 电子鼻咽镜

C. MRI

D. PSG

E. CT

参考答案：D

第十四章　急性呼吸窘迫综合征

核心问题

急性呼吸窘迫综合征的定义、临床表现、诊断标准和治疗原则。

内容精要

急性呼吸窘迫综合征（ARDS）是指由各种肺内和肺外致病因素所导致的急性弥漫性肺损伤和进而发展的急性呼吸衰竭。临床表现为呼吸窘迫及难治性低氧血症。急性肺损伤（ALI）和 ARDS 为同一疾病过程的两个阶段，ALI 代表早期和病情相对较轻的阶段。

一、病因

肺炎、非肺源性感染中毒症、胃内容物吸入、大面积创伤、肺挫伤、胰腺炎、吸入性肺损伤、重度烧伤等。

二、病理与病理生理

可分为 3 个阶段，即渗出期、增生期和纤维化期。3 个阶段常重叠存在。

1. 渗出期　主要表现为肺毛细血管内皮细胞和肺泡上皮细胞

损伤。ARDS 肺脏大体表现为暗红色或暗紫红色的肝样变，重量明显增加，可见水肿、出血，切面有液体渗出，有“湿肺”之称。

2. 增生期　这个阶段通常为 ARDS 发病后 2~3 周。炎性渗出液和肺透明膜吸收消散而修复，亦可见肺泡渗出并机化形成，其中淋巴细胞增多取代中性粒细胞。

3. 纤维化期　尽管多数 ARDS 患者发病 3~4 周后，肺功能得以恢复，仍有部分患者将进入纤维化期，可能需要长期机械通气和/或氧疗。

三、临床表现

1. 症状

（1）最早出现的症状是呼吸增快，并呈进行性加重的呼吸困难、发绀，常伴有烦躁、焦虑、出汗等。

（2）其呼吸困难的特点是呼吸深快、费力，患者常感到胸廓紧束、严重憋气，即呼吸窘迫，不能用通常的吸氧疗法改善。

2. 体征　早期可无异常，或仅在双肺闻及少量细湿啰音；后期多可闻及水泡音，可有管状呼吸音。

四、辅助检查

1. 胸部 X 线片

（1）早期：可无异常，或呈轻度间质改变，表现为边缘模糊的肺纹理增多。

（2）中期：继之出现斑片状以至融合成大片状的磨玻璃或实变浸润影。

（3）后期：肺间质纤维化。

2. 动脉血气分析

（1）典型的改变为 PaO_2 降低，$PaCO_2$ 降低，pH 升高。

（2）PaO_2/FiO_2 正常值 400~500mmHg，≤300mmHg 是诊断

ARDS 的必要条件。

3. 床旁呼吸功能监测　ARDS 时血管外肺水增加、肺顺应性降低、出现明显的肺内右向左分流，但无呼吸气流受限。

4. 心脏超声和 Swan-Ganz 导管检查

（1）有助于明确心脏情况和指导治疗。

（2）通过置入 Swan-Ganz 导管可测定肺动脉楔压（PAWP），PAWP 一般<12mmHg，若>18mmHg 则支持左心衰竭的诊断。

五、诊断

根据 ARDS 柏林定义，满足如下 4 项条件方可诊断 ARDS。

1. 明确诱因下 1 周内出现的急性或进展性呼吸困难。

2. 胸部 X 线平片/胸部 CT 显示双肺浸润影，不能完全用胸腔积液、肺叶/全肺不张和结节影解释。

3. 呼吸衰竭不能完全用心力衰竭和液体负荷过重解释。如果临床没有危险因素，需要用客观检查（如超声心动图）来评价心源性肺水肿。

4. 低氧血症　根据 PaO_2/FiO_2 确立 ARDS 诊断，并将其按严重程度分为轻度、中度和重度 3 种。

（1）轻度：$200mmHg < PaO_2/FiO_2 \leqslant 300mmHg$。

（2）中度：$100mmHg < PaO_2/FiO_2 \leqslant 200mmHg$。

（3）重度：$PaO_2/FiO_2 \leqslant 100mmHg$。

六、治疗

1. 原发病的治疗　感染是 ARDS 的常见原因，也是 ARDS 的首位高危因素。治疗上宜选择广谱抗生素。

2. 纠正缺氧　高浓度给氧，使 $PaO_2 \geqslant 60mmHg$ 或 $SaO_2 \geqslant 90\%$。

3. 机械通气

（1）PEEP 的调节，可使萎陷的小气道和肺泡再开放，改善肺泡弥散功能和通气/血流比例，减少肺内分流，达到改善氧合功能和肺顺应性的目的。

主治语录：最好使用较低的 PEEP，达到 $PaO_2>60mmHg$ 而 $FiO_2<0.6$。

（2）小潮气量，ARDS 机械通气采用小潮气量，即 6~8ml/kg。

4. 液体管理　为减轻肺水肿，应合理限制液体入量，以可允许的较低循环容量来维持有效循环，保持肺脏处于相对“干”的状态。

5. 营养支持与监护　ARDS 时机体处于高代谢状态，应补充足够的营养。ARDS 患者应入住 ICU，动态监测以便及时调整治疗方案。

6. 其他治疗　48 小时内早期使用神经肌肉阻滞药（顺阿曲库铵）可提高患者生存率，减少呼吸机使用天数。

历年真题

1. 急性呼吸窘迫综合征所致顽固性低氧血症的最主要机制是
   A. 限制性通气功能障碍
   B. 弥散功能障碍
   C. 通气/血流比例失调
   D. 分流率增加
   E. 呼吸功增加
2. 急性呼吸窘迫综合征（ARDS）最重要的诊断依据是
   A. 肺内分流量减少
   B. 肺泡气-动脉血氧分压差［P（A-a）O_2］降低
   C. 氧合指数（PaO_2/FiO_2）≤300mmHg
   D. 呼吸频率增加，每分钟大于 28 次
   E. 血气分析显示为低氧伴轻度二氧化碳潴留

参考答案：1. D　2. C

第十五章　呼吸衰竭与呼吸支持技术

核心问题

1. 呼吸衰竭的定义、分类、病因、发病机制和病理生理改变。

2. 急慢性呼吸衰竭的临床表现、诊断和处理原则。

内容精要

在海平面、静息状态、呼吸空气条件下，动脉血氧分压（PaO_2）<60mmHg，伴或不伴二氧化碳分压（$PaCO_2$）>50mmHg，可诊断为呼吸衰竭。

一、定义

呼吸衰竭是指各种原因引起的肺通气和/或换气功能严重障碍，使静息状态下亦不能维持足够的气体交换，导致低氧血症伴（或不伴）高碳酸血症，进而引起一系列病理生理改变和相应临床表现的综合征。

二、病因

气道阻塞性病变、肺组织疾病、肺血管疾病、心脏疾病、胸廓与胸膜病变、神经肌肉疾病。

三、分类

在临床实践中，通常按动脉血气、发病急缓及发病机制进行分类，见表2-15-1。

表2-15-1 呼吸衰竭的分类

分类方式	具体分类
根据血气	①Ⅰ型：$PaO_2<60mmHg$，$PaCO_2$ 正常；主要见于肺换气功能障碍 ②Ⅱ型：$PaO_2<60mmHg$ 伴有 $PaCO_2>50mmHg$；通气功能障碍，单纯通气障碍低氧和高碳酸是平行的，伴有换气障碍时低氧更明显
根据病程	①急性呼吸衰竭：原来呼吸功能正常，致病因素突然发展，短时间内导致呼吸衰竭 ②慢性呼吸衰竭：最常见的为COPD
根据病理生理	①泵衰竭：神经肌肉病变 ②肺衰竭：气道、肺、胸膜病变导致

主治语录：通常泵衰竭主要引起通气功能障碍，表现为Ⅱ型呼吸衰竭。肺实质和肺血管病变常引起换气功能障碍，表现为Ⅰ型呼吸衰竭。

四、发病机制和病理生理

各种病因通过肺通气不足、弥散障碍、通气/血流比例失调、肺内动-静脉解剖分流增加、氧耗量增加五个主要机制，使通气和/或换气过程发生障碍，导致呼吸衰竭。

1. 肺通气不足（Ⅱ型呼吸衰竭主要发病机制） 肺泡通气量减少会引起 PaO_2 下降和 $PaCO_2$ 上升，从而发生缺氧和

CO_2 潴留。

2. 弥散障碍　以低氧血症为主。

3. 通气/血流比例失调　通常仅导致低氧血症，而无 CO_2 潴留。

4. 肺内动静脉解剖分流　肺动脉内的静脉血未经氧合直接流入肺静脉，导致 PaO_2 降低，是通气/血流比例失调的特例，常见于肺动静脉瘘。

5. 耗氧量增加　发热、寒战、呼吸困难和抽搐均增加氧耗量。

第一节　急性呼吸衰竭

一、病因

1. 呼吸系统疾病如严重呼吸系统感染、急性呼吸道阻塞性病变等。

2. 急性颅内感染、颅脑外伤、脑血管病变（脑出血、脑梗死）等可直接或间接抑制呼吸中枢。

3. 脊髓灰质炎、重症肌无力、有机磷中毒及颈椎外伤等可损伤神经-肌肉传导系统，引起肺通气不足。

二、临床表现

主要是低氧血症所致的呼吸困难和多脏器功能障碍。

1. 呼吸困难　呼吸困难是呼吸衰竭最早出现的症状。

2. 发绀　发绀是缺氧典型表现。发绀的程度与还原型血红蛋白含量相关。真正由于动脉血氧饱和度降低引起的发绀，称为中央性发绀。

3. 精神神经症状　可出现精神错乱、躁狂、昏迷、抽搐等症状。如合并急性 CO_2 潴留，可出现嗜睡、淡漠、扑翼样震颤，甚至呼吸骤停。

4. 循环系统表现　多数患者有心动过速；严重低氧血症和酸中毒可导致心肌损害。

5. 消化和泌尿系统表现　部分病例可出现丙氨酸氨基转移酶与血浆尿素氮升高，个别病例尿中可出现蛋白、红细胞和管型。因胃肠道黏膜屏障功能受损，导致胃肠道黏膜充血水肿、糜烂渗血或发生应激性溃疡，引起上消化道出血。

三、诊断

1. 动脉血气分析　当 $PaCO_2$ 升高、pH 正常时，称为代偿性呼吸性酸中毒；若 $PaCO_2$ 升高、pH<7.35，则称为失代偿性呼吸性酸中毒。

主治语录：动脉血氧分压（PaO_2）< 60mmHg，$PaCO_2$>50mmHg 作为呼吸衰竭诊断指标。

2. 肺功能检测　通过肺功能判断通气功能障碍的性质（阻塞性、限制性或混合性）及是否合并换气功能障碍，并对通气和换气功能障碍的严重程度进行判断。

3. 胸部影像学检查　检查包括普通胸部 X 线片、胸部 CT 等。

4. 纤维支气管镜检查　对明确气道疾病和获取病理学证据具有重要意义。

主治语录：呼吸衰竭的诊断主要依靠血气分析。

四、处理

1. 保持呼吸道通畅　保持呼吸道通畅是最基本、最重要的治疗措施。若患者昏迷，应使其处于仰卧位，头后仰，托起下颌并将口打开；清除气道内分泌物及异物；若以上方法不能奏效，必要时应建立人工气道。

2. 氧疗　吸入氧浓度（%）= 21+4×氧流量（L/min）。

3. 正压机械通气与体外膜式氧合。

4. 病因治疗　是治疗呼吸衰竭的根本所在。

5. 一般支持疗法　纠正电解质紊乱和酸碱平衡失调。应用呼吸兴奋药，常用的药物有尼可刹米和洛贝林，近两年被多沙普仑取而代之。

6. 其他重要脏器功能的检测与支持　及时将重症患者转入 ICU。

第二节　慢性呼吸衰竭

一、病因

1. 多由支气管-肺疾病引起，如慢阻肺、严重肺结核、肺间质纤维化、肺尘埃沉着症等。

2. 胸廓和神经肌肉病变，如胸部手术、外伤、广泛胸膜增厚、胸廓畸形、脊髓侧索硬化症等。

二、临床表现

1. 呼吸困难　表现为呼吸费力伴呼气延长，严重时发展成浅快呼吸。

2. 神经症状　慢性呼吸衰竭伴 $PaCO_2$ 潴留时，随 $PaCO_2$ 升高可表现为先兴奋后抑制现象。

3. 循环系统表现　CO_2 潴留使外周体表静脉充盈、皮肤充血、温暖多汗、血压升高、心排血量增多而致脉搏洪大；多数患者心率加快；因脑血管扩张产生搏动性头痛。

三、诊断

慢性呼吸衰竭的血气分析诊断标准参见急性呼吸衰竭，但在临床上Ⅱ型呼吸衰竭患者还常见于另一种情况，即吸氧治疗后，PaO_2>60mmHg，但 $PaCO_2$ 仍升高。

四、治疗

1. 氧疗　慢性阻塞性肺疾病是导致慢性呼吸衰竭的常见呼吸系统疾病。患者常伴有 CO_2 潴留，氧疗时需注意保持低浓度吸氧，防止血氧含量过高。

2. 正压机械通气　早期及时应用。

主治语录：在 COPD 急性加重早期给予无创机械通气可以防止呼吸功能不全加重，缓解呼吸肌疲劳，减少后期气管插管率，改善预后。

3. 抗感染　慢性呼吸衰竭急性加重的常见诱因是感染。

4. 呼吸兴奋药　在病情需要时可服用呼吸兴奋药阿米三嗪。

5. 纠正酸碱平衡失调　慢性呼吸衰竭常有 CO_2 潴留，导致呼吸性酸中毒。其发生多为慢性过程，机体常常以增加碱储备来代偿，以维持 pH 在相对正常水平，因此需注意电解质的平衡。

第三节　呼吸支持技术

一、氧疗

1. 适应证　一般而言，只要 PaO_2 低于正常即可氧疗。对于成年患者，慢性呼衰 PaO_2<60mmHg 是氧疗指征，对于急性呼衰，氧疗指征可适当放宽。

（1）不伴 CO_2 潴留的低氧血症：较高浓度吸氧（≥35%），目标是使 PaO_2>60mmHg 或 SaO_2≥90%。

（2）伴明显 CO_2 潴留的氧疗原则：低浓度<35%吸氧。目标

是控制 PaO_2 于 60mmHg 或 SaO_2 于 90%或略高。

2. 注意事项

（1）避免长时间高浓度吸氧（FiO_2>0.5），防止氧中毒。

（2）注意吸入气体的温化和湿化。

（3）吸氧装置需定期消毒。

（4）注意防火。

二、人工气道的建立与管理

1. 目的　①解除气道梗阻。②及时清除呼吸道内分泌物。③防止误吸。④严重低氧血症和高碳酸血症时实行正压通气治疗。

2. 方法　紧急情况下，应首先保证患者有足够的通气和氧供，而不是一味地强求气管插管。迅速清除呼吸道和口咽部的分泌物或异物，头后仰，托起下颌，放置口咽通气道，用简易呼吸器经面罩加压给氧等。

3. 建立方式　①喉上途径：经口或鼻气管插管。②喉下途径：环甲膜穿刺或气管切开。

4. 气管插管的并发症

（1）动作粗暴可至牙齿脱落或损伤鼻腔和咽部黏膜，引起出血或造成下颌关节脱位。

（2）浅麻醉下进行气管插管，可引起剧烈咳嗽或喉、支气管痉挛。有时由于迷走神经过度兴奋而产生心动过速、心律失常，甚至心脏骤停。有时也会引起血压剧升。

（3）导管过细使呼吸阻力增加，甚至压迫、扭曲而使导管堵塞。导管过粗则容易引起喉头水肿。

（4）导管插入过深误入一侧支气管内可引起另一侧肺不张。

三、机械通气

1. 目的　运用器械使患者恢复有效通气并改善氧合。

2. 适应证

(1) 阻塞性通气功能障碍：COPD急性加重、哮喘急性发作等。

(2) 限制性通气功能障碍：神经肌肉疾病、间质性肺病、胸廓畸形等。

(3) 换气功能障碍：ARDS、重症肺炎等。

3. 禁忌证　随着机械通气技术的进步，现代机械通气已无绝对禁忌证，相对禁忌证仅为气胸及纵隔气肿未行引流者。

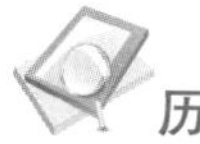

历年真题

1. 关于呼吸兴奋药的应用，哪项不正确
   A. 中枢抑制为主的低通气，呼吸兴奋药疗效好
   B. 对慢性阻塞性肺疾病呼吸衰竭，难以提高通气量
   C. 对有明显嗜睡患者，有利于维持其清醒状态和自动咳痰
   D. 以换气功能障碍为主的呼吸衰竭，呼吸兴奋药疗效显著
   E. 尼可刹米是目前常用的呼吸兴奋药

2. 引起二氧化碳潴留的主要机制是
   A. 通气不足
   B. 动静脉分流
   C. 无效腔通气
   D. 通气/血流比例失调
   E. 弥散障碍

参考答案：1. D　2. A

第三篇　循环系统疾病

第一章　总　　论

核心问题

1. 心脏的解剖和生理。
2. 心血管疾病的辅助检查和治疗。

内容精要

一、心脏的解剖

1. 心脏结构

（1）分为左、右心房和心室四个腔。

（2）全身的静脉血由上、下腔静脉口入右心房，右心房的静脉血经三尖瓣口流入右心室，再由右心室前上方肺动脉瓣流入肺动脉，由肺进行气体交换后形成动脉血，再经左、右各两个肺静脉口流入左心房，经二尖瓣流入左心室，最后由左心室上方主动脉瓣口射入主动脉。

2. 心脏传导系统

（1）包括窦房结、房室结、房室束和浦肯野纤维。

（2）窦房结是心脏正常的起搏点，自律性最高。

3. 冠状动脉　供应心脏本身血液的血管，分为左、右冠状动脉。

二、心脏的生理

（一）心肌细胞的生理特性

包括自律性、兴奋性、传导性、收缩性。

（二）心肌动作电位

1. 除极过程（0 期）。

2. 复极过程　①1 期（快速复极初期）。②2 期（平台期）。③3 期（快速复极末期）。④4 期（静息期）。

（三）压力容积曲线变化

1. 心室收缩期

（1）等容收缩期：室内压大幅度升高，心室容积不变。

（2）快速射血期：由于大量血液进入主动脉，主动脉压相应增高。约占总射血量的 70%，心室容积迅速缩小。

（3）减慢射血期：心室内压和主动脉压都相应由峰值逐步下降。约占总射血量的 30%，心室持续缩小。

2. 心室舒张期

（1）等容舒张期：心室内压急剧下降，心室容积不变。

（2）快速充盈期：血液由心房快速流入心室，心室容积增大。

（3）减慢充盈期：血液充盈速度减慢，心室容积进一步增大。

三、心血管疾病的诊断

（一）症状

发绀、呼吸困难、胸闷、胸痛、心悸、水肿、晕厥，其他症状还包括咳嗽、头痛、头晕或眩晕、上腹胀痛、恶心、呕吐、声音嘶哑等。

（二）体征

1. 视诊　主要观察一般情况、呼吸状况（是否存在端坐呼吸等），是否存在发绀、皮肤苍白、颈静脉怒张、水肿等。

2. 触诊　主要观察是否存在心尖搏动异常、震颤、心包摩擦感、毛细血管搏动等。

3. 叩诊　主要观察是否存在心界增大等。

4. 听诊　依次在心脏二尖瓣区、肺动脉瓣区、主动脉瓣区（第一和第二心音）和三尖瓣区以及心脏外相应位置听诊，主要观察是否存在心音的异常变化、额外心音、心脏杂音和心包摩擦音、心律失常、肺部啰音等。

四、辅助检查

1. 血压测定　包括诊所血压、动态血压监测和家庭自测血压。

2. 心电图检查　包括常规心电图、24 小时动态心电图、心电图运动负荷试验、遥测心电图等。

3. 心脏超声检查　包括 M 型超声心动图、二维超声心动图、多普勒超声心动图等。

4. 胸部 X 线片　能显示出心脏大血管的大小、形态、位置和轮廓。

5. 心脏CT　主要用于观察心脏结构、心肌、心包和大血管改变。

6. 心脏MRI　可定量测定心肌瘢痕大小，识别存活的心肌，也用来鉴别诊断各种心肌疾病。

7. 导管检查　一种有创介入技术。

8. 心内膜和心肌活检、心包穿刺等。

五、治疗

（一）药物治疗

治疗心血管疾病的常用药物常按作用机制进行分类，包括血管紧张素转换酶抑制药（ACEI）、血管紧张素受体阻断药（ARB）、β受体阻断药、扩血管药、利尿药、α受体阻断药、正性肌力药物、调脂类药物、抗心律失常药、钙通道阻滞药、抗栓药物等。

（二）介入治疗

经皮冠状动脉介入术、射频消融术、冷冻消融、经皮导管消融肾动脉去交感神经术等。

（三）外科治疗

包括冠状动脉旁路移植手术、心脏各瓣膜修补及置换手术、先天性心脏病矫治手术、心包剥离术、心脏移植等。

（四）其他治疗

筛选致病基因对于遗传性或家族倾向性心脏病的防治具有重要意义。

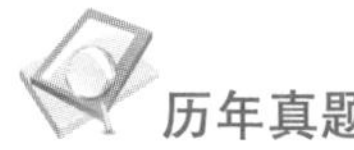

历年真题

评价心脏功能最常用的检查方法为

A. 胸部 X 线

B. 常规心电图

C. 心电图运动负荷试验

D. 超声心动图

E. 放射性核素心肌显像

参考答案：D

第二章 心力衰竭

核心问题

1. 心力衰竭的概念。
2. 心力衰竭的临床表现，诊断及鉴别诊断。
3. 心力衰竭的治疗。

内容精要

心力衰竭（HF）是各种心脏结构或功能性疾病导致心室充盈和/或射血功能受损，心排血量不能满足机体组织代谢需要，以肺循环和/或体循环淤血，器官、组织血液灌注不足为临床表现的一组综合征，主要表现为呼吸困难、体力活动受限和体液潴留。

第一节 心力衰竭总论

一、病因

1. 心肌损害

（1）原发性心肌损害：冠状动脉疾病导致缺血性心肌损害如心肌梗死（最常见）；炎症和免疫性心肌损害如心肌炎、扩张型心肌病；遗传性心肌病如家族性扩张型心肌病等。

（2）继发性心肌损害：内分泌代谢性疾病（如糖尿病、甲状腺疾病）、结缔组织病等。

2. 心脏负荷过量

（1）压力负荷（后负荷）过重：见于高血压、主动脉瓣狭窄、肺动脉高压、肺动脉瓣狭窄等左、右心室收缩期射血阻力增加的疾病。

（2）容量负荷（前负荷）过重：见于心脏瓣膜关闭不全及左、右心或动、静脉分流性先天性心血管病。

3. 心脏前负荷不足　二尖瓣狭窄、心脏压塞、限制性心肌病、缩窄性心包炎等。

二、诱因

感染、心律失常、血容量增加、过度体力消耗或情绪激动、治疗不当、原有心脏病变加重或并发其他疾病。

三、病理生理

1. Frank-Starling 机制　增加心脏的前负荷，回心血量增多，心室舒张末期容积增加，从而增加心排血量及心脏做功量。

主治语录：左心房压力（PCWP）>18mmHg 时出现肺淤血。

2. 神经体液机制

（1）交感神经兴奋性增强

1）心力衰竭患者血中去甲肾上腺素（NE）水平升高，作用于心肌 β_1 肾上腺素能受体，增强心肌收缩力并提高心率、心排血量。

2）周围血管收缩，增加心脏后负荷，心率加快，均使心肌耗氧量增加。

3）NE 对心肌细胞有直接的毒性作用，可促使心肌细胞凋亡，参与心脏重塑。

（2）RAAS 激活

1）有利：心肌收缩力增强，周围血管收缩维持血压。调节血液的再分配，保证心、脑等重要脏器的血供。

2）不利：RAAS 激活促进心脏和血管重塑，加重心肌损伤和心功能恶化。

（3）其他体液因子的改变：精氨酸加压素、利钠肽类等。

3. 心室重构　心力衰竭发生的基本病理机制是心室重塑。

第二节　慢性心力衰竭

一、病因

冠心病居首位，其次为高血压、风湿性心脏病。

二、临床表现

临床上左心衰竭较为常见，尤其是左心衰竭后继发右心衰竭而致的全心衰竭。

（一）左心衰竭

1. 症状

（1）不同程度的呼吸困难。劳力性呼吸困难，是左心衰竭最早出现；端坐呼吸；夜间阵发性呼吸困难；急性肺水肿，是左心衰竭发作时最严重的形式。

（2）咳嗽、咳痰、咯血。急性左心衰竭发作时可出现粉红色泡沫样痰。

（3）乏力、疲倦、运动耐量减低、头晕、心悸等器官、组织灌注不足及代偿性心率加快所致的症状。

（4）少尿及肾血流量损害症状。

主治语录：咳痰是肺泡和支气管黏膜淤血导致的，白色浆液性泡沫痰偶可带血丝。

2. 体征

（1）肺部湿啰音从肺底向上发展。

（2）一般有心脏扩大及相对性二尖瓣关闭不全的反流性杂音、肺动脉瓣区第二心音亢进及第三心音或第四心音奔马律。

（二）右心衰竭

以体循环淤血为主要表现。

1. 症状

（1）消化道症状：胃肠道及肝淤血引起腹胀、食欲缺乏、恶心、呕吐等。

（2）劳力性呼吸困难。

2. 体征

（1）水肿：表现为始于身体低垂部位的对称性凹陷性水肿。也可表现为胸腔积液。

（2）颈静脉征：颈静脉搏动增强、充盈、怒张是右心衰竭时的主要体征，肝颈静脉反流征阳性则更具特征性。

（3）肝大：肝淤血肿大常伴压痛。

（4）心脏体征：右心室显著扩大而出现三尖瓣关闭不全的反流性杂音。

（三）全心衰竭

1. 左心衰竭继发右心衰竭而形成的全心衰竭，因右心衰竭时右心排血量减少，因此以往的阵发性呼吸困难等肺淤血症状反而有所减轻。

2. 扩张型心肌病导致的左右心同时衰竭肺淤血也不严重。

三、心力衰竭分级

美国纽约心脏病学会（NYHA）的心功能分级方法，见表 3-2-1。

表 3-2-1　心功能的 NYHA 分级

级别	表　现
Ⅰ级	心脏病患者日常活动量不受限制，一般活动不引起乏力、呼吸困难等心力衰竭症状
Ⅱ级	心脏病患者体力活动轻度受限，休息时无自觉症状，一般活动下可出现心力衰竭症状
Ⅲ级	心脏病患者体力活动明显受限，低于平时一般活动即引起心力衰竭症状
Ⅳ级	心脏病患者不能从事任何体力活动，休息状态下也存在心力衰竭症状，活动后加重

四、辅助检查

1. 实验室检查

（1）利钠肽：已接受治疗者利钠肽水平高提示预后差。

（2）肌钙蛋白：明确是否存在急性冠状动脉综合征。

2. 心电图　心力衰竭并无特异性心电图表现，但能帮助判断心肌缺血、既往心肌梗死。

3. 影像学检查

（1）超声心动图：评估心功能和判断病因。

1）收缩功能：以收缩末及舒张末的容量差计算射血分数。

2）舒张功能：心动周期中舒张早期心率充盈速度最大值为 E 峰，舒张晚期（心房收缩）心室充盈最大值为 A 峰，E/A 比值正常人不应小于1.2，中青年应更大；舒张功能不全时，E峰下降，A峰增高，E/A比值降低。

（2）X线检查：确诊左心衰竭肺水肿的主要依据。胸部X线片可反映肺淤血。

4. 有创性血流动力学检查　急性重症心衰患者必要时采用床旁右心漂浮导管检查，直接反应左心功能。正常时CI>2.5L/(min·m^2)；PCWP<12mmHg。

5. 心-肺运动试验　仅适用于慢性稳定性心衰患者，在评估心功能并判断心脏移植的可行性方面切实有效。

五、诊断

1. 主要诊断依据为原有基础心脏病的证据及循环淤血的表现。

2. 左心衰竭的不同程度呼吸困难、肺部啰音，右心衰竭的颈静脉征、肝大、水肿，以及心力衰竭的心脏奔马律、瓣膜区杂音等是诊断心力衰竭的重要依据。

六、治疗

（一）一般治疗

1. 健康教育、体重管理、减少钠盐的摄入。

2. 急性期或病情不稳定者应限制体力活动，卧床休息；适宜的活动。

3. 病因治疗和消除诱因。

（二）药物治疗

1. 利尿药　其作用特点见表3-2-2。

表 3-2-2　利尿药的作用特点

名　称	代表药物	作用特点
噻嗪类利尿药	氢氯噻嗪	轻度心力衰竭首选，副作用为高尿酸和低钾
袢利尿药	呋塞米	排钠排钾，强利尿药，副作用为低钾血症
保钾利尿药	螺内酯、氨苯蝶啶、阿米洛利	利尿作用弱

2. RAAS 抑制药

（1）血管紧张素转换酶抑制药（ACEI）：从小剂量开始。

（2）血管紧张素受体阻断药（ARB）：心力衰竭患者治疗首选 ACEI，当 ACEI 引起干咳、血管性水肿时，不能耐受者可改用 ARB。

（3）醛固酮拮抗药：能阻断醛固酮效应，抑制心血管重塑，改善心衰的远期预后。但必须注意血钾的监测。

3. β 受体阻断药

（1）代表药物：美托洛尔、比索洛尔等。

（2）禁忌证：支气管痉挛性疾病；心动过缓；二度及以上房室传导阻滞；严重周围血管疾病（如雷诺病）和重度急性心衰。

（3）小剂量起始应用 β 受体阻断药，逐渐增加达最大耐受剂量并长期维持。

4. 正性肌力药

（1）洋地黄类药物：特点见表 3-2-3。

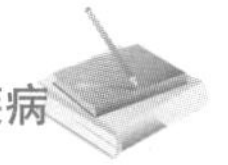

表 3-2-3 洋地黄类药物的特点

项 目	内 容
作用机制	①正性肌力作用 ②抑制心脏传导系统（房室交界最明显） ③兴奋迷走神经 ④抑制肾素分泌，减少钠重吸收
适应证	最佳适应证为心力衰竭伴心房颤动或心房扑动
禁忌证	①预激综合征伴心房颤动 ②高度房室传导阻滞 ③病态窦房结综合征 ④肥厚型心肌病 ⑤心包缩窄导致的心力衰竭 ⑥急性心肌梗死 24 小时内 ⑦肺源性心脏病心力衰竭
毒性反应	①胃肠道症状最早出现 ②心律失常（室性期前收缩二联律最多见） ③特征性心电图表现：快速房性心律失常伴传导阻滞 ④视物模糊、黄绿视等中枢神经系统症状
洋地黄中毒的处理	①立即停用洋地黄 ②出现快速心律失常伴血钾低者可静脉补钾，血钾正常者可应用苯妥英钠或利多卡因 ③电复律易导致心室颤动，一般禁用 ④有房室传导阻滞、缓慢心律失常者可应用阿托品，不宜使用异丙肾上腺素

（2）非洋地黄类正性肌力药

1）β 受体激动药：多巴胺可以增强心肌收缩力、扩张血管（尤其是肾小动脉）；多巴酚丁胺增强心肌收缩，扩血管作用不明显。

主治语录：都只能静脉短期用药，用于急性期渡过难关。

2）磷酸二酯酶抑制药：包括米力农、氨力农等。短期应用可改善心力衰竭症状，长期应用死亡率增加。

5. 伊伐布雷定　选择性特异性窦房结 I_f 电流抑制药，减慢窦性心律，延长舒张期，改善左心室功能及生活质量。

6. 扩血管药物　慢性心力衰竭的治疗并不推荐血管扩张药物的应用，仅在伴有心绞痛或高血压的患者可考虑联合治疗。

（三）非药物治疗

1. 心脏再同步化治疗（CRT）　CRT 通过改善房室、室间和/或室内收缩同步性增加心排量，可改善心衰症状、运动耐量，提高生活质量，减少住院率并明显降低死亡率。

2. 植入型心律转复除颤器（ICD）　可用于 LVEF≤35%，优化药物治疗 3 个月以上 NYHA 仍为Ⅱ级或Ⅲ级患者的一级预防，也可用于 HFrEF 心脏停搏幸存者或伴血流动力学不稳定持续性室性心律失常患者的二级预防。

3. 左心室辅助装置（LVAD）　适用于严重心脏事件后或准备行心脏移植术患者的短期过渡治疗和急性心衰的辅助性治疗。

4. 心脏移植　治疗顽固性心力衰竭的最终治疗。

（四）射血分数降低保留性心力衰竭（HFpEF）的治疗

HFpEF 治疗的原则与 HFrEF（射血分数降低性心衰）有所差别，主要措施如下。

1. 积极寻找并治疗基础病因。

2. 降低肺静脉压　限制钠盐摄入，应用利尿药。

3. β 受体阻断药　一般治疗目标为维持基础心率 50～60 次/分。

4. 钙通道阻滞药　维拉帕米和地尔硫䓬尽管有一定的负性肌力作用，但能通过减慢心率而改善舒张功能。

5. ACEI/ARB　有效控制高血压，从长远来看改善心肌及小血管重构，有利于改善舒张功能，最适用于高血压性心脏病及冠心病。

6. 尽量维持窦性心律，保持房室顺序传导，保证心室舒张期充分的容量。

7. 在无收缩功能障碍的情况下，禁用正性肌力药物。

第三节　急性心力衰竭

一、类型

（一）临床分型

1. 急性左心衰竭

（1）急性发作或加重的心肌收缩力明显降低、心脏负荷加重，造成急性心排血量骤降、肺循环压力突然升高、周围循环阻力增加，出现急性肺淤血、肺水肿并可伴组织器官灌注不足和心源性休克的临床综合征。

（2）包括慢性心衰急性失代偿、急性冠脉综合征、高血压急症、急性心瓣膜功能障碍、急性重症心肌炎、严重心律失常等。

2. 急性右心衰竭

（1）右心室心肌收缩力急剧下降或右心室的前后负荷突然加重，引起右心排血量急剧减低的临床综合征。

（2）常由右心室梗死、急性大面积肺栓塞、右心瓣膜病所致。

（二）严重程度分类

Killip 分级适用于评价急性心肌梗死时心力衰竭的严重程

度，见表3-2-4。

表3-2-4 Killip分级

分级	表现
Ⅰ级	无心力衰竭的临床症状与体征
Ⅱ级	有心力衰竭的临床症状与体征。肺部50%以下肺野湿啰音，心脏第三心音奔马律
Ⅲ级	严重的心力衰竭临床症状与体征。严重肺水肿，肺部50%以上肺野湿啰音
Ⅳ级	心源性休克

二、临床表现

1. 突发严重呼吸困难，呼吸频率常达30~50次/分。

2. 强迫坐位、面色灰白、发绀、大汗、烦躁，咳嗽，咳粉红色泡沫状痰。

3. 可有一过性血压升高，病情如未缓解，血压可持续下降直至休克。

4. 双肺满布干、湿啰音和哮鸣音。

5. 心尖部第一心音减弱，心率快，同时有舒张早期第三心音奔马律，肺动脉瓣第二心音亢进。

三、辅助检查

1. 胸部X线片显示早期间质水肿时，上肺静脉充盈、肺门血管影模糊、小叶间隔增厚；肺水肿时表现为蝶形肺门；严重肺水肿时，为弥漫满肺的大片阴影。

2. 重症患者采用漂浮导管行床旁血流动力学监测，肺毛细血管楔压随病情加重而增高，心脏指数则相反。

四、诊断

根据典型症状与体征，一般不难作出诊断。临床评估时应尽快明确：容量状态、循环灌注状态、急性心衰诱因及合并症情况。

五、治疗

1. 体位　半卧位或端坐位，双腿下垂，减少静脉回流。

2. 吸氧　最好是高压氧，可以加大肺泡内压力，提高氧和能力、减少渗出。

3. 镇静　静脉注射 3~5mg 吗啡，不仅可以使患者镇静，减少躁动所带来的额外的心脏负担，同时也具有舒张小血管的功能而减轻心脏负荷。

主治语录：如果不能排除哮喘就不能用吗啡，否则会抑制呼吸。

4. 解痉　氨茶碱可以扩张支气管。

5. 强心　洋地黄类药物。

6. 利尿　呋塞米 20~40mg，除利尿作用外，还有静脉扩张作用，有利于肺水肿缓解。

7. 扩血管　静脉滴注硝酸甘油，扩张小静脉，减少回心血量；急进性高血压应用硝普钠，起始剂量 0. 3μg/(kg·min) 静脉滴注，根据血压逐步加量。因含有氰化物，用药时间不宜连续超过 24 小时。

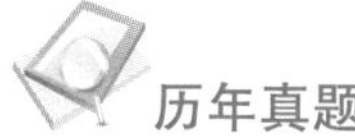

历年真题

1. 急性肺泡性肺水肿时 X 线的特征性表现是

A. 肺门呈蝴蝶状

B. 上肺血管影增多

C. 下肺纹理密度增高
D. 右下肺动脉增宽
E. 肺动脉圆锥突出

2. 最有助于提示患者左心衰竭的体征是
A. 心尖部第一心音增强
B. 主动脉瓣第二心音亢进
C. 舒张早期奔马律
D. 心包叩击音
E. 开瓣音

参考答案：1. A　2. C

第三章　心 律 失 常

核心问题

常见心律失常的病因、临床表现、诊断和治疗原则。

内容精要

心律失常是指心脏冲动的频率、节律、起源部位、传导速度或激动次序的异常。心律失常按发生部位分为室上性（包括窦性、房性、房室交界性）和室性心律失常两大类。按发生机制分为冲动形成异常和冲动传导异常两大类。

第一节　概　　述

一、心律失常的病因和分类

（一）病因

1. 遗传性因素　多为基因突变导致的离子通道病。

2. 后天获得性

（1）心脏本身因素：冠心病、高血压性心脏病、风湿性心脏病等。

（2）全身性因素：药物毒性作用、各种原因的酸碱平衡及电解质紊乱等。

（3）其他器官障碍因素：甲状腺功能亢进、贫血、重度感染、脑卒中等。

（二）分类

1. 冲动形成异常

（1）窦性心律失常：①窦性心动过速。②窦性心动过缓。③窦性心律不齐。④窦性停搏。

（2）异位心律

1）被动性异位心律：逸搏及逸搏心律（房性、房室交界区性、室性）。

2）主动性异位心律：期前收缩（房性、房室交界区性、室性）；阵发性心动过速（房性、房室交界区性、房室折返性、室性）与非阵发性心动过速；心房扑动、心房颤动；心室扑动、心室颤动。

2. 冲动传导异常

（1）干扰及干扰性房室分离：常为生理性。

（2）心脏传导阻滞：①窦房阻滞。②房内阻滞。③房室阻滞（一度、二度和三度房室阻滞）。④室内阻滞（左束支、右束支和分支阻滞）。

（3）折返性心律：阵发性心动过速（常见房室结折返、房室折返和心室内折返）。

（4）房室间传导途径异常：预激综合征。

3. 冲动形成异常与冲动传导异常并存　反复心律和并行心律等。

主治语录：常见的心律失常有窦性心律失常、房性心律失常、房室交界区性心律失常、室性心律失常、心脏传导阻滞。

二、心律失常发生机制

心律失常的发生机制包括冲动形成异常和/或冲动传导异常。

1. 冲动形成异常　包括自律性异常和触发活动。

2. 冲动传导异常　包括折返激动、传导阻滞和异常传导等。

三、心律失常的诊断

1. 病史

（1）发作诱因和频度，起止方式，发作时症状和体征。

（2）既往是否有类似心律失常发作史，以及家族史。

（3）已知心脏疾病病史。

（4）是否有引起心脏病变的全身性疾病，如甲状腺功能亢进症（简称甲亢）。

（5）是否有服药史，尤其是抗心律失常药物、洋地黄和影响电解质的药物。

（6）是否有植入人工心脏起搏器史。

2. 体格检查　检查心率与节律外，某些心脏体征有助于心律失常的诊断。

（1）完全性房室阻滞或房室分离时心律规则，因 PR 间期不同，第一心音强度亦随之变化。

（2）若心房收缩与房室瓣关闭同时发生，颈静脉可见巨大 α 波。

（3）左束支阻滞可伴随第二心音反常分裂。

3. 心电图检查

（1）根据 P 波形态特征确定其节律，判断基本心律是窦性心律还是异位心律。

（2）测定 PP 或 RR 间期，计算心房率或心室率有无心动过速或过缓，以及心律不齐。

（3）测定 PR 间期和 QT 间期，判断有无延长或缩短。

（4）比较 PP 间期和 RR 间期，寻找心房律和心室律的关系。

4. 动态心电图（ECG） 连续记录患者 24～72 小时的心电图，患者日常工作与活动均不受限制。主要用于心律失常和心肌缺血检查。

5. 运动试验 患者在运动时出现心悸症状，可作运动试验协助诊断。

6. 食管心电生理检查 常用于鉴别室上性心动过速的类型，如是否存在房室结双径路。

7. 心脏电生理检查 常见适应证包括窦房结功能测定、房室与室内阻滞、心动过速、不明原因晕厥。

第二节 窦性心律失常

一、窦性心动过速

（一）病因

1. 生理性 见于健康人、吸烟、饮茶或咖啡、饮酒、体力活动及情绪激动时。

2. 病理性 见于发热、甲亢、贫血、休克、心肌缺血、充血性心力衰竭以及应用肾上腺素、阿托品等药物时。

（二）临床表现

窦性心律的频率超过 100 次/分，大多在 100～150 次/分。

主治语录：刺激迷走神经可使其频率逐渐减慢，停止刺激后又加速至原先水平。

（三）治疗

针对病因和去除诱发因素，如治疗心力衰竭、纠正贫血、控制甲亢等。

二、窦性心动过缓

（一）病因

1. 生理性 见于健康的青年人、运动员及睡眠状态。

2. 病理性 颅内疾病、严重缺氧、低温、甲状腺功能减退、阻塞性黄疸和血管迷走性晕厥等。

（二）临床表现

窦性心律的频率低于 60 次/分，伴有窦性心律不齐（不同 PP 间期的差异>0.12 秒）。

（三）治疗

无症状的窦性心动过缓通常无须治疗。如因心率过慢，出现心排血量不足症状，可应用阿托品或异丙肾上腺素等药物。

三、窦性停搏

（一）病因

1. 窦房结变性与纤维化、急性下壁心肌梗死、脑血管意外等病变以及迷走神经张力增高或颈动脉窦过敏。

2. 应用洋地黄类药物、乙酰胆碱等药物。

（二）临床表现

1. 窦房结不能产生冲动。

2. 较正常PP间期显著长的间期内无P波发生，或P波与QRS波群均不出现，长的PP间期与基本的窦性PP间期无倍数关系。

3. 过长时间的窦性停搏会黑矇、短暂意识障碍或晕厥。

（三）治疗

可参照病态窦房结综合征。

四、窦房传导阻滞

1. 窦房传导阻滞指窦房结冲动传导至心房时发生延缓或阻滞。

2. 理论上分为三度。二度窦房阻滞分为两型：莫氏Ⅰ型，即文氏阻滞，PP间期进行性缩短，直至出现一次长PP间期，该长PP间期短于基本PP间期的两倍；莫氏Ⅱ型阻滞时，长PP间期为基本PP间期的整倍数。

主治语录：一度窦房传导阻滞无法确立。三度窦房阻滞与窦性停搏鉴别困难。

五、病态窦房结综合征（SSS）

（一）病因

纤维化与脂肪浸润、硬化与退行性变、淀粉样变性、甲状腺功能减退症、某些感染（布氏菌病、伤寒）。

（二）临床表现

1. 发作性头晕、黑矇、心悸、乏力和运动耐力下降等。

2. 严重者可出现心绞痛、心力衰竭、短暂意识障碍或晕厥，甚至猝死。

3. 如有心动过速发作，则可出现心悸、心绞痛等症状。

（三）心电图特征

1. 持续而显著的窦性心动过缓（50次/分以下）。

2. 窦性停搏或窦性静止与窦房阻滞。

3. 窦房阻滞与房室阻滞并存。

4. 心动过缓-心动过速综合征。心动过缓与房性快速型心律失常（心房扑动、心房颤动或房性心动过速）交替发作。

主治语录：慢-快综合征患者应考虑抗栓治疗。

（四）治疗

1. 若患者无心动过缓相关的症状，不必治疗，仅定期随诊观察。

2. 对于有症状的病态窦房结综合征患者，应接受起搏器治疗。

第三节　房性心律失常

一、房性期前收缩

房性期前收缩是指起源于窦房结以外心房的任何部位的心房激动，是临床上常见的心律失常。

（一）临床表现

主要表现为心悸，一些患者有胸闷、乏力症状，自觉有停跳感。

（二）心电图特征

1. P波提前发生，与窦性P波形态不同。

2. PR 间期>120 毫秒。

3. QRS 波群呈室上性，部分可有室内差异性传导。

4. 多为不完全代偿间歇。

（三）治疗

1. 房性期前收缩通常无须治疗。

2. 治疗药物包括 β 受体阻断药、非二氢吡啶类钙通道阻滞药、普罗帕酮和胺碘酮等。

二、房性心动过速

房性心动过速指起源于心房且无须房室结参与维持的心动过速。发生机制包括自律性增加、折返与触发活动。

（一）病因

冠心病、慢性肺部疾病、洋地黄中毒、大量饮酒以及各种代谢障碍等。

（二）临床表现

1. 心悸、头晕、胸痛、憋气、乏力等症状。

2. 合并器质性心脏病的患者甚至可表现为晕厥、心肌缺血或肺水肿等。

3. 症状发作可呈短暂、间歇或持续发生。

（三）心电图特征

1. 局灶性房性心动过速心电图特征

（1）心房率通常为 150~200 次/分。

（2）P 波形态与窦性 P 波不同。

（3）当房率加快时可出现二度Ⅰ型或Ⅱ型房室阻滞。

（4）P 波之间的等电线仍存在（与心房扑动时等电线消失不同）。

（5）刺激迷走神经不能终止心动过速，仅加重房室阻滞。

（6）发作开始时心率逐渐加速。

2. 多源性房性心动过速心电图特征

（1）通常有 3 种或以上形态各异的 P 波，PR 间期各不相同。

（2）心房率 100~130 次/分。

（3）大多数 P 波能下传心室，但部分 P 波因过早发生而受阻，心室率不规则。

（四）治疗

1. 病因与诱因治疗　主要针对基础疾病。

2. 控制心室率　可选用 β 受体阻断药、非二氢吡啶类钙通道阻滞药和洋地黄以减慢心室率。

3. 转复窦性心律　可用ⅠA、ⅠC 或Ⅲ类（胺碘酮、伊布利特等）抗心律失常药转复窦性心律，血流动力学不稳定者宜立即行直流电复律。

三、心房扑动

心房扑动是介于房速和心房颤动之间的快速型心律失常。

（一）病因

多见于器质性心脏病如风湿性心脏病、冠心病、高血压性心脏病、心肌病等。

（二）临床表现

患者的症状主要与房扑的心室率相关，心室率不快时，患者可无症状；房扑伴有极快的心室率，可诱发心绞痛与充血性心力衰竭。

（三）心电图特征

1. 窦性P波消失，代之以振幅、间距相同的有规律的锯齿状扑动波，称为F波，扑动波之间的等电线消失，频率常为250~350次/分。

2. 心室率规则或不规则，取决于房室传导比例是否恒定，房扑波多以2∶1及4∶1交替下传。

3. QRS波形态正常，当出现室内差异传导、原先有束支阻滞或经房室旁路下传时，QRS波增宽、形态异常。

（四）治疗

1. 药物治疗

（1）减慢心室率的药物：包括β受体阻断药、钙通道阻滞药（维拉帕米、地尔硫䓬）或洋地黄制剂（地高辛、毛花苷C）。

（2）转复房扑并预防复发的药物：包括ⅠA类、ⅠC类和Ⅲ类（伊布利特、多非利特和胺碘酮）抗心律失常药。

（3）长期维持窦性心律可选用胺碘酮、多非利特或索他洛尔等药物。

2. 非药物治疗　直流电复律是终止房扑最有效的方法。

3. 抗凝治疗　持续性心房扑动的患者发生血栓栓塞的风险明显增高，应给予抗凝治疗。

四、心房颤动

指规则有序的心房电活动丧失，代之以快速无序的颤动波，是严重的心房电活动紊乱。

（一）病因

常发生于器质性心脏病患者，多见于高血压性心脏病、冠心病、风湿性心脏病二尖瓣狭窄等。

主治语录：房颤发生在无结构性心脏病的中青年，称为孤立性房颤或特发性房颤。

（二）临床表现

1. 由于房颤时心房有效收缩消失，心排血量减少至少25%。

2. 心室率慢时可无症状；心室率>150次/分时可发生心绞痛、心衰。

3. 有较高的发生体循环栓塞的危险，尤以脑栓塞危害最大。

4. 心脏听诊第一心音强度变化不定，心律极不规则。当心室率快时可发生脉搏短绌。

5. 一旦房颤患者心室律规则可能是由于：恢复窦性心律；转变为房性心动过速；转变为房扑；发生房室交界区性心动过速或室性心动过速。

（三）心电图特征

1. P波消失，代以小而不规则的基线波动f波（350～600次/分）。

2. 心室率极不规则，QRS形态正常。

3. 心室率过快发生室内差异性传导时QRS增宽变形。

（四）治疗

1. 抗凝治疗　房颤患者的栓塞发生率较高。因此，抗凝治疗是房颤治疗的重要内容。对于合并瓣膜病患者，需应用华法林抗凝。

主治语录：华法林是房颤抗凝治疗的有效药物。

2. 转复并维持窦性心律　将房颤转复为窦性心律的方法包括药物复律、电复律及导管消融治疗。常用药物为胺碘酮等。

3. 控制心室率

（1）控制心室率的药物包括β受体阻断药、钙通道阻滞药、洋地黄类药物和某些抗心律失常药物（如胺碘酮、决奈达隆），可单用或者联合应用。

（2）对于无症状的房颤，且左心室收缩功能正常，控制静息心室率<110 次/分；对于症状性明显或出现心动过速心肌病时，应控制静息心室率<80 次/分且中等运动时心室率<110 次/分。

第四节　房室交界区性心律失常

一、房室交界区性期前收缩

1. 冲动起源于房室交界区，前向传导产生 QRS 波、逆向传导产生逆行 P 波。

2. 逆行 P 波可在 QRS 波之前（PR 间期<0. 12 秒）、之中或之后（RP 间期<0. 20 秒）。

3. QRS 波形正常。

4. 交界性期前收缩通常无须治疗。

二、房室交界区性逸搏与逸搏心律

1. 房室交界区性逸搏的频率通常为 40~60 次/分。

2. 心电图表现为在长于正常 PP 间期的间歇后出现一个正常的 QRS 波群，P 波缺失，或逆行 P 波位于 QRS 波群之前或之后，此外，亦可见到未下传至心室的窦性 P 波。

3. 交界区性逸搏连续发生形成的节律是交界区性心律。此时存在独立缓慢的心房活动、房室分离、心室率超过心房率。

4. 查体时颈静脉搏动可出现大的α波，第一心音强度变化不定。

5. 一般无须治疗。必要时可起搏治疗。

三、非阵发性房室交界性心动过速

1. 最常见的病因为洋地黄中毒。

2. 心率 70～150 次/分或更快，心律通常规则，QRS 波正常。

3. 针对基本病因。已用洋地黄或疑洋地黄中毒者应立即停用洋地黄，补充钾盐，可应用洋地黄抗体，不宜施行电复律。

四、房室交界区相关的折返心动过速

房室交界区相关的折返性心动过速主要包括房室结折返性心动过速（AVNRT）和房室折返性心动过速（AVRT）两大类。

（一）房室结折返性心动过速

AVNRT 是最常见的阵发性室上性心动过速类型。

1. 病因　患者通常无器质性心脏病表现，不同性别与年龄均可发生。

2. 临床表现　心悸、胸闷、焦虑不安、头晕，少见有晕厥、心绞痛、心力衰竭与休克者。

3. 心电图特征

（1）心率 150～250 次/分，节律规则。

（2）QRS 波形态与时限均正常，但发生室内差异性传导或束支阻滞时，QRS 波形态异常。

（3）P 波为逆行性（Ⅱ、Ⅲ、aVF 导联倒置）。

(4) 起始突然，通常由一个房性期前收缩触发，其下传的PR间期显著延长，随之引起心动过速发作。

4. 治疗

(1) 物理方法：可以通过刺激单侧颈动脉窦、屏气、压迫眼球、冷水洗脸、刺激呕吐等刺激迷走神经而突然缓解。

(2) 药物治疗：首选腺苷快速静脉注射、无效可静脉注射维拉帕米。

(3) 电生理治疗：急性发作患者药物无效，或出现心绞痛、心衰症状时，要立即直流电复律。

主治语录：但应注意，已应用洋地黄者不应接受电复律治疗。

(4) 预防复发可用洋地黄、长效维拉帕米、长效普萘洛尔。

(二) 预激综合征

预激综合征是指心房部分激动由正常房室传导系统以外的先天性附加通道（旁道）下传，使心室某一部分心肌预先激动（预激），导致以异常心电生理和/或伴发多种快速型心律失常为特征的一种综合征。

1. 发病机制

(1) 解剖基础是除了房室结之外存在房室旁道（kent 束）。

(2) 心动过速是由于冲动经房室结前向传导，经 kent 束逆向传导，所以 QRS 波正常，逆行 P 波于 QRS 波之后。

2. 病因　先天性心血管病如三尖瓣下移畸形、二尖瓣脱垂、各类心肌病、冠心病等可并发预激综合征。

3. 临床表现　预激本身无症状，但是易发生心动过速，大多数是房室折返性心动过速。

4. 心电图

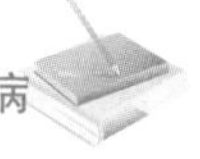

（1）窦性心搏的 PR 间期短于 0.12 秒。

（2）某些导联之 QRS 波群时限超过 0.12 秒，QRS 波群起始部分粗钝（称 δ 波），终末部分正常。

（3）ST-T 波呈继发性改变，与 QRS 波群主波方向相反。

5. 治疗

（1）预激综合征患者发作顺向型房室折返性心动过速，如迷走神经刺激无效，首选药物为腺苷或维拉帕米静脉注射，也可选普罗帕酮。

（2）预激综合征患者发作心房扑动与颤动时伴有晕厥或低血压，应立即电复律。治疗药物宜选择延长房室旁路不应期的药物，如普罗帕酮或胺碘酮。

（3）导管消融旁路可根治预激综合征。

第五节　室性心律失常

一、室性期前收缩

（一）病因

正常人与各种心脏病患者均可发生室性期前收缩。室性期前收缩常见于高血压、冠心病、心肌病、风湿性心脏病与二尖瓣脱垂患者。

（二）临床表现

1. 症状　一般表现为心悸、心跳或“停跳”感，可伴有头晕、乏力、胸闷等症状。

2. 体征　听诊时，室性期前收缩后出现较长的停歇，且室性期前收缩的第二心音强度减弱，仅能听到第一心音。桡动脉搏动减弱或消失。

（三）心电图

1. 提前发生的 QRS 波群，时限常超过 0.12 秒、宽大畸形。

2. ST 段与 T 波的方向与 QRS 主波方向相反。

3. 室性期前收缩与其前面的窦性搏动之间期恒定，后可出现完全性代偿间歇。

（四）类型

1. 每一个窦性搏动跟随一个室性期前收缩称为二联律，每两个窦性搏动后出现一个室性期前收缩称为三联律。

2. 连续发生的两个室性期前收缩称为成对室性期前收缩。

3. 连续三个或以上室性期前收缩称为室性心动过速。

4. 同一导联内，室性期前收缩形态相同者为单形性室性期前收缩，形态不同的为多源性室性期前收缩。

（五）治疗

1. 无器质性心脏病

（1）无症状者无须治疗。

（2）若患者症状明显，治疗以消除症状为目的。药物易选用 β 受体阻断药。

（3）避免吸烟、咖啡、应激等诱因。

2. 器质性心脏病

（1）首选再灌注治疗，不主张预防性应用抗心律失常药物。

（2）如果实施再灌注治疗前已出现频发室性期前收缩，可应用 β 受体阻断药，并纠正诱因。

二、室性心动过速

（一）病因

常发生于各种器质性心脏病患者。最常见的原因是冠心病。

（二）临床表现

1. 非持续性室速（<30 秒、能自行终止）无症状。
2. 持续性室速（>30 秒、需要药物或电复律）。
3. 临床症状包括低血压、少尿、气短、心绞痛、晕厥等。

（三）心电图

1. 3 个或以上的室性期前收缩连续出现。
2. 心室率常为 100~250 次/分。
3. 节律规则或略不规则。
4. 心房独立活动与 QRS 波无固定关系，形成室房分离。
5. 心室激动逆传夺获心房。

（四）治疗

1. 终止室速发作　可选用利多卡因、β 受体阻断药或胺碘酮静脉推注。

2. 预防复发　寻找和治疗诱发及维持室性心动过速的可逆性病变，如缺血、低血压及低血钾等。治疗充血性心力衰竭有助于减少室性心动过速发作。

（五）特殊类型的室性心动过速

1. 加速性心室自主节律

（1）由于心室自律性提高，当心室起搏点频率高于窦房结时发生。

（2）缓慢发生与终止，连续发生 3~10 个源于心室的 QRS 波，频率 60~110 次/分。

（3）尤其容易出现在急性心肌梗死再灌注和心脏手术后，一般无须治疗。

2. 尖端扭转性室速（TDP） QRS 波群的振幅和波峰呈周期性改变，宛如围绕等电位线连续扭转而得名，频率 200～250 次/分。

三、心室扑动和心室颤动

（一）病因

1. 常见于缺血性心脏病。

2. 抗心律失常药物，严重缺氧、缺血、预激综合征合并房颤与极快的心室率、电击伤等亦可引起。

（二）心电图

1. 心室扑动 呈正弦图形，波幅大而规则，QRS 波呈单形性，频率 150～300 次/分。

2. 心室颤动 波形、振幅与频率均极不规则，无法辨认 QRS 波群、ST 段与 T 波，持续时间较短，如不及时抢救，一般心电活动在数分钟内迅速消失。

（三）临床表现

意识丧失、抽搐、呼吸停顿甚至死亡、听诊心音消失、脉搏触不到、血压亦无法测到。

主治语录：室扑和室颤为致死性心律失常。

（四）治疗

参考心脏骤停和心脏性猝死。

第六节　心脏传导阻滞

一、房室阻滞

房室阻滞是指房室交界区脱离了生理不应期后，心房冲动传导延迟或不能传导至心室。

（一）病因

1. 部分健康的成年人、儿童及运动员，静息时迷走神经张力增高。

2. 冠心病急性心肌梗死、冠状动脉痉挛、心肌炎、心内膜炎、多发性肌炎、心肌病、急性风湿热、主动脉瓣狭窄伴钙化、心脏肿瘤等。

3. 电解质紊乱（如高钾血症）、药物中毒（如洋地黄）等。

（二）临床表现

1. 一度　无症状，因 PR 间期延长导致第一心音变弱。

2. 二度　可有心悸、心搏脱漏；Ⅰ型第一心音强度逐渐减弱并有心搏脱漏，Ⅱ型第一心音强度恒定，间歇性心搏脱漏。

3. 三度　与心室率有关，可出现疲倦、乏力、头晕、晕厥、心绞痛、心力衰竭，严重者出现 AS 综合征、猝死；第一心音强度经常变化，有时房室同时收缩出现大炮音。

（三）心电图

1. 一度　PR 间期超过 0.20 秒。QRS 波群形态与时限多正常。

2. 二度

（1）Ⅰ型：PR 间期进行性延长，RR 间期进行性缩短，直到一个 P 波不能下传。

(2) Ⅱ型：PR 间期恒定不变，突然一个 P 波不能下传心室。

3. 三度　心房心室完全独立，心室起搏点位于阻滞部位稍下方，心室率 40~60 次/分，QRS 波群正常，心律稳定；起搏点位于室内传导系统远端，则心律<40 次/分、QRS 波群增宽、心律不稳定。

(四) 治疗

1. 一度和二度Ⅰ型者如心室率不太慢可不予治疗，二度Ⅱ型和三型如心室率明显减慢，有血流动力学异常者，给予起搏治疗。

2. 阿托品静脉注射用于房室结阻滞，异丙肾上腺素静滴适用于任何部位的阻滞。

主治语录：异丙肾上腺素有激动 β_1 受体的作用，急性心肌梗死慎用。

3. 长期药物治疗效果不佳且副作用大，最终治疗需要起搏器。

二、室内阻滞

室内阻滞是指房室束分叉以下部位的传导阻滞。室内传导系统由右束支、左前分支和左后分支 3 部分组成。右束支阻滞和左前分支阻滞较多见；单支、双支阻滞通常无临床症状，完全性三支阻滞才有症状，类似完全性房室传导阻滞。

心电图特征如下。

1. 右束支阻滞

(1) QRS 波群时限≥0. 12 秒。V_1、V_2 导联呈 rsR′，R′波粗

钝；V_5、V_6 导联呈 qRS 或 RS，S 波宽阔。

（2）T 波与 QRS 波群主波方向相反。

（3）不完全性右束支阻滞，QRS 波群时限<0.12 秒。

2. 左束支阻滞

（1）QRS 波群时限≥0.12 秒。

（2）V_5、V_6 导联 R 波宽大，顶部有切迹或粗钝，其前方无 q 波。

（3）V_1、V_2 导联呈宽阔的 QS 波或 rS 波形，S 波宽大。

（4）V_5～V_6 T 波与 QRS 波群主波方向相反。

（5）QRS<0.12 秒为不完全性阻滞。

3. 左前分支阻滞

（1）额面平均 QRS 电轴左偏达-45°～-90°。

（2）Ⅰ、aVL 呈 qR 型；Ⅱ、Ⅲ、aVF 呈 rS 图形。

（3）QRS<0.12 秒。

4. 左后分支阻滞

（1）额面平均 QRS 电轴右偏达+90°～+120°（或+80°～+140°）。

（2）Ⅰ导联呈 rS 型；Ⅱ、Ⅲ、aVF 呈 qR 波。

（3）QRS<0.12 秒。

主治语录：慢性单侧束支阻滞的患者如无症状，无须接受治疗。

第七节　抗心律失常药物的合理应用

一、抗心律失常药物

目前临床常用的抗心律失常药物分类是 Vaughan Williams 分类法，该法将药物抗心律失常作用的电生理效应作为分类依据，

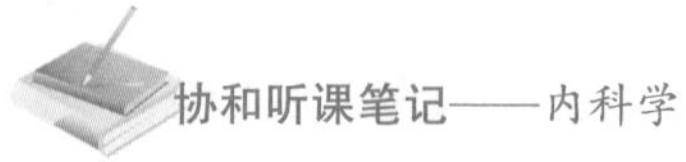

分为4大类，其中Ⅰ类再分为3个亚类。

1. Ⅰ类　阻断快速钠通道。

(1) ⅠA类：减慢0相上升速度，延长动作电位时程；奎尼丁、普鲁卡因。

(2) ⅠB类：不减慢0相上升速度，缩短动作电位时程；利多卡因、苯妥英钠、美西律。

(3) ⅠC类：减慢0相上升速度，轻微延长动作电位时程；普罗帕酮。

2. Ⅱ类　阻断β受体，普萘洛尔、美托洛尔。

3. Ⅲ类　阻断钾通道，延长复极；胺碘酮、索他洛尔。

4. Ⅳ类　阻断钙通道，维拉帕米、地尔硫䓬。

二、常用抗心律失常药物

见表3-3-1。

表3-3-1　常用抗心律失常药物

药　物	适应证	不良反应
奎尼丁	房性与室性期前收缩；心房扑动与颤动，房室结内折返性心动过速，预激综合征；室速；预防上述心律失常复发	恶心、呕吐等消化道症状；视觉、听觉障碍，意识模糊；皮疹、发热、血小板减少、溶血性贫血；心脏方面：窦性停搏、房室传导阻滞、QT间期延长与尖端扭转性室速、晕厥、低血压
利多卡因	血流动力学稳定的室性心动过速及心室颤动/无脉室性心动过速（但均不作为首选）	眩晕及不同程度意识障碍；心脏方面：少数引起窦房结抑制、房室传导阻滞
美西律	急、慢性室性快速型心律失常（特别是QT间期延长者）；常用于小儿先天性心脏病与室性心律失常	恶心、呕吐、运动失调、震颤、步态障碍、皮疹；心脏方面：低血压（发生在静脉注射时）、心动过缓

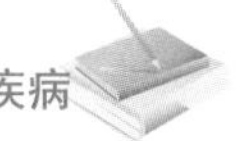

续　表

药　物	适应证	不良反应
普罗帕酮	各种类型室上性心动过速；室性期前收缩，难治性、致命性室速	眩晕、味觉障碍、视物模糊；胃肠道不适；可能加重支气管痉挛；心脏方面：窦房结抑制、房室阻滞、加重心力衰竭
β受体阻断药	控制需要治疗的窦性心动过速；症状性期前收缩；心房扑动/心房颤动；多形性及反复发作单形性室性心动过速；预防上述心律失常再发；降低冠心病、心力衰竭患者猝死及总死亡率	加剧哮喘与COPD；间歇性跛行、雷诺现象、精神抑郁；糖尿病患者可能引致低血糖、乏力；心脏方面：低血压、心动过缓、充血性心力衰竭、心绞痛患者突然撤药引起症状加重、心律失常、急性心肌梗死
胺碘酮	各种室上性（包括心房扑动与颤动）与室性快速型心律失常（不用于QT间期延长的多形性室速）；心肌梗死后室性心律失常、复苏后预防室性心律失常复发，尤其适用于器质性心脏病、心肌梗死后伴心功能不全的心律失常	转氨酶升高；光过敏，角膜色素沉着；胃肠道反应；甲亢或甲减；心脏方面：心动过缓，致心律失常很少发生，偶尔发生尖端扭转性室速
维拉帕米	各种折返性室上性心动过速，预激综合征利用房室结作为通道的房室折返性心动过速；心房扑动与颤动时减慢心室率；某些特殊类型室速	心脏方面：已应用β受体阻断药或有血流动力学障碍者易引起低血压、心动过缓、房室阻滞、心脏停搏；禁用于：严重心力衰竭，二度、三度房室阻滞，心房颤动经房室旁路做前向传导，严重窦房结病变，室速，心源性休克以及其他低血压状态

第八节　心律失常的介入治疗和手术治疗

一、心脏电复律

1. 作用机制　将一定强度的电流通过心脏，使全部或大部分心肌在瞬间除极，然后心脏自律性最高的起搏点重新主导心脏节律，通常是窦房结。

2. 种类

（1）同步电复律：利用患者心电图中的 R 波触发放电，放电与心室自身除极同步，使放电在心动周期的绝对不应期中，避免诱发室颤。

（2）非同步电复律：临床上用于心室颤动。可在任何时间放电。

主治语录：室颤选用同步电复律，室扑选用非同步电复律。

3. 适应证　①恶性室性心律失常。②心房颤动。③心房扑动。④室上性心动过速。

4. 禁忌证

（1）病情危急且不稳定，如严重心功能不全或风湿活动，严重电解质紊乱和酸碱失衡。

（2）心房颤动发生前心室率显著缓慢，疑诊病态窦房结综合征者，或心室率可用药物控制，尤其是老年患者。

（3）洋地黄中毒引起的心房颤动。

（4）不能耐受预防复发的药物，如胺碘酮、普罗帕酮等。

5. 并发症　诱发各种心律失常，出现急性肺水肿、低血压、体循环栓塞和肺动脉栓塞，血清心肌酶增高以及皮肤烧伤等。

6. 能量选择　电能高低的选择主要根据心律失常的类型和病情，见表 3-3-2。

表 3-3-2　经胸壁体外电复律常用能量选择（单向波复律）

心律失常	能量（J）
心房颤动	100～200
心房扑动	50～100
室上性心动过速	100～150
室性心动过速	100～200
心室颤动	200～360 或 200（双向波）

二、心脏起搏治疗

1. 目的　通过不同的起搏方式纠正心率和心律的异常。

2. 适应证

（1）症状性心脏变时功能不全。

（2）病态窦房结综合征或房室阻滞。

（3）慢性双分支或三分支阻滞伴二度Ⅱ型、高度或间歇性三度房室阻滞。

（4）清醒状态下无症状性房颤患者。

（5）心脏手术后发生不可逆的高度或三度房室阻滞。

（6）神经肌肉疾病导致的高度或三度房室阻滞，有或无症状。

（7）有窦房结功能障碍和/或房室阻滞的患者。

（8）颈动脉窦刺激或压迫诱导的心室停搏>3 秒导致的反复晕厥。

3. 起搏随访　所有 CIED 植入后早期 1～3 个月内均需诊室随访，植入后中期起搏器建议每 6～12 个月诊室随访和远程监测。

三、导管射频消融治疗快速型心律失常

1. 适应证

（1）症状性局灶性房速。

（2）发作频繁、心室率不易控制的房扑。

（3）发作频繁、症状明显的房颤。

（4）预激综合征合并房颤和快速心室率。

（5）房室结折返及房室折返性心动过速。

（6）症状明显或药物治疗效果不佳或不明原因左心室功能障碍的频发室性期前收缩。

（7）无器质性心脏病证据的室速。

2. 方法

（1）心内电生理检查明确心律失常的基础上确定消融靶点。

（2）根据不同的靶点位置，经股静脉或股动脉置入消融导管，并使之到达靶点。

（3）根据消融部位和心律失常类型不同进行放电消融。

（4）检测是否已达到消融成功标准，如旁路逆传功能是否消失，原有心律失常用各种方法不能再诱发等。

3. 并发症　误伤房室束，造成二度或三度房室阻滞；心脏穿孔致心脏压塞等，但发生率极低。

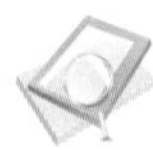

历年真题

1. 下列哪项心律失常心电图检查无法确立
   A. 窦性心动过速
   B. 窦性心律不齐
   C. 三度房室传导阻滞
   D. 窦性静止
   E. 一度窦房传导阻滞
2. 对永久性房颤治疗的首选药物是
   A. 地高辛
   B. 钙通道阻滞药
   C. 利多卡因
   D. 普罗帕酮
   E. 维拉帕米
3. 预激综合征合并房颤禁用
   A. 洋地黄
   B. β受体阻断药
   C. 普罗帕酮
   D. 胺碘酮
   E. 普鲁卡因胺

参考答案：1. E　2. A　3. A

第四章　动脉粥样硬化和冠状动脉粥样硬化性心脏病

核心问题

1. 动脉粥样硬化和冠心病危险因素，发病机制。

2. 稳定型心绞痛的发作特点，诊断，治疗原则。

3. 心肌梗死的临床表现，诊断及鉴别诊断，防治原则。

内容精要

冠心病是动脉粥样硬化导致器官病变的最常见类型。暂时的缺血缺氧引起心绞痛，持续严重的心肌缺血可引起心肌坏死即为心肌梗死。

第一节　动脉粥样硬化

一、危险因素

1. 年龄　多见于 40 岁之后。

2. 性别　女性绝经前有雌激素的保护作用，很少发生动脉粥样硬化。

3. 血脂　脂质代谢异常是动脉粥样硬化最重要的危险因素。

4. 高血压　高血压时内皮细胞损伤，LDL-C 易于进入动脉壁，并刺激平滑肌细胞增生，引起动脉粥样硬化。

5. 糖尿病　糖尿病患者多伴有高甘油三酯血症或高胆固醇血症，如再伴有高血压，则动脉粥样硬化的发病率明显增高。

6. 吸烟　烟草所含的尼古丁可直接作用于冠状动脉和心肌，引起动脉痉挛和心肌受损。

7. 肥胖　超过标准体重 20%或 BMI>24kg/m^2 者。

8. 家族史　一级亲属男性<55 岁，女性<65 岁发生疾病，考虑存在早发冠心病家族史。

二、发病机制

主要包括脂质浸润学说、内皮损伤-反应学说、血小板聚集和血栓形成假说、平滑肌细胞克隆学说等。

三、病理生理

正常动脉壁由内膜、中膜和外膜 3 层构成。动脉粥样硬化时相继出现脂质点和条纹、粥样和纤维粥样斑块、复合病变三类变化。美国心脏病学会根据其病变发展过程将其细分为六型。

1. Ⅰ型　脂质点。动脉内膜出现小黄点，为小范围的巨噬细胞含脂滴形成泡沫细胞积聚。

2. Ⅱ型　脂质条纹。动脉内膜见黄色条纹，为巨噬细胞成层并含脂滴，内膜有平滑肌细胞也含脂滴，有 T 淋巴细胞浸润。

3. Ⅲ型　斑块前期。细胞外出现较多脂滴，在内膜和中膜平滑肌层之间形成脂核，但尚未形成脂质池。

4. Ⅳ型　粥样斑块。脂质积聚多，形成脂质池，内膜结构破坏，动脉壁变形。

5. Ⅴ型　纤维粥样斑块。为动脉粥样硬化最具特征性的病变，呈白色斑块突入动脉腔内引起管腔狭窄。斑块表面内膜被破坏而由增生的纤维膜（纤维帽）覆盖于脂质池之上。病变可向中膜扩展，破坏管壁，并同时可有纤维结缔组织增生、变性坏死等继发病变。

6. Ⅵ型　复合病变。为严重病变，由纤维斑块发生出血、坏死、溃疡、钙化和附壁血栓所形成。粥样斑块可因内膜表面破溃而形成所谓粥样溃疡，破溃后粥样物质进入血流成为栓子。

四、临床表现

1. 主动脉粥样硬化　主动脉广泛粥样硬化病变可出现收缩期血压升高、脉压增宽；X 线检查可见主动脉结向左上方凸出。

2. 冠状动脉粥样硬化　可引起冠心病。

3. 颅脑动脉粥样硬化　可引起脑栓塞等脑血管意外；血管性痴呆。

4. 肾动脉粥样硬化　①肾动脉狭窄可形成顽固性高血压。②肾动脉血栓形成可引起肾区疼痛、少尿、发热等。

5. 肠系膜动脉粥样硬化　可能引起消化不良、肠道张力减低、便秘和腹痛等症状。肠壁坏死时可引起便血、麻痹性肠梗阻和休克等症状。

主治语录：血栓形成时有剧烈腹痛、腹胀和发热。

6. 四肢动脉粥样硬化　①下肢多见，下肢发凉、麻木、间歇性跛行、足背动脉减弱。②严重者下肢持续疼痛，完全闭塞时形成坏疽。

五、诊断

早期诊断很不容易。年长患者如检查发现血脂异常，X 线、超声及动脉造影检查发现血管狭窄性或扩张性病变，应首先考虑诊断本病。

六、防治

（一）一般防治措施

1. 积极控制与本病有关的一些危险因素　包括高血压、糖尿病、血脂异常、肥胖症等。

2. 合理的膳食　控制膳食总热量，以维持正常体重。

3. 适当的体力劳动和体育活动　体力活动量应根据身体情况、体力活动习惯和心脏功能状态而定。

4. 合理安排工作和生活。

5. 提倡戒烟限酒。

（二）药物治疗

1. 调整血脂药物　首选他汀类调脂药。

2. 抗血小板药物　最常用的口服药为阿司匹林、氯吡格雷等；静脉药物包括阿昔单抗、替罗非班、埃替非巴肽等药物。

3. 溶栓药物和抗凝药物　可用溶栓药物，包括链激酶、阿替普酶等。抗凝药物包括普通肝素、低分子量肝素、华法林以及新型口服抗凝药。

4. 改善心脏重构和预后的药物　如 ACEI 或 ARB 等。

5. 针对缺血症状的相应治疗　如心绞痛时应用血管扩张剂（硝酸酯类等）及 β 受体阻断药等。

（三）介入和外科手术治疗

目前应用最多的是经皮腔内球囊扩张术和支架植入术。

第二节 冠状动脉粥样硬化性心脏病概述

一、分型

1. 慢性冠脉疾病（CAD） 稳定型心绞痛、缺血性心肌病和隐匿性冠心病。

2. 急性冠状动脉综合征（ACS） 不稳定型心绞痛（UA）、非 ST 段抬高型心肌梗死、ST 段抬高型心肌梗死（STEMI）、冠心病猝死。

二、发病机制

1. 冠脉的供血与心肌的需血之间发生矛盾。

2. 冠脉血流量不能满足心肌代谢的需要。

第三节 慢性心肌缺血综合征

一、稳定型心绞痛

其特点为阵发性的前胸压榨性疼痛或憋闷感觉，主要位于胸骨后部，可放射至心前区和左上肢尺侧，常发生于劳力负荷增加时，持续数分钟，休息或用硝酸酯制剂后疼痛消失。

（一）发病机制

劳力、情绪激动、饱食、受寒等情况下，心脏负荷突然增加，使心率加快、心肌张力和心肌收缩力增加等而致心肌氧耗量增加，而存在狭窄冠状动脉的供血却不能相应地增加以满足心肌对血液的需求时，即可引起心绞痛。

（二）临床表现

1. 症状 主要表现是发作性胸痛，疼痛的特点如下。

（1）部位：胸骨体之后，可波及心前区；手掌大小，范围不清；可放射到左肩、左臂内侧达环指和小指，或颈、咽或下颌部。

（2）性质：压迫、发闷、紧缩；不自觉地停止正在进行的活动。

（3）诱发因素：劳累、情绪激动；典型的稳定型心绞痛常在相似的条件下重复发生。

（4）持续时间：3～5 分钟，一般不超过半小时。停止原来的活动或含服硝酸甘油可以缓解。

2. 体征

（1）平时一般无异常体征。

（2）心绞痛发作时常见心率加快、血压升高、表情焦虑、皮肤冷或出汗，有时出现第四或第三心音奔马律。

（3）可有暂时性心尖部收缩期杂音，是乳头肌缺血以致功能失调引起二尖瓣关闭不全所致。

（三）辅助检查

1. 心电图

（1）发作时心电图

1）由于心肌缺血导致 ST 段移位，心内膜下最容易发生缺血，常见 ST 段压低≥1mm。

2）有时有 T 波倒置。

（2）运动负荷试验

1）运动中出现典型心绞痛、心电图改变主要以 ST 段水平型或下斜型压低≥0. 1mV（J 点后 60～80 毫秒）持续 2 分钟为运动试验阳性标准。

2）运动中出现心绞痛、步态不稳、出现室性心动过速（接连 3 个以上室性期前收缩）或血压下降时，应立即停止运动。

2. 冠状动脉造影　目前仍然是诊断冠心病的“金标准”。一般认为管腔直径减少70%～75%或以上会严重影响血供。

（四）诊断

1. 根据典型心绞痛的发作特点，结合年龄和存在冠心病危险因素，除外其他原因所致的心绞痛，一般即可建立诊断。

2. ST-T改变，症状消失后心电图ST-T改变亦逐渐恢复，支持心绞痛诊断。

（五）分级

加拿大心血管病学会（CCS）把心绞痛严重度分为四级，见表3-4-1。

表3-4-1　心绞痛分级

分级	表　现
Ⅰ级	一般体力活动（如步行和登楼）不受限，仅在强、快或持续用力时发生心绞痛
Ⅱ级	一般体力活动轻度受限，快步、饭后、寒冷、精神应激或醒后数小时内发作心绞痛。一般情况下平地步行200m以上或登楼一层以上受限
Ⅲ级	一般体力活动明显受限，一般情况下平地步行200m内或登楼一层引起心痛
Ⅳ级	轻微活动或休息时即可发生

（六）鉴别诊断

1. 急性冠状动脉综合征　发作的劳力性诱因不同，常在休息或较轻微活动下即可诱发。心肌梗死的疼痛程度更剧烈，持续时间多超过30分钟，可长达数小时，可伴有心律失常、心力衰竭或/和休克，含用硝酸甘油多不能缓解。

2. 其他疾病引起心绞痛　如X综合征多见于女性，心电图负荷试验常阳性，但冠脉造影无狭窄病变且无冠脉痉挛证据，预后良好。被认为是冠状动脉系统微循环功能不良所致。

3. 肋间神经痛及肋软骨炎　疼痛多为持续性而非发作性。咳嗽、用力呼吸和身体转动可使疼痛加剧。

4. 心脏神经症　含用硝酸甘油无效或在十多分钟后才“见效”，常伴有心悸、疲乏及其他神经症的症状。

（七）治疗

1. 发作时的治疗

（1）休息：发作时立刻休息，一般患者在停止活动后症状即逐渐消失。

（2）药物治疗：较重的发作，可使用作用较快的硝酸酯制剂（硝酸甘油），舌下含服起效最快。

2. 缓解期的治疗

（1）生活方式的调整　清淡饮食，一次进食不应过饱；戒烟限酒；调整日常生活与工作量；减轻精神负担等。

（2）药物治疗

1）改善缺血、减轻症状的药物：①β受体阻断药。减慢心率、减弱心肌收缩力、降低血压，从而降低心肌耗氧量以减少心绞痛发作和增加运动耐量。常用美托洛尔、比索洛尔等。②硝酸酯类药。为非内皮依赖性血管扩张药，能减少心肌需氧和改善心肌灌注，从而减低心绞痛发作的频率和程度。缓解期主要为口服应用，常用的硝酸酯类药物包括二硝酸异山梨酯等。硝酸酯类药物的不良反应包括头痛、面色潮红、心率反射性加快和低血压等。③钙通道阻滞药。常用药物维拉帕米；外周水肿、便秘、心悸、面部潮红是所有钙通道阻滞药常见的副作用。④其他药物。曲美他嗪、尼可地尔等。

主治语录：硝苯地平缓解冠脉痉挛效果好，变异型心绞痛的首选。

2）预防心肌梗死，改善预后的药物：①抗血小板药物。环氧化酶抑制药，阿司匹林；P_2Y_{12}受体阻断药，氯吡格雷和替格瑞洛。②降低 LDL-C 的药物。他汀类药物为首选降脂药物。

3）血管重建治疗：①包括经皮冠状动脉介入治疗（PCI）、冠状动脉旁路移植术（CABG）。②PCI 或 CABG 的选择需要根据冠状动脉病变的情况和患者对开胸手术的耐受程度及患者的意愿等综合考虑。对全身情况能耐受开胸手术者，左主干合并两支以上冠脉病变（尤其是病变复杂程度评分，如 SYNTAX 评分较高者），或多支血管病变合并糖尿病者，CABG 应为首选。

二、隐匿性冠心病

（一）诊断

1. 发病特点　没有心绞痛的临床症状，但有心肌缺血的客观证据（心电活动、心肌血流灌注及心肌代谢等异常）的冠心病。

2. 临床表现　可分为 3 种类型：有心肌缺血的客观证据，但无心绞痛症状；曾有过 MI 史，现有心肌缺血客观证据，但无症状；有心肌缺血发作，有时有症状，有时无症状，此类患者居多。

3. 诊断方法　无创性检查是诊断心肌缺血的重要客观依据。

（二）鉴别诊断

心肌炎、心肌病、心包疾病、电解质失调、内分泌疾病、药物作用等。

主治语录：各种器质性心脏病都可引起缺血性 ST-T 的改变。

（三）防治

1. 有 MI 既往史者应使用阿司匹林。

2. 有 MI 既往史者应使用 β 受体阻断药。

3. 确诊 CAD 或 2 型糖尿病者应使用他汀类药物进行降脂治疗。

4. 伴糖尿病和/或心脏收缩功能障碍的 CAD 患者应使用 ACEI。

三、缺血性心肌病

（一）临床表现

1. 充血型缺血性心肌病

（1）心绞痛：缺血性心肌病患者常见的临床症状之一。

（2）心力衰竭：往往是缺血性心肌病发展到一定阶段必然出现的表现。常表现为劳力性呼吸困难，严重时可发展为端坐呼吸和夜间阵发性呼吸困难等左心室功能不全表现，伴有疲乏、虚弱症状。心脏听诊第一心音减弱，可闻及舒张中晚期奔马律。两肺底可闻及散在湿啰音。体检可见颈静脉充盈或怒张，心界扩大、肝大、压痛，肝颈静脉回流征阳性。

（3）心律失常：尤以室性期前收缩、心房颤动和束支传导阻滞多见。

（4）血栓和栓塞：多见于心脏腔室明显扩大者、心室颤动而未积极抗凝治疗者、心排血量明显降低者。

2. 限制型缺血性心肌病　患者常有劳力性呼吸困难和/或心绞痛，活动受限，也可反复发生肺水肿。

（二）诊断

1. 有明确的心肌坏死或心肌缺血证据。
2. 心脏明显扩大。
3. 心功能不全临床表现和/或实验室依据。

（三）鉴别诊断

心肌病（如特发性扩张型心肌病等）、心肌炎、高血压性心脏病、内分泌病性心脏病。

（四）防治

1. 早期预防尤为重要，积极控制冠心病危险因素（如高血压、高脂血症和糖尿病等）。
2. 改善心肌缺血，预防再次心肌梗死和死亡发生。
3. 纠正心律失常。
4. 积极治疗心功能不全。
5. 对缺血区域有存活心肌者，血运重建术（PCI 或 CABG）可显著改善心肌功能。
6. 近年来新的治疗技术如自体骨髓干细胞移植、血管内皮生长因子基因治疗等已试用于临床。

第四节　急性冠状动脉综合征

一、不稳定型心绞痛（UA）和非 ST 段抬高型心肌梗死（NSTEACS）

（一）病因和发病机制

1. 病理机制　为不稳定粥样硬化斑块破裂或糜烂基础上血

小板聚集、并发血栓形成、冠状动脉痉挛收缩、微血管栓塞导致急性或亚急性心肌供氧的减少和缺血加重。

2. 诱因　劳力负荷。

（二）临床表现

1. 症状　UA 患者胸部不适的性质与典型的稳定型心绞痛相似，通常程度更重，持续时间更长，可达数十分钟，胸痛在休息时也可发生。出现静息或夜间心绞痛；胸痛放射至新的部位；发作时伴有新的相关症状，如出汗、恶心、呕吐、心悸或呼吸困难。

2. 体征　体检可发现一过性第三心音或第四心音。

（三）辅助检查

1. 心电图　一过性 ST 段（抬高或压低）和 T 波（低平或倒置）改变，其中 ST 段的动态改变（>0.1mV 的抬高或压低）是严重冠状动脉疾病的表现，可能会发生急性心肌梗死或猝死。

2. 连续心电监护　连续 24 小时心电监测发现 85%～90%的心肌缺血可不伴有心绞痛症状。

3. 冠状动脉造影和其他侵入性检查　可明确诊断、指导治疗并评价预后。

4. 心脏标志物检查　心脏肌钙蛋白（cTn）超过正常对照值的 99 个百分位需考虑 NSTEMI 的诊断。

5. 其他检查　胸部 X 线、心脏超声和放射性核素等。

（四）诊断

根据典型的心绞痛症状、典型的缺血性心电图改变（新发或一过性 ST 段压低≥0.1mV，或 T 波倒置≥0.2mV）以及心肌损伤标志物（cTnT、cTnI 或 CK-MB）测定，可以作出 UA/

NSTEMI 诊断。

（五）治疗

1. 治疗原则　即刻缓解缺血和预防严重不良反应后果（即死亡或心肌梗死或再梗死）。其治疗包括抗缺血治疗、抗血栓治疗和根据危险度分层进行有创治疗。

2. 一般治疗　立即卧床休息，消除紧张情绪和顾虑，保持环境安静，可以应用小剂量的镇静药和抗焦虑药物。

3. 药物治疗

（1）抗心肌缺血药物

1）硝酸酯类药物：扩张静脉，降低心脏前负荷，并降低左心室舒张末压、降低心肌耗氧量，改善左心室局部和整体功能。

2）β 受体阻断药：选择具有心脏 β_1 受体选择性的药物，如美托洛尔和比索洛尔。

3）钙通道阻滞药：可作为治疗持续性心肌缺血的次选药物。对于血管痉挛性心绞痛的患者，可作为首选药物。

（2）抗血小板治疗：阿司匹林是抗血小板治疗的基石，如无禁忌证，无论采用何种治疗策略，所有患者均应口服阿司匹林。

（3）抗凝治疗：常用的抗凝药包括普通肝素、低分子量肝素、磺达肝癸钠和比伐卢定。

（4）冠状动脉血运重建术：经皮冠状动脉介入治疗（PCI）和冠状动脉旁路移植术（CABG）。

（5）预后和二级预防

1）抗血小板、抗心绞痛治疗和 ACEI。

2）β 受体阻断药预防心律失常、减轻心脏负荷等，控制血压。

3）控制血脂和戒烟。

4）控制饮食和糖尿病治疗。

5）健康教育和运动。

二、急性 ST 段抬高型心肌梗死

（一）病因和发病机制

在冠脉粥样硬化基础上一支或多支血管管腔急性闭塞。

（二）诱因

1. 晨起 6 时至 12 时交感神经活动增加，机体应激反应性增强。

2. 在饱餐特别是进食多量脂肪后，血脂增高，血黏稠度增高。

3. 重体力活动、情绪过分激动、血压剧升或用力排便时，致左心室负荷明显加重。

4. 休克、脱水、出血、外科手术或严重心律失常，致心排血量骤降，冠状动脉灌注量锐减。

（三）病理生理

主要出现左心室舒张和收缩功能障碍的一些血流动力学变化。心脏收缩力减弱、顺应性减低、心肌收缩不协调。

主治语录：急性大面积心肌梗死者，可发生泵衰竭——心源性休克或急性肺水肿。

（四）临床表现

1. 症状

（1）疼痛：最先出现的症状，多发生于清晨。

（2）全身症状：有发热、心动过速、白细胞计数增多和红细胞沉降率增快等。

（3）胃肠道症状：疼痛剧烈时常伴有频繁的恶心、呕吐和上腹胀痛。

（4）心律失常：可伴乏力、头晕、晕厥等症状。

（5）低血压和休克：烦躁不安、面色苍白、皮肤湿冷，神志迟钝甚至晕厥者，则为休克表现。

（6）心力衰竭：主要是急性左心衰竭。

2. 体征

（1）心脏体征：心率多增快，心尖区第一心音减弱，可出现第四心音（心房性）奔马律，少数有第三心音（心室性）奔马律。

（2）血压：除极早期血压可增高外，几乎所有患者都有血压降低。

（3）其他：可有与心律失常、休克或心力衰竭相关的其他体征。

（五）实验室和其他检查

1. 心电图

（1）ST 段抬高呈弓背向上型，在面向坏死区周围心肌损伤区的导联上出现。

（2）宽而深的 Q 波（病理性 Q 波），在面向透壁心肌坏死区的导联上出现。

（3）T 波倒置，在面向损伤区周围心肌缺血区的导联上出现。

2. 放射性核素检查　目前唯一能直接评价心肌存活性的影像技术，可用于评估室壁运动、室壁厚度和整体功能。

3. 超声心动图　诊断室壁瘤和乳头肌功能失调，检测心包积液及室间隔穿孔等并发症。

4. 实验室检查　起病 24～48 小时后白细胞计数可增至（10～20）$\times 10^9$/L，中性粒细胞增多，嗜酸性粒细胞减少或消失；红细胞沉降率增快；C 反应蛋白（CRP）增高，均可持续 1～3 周。

（六）鉴别诊断

心绞痛和急性心肌梗死的鉴别诊断见表 3-4-2。

表 3-4-2　心绞痛和急性心肌梗死的鉴别诊断要点

鉴别诊断项目	心绞痛	急性心肌梗死
疼痛部位	中下段胸骨后	相同，但可在较低位置或上腹部
疼痛性质	压榨性或窒息性	相似，但程度更剧烈
诱因	劳力、情绪激动、受寒、饱餐等	不常有
时限	短，1～5 分钟或 15 分钟以内	长，数小时或 1～2 天
频率	频繁	发作不频繁
硝酸甘油疗效	显著缓解	作用较差或无效
血压	升高或无显著改变	可降低，甚至发生休克
心包摩擦音	无	可有
心电图变化	无变化或暂时性 ST 段和 T 波变化	有特征性和动态性变化

（七）并发症

乳头肌功能失调或断裂（最常见）、心脏破裂、栓塞、心室壁瘤、心肌梗死后综合征。

（八）治疗

1. 监护和一般治疗

（1）休息：急性期卧床休息，保持环境安静。

（2）监测：进行心电图、血压和呼吸的监测，除颤仪应随时处于备用状态。

（3）吸氧：间断或持续通过鼻导管面罩吸氧。

（4）护理：急性期12小时卧床休息，若无并发症，24小时内应鼓励患者在床上行肢体活动，若无低血压，第3天就可在病房内走动。

（5）建立静脉通道。

2. 解除疼痛

（1）吗啡或哌替啶：可减轻患者交感神经过度兴奋和濒死感。

（2）硝酸酯类药物：通过扩张冠状动脉，增加冠状动脉血流量以及增加静脉容量而降低心室前负荷。

（3）β受体阻断药：在发病24小时内尽早常规口服应用，对降低急性期病死率有肯定的疗效。

3. 抗血小板治疗　阿司匹林和P_2Y_{12}受体阻断药。

4. 抗凝治疗　磺达肝癸钠有利于降低死亡率和再梗死率。

5. 再灌注心肌治疗　起病3~6小时，最多在12小时内，开通闭塞的冠状动脉，使得心肌得到再灌注。

（1）经皮冠状动脉介入治疗（PCI）

1）预计120分钟内可转运至有PCI条件的医院并完成PCI，则首选直接PCI策略，力争在90分钟内完成再灌注；或患者在可行PCI的医院，则应力争在60分钟内完成再灌注。

2）直接PCI适应证为：症状发作12小时以内并且有持续新发的ST段抬高或新发左束支传导阻滞的患者；12~48小时内若患者仍有心肌缺血证据（仍然有胸痛和ECG变化），亦可尽早接受介入治疗。

3）补救性PCI：溶栓治疗后仍有明显胸痛，抬高的ST段无明显降低者，应尽快进行冠状动脉造影，如显示 TIMI 0~Ⅱ级血流，说明相关动脉未再通，宜立即施行补救性 PCI。

（2）溶栓治疗：如果预计直接 PCI 时间大于 120 分钟，则首选溶栓策略，力争在 10 分钟给予患者溶栓药物。

1）溶栓药物：尿激酶（UK），链激酶（SK）或重组链激酶（rSK），重组组织型纤溶酶原激活剂（rt-PA）。

2）适应证：两个或两个以上相邻导联 ST 段抬高（胸导联>0.2mV，肢导联>0.1mV），或病史提示 AMI 伴左束支传导阻滞，起病时间<12 小时，患者年龄<75 岁；ST 段显著抬高的 MI 患者年龄>75 岁，经慎重权衡利弊仍可考虑；STEMI，发病时间已达 12~24 小时，但如仍有进行性缺血性胸痛、广泛 ST 段抬高者也可考虑。

3）禁忌证：既往发生过出血性脑卒中，6 个月内发生过缺血性脑卒中或脑血管事件；中枢神经系统受损、颅内肿瘤或畸形；近期（2~4 周）有活动性内脏出血；未排除主动脉夹层；入院时严重且未控制的高血压（>180/110mmHg）或慢性严重高血压病史；目前正在使用治疗剂量的抗凝药或已知有出血倾向；近期（2~4 周）创伤史，包括头部外伤、创伤性心肺复苏或较长时间（>10 分钟）的心肺复苏；近期（<3 周）外科大手术；近期（<2 周）曾有在不能压迫部位的大血管行穿刺术。

4）溶栓再通的判断标准：心电图抬高的 ST 段于 2 小时内回降>50%；胸痛 2 小时内基本消失；2 小时内出现再灌注性心律失常；血清 CK-MB 酶峰值提前出现（14 小时内）等间接判断血栓是否溶解。

6. 血管紧张素转换酶抑制药或血管紧张素受体阻断药　有助于改善恢复期心肌的重构，一般从小剂量口服开始，防止首次应用时发生低血压。

7. 调脂治疗　他汀类调脂药物。

8. 抗心律失常和传导障碍治疗

（1）发生室颤或持续多形性室速时，尽快采用非同步直流电除颤或同步直流电复律。

（2）一旦发现室性期前收缩或室速，立即用利多卡因。

（3）对缓慢型心律失常可用阿托品。

9. 抗休克治疗　补充血容量（右旋糖酐）、应用升压药、应用血管扩张药。

10. 抗心力衰竭治疗　主要是治疗急性左心衰竭，以应用吗啡（或哌替啶）和利尿药为主。

11. 右心室心肌梗死的处理　扩张血容量，纠正低血压。

12. 康复和出院后治疗　逐步做适当的体育锻炼，有利于体力和工作能力的增进。经 2~4 个月的体力活动锻炼后，酌情恢复部分或轻工作。

第五节　冠状动脉疾病的其他表现形式

一、冠状动脉痉挛

（一）诱因

吸烟、酒精、毒品。

（二）临床表现

静息性心绞痛无体力劳动或情绪激动等诱因。发病时间集中在午夜至上午 8 点之间。患者常因恶性心律失常伴发晕厥。少数患者冠状动脉持续严重痉挛，可导致急性心肌梗死甚至猝死。

（三）心电图

心电图一过性 ST 段抬高。

（四）治疗

在戒烟、戒酒基础上，钙通道阻滞药和硝酸酯类药物是治疗冠状动脉痉挛的主要手段。

二、心肌桥

冠状动脉通常走行于心外膜下的结缔组织中，如果一段冠状动脉走行于心肌内，这束心肌纤维被称为心肌桥。该节段血管管腔收缩期受挤压，舒张期恢复正常，被称为“挤奶现象”。

（一）临床表现

类似心绞痛的症状，由于心肌桥存在，导致其近端的收缩期前向血流逆转，而损伤该处的血管内膜，所以该处容易形成动脉粥样硬化斑块。

（二）治疗

β 受体阻断药及钙通道阻滞药等降低心肌收缩力的药物可有效缓解症状。

三、X 综合征

X 综合征通常指患者具有心绞痛或类似于心绞痛的症状，运动平板试验出现 ST 段下移而冠状动脉造影无异常表现。

（一）病因

本病病因尚不清楚，可能与内皮功能异常和微血管功能障碍有关。

（二）心电图

心电图可正常，也可有非特异性 ST-T 改变，近 20%的患者可有平板运动试验阳性。

（三）治疗

本病尚无有效治疗手段，常规抗心肌缺血药物（β 受体阻断药、硝酸酯类以及钙通道阻滞药）和曲美他嗪尽管可以改善少部分患者症状，但总体效果不佳。

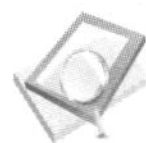

历年真题

1. 下列哪项不属于各种动脉硬化的共同特点
   A. 炎症性
   B. 退行性
   C. 增生性
   D. 管壁增厚变硬，失去弹性
   E. 管腔缩小
2. 急性心肌梗死早期最重要的治疗措施是
   A. 抗心绞痛
   B. 消除心律失常
   C. 补充血量
   D. 心肌再灌注
   E. 增加心肌营养

参考答案：1. A　2. D

第五章　高　血　压

核心问题

高血压的心血管危险分层、诊断和基本治疗原则。

内容精要

高血压是以体循环动脉压升高为主要临床表现的心血管综合征。可分为原发性高血压和继发性高血压。

第一节　原发性高血压

一、分类

高血压定义为未使用降压药物的情况下诊室收缩压≥140mmHg和/或舒张压≥90mmHg。根据血压升高水平，进一步将高血压分为1~3级，见表3-5-1。

表3-5-1　血压水平分类和定义（单位：mmHg）

分　类	收缩压		舒张压
正常血压	<120	和	<80
正常高值血压	120~139	和/或	80~89

续　表

分　类	收缩压		舒张压
高血压	≥140	和/或	≥90
1 级高血压（轻度）	140~159	和/或	90~99
2 级高血压（中度）	160~179	和/或	100~109
3 级高血压（重度）	≥180	和/或	≥110
单纯收缩期高血压	≥140	和	<90

二、流行病学

我国高血压患病率和流行存在地区、城乡和民族差别，随年龄增长而升高。北方高于南方；沿海高于内地；城市高于农村；青年期男性略高于女性，中年后女性稍高于男性。

三、病因

1. 遗传因素　父母均有高血压，子女发病概率高达 46%。

2. 环境因素

（1）饮食：高盐。

（2）精神应激：脑力劳动者、长期生活在噪声环境中。

（3）吸烟。

3. 其他因素

（1）体重：腹型肥胖。

（2）药物：避孕药、麻黄碱、非甾体抗炎药等。

（3）睡眠呼吸暂停低通气综合征。

四、发病机制

1. 神经机制　各种原因使大脑皮质下神经中枢功能发生变化，各种神经递质浓度与活性异常，最终使交感神经系统活性亢进，血浆儿茶酚胺浓度升高，阻力小动脉收缩增强而导致血压增高。

2. 肾脏机制　各种原因引起肾性水、钠潴留，增加心排血量，通过全身血流自身调节使外周血管阻力和血压升高，启动压力-利尿钠机制再将潴留的水、钠排泄出去。

3. 激素机制　肾素-血管紧张素-醛固酮系统（RAAS）激活。

4. 血管机制　大动脉弹性减退，脉搏波传导速度增快，反射波抵达中心大动脉的时相从舒张期提前到收缩期，出现收缩期延迟压力波峰，可以导致收缩压升高，舒张压降低，脉压增大。

5. 胰岛素抵抗　继发性高胰岛素血症使肾脏水钠重吸收增强，交感神经系统活性亢进，动脉弹性减退，从而使血压升高。

五、高血压时靶器官的损害

1. 心脏　高血压心脏病，左心室肥厚扩大，最终可导致左心衰竭。

2. 脑　脑出血、脑血栓。

3. 肾　肾实质缺血和肾单位不断减少；慢性肾衰竭是长期高血压严重后果之一。

4. 视网膜　视网膜小动脉痉挛、硬化，视网膜出血、渗出、视盘水肿。

主治语录：视盘水肿常作为颅内压增高的表现。

六、临床表现

1. 症状　常见症状有头晕、头痛、颈项板紧、疲劳、心悸等，也可出现视物模糊、鼻出血等较重症状，典型的高血压头痛在血压下降后即可消失。

2. 体征　周围血管搏动、血管杂音、心脏杂音。

七、并发症

脑血管病、心力衰竭和冠心病、慢性肾衰竭、主动脉夹层。

八、辅助检查

1. 基本项目　血液生化；全血细胞计数、血红蛋白和血细胞比容；尿液分析；心电图。

2. 推荐项目　24 小时动态血压监测、超声心动图、颈动脉超声、餐后 2 小时血糖、血同型半胱氨酸、尿清蛋白定量、尿蛋白定量、眼底、胸部 X 线检查等。

九、诊断

采用经核准的汞柱式或电子血压计，测量安静休息坐位时上臂肱动脉部位血压，一般需非同天测量三次血压值收缩压均≥140mmHg 和/或舒张压均≥90mmHg 可诊断高血压。

十、高血压病危险度分层

1. 具体危险分层标准　根据血压升高水平（1、2、3 级）、其他心血管危险因素、糖尿病、靶器官损害以及并发症情况，见表 3-5-2。

表 3-5-2　高血压患者心血管危险分层标准

其他危险因素和病史	高血压		
	1 级	2 级	3 级
无	低危	中危	高危
1~2 个其他危险因素	中危	中危	很高危
≥3 个危险因素或靶器官损害	高危	高危	很高危
临床合并症或合并糖尿病	很高危	很高危	很高危

主治语录：出现临床合并症或合并糖尿病的是很高危。

2. 心血管危险因素　高血压；年龄>55岁（男性），>65岁（女性）；吸烟；糖耐量受损或空腹血糖受损；血脂异常；早发心血管病家族史；腹型肥胖；血同型半胱氨酸升高。

十一、治疗

（一）目的与原则

1. 治疗性生活方式干预　减轻体重、减少钠盐的摄入、戒烟限酒、增加运动等。

2. 降压药物治疗对象　高血压2级或以上患者；高血压合并糖尿病，或者已经有心、脑、肾靶器官损害或并发症患者；血压持续升高，改善生活行为后血压仍未获得有效控制者。

3. 血压控制目标值　一般目标值应<140/90mmHg；糖尿病或慢性肾脏病合并高血压患者，血压控制目标值<130/80mmHg。

4. 降压治疗方案　除了必须有效控制血压，还应兼顾对血糖、血脂、尿酸和同型半胱氨酸等多重危险因素的控制。

（二）降压药物治疗

1. 降压药物应用基本原则　小剂量开始，优先选择长效制剂，联合用药及个体化。

2. 降压药物种类　可归纳为五大类，即利尿药、β受体阻断药、钙通道阻滞药（CCB）、血管紧张素转换酶抑制药（ACEI）和血管紧张素Ⅱ受体阻断药（ARB）。

3. 各类降压药物作用特点

（1）利尿药

1）噻嗪类利尿药（最常用）：适用于轻、中度高血压，对单纯收缩期高血压、盐敏感性高血压、合并肥胖或糖尿病、更年期女性、合并心力衰竭和老年人高血压有较强降压效应。

主治语录：长期服用该药，可能导致糖脂代谢异常、高尿酸血症。

2）袢利尿药：对肾小球滤过率影响小，可用于肾功能不全的患者。

3）保钾利尿药：不能与 ACEI 合用，肾功能不全者慎用。

（2）β 受体阻断药

1）适用于心率较快的中、青年患者或合并心绞痛和慢性心力衰竭者，对老年高血压疗效相对较差。

2）急性心力衰竭、病态窦房结综合征、房室传导阻滞患者禁用。

（3）钙通道阻滞药

1）降压作用主要通过阻滞电压依赖 L 型钙通道减少细胞外钙离子进入血管平滑肌细胞内，减弱兴奋-收缩偶联，降低阻力血管的收缩反应。

2）尤其适用于老年人高血压。

3）维拉帕米、地尔硫䓬不宜在心力衰竭、窦房结功能低下或心脏传导阻滞患者中应用。

4）不良反应：心率加快、面部潮红、头痛、下肢水肿等。

（4）血管紧张素转换酶抑制药

1）降压作用主要通过抑制循环和组织 ACE，使 ATⅡ生成减少，同时抑制激肽酶使缓激肽降解减少。

2）适用于伴有心力衰竭、心肌梗死、房颤、蛋白尿、糖耐量减退或糖尿病肾病的高血压患者。

3）不良反应主要是刺激性干咳和血管性水肿。

4）高钾血症、妊娠妇女和双侧肾动脉狭窄患者禁用。

（5）血管紧张素Ⅱ受体阻断药

1）降压作用起效缓慢，但持久而平稳。

2）低盐饮食与利尿药联合使用能明显增强疗效。

3）一般不引起刺激性干咳。

4. 降压治疗方案

（1）联合治疗应采用不同降压机制的药物，我国临床主要推荐应用优化联合治疗方案是：ACEI/ARB+二氢吡啶类 CCB；ARB/ACEI+噻嗪类利尿药；二氢吡啶类 CCB+噻嗪类利尿药；二氢吡啶类 CCB+β 受体阻断药。

（2）次要推荐使用的联合治疗方案是：利尿药+β 受体阻断药；α 受体阻断药+β 受体阻断药；二氢吡啶类 CCB+保钾利尿药；噻嗪类利尿药+保钾利尿药。

（3）三种降压药联合治疗一般必须包含利尿药。采用合理的治疗方案和良好的治疗依从性，一般可使患者在治疗 3~6 个月内达到血压控制目标值。

十二、特殊类型高血压

1. 老年高血压

（1）老年高血压患者的血压应降至 150/90mmHg 以下，如能耐受可降至 140/90mmHg 以下。

（2）避免过快降压。CCB、ACEI、ARB、利尿药或 β 受体阻断药都可以考虑选用。

2. 儿童青少年高血压

（1）以原发性高血压为主，通常没有明显的临床症状，与肥胖密切相关。

（2）血压明显升高者多为继发性高血压，肾性高血压是首位病因。

（3）ACEI 或 ARB 和 CCB 在标准剂量下较少发生不良反应，通常作为首选的儿科抗高血压药物。

3. 顽固性高血压

(1) 使用了3种以上合适剂量降压药联合治疗，血压仍未能达到目标水平。

(2) 常见原因包括假性难治性高血压、生活方式未获得有效改善、降压治疗方案不合理、其他药物干扰降压作用等。

主治语录：口服避孕药和糖皮质激素可拮抗降压药的作用。

4. 高血压急症和亚急症

(1) 高血压急症：原发性或继发性高血压患者，在某些诱因作用下，血压突然和明显升高（一般超过180/120mmHg），伴有进行性心、脑、肾等重要靶器官功能不全的表现。少数患者病情急骤发展，舒张压持续≥130mmHg。

(2) 高血压亚急症：血压明显升高但不伴严重临床症状及进行性靶器官损害。

(3) 降压药选择与应用

1) 硝普钠：首选，同时直接扩张静脉和动脉，降低前、后负荷。

2) 硝酸甘油：主要用于高血压急症伴急性心力衰竭或急性冠状动脉综合征。

第二节 继发性高血压

继发性高血压是指由某些确定的疾病或病因引起的血压升高，约占所有高血压的5%。

一、肾实质性高血压

1. 病因 急、慢性肾小球肾炎，糖尿病肾病，慢性肾盂肾炎，多囊肾和肾移植后等多种肾脏病变引起的高血压，是最常见的继发性高血压。

2. 临床表现　高血压往往在发现血压升高时已有蛋白尿、血尿和贫血、肾小球滤过功能减退、肌酐清除率下降。如果条件允许，肾穿刺组织学检查有助于确立诊断。

3. 治疗

（1）必须严格限制钠盐摄入，每天<3g。

（2）通常需要联合使用降压药物治疗，将血压控制在130/80mmHg 以下。

（3）如果不存在使用禁忌证，联合治疗方案中一般应包括ACEI 或 ARB，有利于减少尿蛋白，延缓肾功能恶化。

二、肾血管性高血压

1. 病因　多发性大动脉炎、肾动脉纤维肌性发育不良和动脉粥样硬化。

2. 临床表现　进展迅速或突然加重的高血压，体检时在上腹部或背部肋脊角处可闻及血管杂音。

3. 治疗　可根据病情和条件选择介入手术、外科手术或药物治疗。

三、原发性醛固酮增多症

1. 病因　肾上腺皮质增生或肿瘤分泌过多醛固酮。

2. 临床表现　长期高血压伴低血钾为特征。本症可有肌无力、周期性瘫痪、烦渴、多尿等症状。

3. 治疗　手术切除是最好的治疗方法。

四、嗜铬细胞瘤

1. 临床表现　典型的发作表现为阵发性血压升高伴心动过

速、头痛、出汗、面色苍白。

2. 治疗　嗜铬细胞瘤大多为良性，约10%嗜铬细胞瘤为恶性，手术切除效果好。手术前或恶性病变已有多处转移无法手术者，选择α和β受体阻断药联合降压治疗。

五、皮质醇增多症

1. 病因　主要是由于促肾上腺皮质激素（ACTH）分泌过多导致肾上腺皮质增生或者肾上腺皮质腺瘤，引起糖皮质激素过多所致。

2. 临床表现　高血压，同时有向心性肥胖、满月脸、水牛背、皮肤紫纹、毛发增多、血糖增高等表现。

3. 治疗　采用手术、放射和药物方法根治病变本身，降压治疗可采用利尿药或与其他降压药物联合应用。

六、主动脉缩窄

1. 病因　主动脉缩窄多数为先天性，少数是多发性大动脉炎所致。

2. 临床表现　上臂血压增高，而下肢血压不高或降低。在肩胛间区、胸骨旁、腋部有侧支循环的动脉搏动和杂音，胸部听诊有血管杂音。胸部X线检查可见肋骨受侧支动脉侵蚀引起的切迹。

3. 治疗　主要采用介入扩张支架植入或外科手术方法。

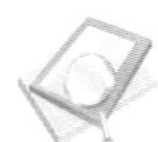

历年真题

1. 我国采用国际统一标准，血压达下列哪项即可诊断为高血压
   A. 收缩压 < 130mmHg 和舒张压<85mmHg
   B. 收缩压 ≥ 140mmHg 和/或舒张压≥90mmHg
   C. 收缩压>140mmHg 和/或舒张压>90mmHg

D. 收缩压≥160mmHg 和/或舒张压≥90mmHg

E. 收缩压≥130mmHg 和舒张压≥85mmHg

2. 某高血压病患者，病程 10 年，血压水平为 165/105mmHg，伴有左心室肥大，心功能Ⅲ级，曾有过短暂性脑缺血发作，请判断属于以下哪项

A. 高血压 2 级，中危

B. 高血压 2 级，高危

C. 高血压 3 级，高危

D. 高血压 3 级，中危

E. 高血压 2 级，极高危

3. 恶性高血压患者血压显著升高，舒张压持续升高达下列哪项

A. ≥140mmHg

B. >140mmHg

C. ≥130mmHg

D. >130mmHg

E. ≥120mmHg

参考答案：1. B 2. E 3. C

第六章　心 肌 疾 病

核心问题

1. 扩张型心肌病、肥厚型心肌病的诊断和治疗原则。

2. 病毒性心肌炎的诊断及治疗。

内容精要

心肌病是一组异质性心肌疾病，由不同病因（遗传性病因较多见）引起的心肌病变导致心肌机械和/或心电功能障碍，常表现为心室肥厚或扩张。分为遗传性心肌病、混合性心肌病、获得性心肌病。

第一节　扩张型心肌病

扩张型心肌病（DCM）是一类以左心室或双心室扩大伴收缩功能障碍为特征的心肌病。

一、病因

1. 多数 DCM 病例的原因不清，部分患者有家族遗传性。
2. 可能的病因包括感染、非感染的炎症、中毒（包括酒精等）、内分泌和代谢紊乱、遗传、精神创伤。

二、病理生理

发病机制不明，可见心室扩张、心室壁变薄、伴有附壁血栓。

三、临床表现

1. 症状

（1）活动时呼吸困难和活动耐量下降。随着病情加重可以出现夜间阵发性呼吸困难和端坐呼吸等左心功能不全症状。

（2）逐渐出现食欲下降、腹胀及下肢水肿等右心功能不全症状。

（3）合并心律失常时可表现心悸、头晕、黑朦甚至猝死。

（4）持续顽固低血压往往是 DCM 终末期的表现。

2. 体征

（1）心界扩大，听诊心音减弱，常可闻及第三或第四心音，心率快时呈奔马律，有时可于心尖部闻及收缩期杂音。

（2）出现急性左心衰竭时湿啰音可以遍布两肺或伴哮鸣音。

（3）颈静脉怒张、肝大及外周水肿等右心衰竭导致的液体潴留体征也较为常见。

（4）长期肝淤血可以导致肝硬化、胆汁淤积和黄疸。

四、辅助检查

1. 胸部 X 线　心影通常增大，心胸比>50%。可出现肺淤血、肺水肿及肺动脉压力增高的 X 线表现。

2. 心电图　可有各种心律失常。

3. 超声心动图　疾病早期可仅表现为左心室轻度扩大，后期各心腔均扩大，以左心室扩大为著。室壁运动普遍减弱，心肌收缩功能下降，左心室射血分数显著降低。

五、诊断

1. 慢性心力衰竭临床表现，超声心动图检查有心腔扩大与心脏收缩功能减低，即应考虑 DCM。

2. 诊断家族性 DCM 首先应除外各种继发性及获得性心肌病。

六、治疗

1. 病因及加重诱因的治疗　控制感染、严格限酒或戒酒、治疗相应的内分泌疾病或自身免疫病，纠正液体负荷过重及电解质紊乱，改善营养失衡等。

2. 针对心力衰竭的药物治疗

（1）ACEI 或 ARB 的应用：若无禁忌证均应使用 ACEI。对于部分 ACEI 不能耐受（如咳嗽）的患者可以考虑使用 ARB。

（2）β 受体阻断药：若无禁忌证均应使用 β 受体阻断药。卡维地洛、琥珀酸美托洛尔和比索洛尔。

（3）盐皮质激素受体拮抗剂（MRA）：包括依普利酮和螺内酯，为保钾利尿药。

（4）肼屈嗪和二硝酸异山梨酯：此两种药物合用作为 ACEI 和 ARB 不能耐受患者的替代。

（5）伊伐布雷定：能减慢心率同时不影响心肌收缩力。

（6）血管紧张素受体脑啡肽酶抑制药（ARNI）：若射血分数减低的心衰患者经过 ACEI、β 受体阻断药和醛固酮拮抗药充分治疗后患者仍有症状，应使用 ARNI 替代 ACEI。

（7）利尿药：能有效改善胸闷、气短和水肿等症状。

（8）洋地黄：用于减慢心力衰竭伴房颤患者的心室率。

主治语录：ACEI、β 受体阻断药和 MRA 对改善预后有明确的疗效。

3. 心力衰竭的心脏再同步化治疗（CRT） 植入带有左心室电极的起搏器，同步起搏左、右心室而使心室的收缩同步化。

4. 心力衰竭其他治疗 严重心力衰竭内科治疗无效的病例可考虑心脏移植。

5. 抗凝治疗 血栓栓塞是常见的并发症，对于有房颤或已经有附壁血栓形成或有血栓栓塞病史的患者，需长期服用华法林或新型口服抗凝药物等抗凝治疗。

七、特殊类型心肌病

1. 酒精性心肌病 表现类似扩张型心肌病；长期大量饮酒导致。

主治语录：戒酒和对症治疗后可以缓解。

2. 围生期心肌病 既往无心脏病，在妊娠末期或产后5个月出现类似扩张型心肌病的表现。

3. 心动过速性心肌病

（1）多见于房颤或室上性心动过速。

（2）临床表现符合扩张型心肌病特点。

（3）有效控制心室率是关键，同时需要采用阻断神经-体液激活的药物包括ACEI、β受体阻断药和MRA等。

第二节 肥厚型心肌病

一、概述

1. 肥厚型心肌病（HCM）是一种遗传性心肌病，以心室非对称性肥厚为解剖特点。

2. 分为梗阻型和非梗阻型心肌病。

3. 常为青年猝死的原因。

4. 病因与遗传有关。

二、病理改变

主要为心室肥厚，尤其是室间隔肥厚。

三、临床表现

1. 症状　最常见的症状是劳力性呼吸困难和乏力，最常见的持续性心律失常是房颤。部分患者有晕厥，常于运动时出现，与室性快速型心律失常有关。

2. 体征　心脏轻度增大，可闻及第四心音。流出道梗阻的患者可于胸骨左缘第 3~4 肋间闻及较粗糙的喷射性收缩期杂音。

四、辅助检查

1. 胸部 X 线检查　心影可以正常大小或左心室增大。

2. 心电图　主要表现为 QRS 波左心室高电压、倒置 T 波和异常 q 波。

3. 超声心动图　心室不对称肥厚而无心室腔增大为其特征。

4. 心脏磁共振　CMR 显示心室壁局限性（室间隔多见）或普遍性增厚。

5. 心导管检查　可显示左心室舒张末期压力增高。

6. 心内膜心肌活检　可见心肌细胞肥大、排列紊乱、局限性或弥散性间质纤维化。

五、诊断

根据病史及体格检查，超声心动图示舒张期室间隔厚度达 15mm。近年来 CMR 越来越多地用于诊断。如有阳性家族史（猝死、心肌肥厚等）更有助于诊断。基因检查有助于明确遗传学异常。

六、治疗

（一）药物治疗

药物治疗是基础。

1. 减轻左心室流出道梗阻　β受体阻断药是梗阻性 HCM 的一线治疗用药。

2. 针对心力衰竭的治疗　包括 ACEI、ARB、β受体阻断药、利尿药、螺内酯甚至地高辛。

3. 针对房颤　胺碘酮能减少阵发性房颤发作。对持续性房颤，可予β受体阻断药控制心室率。除非禁忌，一般需考虑口服抗凝药治疗。

（二）非药物治疗

1. 手术治疗　对于药物治疗无效的患者。

2. 酒精室间隔消融术　经冠状动脉间隔支注入无水酒精造成该供血区域心室间隔坏死，此法可望减轻部分患者左心室流出道梗阻及二尖瓣反流，改善心力衰竭症状。

3. 起搏治疗　对于药物治疗效果差而又不太适合手术或消融的患者可以选择双腔起搏。

（三）猝死的风险评估和 ICD 预防

ICD 能有效预防猝死的发生，预测高危风险的因素如下。

1. 曾经发生过心脏停搏。

2. 一级亲属中有 1 位出现或多位出现 HCM 猝死发生。

3. 左心室严重肥厚（≥30mm）。

4. 左心室流出道高压力阶差。

5. Holter 检查发现反复非持续室性心动过速。

6. 运动时出现低血压。
7. 不明原因晕厥（尤其是发生在运动时）。

第三节　限制型心肌病

一、概述

限制型心肌病（RCM）是以心室壁僵硬度增加、舒张功能降低、充盈受限而产生临床右心衰竭症状为特征的一类心肌病。

二、病因

约 50% 为特发性，50% 为病因清楚的特殊类型，后者中最多的为淀粉样变。

三、分类

1. 浸润性　细胞内或细胞间有异常物质或代谢产物堆积，常见的疾病包括淀粉样变性、结节病、血色病、糖原贮积症等。

2. 非浸润性　包括特发性 RCM，部分可能属于和其他类型心肌病重叠的情况如轻微扩张型心肌病、肥厚型/假性 HCM，病理改变以纤维化为特征的硬皮病以及糖尿病心肌病等。

3. 心内膜病变性　病变累及心内膜为主，如病理改变与纤维化有关的心内膜弹力纤维增生症、高嗜酸性粒细胞综合征，以及类癌样心脏病和转移性癌等。

四、病理改变

主要的病理改变为心肌纤维化、炎症细胞浸润和心内膜面瘢痕形成。

五、病理生理

心室壁僵硬、充盈受限，心室舒张功能减低，心房后负荷增加使心房逐渐增大，静脉回流受阻，静脉压升高。

六、临床表现

1. 症状　主要表现为活动耐量下降、乏力、呼吸困难。随病程进展，逐渐出现肝大、腹水、全身水肿。右心衰竭较重为本病临床特点。

2. 体征　颈静脉怒张，心脏听诊常可闻及奔马律，血压低常预示预后不良。可有肝大、移动性浊音阳性、下肢可凹性水肿。

七、辅助检查

1. 实验室检查　淀粉样变性患者可能有尿本周蛋白。BNP在限制型心肌病患者明显增高。

2. 心电图　心肌淀粉样变患者常为低电压。QRS 波异常和 ST-T 改变在 RCM 较缩窄性心包炎明显。

3. 超声心动图　双心房扩大和心室肥厚见于限制型心肌病。心肌呈磨玻璃样改变常是心肌淀粉样变的特点。心包增厚和室间隔抖动征见于缩窄性心包炎。

4. X 线平片、CTA、CMR　胸部 X 线片中见心包钙化。

5. 心内膜心肌活检　对于心肌淀粉样变性和高嗜酸性粒细胞综合征等具有确诊的价值。

八、诊断

根据运动耐力下降、水肿病史及右心衰竭等临床症状，如果患者心电图肢导联低电压、超声心动图见双房大、室壁不厚或增厚、左心室不扩大而充盈受限，应考虑 RCM。

九、治疗

原发性 RCM 无特异性治疗手段，主要为避免劳累、呼吸道感染等加重心力衰竭的诱因。

第四节　心　肌　炎

一、病因

1. 最常见的病因是病毒感染。柯萨奇B组病毒、细小病毒B-19、人疱疹病毒6型、孤儿病毒以及脊髓灰质炎病毒等为常见病毒。

2. 非感染性心肌炎的病因包括药物、毒物、放射、结缔组织病、血管炎、巨细胞心肌炎、结节病等。

二、发病机制

1. 病毒直接作用。
2. 病毒与机体的免疫反应共同作用。

三、临床表现

1. 症状

（1）轻者可完全没有症状，重者甚至出现心源性休克及猝死。

（2）发病1~3周前有前驱症状，如感冒、消化道症状。

（3）发病后出现胸痛、心悸、呼吸困难、水肿，甚至晕厥、猝死。

2. 体征

（1）听诊可闻及第三、第四心音或奔马律，部分患者可于心尖部闻及收缩期吹风样杂音。

（2）心衰患者可有颈静脉怒张、肺部湿啰音、肝大等体征。

（3）重症可出现血压降低、四肢湿冷等心源性休克体征。

四、辅助检查

1. 胸部X线检查　可见心影扩大，有心包积液时可呈烧瓶样改变。

2. 心电图　常见ST-T改变，包括ST段轻度移位和T波倒置。

3. 超声心动图检查　可正常，也可显示左心室增大，室壁运动减低，左心室收缩功能减低，附壁血栓等。

4. 心脏磁共振　典型表现为T_1和T_2信号强度增加提示水肿，心肌早期钆增强提示心肌充血，钆延迟增强扫描可见心外膜下或心肌中层片状强化。

5. 非特异性炎症指标检测　红细胞沉降率加快，C反应蛋白等非特异性炎症指标常升高。

6. 心内膜心肌活检（EMB）　除用于确诊本病外，还有助于病情及预后的判断。

五、诊断

病毒性心肌炎的诊断主要为临床诊断。根据典型的前驱感染史、相应的临床表现及体征、心电图、心肌酶学检查或超声心动图、CMR显示的心肌损伤证据，应考虑此诊断。确诊有赖于EMB。

六、治疗

病毒性心肌炎尚无特异性治疗，应该以针对左心功能不全的支持治疗为主。

1. 患者应避免劳累，适当休息。

2. 出现心力衰竭时酌情使用利尿药、血管扩张药、ACEI等。

3. 经 EBM 明确诊断的病毒性心肌炎，均建议给予特异性抗病毒治疗。

4. 还可应用促进心肌代谢的药物如腺苷三磷酸、辅酶 A 等。

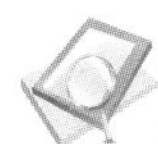

历年真题

1. 下列哪项不是扩张型心肌病的超声心动图的表现
   A. 心脏四腔均大，以左心室大为主
   B. 左心室流出道变窄
   C. 室间隔运动减弱
   D. 左心室后壁运动减弱
   E. 二尖瓣呈钻石样图形
2. 下列哪项是导致青年人猝死的原因
   A. 风湿性心脏瓣膜病
   B. 甲亢心脏病
   C. 高血压病
   D. 特发性肥厚型主动脉瓣下狭窄
   E. 心包炎
3. 肥厚型心肌病的病因是
   A. 儿茶酚胺代谢异常
   B. 高血压病所致
   C. 高强度运动而导致
   D. 常染色体显性遗传病
   E. 病毒感染所致

参考答案：1. B　2. D　3. D

第七章　先天性心血管病

核心问题

1. 先天性心血管病的诊断要点，治疗原则。
2. 介入治疗的适应证、禁忌证。

内容精要

先天性心血管病是指心脏及大血管在胎儿期发育异常引起的、在出生时病变即已存在的疾病。

第一节　成人常见先天性心血管病

一、房间隔缺损

房间隔缺损（ASD）是最常见的成人先天性心脏病。

（一）病理解剖

一般分为原发孔缺损和继发孔缺损。后者又分为中央型缺损、下腔型缺损、上腔型缺损和混合型缺损，以中央型缺损最多见，也可有多个缺损同时存在。

（二）病理生理

1. 初生的婴儿由于左右心房压力相近，几乎无分流。

2. 随着肺动脉压力下降，左向右分流逐渐增加。

3. 导致右心房、右心室扩张，肺动脉扩张，大量血液进入肺动脉导致肺动脉相对狭窄（产生杂音）。

4. 肺动脉梗阻性高压、右心房、右心室肥厚导致右心压力逐渐升高，分流量减少。

5. 右心压力高于左心时出现右向左分流，导致发绀（艾森门格综合征）。

（三）临床表现

1. 症状 一般无症状，随病情发展可出现劳力性呼吸困难、心律失常、右心衰竭等，晚期约有15%患者因重度肺动脉高压出现右向左分流而有青紫，形成艾森门格综合征。

2. 体征 最典型的体征为肺动脉瓣区第二心音亢进呈固定性分裂，并可闻及Ⅱ~Ⅲ级收缩期喷射性杂音。

（四）辅助检查

1. 心电图 电轴右偏、右心室肥大、右束支传导阻滞等。

2. X线检查 可见右心房、右心室增大，肺动脉段突出及肺血管影增加。

3. 超声心动图 具有确诊价值。

4. 心导管检查 可以测量心房水平的分流量以及肺循环阻力。

（五）诊断

典型的心脏听诊、心电图、X线表现可提示房间隔缺损存在，超声心动图可以确诊。

（六）治疗

1. 介入治疗。

2. 手术治疗　所有单纯房间隔缺损已引起血流动力学改变者均应手术治疗。

二、室间隔缺损

（一）病理解剖

室间隔由膜部、漏斗部和肌部三部分组成。根据缺损的部位，室间隔缺损可分为膜部缺损，最常见；漏斗部缺损，又可分为干下型和嵴内型；肌部缺损。

（二）病理生理

室间隔缺损必然导致心室水平的左向右分流，其血流动力学效应为：①肺循环血量增多。②左心室容量负荷增大。③体循环血量下降。④晚期可形成艾森门格综合征。

（三）临床表现

1. 小型室间隔缺损　通常无症状，沿胸骨左缘第3~4肋间可闻及Ⅳ~Ⅵ级全收缩期杂音伴震颤，P_2心音可有轻度分裂，无明显亢进。

2. 中型室间隔缺损　部分患者有劳力性呼吸困难。听诊除在胸骨左缘可闻及全收缩期杂音伴震颤外，并可在心尖区闻及舒张中期反流性杂音，P_2心音可轻度亢进。

3. 大型室间隔缺损　常因出现右向左分流而呈现青紫；并有呼吸困难及负荷能力下降。胸骨左缘收缩期杂音常减弱至Ⅲ级左右，P_2心音亢进；有时可闻及舒张期杂音。

（四）辅助检查

1. 心电图　可正常或电轴左偏，较大室间隔缺损时可有左心室或双室肥大。

2. X 线检查　小型室间隔缺损可无异常征象；中型室间隔缺损可见肺血增加，心影略向左增大；大型室间隔缺损主要表现为肺动脉及其主要分支明显扩张，但在肺野外 1/3 血管影突然减少，心影大小不一。

3. 超声心动图　是确诊本病的主要无创方法。

4. 心导管检查　可以测量心室水平的分流量以及肺循环阻力。

（五）诊断

典型室间隔缺损根据临床表现及超声心动图即可确诊。

（六）治疗

1. 介入治疗。

2. 手术治疗　室间隔缺损修补术。伴明显肺动脉压增高，肺血管阻力>7Wood 单位者不宜手术。

三、动脉导管未闭

（一）病理解剖

动脉导管连接肺动脉总干与降主动脉，是胎儿期血液循环的主要渠道。出生后一般在数个月内因失用而闭塞，如 1 岁后仍未闭塞，即为动脉导管未闭。

（二）病理生理

由于存在左向右分流，肺循环血流量增多，致使左心负荷加重，左心随之增大。

（三）临床表现

1. 症状　分流量小者可无症状，中等分流量者常有乏力、劳累后心悸、气喘、胸闷等症状。

2. 体征　胸骨左缘第 2 肋间及左锁骨下方可闻及连续性机械样杂音，常伴有震颤，传导范围广泛。

（四）辅助检查

1. 心电图　常见的有左心室大、左心房大的改变，肺动脉高压时，可出现右心房大，右心室肥大。

2. X 线检查　透视下所见肺门舞蹈征是本病的特征性变化。

3. 超声心动图　可显示未闭动脉导管。

4. 心导管检查　可了解肺血管阻力、分流情况及除外其他复杂畸形。

（五）诊断

根据典型杂音、X 线及超声心动图表现，大部分可以作出正确诊断。

（六）治疗

1. 介入治疗　大多数能够通过介入方法治愈。

2. 手术治疗　外科手术采用结扎术或切断缝合术。

四、卵圆孔未闭

（一）病理解剖

在胚胎发育至第 6、第 7 周时，心房间隔先后发出两个隔，先出现的隔为原发隔，后出现的隔为继发隔。卵圆窝处原发隔与继发隔未能粘连融合留下一小裂隙称卵圆孔未闭。

（二）病理生理

对心脏的血流动力学影响小，但卵圆孔未闭与不明原因脑卒中之间存在着密切的联系。

（三）临床表现

1. 卵圆孔未闭在无分流或分流量小时多无症状，难以听到杂音。

2. 当发生明显分流时可能出现不明原因脑卒中（CS）或偏头痛。

（四）辅助检查

1. 心电图、X 线检查　一般无明显异常。

2. 超声心动图　可发现左向右分流或右向左分流的卵圆孔未闭。

3. 心导管检查　可直接证实卵圆孔未闭的存在。

（五）诊断

卵圆孔未闭的诊断主要靠心脏超声检查来明确诊断。

（六）治疗

以介入治疗为主。

五、肺动脉瓣狭窄

（一）病理解剖

主要病理变化可分为三型：瓣膜型、瓣下型和瓣上型。

（二）病理生理

右心室的排血受阻，右心室压力增高，右心室代偿性肥厚，最终右心室扩大以致衰竭。

（三）临床表现

1. 症状 轻症肺动脉瓣狭窄可无症状，中度狭窄者在活动时可有呼吸困难及疲倦，严重狭窄者可因剧烈活动而导致晕厥甚至猝死。

2. 体征 胸骨左缘第 2 肋间有响亮的收缩期喷射性杂音，传导广泛可传及颈部，整个心前区甚至背部常伴有震颤；肺动脉瓣区第二心音减弱。

（四）辅助检查

1. 心电图 可出现电轴右偏、右心室肥大、右心房增大。也可见不完全右束支传导阻滞。

2. X 线检查 可见肺动脉段突出，肺血管影细小，肺野异常清晰；心尖左移上翘，心影明显增大。

3. 超声心动图 可见肺动脉瓣增厚，可定量测定瓣口面积，可计算出跨瓣或狭窄上下压力阶差。

4. 右心导管检查和右心室造影 可确定狭窄的部位及类型，测定右心室和肺动脉的压力。

（五）诊断

典型的杂音、X 线表现及超声心动图检查可以确诊。

（六）治疗

1. 介入治疗 首选。

2. 手术治疗 球囊扩张不成功或不宜行球囊扩张者，如狭窄上下压力阶差>40mmHg 应采取手术治疗。

六、二叶主动脉瓣

（一）病理解剖

主动脉瓣及其上、下邻近结构的先天性发育异常有较多类型，但在成年人中以二叶主动脉瓣最为常见。随着年龄增长，二叶瓣可导致主动脉瓣狭窄及主动脉瓣关闭不全。

（二）病理生理

当二叶瓣功能正常时无血流动力学异常，一旦出现瓣膜狭窄或关闭不全则可出现相应的血流动力学变化。

（三）临床表现

瓣膜功能正常时可无任何症状体征。

（四）辅助检查

1. 超声心动图　是诊断二叶主动脉瓣最直接、最可靠的检查方法。

2. 心电图及 X 线　伴发主动脉瓣狭窄后继发左心室肥厚，或伴发主动脉瓣关闭不全继发左心室扩大。

3. 心导管检查仅用于拟行介入或手术治疗的患者。

（五）诊断

超声心动图可确诊。

（六）治疗

1. 介入治疗。

2. 手术治疗　对于有瓣膜狭窄且有相应症状，跨瓣压力阶差≥50mmHg 时，宜行瓣膜成形或换瓣手术；对于瓣膜关闭不全，心脏进行性增大者，应考虑换瓣手术治疗。

七、三尖瓣下移畸形

（一）病理解剖

本病的主要病变为三尖瓣瓣叶及其附着部位的异常，右心室被下移的三尖瓣分隔为较小的功能性右心室（肌部及流出道）及房化的右心室，与原有的右心房共同构成一大心腔。

（二）病理生理

主要为三尖瓣关闭不全的病理生理变化，右心房压力增高。

（三）临床表现

1. 症状　自觉症状轻重不一，可有心悸、气喘、乏力、头晕和右心衰竭等。

2. 体征　最突出的体征是心界明显增大，心前区搏动微弱。心脏听诊可闻及四音心律。

（四）辅助检查

1. 心电图　常有一度房室传导阻滞、P 波高尖、右束支传导阻滞。

2. X 线检查　球形巨大心影为其特征。

3. 超声心动图　可见到下移的瓣膜、巨大右心房、房化右心室及相对甚小的功能性右心室、缺损的房间隔亦可显现。

4. 右心导管检查　拟行手术治疗者宜行右心导管检查。

（五）诊断

临床表现及超声检查可确诊。

（六）治疗

症状轻微者可暂不手术，随访观察，心脏明显增大，症状较重者应行手术治疗。

八、先天性主动脉缩窄

（一）病理解剖

根据缩窄部位与动脉导管部位的关系，可分为导管前型及导管后型。

（二）病理生理

体循环近端缩窄以上供血范围高血压，包括上肢血压升高而以下肢为代表的缩窄以下的血压降低。

（三）临床表现

1. 症状　成人主动脉缩窄常无症状，部分患者可出现劳力性呼吸困难、头痛、头晕、鼻出血、下肢无力、麻木、发凉甚至有间歇性跛行。

2. 体征　最明显的体征表现为上肢血压有不同程度的增高，下肢血压下降。

（四）辅助检查

1. 心电图　常有左心室肥大及/或心肌劳损表现。

2. X 线检查　可见左心室增大、升主动脉增宽，缩窄上下血管扩张而使主动脉弓呈 3 字征。

3. 超声心动图　可测定缩窄上下压力阶差。

4. 磁共振检查　可显示整个主动脉的解剖构形及侧支循环

情况。

5. 心导管检查和主动脉造影术　可进行压力测定，显示缩窄的部位、长度以及侧支循环的情况，是否存在动脉导管未闭等。

（五）诊断

典型的上下肢血压的显著差别及胸部杂音可提示本病的诊断，超声心动图检查可确诊。

（六）治疗

1. 介入治疗。

2. 手术治疗　一般采用缩窄部位切除端端吻合或补片吻合，术后有时可有动脉瘤形成。较早手术者，预后相对较好。

九、主动脉窦瘤

（一）病理解剖

主要在主动脉窦部，随着年龄增长瘤体常逐渐增大并突入心腔中，当瘤体增大至一定程度，瘤壁变薄而导致破裂。窦瘤可破入右心房、右心室、肺动脉、左心室或心包腔。部分患者合并有室间隔缺损。

（二）病理生理

破入心包则可因急骤发生的心脏压塞而迅速死亡。临床上以右冠状动脉窦瘤破入右心室更为常见，并具有典型的类似心室水平急性左向右分流的病理生理特征。

（三）临床表现

1. 症状　当窦瘤破裂后患者会出现心悸、胸痛、呼吸困难、咳嗽等急性心功能不全症状，随后逐渐出现右心衰竭的表现。

2. 体征　以胸骨左缘第 3、第 4 肋间闻及连续性响亮的机器样杂音，伴有震颤为特征。

（四）辅助检查

1. 心电图　可正常，窦瘤破裂后可出现左心室增大或左、右心室增大表现。

2. X 线检查　窦瘤破裂后，可见肺淤血，左、右心室增大。

3. 超声心动图　窦瘤未破裂前即可见到相应的窦体增大有囊状物膨出。

4. 磁共振显像　可更清晰地显示窦瘤部位大小及与周围心血管腔室的关系。

5. 心导管检查　可准确判断破入的部位及分流量。

（五）诊断

影像检查技术。

（六）治疗

窦瘤未破裂者不予处理，随访观察。一旦破裂应该尽早治疗。

1. 介入治疗。

2. 手术治疗　开胸外科修补。

十、冠状动脉瘘（CAF）

（一）病理解剖

冠状动脉瘘可进入心脏和大血管的任何部位，右冠状动脉瘘多见，故引入右心系统最为常见。

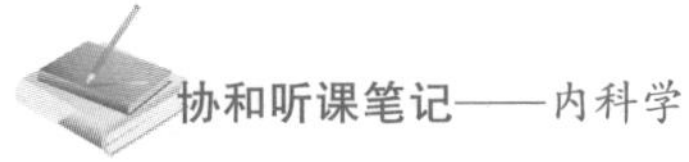

（二）临床表现

1. 症状　大多数 CAF 无临床症状或体征，通常在体检时发现心脏杂音或行导管介入时发现，产生大量左向右分流的 CAF 则可导致“窃血综合征”，出现心绞痛等症状。CAF 最常见的并发症为心力衰竭。

2. 体征　以连续性杂音伴局部震颤为特征，类似动脉导管未闭。

（三）辅助检查

1. 心电图　可见左心室高电压、左心室肥厚及双室肥厚，右心室肥大。部分患者有心房颤动。

2. X 线检查　分流量较大者可见肺血及心影轻度增大。

3. 超声心动图　能够清楚地显示扩张的冠状动脉，并追踪冠状动脉的走向，同时用彩色多普勒观察、发现瘘口的所在部位。

4. 心导管检查　冠状动脉造影目前仍是 CAF 诊断的“金标准”。

（四）诊断

综合症状、心前区杂音、X 线、心电图及超声心动图检查。

（五）治疗

1. 介入治疗。

2. 手术治疗　传统外科手术治疗方法为瘘管结扎，其他治疗方法包括经冠状动脉修补和经心腔修补瘘口。

十一、法洛四联症

先天性法洛四联症是联合的先天性心血管畸形，包括肺动脉狭窄、室间隔缺损、主动脉右位（主动脉骑跨于缺损的室间隔上）、右心室肥大四种异常。

（一）病理解剖

主要畸形为室间隔缺损，均为大缺损，多为膜周部，左、右心室压力相等；肺动脉狭窄可为瓣膜、瓣上、瓣下型，以右心室流出道漏斗部狭窄为最多。

（二）病理生理

由于室间隔大缺损，左、右心室压力相等，相当于一个心室向体循环及肺循环排血，右心室压力增高，但由于肺动脉狭窄，肺动脉压力不高甚至降低，大量右心室血流经骑跨的主动脉进入体循环，使动脉血氧饱和度明显降低，出现青紫并继发红细胞增多症。

（三）临床表现

1. 症状　主要是自幼出现的进行性青紫和呼吸困难，易疲乏，劳累后常取蹲踞位休息。严重缺氧时可引起晕厥。

2. 体征　患者除明显青紫外，常伴有杵状指/趾，心脏听诊肺动脉瓣第二心音减弱以至消失，胸骨左缘常可闻及收缩期喷射性杂音。

（四）辅助检查

1. 血常规检查　可显示红细胞、血红蛋白及血细胞比容均显著增高。

2. 心电图　可见电轴右偏、右心室肥厚。

3. X 线检查　主要为右心室肥厚表现。

4. 超声心动图　可显示右心室肥厚、室间隔缺损及主动脉骑跨。

（五）诊断

根据临床表现、X线及心电图检查可提示本症，超声心动图检查基本上可确定诊断。

（六）治疗

未经手术而存活至成年的本症患者，唯一可选择的治疗方法为手术纠正畸形，手术危险性较儿童期手术为大，但仍应争取手术治疗。

主治语录：儿童期未经手术治疗者预后不佳，多于20岁以前死于心功能不全或脑血管意外、感染性心内膜炎等并发症。

十二、艾森门格综合征

并不能称为先天性心脏病，而是一组先天性心脏病发展的后果。如先天性室间隔缺损持续存在，肺动脉高压进行性发展，原来的左向右分流变成右向左分流，从无青紫发展至有青紫时，即称之为艾森门格综合征。

（一）病理解剖

除原发的室间隔缺损、房间隔缺损或动脉导管未闭等原有畸形外，可见右心房、右心室均明显增大；肺动脉总干和主要分支扩大，而肺小动脉壁增厚，内腔狭小甚至闭塞。

（二）病理生理

1. 本征原有的左向右分流流量一般均较大，导致肺动脉压增高，开始为功能性肺血管收缩，持续存在的血流动力学变化，使右心室和右心房压力增高。

2. 肺动脉也逐渐发生器质性狭窄或闭塞病变，使原来的左向右分流逆转为右向左分流而出现青紫，均有继发性相对性肺动脉瓣及三尖瓣关闭不全。

（三）临床表现

1. 症状　轻至中度青紫，于劳累后加重，逐渐出现杵状指/趾，常伴有气急短、乏力、头晕等症状，以后可出现右心衰竭的相关症状。

2. 体征　心浊音界明显增大，心前区胸骨左缘第 3~4 肋间有明显搏动，原有的左向右分流的杂音减弱或消失，肺动脉瓣第二心音亢进、分裂，以后可出现舒张期杂音，胸骨下段偏左部位可闻及收缩期反流性杂音。

（四）辅助检查

1. 心电图　右心室肥大劳损、右心房肥大。

2. X 线检查　右心室、右心房增大，肺动脉干及左、右肺动脉均扩大，肺野轻度淤血或不淤血，血管纹理变细，左心情况视原发性畸形而定。

3. 超声心动图　肺动脉扩张及相对性肺动脉瓣及三尖瓣关闭不全。

4. 心导管检查　除可见原有畸形外，可确定双向分流或右向左分流，肺动脉压力、肺血管阻力。

（五）诊断

根据病史及临床上晚发青紫，结合 X 线及超声心动图检查。

（六）治疗

唯一有效的治疗方法是进行心肺联合移植或肺移植的同时

修补心脏缺损。

第二节 成人先天性心脏病的介入治疗

一、球囊瓣膜成形术

（一）经皮球囊肺动脉瓣成形术

1. 适应证

（1）单纯肺动脉瓣狭窄，跨肺动脉压差≥40mmHg。

（2）青少年及成年患者，跨肺动脉瓣压差≥30mmHg，同时合并劳力性呼吸困难、心绞痛、晕厥或先兆晕厥等症状。

2. 禁忌证

（1）肺动脉瓣下漏斗部狭窄、肺动脉瓣狭窄伴先天性瓣下狭窄、肺动脉瓣狭窄伴瓣上狭窄。

（2）重度发育不良型肺动脉瓣狭窄。

（3）肺动脉瓣狭窄伴需外科处理的三尖瓣重度反流。

3. 并发症 穿刺部位血管并发症，术中心律失常，三尖瓣受损及继发性肺动脉瓣关闭不全。

（二）经皮球囊主动脉瓣成形术

1. 适应证

（1）典型主动脉瓣狭窄不伴主动脉严重钙化。

（2）对于青少年及成年患者，若跨主动脉瓣压差≥50mmHg，同时合并有劳力性呼吸困难、心绞痛、晕厥或先兆晕厥等症状。

2. 禁忌证

（1）先天性主动脉瓣狭窄伴有主动脉及瓣膜发育不良者。

（2）合并中度或重度主动脉瓣反流者。

3. 并发症

（1）术中引起血流动力学障碍和/或心律失常。

（2）血管损伤。

（3）主动脉瓣关闭不全或残余狭窄。

二、经导管封堵术

（一）动脉导管未闭封堵术

1. 适应证　绝大多数的 PDA 均可经介入封堵，可根据不同年龄，不同未闭导管的类型选择不同的封堵器械。

2. 禁忌证

（1）感染性心内膜炎、心脏瓣膜或导管内有赘生物。

（2）严重肺动脉高压出现右向左分流、肺总阻力>14woods。

（3）合并需要外科手术矫治的心内畸形。

（4）依赖 PDA 存活的患者。

（5）合并其他不宜手术和介入治疗疾病的患者。

3. 并发症　封堵器的脱落、溶血、残余分流和封堵器移位、血管并发症及术后心律失常等。

（二）房间隔缺损封堵术

1. 适应证

（1）继发孔型 ASD 直径 ≥ 5mm，伴右心容量负荷增加，≤36mm 的左向右分流 ASD。

（2）缺损边缘至冠状静脉窦，上、下腔静脉及肺静脉的距离≥5mm，至房室瓣≥7mm。

（3）房间隔的直径>所选用封堵伞左心房侧的直径。

（4）不合并必须外科手术的其他心脏畸形。

2. 禁忌证

（1）原发孔型 ASD 及静脉窦型 ASD。

（2）已有右向左分流者。

（3）近期有感染性疾病，出血性疾病以及左心房和左心耳有血栓。

3. 并发症　残余分流、血栓或气体栓塞、血管并发症及感染、心律失常等。

（三）室间隔缺损封堵术

1. 适应证

（1）有血流动力学异常的单纯性 VSD，直径 > 3mm 且 < 14mm。

（2）VSD 上缘距主动脉右冠瓣≥2mm，无主动脉右冠瓣脱入 VSD 及主动脉瓣反流。

（3）超声在大血管短轴五腔心切面 9~12 点位置。

（4）肌部 VSD>3mm。

（5）外科手术后残余分流。

2. 禁忌证

（1）巨大 VSD、缺损解剖位置不良，封堵器放置后可能影响主动脉瓣或房室瓣功能。

（2）重度肺动脉高压伴双向分流。

（3）合并出血性疾病、感染性疾病或存在心、肝、肾功能异常以及栓塞风险等。

3. 并发症　与 ASD 介入封闭术相似。

（四）卵圆孔未闭封堵术

1. 适应证

（1）年龄>16 岁。

（2）不明原因脑栓塞（CS）/短暂性脑缺血发作（TIA）合

并卵圆孔未闭（PFO），且有中-大量右向左分流（RLS）。

（3）PFO 相关脑梗死/TIA，使用抗血小板或抗凝治疗无效或仍有复发；或 PFO 合并明确深静脉血栓或肺栓塞，不适宜抗凝治疗者。

（4）顽固性或慢性偏头痛合并 PFO。

2. 禁忌证

（1）可以找到任何原因的脑栓塞。

（2）脑卒中急性期。

（3）心腔内血栓形成，下腔静脉或盆腔静脉血栓形成导致完全闭塞。

（4）合并肺动脉高压或 PFO 为特殊通道。

（5）合并出血性疾病或出血倾向。

（6）合并全身或局部感染。

3. 并发症　心包积液或填塞；封堵器栓塞或移位；主动脉侵蚀及封堵器过敏。

（五）冠状动脉瘘封堵术

1. 适应证

（1）有明显外科手术适应证的先天性 CAF，不合并其他需要手术矫正的心脏畸形。

（2）易于安全到达、能够清晰显影的瘘管。

（3）非多发的 CAF 开口。

（4）冠状动脉瘘口狭窄、瘘道瘤样扩张。

2. 禁忌证

（1）拟封堵的冠状动脉分支远端有侧支发出。

（2）受累及的冠状动脉血管极度迂曲。

（3）右心导管检查提示右向左分流，重度肺动脉高压。

（4）术前 1 个月内患有严重感染。

3. 并发症　封堵器脱落造成栓塞；急性心肌梗死；CAF 夹层形成；一过性心律失常。

（六）主动脉窦瘤破裂封堵术

1. 适应证

（1）年龄>3 岁，体重>15kg。

（2）主动脉窦瘤破口直径在 2～12mm，窦瘤破口边缘至主动脉瓣环距离≥7mm，距右冠状动脉开口距离≥5mm。

（3）瘘口破入右心室或右心房水平的左向右分流。

（4）心功能可耐受手术，不伴有需外科纠正的畸形。

2. 禁忌证

（1）窦瘤破入左心房或左心室。

（2）严重肺动脉高压并已导致右向左分流者。

（3）严重主动脉瓣关闭不全。

（4）心腔内有赘生物或血栓。

（5）合并感染性心内膜炎，以及存在其他感染或出血性疾病。

（6）肝肾功能严重异常、一般状况差不能耐受手术者。

（7）合并其他复杂先天性心脏畸形需外科手术处理者。

3. 并发症　常见并发症有残余分流，主动脉瓣关闭不全或主动脉瓣关闭不全加重，急性左心衰，影响冠状动脉开口等。

三、先天性心脏病的其他介入治疗术

1. 经皮球囊动脉扩张及支架/瓣膜植入术可用于　①先天性主动脉缩窄。②肺动脉瓣远端单纯肺动脉主干或分支狭窄。③法洛四联症，外科手术无法纠治的肺动脉分支狭窄或肺动脉瓣关闭不全。

2. 人工房间隔造口术可用于　①新生儿或婴儿严重发绀型

心脏病，室间隔完整者。②先天性二尖瓣严重狭窄或闭锁。③完全性肺静脉异位引流。

3. 异常血管弹簧圈堵闭术可用于　①先天性肺动静脉瘘。②先天性心脏病姑息手术后的血管间异常通道。

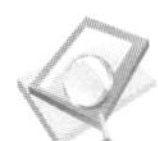

历年真题

1. 下列哪项先心病可出现右向左分流
   A. 动脉导管未闭
   B. 主动脉口狭窄
   C. 心房间隔缺损
   D. 主动脉窦瘤裂入右心
   E. 主肺动脉间隔缺损
2. 下列哪项不是法洛四联症的病理解剖特点
   A. 心房间隔缺损
   B. 心室间隔缺损
   C. 肺动脉口狭窄
   D. 主动脉骑跨
   E. 右心室肥厚
3. 下列哪项不出现肺动脉瓣区第二音亢进
   A. 单纯肺动脉扩张
   B. 原发性肺动脉高压
   C. 心房间隔缺损
   D. 心室间隔缺损
   E. 单纯肺动脉口狭窄

参考答案：1. C　2. A　3. E

第八章 心脏瓣膜病

核心问题

1. 二尖瓣狭窄、二尖瓣关闭不全的病因、临床表现、诊断标准及治疗原则等。

2. 主动脉瓣狭窄、主动脉瓣关闭不全的病因、临床表现、诊断标准及治疗原则等。

内容精要

心脏瓣膜病是由多种原因引起的心脏瓣膜狭窄和/或关闭不全所致的心脏疾病。当瓣膜狭窄时，心腔压力负荷增加；瓣膜关闭不全时，心腔容量负荷增加。

第一节 概 述

一、常见病因

1. 常见病因包括炎症、黏液样变性、先天性畸形、缺血性坏死、创伤性等原因。

2. 风湿炎症导致的瓣膜损害称为风湿性心脏病（RHD），简称风心病。

二、风湿热

（一）病因与致病机制

风湿热（RF）是心脏瓣膜病的主要病因，是由于A组乙型溶血性链球菌感染所致，其致病机制与继发于链球菌感染后异常免疫反应有关。

（二）临床表现

1. 发生前2~6周常有咽峡炎或扁桃体炎等上呼吸道链球菌感染的表现，多急性起病，亦可为隐匿性进程，多为中等程度不规则发热，伴食欲减退、多汗、疲倦、面色苍白等毒血症表现。
2. 关节炎具有主要累及大关节（膝、踝、腕及肘关节）、游走性、多发性、不遗留关节畸形等特点。
3. 心脏炎以心肌炎、心内膜炎最多见，亦可发生心包炎，轻者无症状，严重者可导致心力衰竭。

（三）诊断

两个主要表现或一个主要表现、两个次要表现，即可诊断急性风湿热。

1. 主要表现　心脏炎；多发性关节炎；舞蹈病；环形红斑。
2. 次要表现　关节痛；发热；急性反应物增高，如红细胞沉降率（ESR）及C反应蛋白（CRP）；PR间期延长。

（四）治疗

首选青霉素。对于单纯累及关节者，首选非甾体抗炎药，常用阿司匹林。

（五）预防

每3~4周肌内注射苄星青霉素120万U，至少5年，最好持续至25岁，有风湿性心脏病患者，预防期最少10年或至40岁，甚至终身预防。对青霉素过敏者可改用红霉素口服，每个月6~7天，持续时间同前。

第二节　二尖瓣狭窄

一、病因

1. 最常见的原因是风湿热，2/3患者是女性。

2. 部分患者无急性风湿热病史，但多有反复链球菌扁桃体炎或咽峡炎史。

3. 风心病累及二尖瓣时更多导致狭窄伴关闭不全，主动脉瓣也易同时受累。

主治语录：二尖瓣狭窄的少见病因有先天性发育异常、瓣环钙化、SLE。

二、病理生理

正常人二尖瓣口面积4~6cm²；瓣口面积减小至1.5~2.0cm²属轻度狭窄，1.0~1.5cm²属中度狭窄，<1.0cm²属重度狭窄。

三、临床表现

1. 症状

（1）呼吸困难：劳力性呼吸困难、静息时呼吸困难、夜间阵发性呼吸困难甚至端坐呼吸。

（2）咳嗽：多在夜间睡眠或劳动后出现，为干咳无痰或泡沫痰，并发感染时咳黏液样或脓痰。

主治语录：支气管黏膜充血易患支气管炎。

（3）咯血：咯鲜血（支气管静脉破裂）；血丝痰；粉红色泡沫痰（急性肺水肿）。

（4）血栓栓塞：为二尖瓣狭窄的严重并发症。发生栓塞者约80%有心房颤动。

2. 体征

（1）可呈“二尖瓣面容”，双颧绀红。

（2）右心室扩大时剑突下可触及收缩期抬举样搏动。

（3）二尖瓣狭窄特征性的杂音为心尖区舒张中晚期低调的隆隆样杂音。

（4）如瓣叶柔顺有弹性，心尖部第一心音亢进。当出现肺动脉高压时，P_2 亢进和分裂。

（5）右心室扩张，可导致相对性三尖瓣关闭不全，胸骨左缘第4、5肋间可闻及全收缩期吹风样杂音。

四、辅助检查

1. X线检查　左心房、右心室增大；肺淤血。

2. 心电图　可见“二尖瓣型P波”（P波宽度>0.12秒，伴切迹），提示左心房扩大，QRS波群示电轴右偏和右心室肥厚表现。

3. 超声心动图　是确诊该病最敏感、可靠的方法。二尖瓣前叶呈城墙样改变（EF斜率降低，A峰消失），后叶与前叶同向运动，瓣叶回声增强。

五、诊断

心尖区有隆隆样舒张期杂音伴左心房增大（X线或心电图提示）可以临床诊断；超声心动图可以确诊。

六、鉴别诊断

1. 经二尖瓣口的血流增加　严重的二尖瓣反流、大量左向右分流的先心病、甲亢、贫血等高动力循环状态。

2. Austin-Flint 杂音　主动脉关闭不全导致的相对性二尖瓣狭窄。

3. 左心房黏液瘤　由于瘤体阻塞二尖瓣开口导致血流受阻，舒张期杂音随体位改变，可闻及肿瘤扑落音。

七、并发症

1. 房颤　是二尖瓣狭窄最常见的心律失常，也是首发症状。

2. 急性肺水肿　表现为突然出现的重度呼吸困难和发绀，不能平卧，咳粉红色泡沫痰等。

3. 血栓栓塞　20%的患者可发生体循环栓塞，其中80%伴房颤。血栓栓塞以脑栓塞最常见。

4. 右心衰竭　为晚期常见并发症。

5. 肺部感染　可诱发或加重心力衰竭。

6. 感染性心内膜炎。

八、治疗

1. 一般治疗

(1) 风湿热是其主要病因，因此长期甚至终身使用苄星青霉素。

(2) 肺淤血导致的呼吸困难，应减少体力活动，限制钠盐摄入，间断使用利尿药。

2. 并发症的处理

(1) 大量咯血：取坐位，同时使用镇静药及静脉使用利尿药，以降低肺动脉压。

（2）急性肺水肿：选用扩张静脉系统、减轻心脏前负荷为主的硝酸酯类药物。

（3）房颤：可静脉注射洋地黄类药物如毛花苷C注射液（西地兰）；如出现肺水肿、休克、心绞痛或晕厥者，应立即电复律。

（4）预防栓塞：二尖瓣狭窄合并房颤时，极易发生血栓栓塞。若无禁忌，无论是阵发性还是持续性房颤，均应长期口服华法林抗凝。

3. 手术治疗

（1）经皮球囊二尖瓣成形术（PBMV）：仅适于单纯的二尖瓣狭窄患者。

（2）二尖瓣分离术：有闭式和直视式两种。

（3）人工瓣膜置换术：适应证为严重瓣叶和瓣下结构钙化、畸形，不宜做经皮球囊二尖瓣成形术或分离术者；二尖瓣狭窄合并明显二尖瓣关闭不全者。

第三节　二尖瓣关闭不全

一、病因

1. 最常见是风湿热。

2. 非风湿性单纯性二尖瓣关闭不全的病因，以腱索断裂最常见，其次是感染性心内膜炎、二尖瓣黏液样变性、缺血性心脏病等。

二、临床表现

（一）症状

1. 急性二尖瓣关闭不全　轻度反流仅有轻微劳力性呼吸困

难；严重反流立即发生左心衰竭、肺水肿、心源性休克。

2. 慢性二尖瓣关闭不全

（1）轻度二尖瓣关闭不全者可以持续终身没有症状。

（2）程度较重的二尖瓣关闭不全患者，由于心排血量减少，可表现为疲乏无力，活动耐力下降；肺静脉淤血导致程度不等的呼吸困难，发展至晚期则出现右心衰竭的表现，在右心衰竭出现后，左心衰竭的症状反而有所减轻。

（二）体征

1. 急性二尖瓣关闭不全　心尖搏动呈高动力型，为抬举样搏动。心尖区收缩期杂音是二尖瓣关闭不全的主要体征。

2. 慢性二尖瓣关闭不全

（1）心尖搏动向下向左移位，收缩期可触及高动力性心尖。

（2）心室舒张期过度充盈，使二尖瓣漂浮，第一心音减弱。

（3）二尖瓣关闭不全的典型杂音为心尖区全收缩期吹风样杂音，杂音强度≥3/6级，可伴有收缩期震颤。

三、辅助检查

1. X线检查　严重者左心房、左心室明显增大；左心衰竭时肺淤血、肺水肿；急性患者心影正常，肺淤血、肺水肿明显。

2. 心电图

（1）严重者可有左心室肥厚和劳损。

（2）慢性二尖瓣关闭不全伴左心房增大者多伴房颤，如为窦性心律则可见P波增宽且呈双峰状（二尖瓣P波），提示左心房增大。

（3）急性者心电图常正常，有时可见窦性心动过速。

3. 超声心动图　可明确诊断急性及慢性二尖瓣关闭不全。

四、并发症

1. 心力衰竭急性者早期出现，慢性者出现较晚。
2. 心房颤动见于3/4的慢性重度二尖瓣关闭不全患者。
3. 感染性心内膜炎较二尖瓣狭窄患者多见。
4. 栓塞较二尖瓣狭窄少见。

五、诊断

1. 患者突然发生呼吸困难，心尖区出现典型收缩期杂音，X线提示心影不大而肺淤血明显，同时具有明确病因（如二尖瓣脱垂、感染性心内膜炎、急性心肌梗死、创伤和人工瓣膜置换术后）。

2. 慢性者，主要诊断线索为心尖区典型的收缩期吹风样杂音伴左心房和左心室扩大。

六、鉴别诊断

1. 室间隔缺损　胸骨左缘第3、第4肋间全收缩期杂音，粗糙而响亮，不向腋下传导。

2. 三尖瓣关闭不全　胸骨左缘第4、第5肋间全收缩期杂音，几乎不传导，少有震颤，杂音在吸气时增强，伴颈静脉收缩期搏动和肝脏收缩期搏动。

3. 主动脉瓣狭窄　心底部射流性收缩期杂音，偶伴收缩期震颤，呈递增-递减型，杂音向颈部传导。

七、治疗

（一）内科治疗

1. 急性患者　动脉扩张剂减低体循环血流阻力，能提高主动脉输出流量，同时减少二尖瓣反流量和左心房压力。

2. 慢性患者　此时无须治疗，但应定期随访，重点是预防风湿热及感染性心内膜炎的发生。

（二）手术治疗

手术治疗是治疗二尖瓣关闭不全的根本性措施。

1. 急性患者　药物控制症状的基础上，采取紧急或择期手术治疗。

2. 慢性患者　手术适应证如下。

（1）重度二尖瓣关闭不全伴 NYHA 心功能分级Ⅲ级或Ⅳ级。

（2）NYHA 心功能分级Ⅱ级伴心脏大，左心室收缩末期容量指数（LVESVI）>30ml/m^2。

（3）重度二尖瓣关闭不全，LVEF 减低，左心室收缩及舒张末期内径增大，LVESVI 高达 60ml/m^2，虽无症状也应考虑手术治疗。

第四节　主动脉瓣狭窄

一、病因

主动脉瓣狭窄的病因有三种，即先天性病变、退行性变和炎症性病变。

二、病理生理

1. 正常人主动脉瓣口>3cm^2，瓣口面积≤1cm^2 时开始出现左心室收缩压升高。

2. 代偿机制　主动脉狭窄后负荷增加，左心室向心性肥厚，左心室舒张期末压升高，左心房肥厚，晚期失代偿发生左心衰竭。

三、临床表现

1. 症状

呼吸困难、心绞痛和晕厥是典型主动脉瓣狭窄的常见三联征。

(1) 呼吸困难：劳力性呼吸困难为晚期患者常见的首发症状。

(2) 心绞痛：常由运动诱发，休息及含服硝酸甘油可缓解，反映了心肌需氧和供氧之间的不平衡。

(3) 晕厥：见于15%～30%有症状的患者，部分仅表现为黑矇，可为首发症状。晕厥多与劳累有关，发生于劳力当时，少数在休息时发生。

2. 体征

(1) 心界：正常或轻度向左扩大，心尖区可触及收缩期抬举样搏动。

(2) 心音：第一心音正常。由于左心室射血时间延长，第二心音中主动脉瓣成分延迟，严重狭窄者可呈逆分裂。

(3) 心脏杂音：典型杂音为粗糙而响亮的射流性杂音，3/6级以上，呈递增-递减型，向颈部传导，在胸骨右缘第1～2肋间听诊最清楚。

四、辅助检查

1. 心电图　中度狭窄者可出现QRS波群电压增高伴轻度ST-T改变，严重者可出现左心室肥厚伴劳损和左心房增大的表现。

2. 心导管　面积>1.5cm^{2}为轻度狭窄、1.0～1.5cm^{2}为中度狭窄、<1.0cm^{2}为重度狭窄。

3. 超声心动图　可确诊。

五、诊断

典型主动脉瓣区射流样收缩期杂音，较易诊断主动脉瓣狭窄，确诊有赖于超声心动图。

六、并发症

心律失常、心脏性猝死、充血性心力衰竭、感染性心内膜炎、体循环栓塞、胃肠道出血。

七、治疗

1. 内科治疗　预防感染性心内膜炎。无症状者无须治疗，应定期随访。

2. 人工瓣膜置换术　主要指征为重度狭窄，伴有心绞痛、晕厥或心力衰竭者。

3. 直视下主动脉瓣分离术　适用于儿童和青少年的非钙化性先天性主动脉瓣严重狭窄者，甚至包括无症状者。

4. 经皮主动脉瓣置换术。

第五节　主动脉瓣关闭不全

一、病因

1. 急性主动脉瓣关闭不全

（1）感染性心内膜炎。

（2）胸部创伤致升主动脉根部、瓣叶支持结构和瓣叶破损或瓣叶脱垂。

（3）主动脉夹层血肿使主动脉瓣环扩大，瓣叶或瓣环被夹层血肿撕裂。

（4）人工瓣膜撕裂等。

2. 慢性主动脉瓣关闭不全

(1) 主动脉瓣本身病变：①风湿性心脏病。②先天性畸形。③感染性心内膜炎。④退行性主动脉瓣病变。⑤主动脉瓣黏液样变性。

(2) 主动脉根部扩张：①Marfan 综合征。②梅毒性主动脉炎。③其他病因。高血压性主动脉环扩张、特发性升主动脉扩张、主动脉夹层形成、强直性脊柱炎、银屑病性关节炎等。

二、病理生理

1. 急性患者　左心室前负荷急剧增加—左心室舒张压迅速升高—左心房压增高—肺淤血、水肿。

2. 慢性患者　左心室前负荷增加—左心室扩张—左心室舒张末压增加不明显—可多年不发生肺循环障碍。

主治语录：晚期失代偿时发生左心衰竭。

三、临床表现

(一) 症状

1. 随反流量增大，出现与心搏量增大有关的症状，如心悸、心前区不适、头颈部强烈动脉搏动感等。

2. 心力衰竭的症状早期为劳力性呼吸困难。

3. 可出现胸痛。

(二) 体征

1. 慢性患者

(1) 面色苍白，头随心搏摆动。心尖搏动向左下移位，范围较广，心界向左下扩大。心底部、胸骨柄切迹、颈动脉可触及收缩期震颤。颈动脉搏动明显增强。

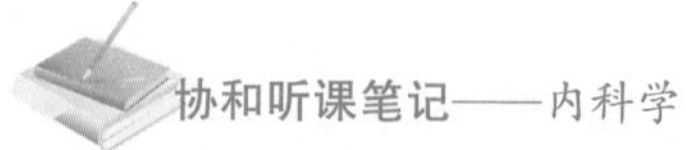

（2）心音：第一心音减弱，主动脉瓣区第二心音减弱或消失，心尖区常可闻及第三心音。

（3）心脏杂音：主动脉瓣区舒张期杂音，为一高调递减型叹气样杂音，舒张早期出现，坐位前倾位呼气末明显，向心尖区传导。

（4）周围血管征：如点头征、水冲脉、股动脉枪击音和毛细血管搏动征，听诊器压迫股动脉可闻及双期杂音。

2. 急性患者

（1）休克表现。

（2）听诊肺部可闻及哮鸣音，或在肺底闻及细小水泡音，严重者满肺均有水泡音。

四、辅助检查

1. X 线检查　慢性者可见“靴型心”；急性者常有肺淤血、肺水肿表现。

2. 心电图　慢性者常见左心室肥厚劳损伴电轴左偏；急性者常见窦性心动过速和非特异性 ST-T 改变。

3. 超声心动图　可确诊。

五、诊断

有典型主动脉瓣关闭不全的舒张期杂音伴周围血管征，可诊断为主动脉瓣关闭不全，超声心动图可明确诊断。

六、并发症

感染性心内膜炎；室性心律失常；充血性心力衰竭。

七、治疗

1. 急性患者

（1）内科治疗是术前的过渡，硝普钠降低前后负荷。

（2）治疗应尽量在Swan-Ganz导管床旁血流动力学监测下进行。

（3）人工瓣膜置换术或主动脉瓣修复术为治疗急性主动脉瓣关闭不全的根本措施。

2. 慢性患者

（1）内科治疗：随访；预防感染性心内膜炎，预防风湿活动；左心室扩大但收缩功能正常者，可应用血管扩张药（如肼屈嗪、尼群地平、ACEI等）。

（2）手术治疗：指征如下：有症状和左心室功能不全者；无症状伴左心室功能不全者，经系列无创检查显示持续或进行性左心室收缩末容量增加或静息射血分数降低者应手术；若症状明显，即使左心室功能正常者。

第六节　多瓣膜病

一、概述

多瓣膜病又称联合瓣膜病，是指两个或两个以上瓣膜病变同时存在。

二、病因

1. 一种疾病同时损害几个瓣膜　最常见为风湿性心脏病，近50%患者有多瓣膜损害。

2. 一个瓣膜病变致血流动力学异常引起邻近瓣膜相对性狭窄或关闭不全　主动脉瓣膜关闭，产生相对性二尖瓣关闭不全。

3. 不同疾病分别导致不同瓣膜损害　先天性肺动脉瓣狭窄伴风湿性二尖瓣病变。

三、临床表现

1. 二尖瓣狭窄伴主动脉瓣关闭不全　常见于风湿性心脏病，

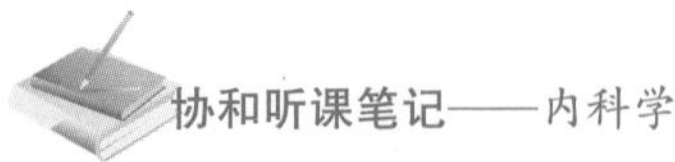

左心室扩张延缓，周围血管征不明显，听诊二尖瓣舒张期杂音可减弱，甚至消失。

2. 二尖瓣狭窄伴主动脉瓣狭窄　若二尖瓣狭窄重于主动脉瓣狭窄，后者的一些表现常被掩盖，左心室充盈受限和左心室收缩压降低，延缓左心室肥厚和减少心肌耗氧，故心绞痛不明显；由于心排血量明显减少，跨主动脉瓣压差降低，可能导致低估主动脉瓣狭窄的严重程度。

3. 主动脉瓣狭窄伴二尖瓣关闭不全　为危险的多瓣膜病，少见。前者加重二尖瓣反流，后者减少了主动脉瓣狭窄维持左心室每搏输出量必需的前负荷，致使肺淤血早期发生，短期内产生左心衰竭。

四、诊断

超声心动图对诊断及评价心功能具有重要价值。

五、治疗

手术治疗为主要措施。

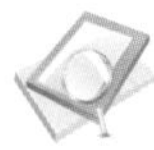

历年真题

1. 二尖瓣狭窄时如心尖区可闻及第一音亢进和开瓣音时提示
   A. 瓣叶钙化
   B. 瓣叶僵硬
   C. 前瓣叶柔顺、活动好
   D. 乳头肌功能不全
   E. 二尖瓣脱垂
2. 二尖瓣狭窄伴心房颤动时下列哪项是正确的
   A. 舒张中晚期隆隆样杂音呈递增型
   B. 舒张中晚期隆隆样杂音呈递减型
   C. 舒张早期隆隆样杂音
   D. 舒张早期吹风样杂音
   E. 舒张中晚期吹风样杂音
3. 风湿性心脏病二尖瓣狭窄最常见的并发症是

A. 肺部感染
B. 急性肺水肿
C. 血栓栓塞
D. 右心衰竭
E. 感染性心内膜炎

4. 主动脉瓣狭窄三联征是指
A. 主动脉瓣区收缩期杂音，呼吸困难，胸痛
B. 主动脉瓣区收缩期杂音，主动脉瓣喷射音，主动脉瓣区震颤
C. 呼吸困难，心绞痛，晕厥
D. 呼吸困难，胸痛，晕厥
E. 心绞痛，晕厥、主动脉瓣区收缩期杂音

参考答案：1. C　2. B　3. A　4. C

第九章 心包疾病

核心问题

1. 心包炎的临床表现，诊断及治疗原则。
2. 心包炎的类型，病因和病理。

内容精要

心包为双层囊袋结构，对心脏起到固定及屏障保护作用。心包疾病是由感染、肿瘤、代谢性疾病、尿毒症、自身免疫病、外伤等引起的心包病理性改变。

第一节 急性心包炎

急性心包炎为心包脏层和壁层的急性炎症性疾病。以胸痛、心包摩擦音、心电图改变及心包渗出后心包积液为特征。

一、病因

1. 最常见病因为病毒感染。

2. 其他包括细菌感染、自身免疫病、肿瘤、尿毒症、急性心肌梗死后心包炎等。

3. 有些患者经检查仍无法明确病因，称为特发性急性心包炎或急性非特异性心包炎。

二、临床表现

1. 症状

（1）胸骨后、心前区疼痛为急性心包炎的特征，常见于炎症变化的纤维蛋白渗出期。

（2）随着病程发展，症状可由纤维素期的胸痛为主转变为渗出期的呼吸困难为主。

2. 体征　心包摩擦音，呈抓刮样粗糙的高频音。

三、辅助检查

1. 胸部 X 线检查　可无异常发现，如心包积液较多，则可见心影增大。

2. 心电图　ST 段弓背向下抬高（aVR 的 ST 段压低）；几天后 ST 段恢复，T 波低平或倒置持续几月；常有窦性心动过速。

3. 超声心动图　是确诊的依据。

4. 心包穿刺　主要指征是心脏压塞。

四、诊断

根据急性起病、典型胸痛、心包摩擦音、特征性的心电图表现。超声心动图检查可以确诊并判断积液量。

五、治疗

1. 包括病因治疗、解除心脏压塞及对症支持治疗。

2. 患者宜卧床休息，直至胸痛消失和发热消退。疼痛时给予非甾体抗炎药如阿司匹林，必要时可使用吗啡类药物。

3. 对其他药物治疗积液吸收效果不佳的患者，可给予糖皮质激素治疗。

4. 心包渗液多引起急性心脏压塞时需立即行心包穿刺引流。

5. 顽固性复发性心包炎病程超过2年、心包积液反复穿刺引流无法缓解、激素无法控制，或伴严重胸痛的患者可考虑外科心包切除术治疗。

第二节　心包积液及心脏压塞

心包疾病或其他病因累及心包可造成心包渗出和心包积液，当积液迅速或积液量达到一定程度时，可造成心排血量和回心血量明显下降而产生临床症状，即心脏压塞。

一、病因

1. 常见的原因是肿瘤、特发性心包炎和感染性，近年来结核性心包炎造成的心包积液也有回升趋势。

2. 严重的体循环淤血。

3. 穿刺伤、心室破裂、心胸外科手术等。

二、病理生理

1. 如果液体迅速增多，即使仅达200ml，也因为心包无法迅速伸展而使心包内压力急剧上升，即可引起心脏受压，导致心室舒张期充盈受阻，周围静脉压升高，最终使心排血量显著降低，血压下降，产生急性心脏压塞的临床表现。

2. 慢性心包积液则由于心包逐渐伸展适应，积液量可达2000ml。

三、临床表现

心脏压塞的临床特征为Beck三联征：低血压、心音低弱、颈静脉怒张。

1. 症状

（1）呼吸困难是心包积液时最突出的症状。

（2）也可因压迫气管、食管而产生干咳、声音嘶哑及吞咽困难。

（3）上腹部疼痛、肝大、全身水肿、胸腔积液或腹水，重症患者可出现休克。

2. 体征

（1）心尖搏动减弱，心脏叩诊浊音界向两侧增大，心音低而遥远。

（2）积液量大时可于左肩胛骨下出现叩浊音，听诊闻及支气管呼吸音，称心包积液征。

（3）依心脏压塞程度，脉搏可减弱或出现奇脉。

（4）大量心包积液影响静脉回流，出现体循环淤血表现，如颈静脉怒张、肝大等。

3. 心脏压塞

（1）急性：表现为窦性心动过速、血压下降、脉压变小和静脉压明显升高。如果心排血量显著下降，可造成急性循环衰竭和休克。

（2）亚急性或慢性：体循环静脉淤血征象（颈静脉怒张），奇脉。

四、辅助检查

1. X 线检查　心影向两侧增大呈烧瓶状，心脏搏动减弱或消失。

2. 心电图　可见肢体导联 QRS 低电压 ，大量渗液时可见 P 波、QRS 波、T 波电交替，常伴窦性心动过速。

3. 超声心动图　可确诊，“游泳心”。

4. 心包穿刺　可明确病因。

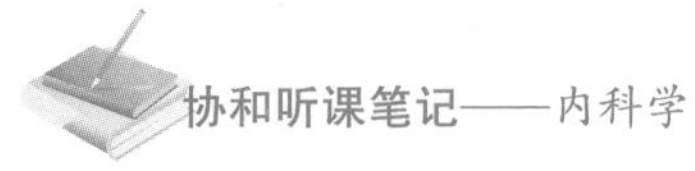

五、诊断

对于呼吸困难的患者，如查体发现颈静脉怒张、奇脉、心浊音界扩大、心音遥远等典型体征，应考虑此诊断，超声心动图见心包积液可确诊。

六、治疗

1. 心包穿刺引流。
2. 对伴休克患者，需紧急扩容、升压治疗。

第三节　缩窄性心包炎

缩窄性心包炎是指心脏被致密增厚的纤维化或钙化心包所包围，使心室舒张期充盈受限而产生一系列循环障碍的疾病，多为慢性。

一、病因

1. 我国缩窄性心包炎的病因以结核性为最常见。
2. 其次为非特异性心包炎、化脓性或由创伤性心包炎演变而来。
3. 其他少见的病因包括自身免疫病、恶性肿瘤、尿毒症、药物等。

二、临床表现

1. 症状　主要症状与心排血量下降和体循环淤血有关，表现为心悸、劳力性呼吸困难、活动耐量下降、疲乏以及肝大、腹水、胸腔积液、下肢水肿等。

2. 体征

（1）颈静脉怒张、肝大、腹水、下肢水肿、吸气时颈静脉怒张更明显（Kussmaul 征）。

（2）心包叩击音：心室充盈突然受阻导致的室壁震动，发生在第二心音之后。

三、辅助检查

1. X 线检查　多数心影轻度增大呈三角形或球形，上腔静脉增宽。

2. 心电图　可见 QRS 低电压、T 波低平或倒置。

3. 超声心动图　典型的表现为心包增厚、粘连。

4. 右心导管检查　可见肺毛细血管压力、肺动脉舒张压力、右心室舒张末期压力、右心房压力和腔静脉压均显著升高且趋于同一水平等。

四、诊断

典型缩窄性心包炎多可根据典型的临床表现及辅助检查诊断。

五、治疗

1. 多数患者会发展为慢性缩窄性心包炎，此时唯一有效的治疗方法即心包切除术。

2. 少部分患者心包缩窄是短期的或可逆的，可尝试抗感染治疗 2~3 个月。

3. 对于结核性心包炎推荐抗结核治疗延缓心包缩窄进展，术后应继续抗结核治疗 1 年。

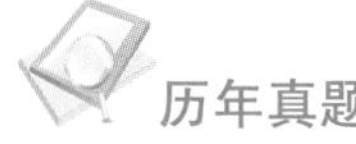

历年真题

1. 下列哪种心包疾病为临床最　　常见

A. 急性心包炎
B. 慢性心包积液
C. 粘连性心包炎
D. 亚急性渗出性心包炎
E. 肿瘤性心包炎

2. 纤维蛋白性心包炎的典型体征是
A. 心前区疼痛
B. 发绀
C. 面色苍白
D. 心包摩擦音
E. 心包叩击音

3. 心包摩擦音听诊最明显的部位是
A. 心尖区
B. 心底部
C. 剑突下
D. 胸骨下端
E. 胸骨左缘第3、第4肋间

4. 渗出性心包炎最突出的症状是
A. 发绀
B. 干咳
C. 呼吸困难
D. 声嘶
E. 吞咽困难

参考答案：1. A　2. D　3. E　4. C

第十章　感染性心内膜炎

核心问题

感染性心内膜炎的病因、临床表现、诊断及治疗。

内容精要

感染性心内膜炎（IE）为心脏内膜表面的微生物感染，瓣膜为最常受累部位，也可发生在间隔缺损部位、腱索或心壁内膜。根据病程，IE 可分为急性和亚急性。

第一节　自体瓣膜心内膜炎

一、病因

急性主要由金黄色葡萄球菌引起，亚急性者大多由草绿色链球菌导致。

二、发病机制

1. 急性　机制不清，感染源来自身体其他部位活动性感染灶，细菌具有高度侵袭性和黏附于内膜的能力，多侵犯正常的瓣膜，主动脉瓣最常受累。

2. 亚急性

(1) 主要发生于器质性心脏病（二尖瓣、主动脉瓣疾病、先天性心脏病），赘生物多生长于高压向低压处高速射血形成湍流的下游部位。

(2) 在内膜受损处（湍流区）暴露了内膜下的胶原纤维导致血小板聚集，形成血小板微血栓和纤维蛋白沉着，结节样无菌性赘生物是细菌定居的基础。

(3) 人体经常发生暂时性菌血症（拔牙、皮肤损伤），循环中的细菌定居于赘生物就可发生感染性心内膜炎。

三、病理

1. 心内感染和局部扩散

(1) 赘生物呈小疣状结节或菜花状、息肉样。赘生物导致瓣叶破损、穿孔或腱索断裂，引起瓣膜关闭不全。

(2) 感染的局部扩散产生瓣环或心肌脓肿、传导组织破坏、乳头肌断裂或室间隔穿孔和化脓性心包炎。

2. 赘生物碎片脱落致栓塞

(1) 动脉栓塞导致组织器官梗死，偶可形成脓肿。

(2) 脓毒性栓子栓塞动脉血管壁的滋养血管引起动脉管壁坏死，或栓塞动脉管腔，细菌直接破坏动脉壁。

上述两种情况均可形成细菌性动脉瘤。

3. 血源性播散　菌血症持续存在，在心外的机体其他部位播种化脓性病灶，形成迁移性脓肿。

4. 免疫系统激活　持续性菌血症刺激细胞和体液介导的免疫系统，引起：①脾大。②肾小球肾炎。③关节炎、心包炎和微血管炎。

四、临床表现

1. 发热、乏力、食欲减退、体重减轻等非特异性症状。

2. 几乎都有心脏杂音或原有杂音强度和性质的改变。

3. 周围体征少见，如指甲下的线状出血、Roth 斑、Osler 结节、Janeway 损害。

4. 动脉栓塞，如肺栓塞可突然出现咳嗽、呼吸困难、咯血或胸痛。

主治语录：左向右分流性心脏病可导致肺栓塞。

5. 感染的非特异性症状。脾大、贫血。

五、并发症

1. 心脏　心力衰竭（为最常见的并发症）、心肌脓肿、急性心肌梗死、化脓性心包炎、心肌炎。

2. 细菌性动脉瘤　多见于亚急性者。

3. 迁移性脓肿　多见于急性患者，多发生于肝、脾、骨髓和神经系统。

4. 神经系统　脑栓塞、脑出血、中毒性脑病等。

5. 肾脏　肾动脉栓塞和肾梗死、免疫复合物所致局灶性和弥漫性肾小球肾炎等。

六、辅助检查

1. 血液　正细胞正色素性贫血，白细胞计数正常或轻度增多，分类计数轻度核左移。

2. 尿液　血尿、蛋白尿（肾脏受累）。

3. 血培养　诊断菌血症和感染性心内膜炎的最重要方法。亚急性患者未用抗生素，采血 3 次间隔 1 小时，如次日未见细菌生长再采血 3 次后开始治疗；已经使用抗生素，停用 2~7 天后采血；不必在寒战时采血。

主治语录：急性患者采血 3 次后直接用抗生素。

4. 超声心动图　可以发现赘生物，无赘生物不能排除感染性心内膜炎；感染治愈后赘生物可以长期存在，除非发现赘生物增大或有新生赘生物，否则难以诊断复发或再次感染。

5. 免疫学检查　25%的患者有高丙种球蛋白血症。80%的患者出现循环免疫复合物。上述异常在感染治愈后消失。

6. X线检查　肺部多处小片状浸润阴影提示脓毒性肺栓塞所致肺炎。左心衰竭时有肺淤血或肺水肿征。主动脉细菌性动脉瘤可致主动脉增宽。

七、诊断

IE的临床表现缺乏特异性，超声心动图和血培养是诊断的两大基石。具体IE的诊断见表3-10-1。

表3-10-1　感染性心内膜炎Duke诊断标准（2015修订版）

主要标准
（一）血培养阳性（符合以下至少一项标准）
1. 2次不同时间的血培养检出同一典型IE致病微生物（如草绿色链球菌，链球菌，金黄色葡萄球菌，社区获得性肠球菌）
2. 多次血培养检出同一IE致病微生物
（1）2次至少间隔12小时以上的血培养阳性
（2）所有3次血培养均阳性，或≥4次的多数血培养阳性（第一次与最后一次抽血时间间隔≥1小时）
3. Q热病原体1次血培养阳性或其IgG抗体滴度>1：800
（二）影像学阳性证据（符合以下至少一项标准）
1. 超声心动图异常
（1）赘生物
（2）脓肿、假性动脉瘤、心脏内瘘
（3）瓣膜穿孔或动脉瘤
（4）新发生的人工瓣膜部分破裂
2. 通过[18]F-FDG PET/CT（仅在假体植入>3个月时）或放射标记的白细胞SPECT/CT检测出人工瓣膜植入部位周围组织异常活性
3. 由心脏CT确定的瓣周病灶

续　表

次要标准
1. 易患因素。心脏本身存在易患因素，或静脉药物成瘾者
2. 发热。体温>38℃
3. 血管征象（包括仅通过影像学发现的）。主要动脉栓塞，感染性肺梗死，细菌性动脉瘤，颅内出血，结膜出血，以及 Janeway 损害
4. 免疫性征象。肾小球肾炎，Osler 结节，Roth 斑以及类风湿因子阳性
5. 致病微生物感染证据。不符合主要标准的血培养阳性，或与 IE 一致的活动性致病微生物感染的血清学证据

确诊：满足两项主要标准，或一项主要标准+三项次要标准，或五项次要标准。疑诊：满足一项主要标准+一项次要标准，或三项次要标准。

八、治疗

（一）抗微生物药物治疗

1. 经验治疗

（1）自体瓣膜 IE 轻症患者可选用青霉素、阿莫西林或氨苄西林联合庆大霉素。

（2）人工瓣膜 IE 未确诊且病情稳定者，建议停止所有抗生素，复查血培养。

（3）病原体可能为葡萄球菌属者，宜选用万古霉素+庆大霉素+利福平。

2. 已知致病微生物时的治疗

（1）葡萄球菌心内膜炎：获知药敏结果前宜首选耐酶青霉素类，如苯唑西林或氯唑西林等联合氨基苷类；病原菌药敏结果显示属甲氧西林敏感葡萄球菌（MSS）者，首选苯唑西林。

（2）链球菌心内膜炎：敏感株所致者首选青霉素。

（3）肠球菌心内膜炎：青霉素联合或阿莫西林或氨苄西林。

（4）需氧革兰阴性杆菌心内膜炎：应选用哌拉西林联合庆

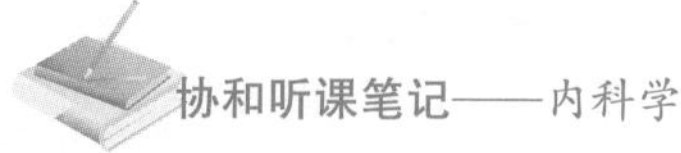

大霉素或妥布霉素。

（二）外科治疗

对存在心力衰竭并发症、感染难以控制及预防栓塞事件的患者应及时考虑手术治疗。

第二节　人工瓣膜和静脉药瘾者心内膜炎

一、人工瓣膜心内膜炎

1. 发生于瓣膜置换术后 1 年内的 IE 定义为早期人工瓣膜心内膜炎（PVE），而 1 年后发生者则定义为晚期 PVE。

2. 葡萄球菌、革兰阴性杆菌和真菌是早期 PVE 的主要致病菌；而晚期 PVE 最常见的致病菌是葡萄球菌、链球菌和肠球菌。

3. 最常累及主动脉瓣。

4. 本病难以治愈。应在自体瓣膜心内膜炎用药基础上，将疗程延长为 6~8 周。

5. 任一用药方案均应加庆大霉素和利福平。

二、静脉药瘾者心内膜炎

1. 发生在静脉注射毒品患者。

2. 致病菌最常来源于皮肤，药物本身所致者较少见。

3. 主要致病菌为金黄色葡萄球菌，其次为链球菌、革兰阴性杆菌和真菌。

4. 大多累及正常心瓣膜，三尖瓣最常受累。

5. 急性发病者多见，常伴有迁移性感染灶。

6. X 线可见肺部多处小片状浸润阴影，为三尖瓣或肺动脉瓣赘生物所致的脓毒性肺栓塞。

7. 用药选择与方案同自体瓣膜心内膜炎的治疗。

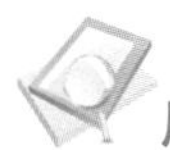

历年真题

1. 亚急性感染性心内膜炎的病原微生物下列哪种最常见
   A. 金黄色葡萄球菌
   B. 肺炎链球菌
   C. 肠球菌
   D. 草绿色链球菌
   E. A 族链球菌
2. 急性感染性心内膜炎的病原微生物下列哪项最常见
   A. 金黄色葡萄球菌
   B. 肺炎链球菌
   C. 表皮葡萄球菌
   D. D 族链球菌
   E. 衣原体

参考答案：1. D　2. A

第十一章　心脏骤停和心脏性猝死

核心问题

心脏骤停的临床表现、诊断及治疗。

内容精要

心脏骤停（CA）是指心脏射血功能突然终止，造成全身血液循环中断、呼吸停止和意识丧失。导致心脏骤停的病理生理机制最常见的为快速型室性心律失常（室颤和室速）。心脏性猝死（SCD）以意识突然丧失为特征的、由心脏原因引起的自然死亡，在急性症状发作后1小时内发生。

一、病因

绝大多数心脏性猝死发生在有器质性心脏病的患者。

主治语录：原发病80%为冠心病。

二、病理

冠状动脉粥样硬化是最常见的病理表现。陈旧性心肌梗死亦是常见的病理表现，心脏性猝死患者也可见左心室肥厚，左心室肥厚可与急性或慢性心肌缺血同时存在。

三、临床表现

1. 前驱期　在猝死前数天至数个月，有些患者可出现胸痛、气短、疲乏、心悸等非特异性症状，亦可无表现。

2. 终末事件期　心血管状态出现急剧变化到心脏骤停发生前的一段时间，自瞬间至持续 1 小时不等。

3. 心脏骤停　意识突然丧失，伴有局部或全身性抽搐。

4. 生物学死亡　心脏骤停发生后，大部分患者将在 4~6 分钟内开始发生不可逆脑损害，随后经数分钟过渡到生物学死亡。

四、心脏骤停的处理

（一）识别心脏骤停

是否没有呼吸或不能正常呼吸（停止、过缓或喘息）并同时判断有无脉搏（5~10 秒内完成）。

（二）呼救

打电话或呼叫他人打电话。

（三）初级心肺复苏

1. 胸外按压

（1）胸外按压的部位是胸骨下半部，双乳头连线中点。

（2）按压频率区间为 100~120 次/分。

（3）成年人按压胸骨的幅度至少为 5cm，不超过 6cm。

2. 开通气道

（1）行 30 次心脏按压后，再开通气道。

（2）若无颈部创伤，可采用仰头抬颏法开放气道。

3. 人工呼吸

（1）每次持续吹气时间1秒以上，保证足够的潮气量使胸廓起伏。

（2）按压和通气的比例为30∶2，交替进行。

（四）高级心肺复苏

气管插管建立通气、除颤转复心律成为血流动力学稳定的心律、建立静脉通路并应用必要的药物维持已恢复的循环。

（五）药物治疗

1. 首选药物为肾上腺素。

2. 严重低血压可以给予去甲肾上腺素、多巴胺、多巴酚丁胺。

3. 代谢性酸中毒、高钾血症、三环类或苯巴比妥类药物过量患者可适当补充碳酸氢钠。

4. 室颤或室性心动过速者可用利多卡因。

五、复苏后处理

维持有效的循环和呼吸功能，特别是脑灌注，预防再次心脏骤停，维持水、电解质和酸碱平衡，防治脑水肿、急性肾衰竭和继发感染等，其中重点是脑复苏。

六、心脏性猝死的预防

1. 心脏性猝死的预防，关键是识别出高危人群。

2. β受体阻断药能明显减少急性心肌梗死、心梗后及充血性心力衰竭患者心脏性猝死的发生。

3. 大多数心脏性猝死发生在冠心病患者，减轻心肌缺血、预防心肌梗死或缩小梗死范围等措施应能减少心脏性猝死的发生率。

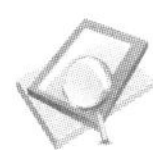

历年真题

1. 成年人心肺复苏抢救时胸外按压与人工呼吸通气的比例为
   A. 15∶2
   B. 30∶2
   C. 10∶2
   D. 5∶2
   E. 40∶2
2. 进行心肺复苏时，实施心脏按压的速率为
   A. 每分钟 60 次
   B. 每分钟 50~60 次
   C. 每分钟 100~120 次
   D. 每分钟大于 80 次
   E. 每分钟小于 60 次

参考答案：1. B　2. C

第十二章　主动脉疾病和周围血管病

核心问题

1. 主动脉夹层的诊断和治疗。
2. 深静脉血栓形成的诊断和治疗。

内容精要

主动脉疾病包括先天性和获得性主动脉疾病，主动脉夹层属于获得性主动脉疾病。周围血管病包括周围动脉闭塞病、血管炎、血管痉挛、静脉血栓等。

第一节　主动脉夹层

一、概述

主动脉夹层是指主动脉内膜撕裂后，腔内的血液通过内膜破口进入动脉壁中层形成夹层血肿，并沿血管长轴方向扩展，形成动脉真、假腔病理改变的严重主动脉疾病。

二、病因

高血压（最主要）、动脉粥样硬化、增龄。

三、分型

1. Ⅰ型　夹层起源于升主动脉，扩展超过主动脉弓到降主动脉，甚至腹主动脉，此型最多见。

2. Ⅱ型　夹层起源并局限于升主动脉。

3. Ⅲ型　病变起源于降主动脉左锁骨下动脉开口远端，并向远端扩展，可直至腹主动脉。

四、临床表现

1. 疼痛　本病最主要和常见的表现。突发前胸或胸背部持续性、撕裂样或刀割样剧痛。

2. 血压　大多数患者合并高血压，且两上肢或上下肢血压相差较大。

3. 心血管系统　主动脉瓣关闭不全和心力衰竭、心肌梗死、心脏压塞。

4. 脏器或者肢体缺血。

5. 夹层动脉瘤破裂。

五、辅助检查

1. 胸部X线片与心电图　无特异性诊断价值。

2. 超声心动图　可显示主动脉夹层真、假腔的状态及血流情况。

3. 主动脉CTA及MRA　可观察到夹层隔膜将主动脉分割为真、假两腔。

主治语录：MRA时间较长，不适用于血流动力学不稳定的患者。

4. 主动脉DSA　为“金标准”。目前多只在腔内修复术中应用，不作为术前常规诊断手段。

六、诊断

根据急起胸背部撕裂样剧痛、伴有虚脱表现但血压下降不明显甚至增高、脉搏速弱甚至消失或两侧肢体动脉血压明显不等、突然出现主动脉瓣关闭不全或心脏压塞体征等临床表现，即应考虑主动脉夹层的诊断。

七、治疗

1. 即刻处理　严密监测血流动力学指标，绝对卧床休息，强效镇静与镇痛。

2. 随后治疗　首先给予强化的内科药物治疗；升主动脉夹层宜急诊外科手术。

3. 药物治疗　降压，首选硝普钠；β受体阻断药或钙通道阻滞药。

4. 介入治疗　如腔内隔绝术。

5. 外科手术治疗　开胸外科手术是升主动脉夹层治疗的基石。

第二节　闭塞性周围动脉粥样硬化

一、病因

本病是冠心病的等危征。吸烟、糖尿病等使发病率增加。

二、病理生理

产生肢体缺血症状的主要病理生理机制是肢体的血供调节功能减退。

三、临床表现

1. 症状　间歇性跛行和静息痛。

2. 体征　狭窄远端的动脉搏动减弱或消失；患肢温度较低及营养不良，严重时有水肿、坏疽与溃疡。

四、辅助检查

1. 踝肱指数测定　是临床上最简单和常用的检查方法，为踝动脉收缩压与肱动脉收缩压的比值，正常值≥1.0，<0.9为异常。

2. 节段性血压测量　在下肢不同动脉供血节段用多普勒装置测压。

3. 运动平板负荷试验　以缺血症状出现的运动负荷量和时间客观评价肢体的血供状态。

4. 磁共振血管造影和CT血管造影　具有确诊价值。

五、诊断

当患者有典型间歇性跛行或静息痛的症状与肢体动脉搏动不对称、减弱或消失，再结合诸多危险因素的存在及上述某些辅助检查的结果。

六、治疗

1. 积极干预发病相关的危险因素　戒烟、控制高血压、糖尿病及血脂异常等。

2. 清洁、保湿、防外伤　对有静息痛者可抬高床头，以增加下肢血流，减少疼痛。

3. 步行锻炼　鼓励患者坚持步行20~30分/次，每天尽量多次。

4. 抗血小板治疗　阿司匹林等。

5. 血管扩张药　对严重肢体缺血者静脉滴注前列腺素，对减轻疼痛和促使溃疡愈合可能有效。

6. 血运重建　导管介入治疗（经皮球囊扩张术）和外科手术治疗（人造血管移植）。

第三节　静脉血栓症

一、深静脉血栓的形成

（一）病理

深静脉血栓（DVT）大部分由红细胞伴少量纤维蛋白和血小板组成，其形成主要是由于血液淤滞及高凝状态。

（二）临床表现

患肢肿胀、疼痛，活动后加重，抬高患肢可好转。

（三）诊断

1. 静脉压测定　患肢静脉压升高。

2. 超声　是DVT诊断的首选。

3. CT静脉造影　可同时检查腹部、盆腔和下肢深静脉血栓情况。

4. 深静脉造影　目前仍是DVT诊断的“金标准”。

（四）治疗

1. 卧床　抬高患肢。

2. 抗凝　肝素、华法林等。

3. 溶栓治疗　限于某些较严重的髂-股静脉血栓患者。

主治语录：主要目的是预防肺栓塞。

二、浅静脉血栓的形成

（一）病因

持久、反复静脉输液，尤其是输入刺激性较大的药物时。

（二）诊断

沿静脉走向部位疼痛、发红，局部有条索样或结节状压痛区。

（三）治疗

1. 去除促发病因，如停止输注刺激性液体、去除局部静脉置管的感染因素。
2. 休息、患肢抬高、热敷。
3. 镇痛，可用非甾体抗炎药。
4. 由于本病易复发，宜穿循序减压弹力袜。
5. 对大隐静脉血栓患者应严密观察，应用多普勒超声监测。

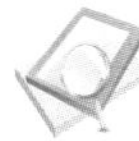

历年真题

主动脉夹层主要表现为

A. 胸部和背部持续烧灼样疼痛

B. 突发胸部撕裂样疼痛，伴全身冷汗，但血压常升高

C. 常有心前区针刺样疼痛

D. 活动后胸骨后或左胸部剧烈疼痛，休息后缓解

E. 胸骨后剧烈压榨样疼痛，舌下含服硝酸甘油不能缓解

参考答案：B

第十三章　心血管神经症

核心问题

心血管神经症的发病机制、临床表现、诊断和治疗。

内容精要

心血管疾病可以和精神心理问题共存，两种疾病互为因果并且相互影响。

一、病因

心血管神经症病因尚不清楚，可能与神经类型、环境因素、遗传因素和性格有关。

二、发病机制

精神心理问题可以通过导致血管内皮功能异常、促进炎症反应及血小板聚集、诱发凝血功能异常、促发心律失常、加速动脉粥样硬化发展。

三、临床表现

1. 心悸　常在紧张或疲劳时加重。
2. 呼吸困难。

3. 心前区痛 疼痛部位不固定，多局限于心尖区及左乳房下区很小范围。

主治语录：与典型心绞痛不同。

4. 自主神经功能紊乱症状 失眠、多梦、焦虑、食欲缺乏、头晕、耳鸣多汗、手足发冷等。

四、诊断

根据心血管神经症的临床表现，有上述症状而体征较少，且无特异性，以及不能找到器质性心脏病的证据。

五、治疗

1. 心血管神经症以心理治疗为主，药物治疗为辅。

2. 焦虑症状明显的患者可选用抗焦虑药物，如苯二氮䓬类抗焦虑药氯硝西泮、劳拉西泮等。

3. 有抑郁的患者可选用氟西汀。

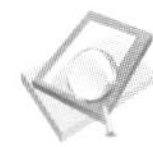

历年真题

心血管神经症的治疗不包括
A. 运动锻炼
B. 抗抑郁药物
C. 抗焦虑药物
D. 硝酸甘油
E. 心理治疗

参考答案：D

第十四章　肿瘤心脏病学

核心问题

1. 与肿瘤治疗相关的疾病。
2. 肿瘤治疗相关疾病的发病机制和治疗。

内容精要

肿瘤治疗潜在的心脏毒性损伤心脏的结构与功能。肿瘤与心血管疾病之间存在许多共同的危险因素，包括肥胖、吸烟、糖尿病及代谢综合征等。

第一节　肿瘤治疗相关的心功能不全

心功能不全是肿瘤治疗最常见和最严重的并发症。

一、发病机制

肿瘤治疗的心脏毒性包括化学药物治疗和放射治疗相关的心脏毒性。造成心肌损伤。

二、临床表现

可表现为急性、慢性或迟发性心功能不全。

三、辅助检查

1. 超声心动图　若左心室射血分数（LVEF）降幅超过10%，且低于正常值下限，或左心室整体纵向应变与基线相比下降幅度超过15%，提示心脏毒性。

2. 心脏磁共振　有助于在超声心动图发现 LVEF 显著下降（>10%）之前，提早发现心脏毒性。

3. 心肌生物标志物检查　包括 cTn、BNP 及 NT-proBNP。

四、诊断

在接受抗肿瘤治疗后，新出现充血性心力衰竭相关的症状和体征，LVEF 下降幅度超过 10%，且低于 50%，或原有心力衰竭症状加重，LVEF 进一步降低，可作出肿瘤治疗相关性心功能不全的诊断。

五、治疗

1. 保证 LVEF 正常，延缓心肌重构。

2. 在抗肿瘤治疗前及治疗期间应定期监测 LVEF。

3. 若 LVEF 下降幅度超过 10%，且 LVEF 小于 50%，无禁忌时推荐使用 β 受体阻断药联合 ACEI 或 ARB，来避免进一步的心功能下降。

第二节　肿瘤治疗相关的冠状动脉疾病

一、发病机制

1. 化疗药物可通过损伤血管内皮、诱导冠脉痉挛及血栓形成，导致心肌缺血甚至心肌梗死。

2. 放射治疗引起冠脉粥样硬化或非粥样硬化性疾病，造成斑块破裂、血栓形成和血管痉挛，其中冠脉开口病变比较常见。

二、临床表现

可能影响患者对心绞痛的感知，症状不典型。

三、诊断

结合患者的临床表现及检查结果。接受化学药物治疗或放射治疗的患者，若突然出现胸闷、胸痛、严重心律失常、休克及心力衰竭，均应考虑本病的可能。

四、治疗

1. 肿瘤治疗中出现心肌缺血症状，应停用化疗药物，立即开始规范的抗心肌缺血治疗。
2. 血管痉挛，可选择硝酸酯类药物和/或钙通道阻滞药。
3. 纠正并发症，如贫血、低氧血症等。
4. 出现急性冠脉综合征时，应考虑行血运重建治疗。

第三节　肿瘤治疗相关的心律失常

一、室上性心律失常

1. 最常见的类型是心房颤动。
2. 房颤治疗需要注意控制心室率、转复正常心律以及抗凝预防血栓栓塞并发症。

二、QT 间期延长

1. QT 间期延长可诱发尖端扭转型室速，是肿瘤患者易出现的危害最大的心律失常。

2. 在治疗初期前 3 个月至少每个月监测 1 次 12 导联心电图和电解质。

三、其他类型心律失常

1. 室性心律失常。
2. 窦房结功能障碍和传导系统异常　尽量去除诱因。

第四节　肿瘤治疗相关的血栓性疾病和周围血管疾病

一、静脉血栓性疾病

1. 是肿瘤患者严重并发症之一，同时也是肿瘤患者外科手术后最常见的死因之一。

2. 静脉血栓发生率较高的肿瘤包括脑、胰腺、胃、肺、肾、淋巴及骨髓部位的肿瘤。

3. 抗凝治疗。

二、动脉血栓性疾病

1. 发生率较低。
2. 与蒽环类、顺铂及紫杉烷类药物治疗相关。
3. 治疗过程中出现动脉血栓事件，应停止药物的继续使用。

三、外周血管疾病

1. 与帕纳替尼、尼洛替尼等化疗药物相关。
2. 严格控制危险因素并定期血流动力学随访。
3. 对于症状性外周血管疾病，可使用抗血小板药物。

第五节　肿瘤治疗相关的其他心血管疾病

一、肿瘤治疗相关的心脏瓣膜病

1. 主要由放射治疗引起。

2. 主要病理改变为瓣尖和瓣叶增厚，瓣膜钙化回缩，引起瓣膜狭窄或关闭不全。

3. 接受纵隔放疗的患者，在放疗前和放疗后应反复行超声心动图检查。

二、肿瘤治疗相关的高血压

1. 严重程度主要受患者年龄、高血压病史、心血管疾病史、肿瘤类型等影响。

2. 常见的和高血压相关的化疗药物包括：VEGF 抑制药、烷化剂、免疫抑制药等。

3. 治疗目标是把血压控制在 140/90mmHg 以下。

三、肿瘤治疗相关的心包疾病

1. 抗肿瘤治疗可导致心包炎。

2. 化疗药物主要是蒽环类、环磷酰胺及阿糖胞苷等药物与急性心包炎有关，放射治疗也可引起急性心包炎。

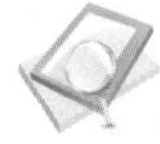

历年真题

肿瘤放化疗最常见和最严重的并发症是

A. 冠状动脉疾病

B. 心律失常

C. 心脏瓣膜病

D. 心功能不全

E. 心包炎

参考答案：D

第四篇　消化系统疾病

第一章　总　　论

核心问题

1. 消化系统的功能和作用机制。
2. 消化系统常见的检查方法。

内容精要

由口腔、食管、胃、十二指肠、空肠、回肠、结直肠、肛门、肝、胆囊、胆道及胰腺构成了体内拥有最多脏器的消化系统。

第一节　常见疾病相关的消化生理、生化功能

一、生理性食管抗反流防御机制

食管-胃抗反流屏障、食管清除作用、食管黏膜屏障。

二、胃黏膜屏障

1. 幽门腺　分泌黏液及促胃液素的主要腺体。

2. 胃底腺　分泌胃酸、胃蛋白酶及内因子的主要腺体。
3. 贲门腺　主要分泌黏液。

三、胃酸的分泌与调节

幽门腺的G细胞分泌促胃液素，促胃液素作用于胃体的肠嗜铬细胞，刺激其分泌组胺，组胺及少量促胃液素共同促进胃体壁细胞合成及分泌盐酸。

四、肠黏膜屏障

由机械屏障、化学屏障、免疫屏障、生物屏障与肠蠕动共同构成。

五、肠道微生态

1. 分类　①益生菌：主要是各种双歧杆菌、乳酸杆菌等。②条件致病菌：如大肠埃希菌、肠球菌等。③有害菌：如痢疾杆菌、沙门菌等。
2. 功能　代谢、营养、宿主免疫、肠道防御功能。

六、肝脏的代谢与解毒功能

主要涉及氧化、还原、水解、结合4种形式的生物化学反应。

第二节　消化系统重要诊疗技术

一、内镜诊断

1. 胃镜与肠镜　是食管、胃、十二指肠疾病最常用和最准确的检查方法。
2. 胶囊内镜　是疑诊小肠疾病的一线检查方法。
3. 小肠镜　小肠病变需做活检或内镜治疗时常采用该方法。

4. 经内镜逆行胰胆管造影术（ERCP）　减少了对传统外科手术的需求。

二、实验室检测

1. 乙型肝炎病毒感染的诊断　HBV 的五项血清免疫标志（HBsAg、HBsAb、HBeAg、HBeAb、HBcAb）检测。

2. 幽门螺杆菌（Hp）检测　常用^{13}C-尿素呼气试验或^{14}C-尿素呼气试验。

3. 肝功能评估　肝脏合成功能（血清清蛋白、血浆凝血因子）、肝细胞损伤（丙氨酸氨基转移酶和天冬氨酸氨基转移酶）、胆红素代谢。

三、影像诊断

1. 超声　探查消化系统实质性脏器、胆道及腹腔内的病变。

2. 计算机体层扫描（CT）　检查消化系统脏器小病灶、等密度病灶、需定位定性的病变及血管性病变等。

3. 磁共振成像　适用于微小病变的观察以及病变定性诊断。

第二章　胃食管反流病

核心问题

胃食管反流病的临床表现、诊断要点和治疗原则。

内容精要

过多的胃、十二指肠内容物反流进入食管引起胃灼热等症状称为胃食管反流病（GERD），根据是否导致食管黏膜糜烂、溃疡，分为反流性食管炎（RE）和非糜烂性反流病（NERD）。

一、病因和发病机制

1. 抗反流屏障结构与功能异常　贲门失弛缓症术后、食管裂孔疝、腹内压增高（如妊娠、肥胖、腹水、负重劳动等）及长期胃内压增高（如胃排空延迟、胃扩张等）。

2. 食管清除作用降低　常见于导致食管蠕动异常和唾液分泌减少的疾病，如干燥综合征等。

3. 食管黏膜屏障功能降低　长期饮酒、吸烟、刺激性食物或药物等。

主治语录：引起胃食管反流的主要原因是一过性食管下括约肌松弛。

二、临床表现

1. 胃灼热　胸骨后或剑突下灼烧感，卧位、弯腰、腹压增高时加重。

2. 反流　胃十二指肠内容物在无恶心和不用力的情况下涌入咽部或口腔的感觉，含酸味时称反酸。

3. 胸骨后疼痛　大多继发于反酸和胃灼热，有时酷似心绞痛。

4. 吞咽困难　由于食管痉挛或功能紊乱所致。

主治语录：反流和胃灼热是本病最常见和典型的症状，常发生在餐后1小时。

三、并发症

1. 上消化道出血　食管黏膜糜烂及溃疡可导致呕血和/或黑便。

2. 食管狭窄　食管炎反复发作引起纤维组织增生，最终导致瘢痕狭窄。

3. Barrett食管　有恶变为腺癌的倾向。

四、辅助检查

1. 胃镜　诊断反流性食管炎最准确的方法。胃镜下RE分级（洛杉矶分级法，LA）如下。

（1）正常：食管黏膜无破损。

（2）A级：一个及以上食管黏膜破损，长径<5mm。

（3）B级：一个及以上食管黏膜破损，长径>5mm，但没有融合性病变。

（4）C级：食管黏膜破损有融合，但小于75%的食管周径。

（5）D 级：食管黏膜破损融合，至少累及75%的食管周径。

2. 24 小时食管 pH 检测　明确食管是否存在过度酸、碱反流。

3. 食管钡剂造影　主要用于排除食管癌。

4. 食管测压　用于抗反流手术术前评估。

主治语录：内镜可确诊。

五、诊断

1. RE 诊断　①有反流和/或胃灼热症状。②胃镜下发现 RE。

2. NERD 诊断　①有反流和/或胃灼热症状。②胃镜检查阴性。③24 小时食管 pH 监测表明食管存在过度酸、碱反流。④PPI 治疗有效。

六、治疗

（一）药物治疗

1. 抑酸药

（1）PPI：抑酸作用强，疗效确切，是治疗 GERD 的首选药物。

主治语录：适于症状重、有反流性食管炎的患者。

（2）组胺 H_2 受体阻断药（H_2RA）：抑酸能力较 PPI 弱，适用于轻至中度症状的患者。

2. 促胃肠动力药　多潘立酮、莫沙必利、依托必利等，促进胃排空。

主治语录：适用于轻症患者。

3. 抗酸药　仅用于症状轻、间歇发作的患者临时缓解症状。

4. 维持治疗

(1) NERD 和轻度食管炎可采用按需治疗。

(2) 对于停药后症状很快复发且持续、重度食管炎、食管狭窄、Barrett 食管患者，需用 PPI 和 H_2RA 维持治疗，PPI 为首选药物。

(二) 一般治疗

睡眠时头高脚低位，睡前不吃东西，餐后不平卧，避免吃高脂肪、巧克力、咖啡、浓茶等。

(三) 抗反流手术治疗

腹腔镜胃底折叠术是目前最常用的抗反流手术，目的是阻止胃十二指肠内容物反流入食管。

(四) 并发症治疗

1. 上消化道出血　抗休克、止血等。

2. 对于食管狭窄可行内镜下食管扩张术。

3. 预防 Barret 食管癌变的方法是定期随访，可用 PPI 维持治疗。

历年真题

1. 引起胃食管反流的主要原因是
   A. 食管下括约肌压下降
   B. 一过性食管下括约肌松弛
   C. 食管酸清除能力下降
   D. 食管黏膜防御能力下降
   E. 胃排空延迟

2. 胃食管反流病最常见的临床表现是
   A. 胃灼热和反酸
   B. 吞咽困难
   C. 胸骨后疼痛
   D. 吞咽痛

E. 呕吐

3. 诊断反流性食道炎最准确的方法是

A. 24 小时食管 pH 监测

B. 食管滴酸试验

C. 食管测压

D. 内镜检查

E. 食管钡剂 X 线检查

参考答案：1. B　2. A　3. D

第三章　食　管　癌

核心问题

食管癌的临床表现、诊断及治疗原则。

内容精要

食管癌是原发于食管黏膜上皮的恶性肿瘤，主要为鳞癌和腺癌。进行性吞咽困难是主要特点。

一、病因

亚硝胺类化合物和真菌毒素、慢性理化刺激及炎症、营养因素和遗传因素。

二、病理

（一）大体病理

1. 早期食管癌　病灶局限于黏膜层和黏膜下浅层，不伴淋巴结转移。胃镜下呈充血、斑块、糜烂和乳头状。充血型多为原位癌，是食管癌的早期表现；斑块型最多见，癌细胞分化较好；糜烂型次之，癌细胞分化较差；乳头型主要为早期浸润癌，癌细胞分化一般较好。

2. 中晚期食管癌　癌组织逐渐累及食管全周、突入腔内或穿透管壁侵犯邻近器官。根据形态特点可分为髓质型、蕈伞型、溃疡型和缩窄型。

（二）组织病理

我国90%的食管癌为鳞状细胞癌，少数为腺癌，后者多与Barrett食管恶变有关。

（三）食管癌的扩散和转移方式

1. 直接蔓延　癌组织首先向黏膜下层和肌层浸润，穿透食管壁后向周围组织及器官蔓延。

2. 淋巴转移　食管癌的主要转移方式。

3. 血行转移　晚期常转移至肝、肺、骨等处。

三、临床表现

1. 早期　症状多不典型，主要表现为胸骨后不适、烧灼感及针刺或牵拉样痛，可有食物通过缓慢、滞留或轻度哽噎感。

2. 中晚期症状

（1）进行性吞咽困难：中晚期食管癌的典型症状。

（2）食管反流：可呕吐宿食。

（3）咽下疼痛：以进热食或酸性食物后明显，可涉及颈、肩胛、前胸及后背等部位。

（4）其他症状：肿瘤压迫喉返神经可出现声嘶、呛咳；侵犯膈神经可导致呃逆；出现肝转移可引起黄疸；发生骨转移可引起疼痛。

3. 体征　早期体征可缺如，晚期可出现消瘦、贫血、营养不良、脱水或恶病质等。出现转移后，常可触及肿大而质硬的浅表淋巴结或肿大而有结节的肝脏。

四、辅助检查

1. 胃镜　食管癌诊断的首选方法，可直接观察病灶形态，并取活检以确诊。

2. 食管钡剂造影　不宜行胃镜检查时可选用此方法。

3. CT　用于确定外科治疗方式。

4. 超声内镜检查（EUS）　对肿瘤分期、治疗方案及预后判断有重要意义。

五、诊断

对于有食物通过缓慢、轻度哽噎感或咽下困难者，应及时做相关检查确诊。

六、治疗

1. 内镜治疗　内镜黏膜切除术；多环套扎黏膜切除术；内镜黏膜下剥离术等。

2. 手术治疗　早期食管癌在内镜下切除可达到根治效果。

3. 放疗　主要适用于上段食管癌及有手术禁忌者，也可用于术前或术后放疗。

4. 化疗　常用于不能手术或放疗的晚期患者，也可用于术前或术后化疗。多采用联合化疗方案。

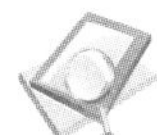

历年真题

1. 恶性程度最高的食管癌是
   A. 蕈伞型
   B. 溃疡型
   C. 缩窄型
   D. 未定型
   E. 髓质型

2. 绝大多数食管癌患者就诊时的主要症状是

A. 咽下疼痛
B. 进行性吞咽困难
C. 食物反流
D. 消瘦和恶病质
E. 胸骨后疼痛

参考答案：1. E 2. B

第四章　胃　　炎

核心问题

急性、慢性胃炎的病因、临床表现、诊断和治疗原则。

内容精要

胃炎是胃黏膜对胃内各种刺激因素的炎症反应，显微镜下表现为组织学炎症。胃炎大致包括常见的急性胃炎与慢性胃炎和少见的特殊类型胃炎。

第一节　急性胃炎

一、病因

1. 药物　常见的有非甾体抗炎药，特别是阿司匹林。

2. 应激　严重创伤、手术、多器官功能衰竭、败血症、精神紧张等。

3. 酒精　可导致胃黏膜糜烂及出血。

4. 创伤和物理因素　大剂量放射性照射。

二、临床表现

1. 常有上腹痛、胀满、恶心、呕吐和食欲减退等。

2. 重症可有呕血、黑便、脱水、酸中毒或休克。

主治语录：对于消化道出血的患者，要注意判断出血量的多少以及是否正在出血。

三、诊断

具有上述临床症状或兼具相关病因与诱因者应疑诊，胃镜发现糜烂及出血病灶可确诊，必要时行病理组织学检查。

四、治疗

1. 去除病因，积极治疗原发疾病和创伤。

2. 应用抑制胃酸分泌药物，如 PPI 或 H_2RA，胃黏膜保护剂促进胃黏膜修复和止血。

第二节　慢性胃炎

一、病因

1. Hp 感染　慢性胃炎最常见的病因。

2. 十二指肠-胃反流　长期反流，可导致胃黏膜慢性炎症。

3. 自身免疫　当体内出现针对壁细胞或内因子的自身抗体时，导致胃酸分泌减少、维生素 B_{12}吸收不良、恶性贫血，中国人比较少见。

4. 理化因素　药物、酒精。

二、组织学变化

炎症、萎缩、化生、异型增生。

三、临床表现

可表现为中上腹不适、饱胀、钝痛、烧灼痛等，也可呈食欲缺乏、嗳气、反酸、恶心等消化不良症状。

四、诊断

1. 胃镜及组织学检查　是慢性胃炎诊断的关键，仅依靠临床表现不能确诊。

2. 病因诊断　Hp 检测、血清抗壁细胞抗体、内因子抗体及维生素 B_{12}水平测定。

五、治疗

1. 对因治疗

（1）Hp 相关胃炎：联合方案为含有铋剂的四联方案，即 1 种 PPI+2 种抗生素和 1 种铋剂，疗程 10~14 天。

（2）十二指肠-胃反流：可用保护胃黏膜、改善胃肠动力等药物。

（3）胃黏膜营养因子缺乏：补充复合维生素，恶性贫血者需终生注射维生素 B_{12}。

2. 对症治疗　黏膜保护药有助于缓解腹痛与反酸等症状。

3. 癌前情况处理　在根除 Hp 的前提下，适量补充复合维生素和含硒药物及某些中药等。

4. 一般治疗　提倡分餐制；不吃霉变食物；少吃熏制、腌制、富含硝酸盐和亚硝酸盐的食物；保持良好心理状态及充足睡眠。

六、预后

1. 慢性非萎缩性胃炎预后良好。

2. 肠上皮化生通常难以逆转。

3. 部分患者萎缩可以改善或逆转。

4. 轻度异型增生可逆转，但重度者易转变为癌。

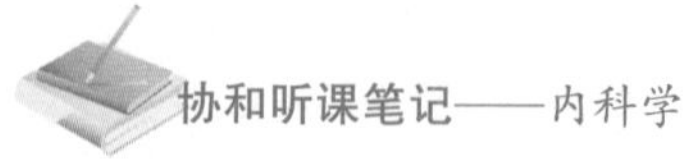

第三节 特殊类型的胃炎或胃病

一、腐蚀性胃炎

1. 吞服强酸、强碱、砷、磷、氯化汞等所致。

2. 严重者可发生消化道出血、上消化道穿孔、腹膜炎。幸存者常遗留食管和/或胃流出道狭窄。

3. 暂时禁食，给予肠外营养，密切监护。

二、感染性胃炎

1. 细菌感染　化脓性炎症多由葡萄球菌、甲型溶血性链球菌或大肠埃希菌引起。临床表现为突发上腹痛、恶心呕吐、呕吐物呈脓样，有明显压痛和局部肌紧张。

2. 病毒感染　巨细胞病毒可发生于胃或十二指肠，胃镜下可见局部或弥漫性胃黏膜皱襞粗大。

三、克罗恩病

主要见于小肠-回盲部-结肠，也可发生于胃。胃克罗恩病多见于胃窦，常与近端十二指肠克罗恩病共存。

四、嗜酸性粒细胞性胃炎

1. 胃壁炎症以嗜酸性粒细胞浸润和外周血嗜酸性粒细胞增多为特征。

2. 临床表现有上腹疼痛、恶心、呕吐，抑酸剂难以缓解腹痛，常伴有腹泻，外周血嗜酸性粒细胞增多。

3. 治疗可用糖皮质激素。

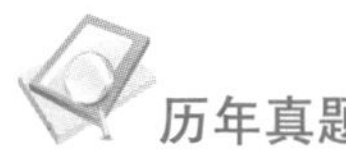

历年真题

1. 胃液分析检查，下列哪一项胃酸分泌明显减少或消失
   A. 慢性萎缩性胃窦炎
   B. 胃溃疡
   C. 十二指肠溃疡
   D. 慢性浅表性全胃炎
   E. 慢性萎缩性胃体炎
2. 内因子是胃黏膜哪一种细胞分泌的
   A. 主细胞
   B. 壁细胞
   C. D 细胞
   D. G 细胞
   E. 黏液细胞

参考答案：1. E　2. B

第五章 消化性溃疡

核心问题

消化性溃疡的临床表现，诊断和鉴别诊断，治疗方法。

内容精要

消化性溃疡（PU）常发生在胃和十二指肠；胃溃疡（GU）和十二指肠溃疡（DU），DU 比 GU 多见，DU 多发于青壮年。

一、病因和发病机制

1. 胃酸和胃蛋白酶

（1）GU 在发病机制上以黏膜屏障防御功能降低为主要机制。

（2）DU 以高胃酸分泌起主导作用。

2. 幽门螺杆菌 是 PU 的重要致病因素。根除 Hp 有助于 PU 的愈合及显著降低溃疡复发。

3. 药物 长期服用非甾体抗炎药（NSAIDs）、糖皮质激素、氯吡格雷等药物的患者易于发生 PU。

4. 其他 黏膜防御与修复异常；遗传易感性；大量饮酒、长期吸烟、应激等。

二、病理

1. 十二指肠溃疡　多发于十二指肠球部，幽门前壁或后壁多见。

2. 胃溃疡　多见于胃角附近及胃窦小弯侧。

三、临床表现

1. 症状

（1）典型症状为上腹痛，性质可有钝痛、灼痛、胀痛、剧痛、饥饿样不适。

（2）慢性病程，周期性发作和缓解交替。

（3）季节性强，多发于秋冬、冬春之交。

（4）发作时上腹痛有规律性，餐后痛多见于 GU，饥饿痛或夜间痛、进餐缓解多见于 DU。

2. 体征　发作时剑突下、上腹部或右上腹部可有局限性压痛。

四、特殊溃疡

1. 复合溃疡　胃和十二指肠同时发生的溃疡。

2. 幽门管溃疡　餐后很快发生疼痛，易出现幽门梗阻、出血和穿孔等并发症。

3. 球后溃疡　发生在十二指肠降段、水平段的溃疡。

4. 巨大溃疡　直径>2cm 的溃疡。

5. 老年人溃疡　临床表现多不典型，GU 多位于胃体上部，溃疡常较大，易误诊为胃癌。

6. 难治性溃疡　经正规抗溃疡治疗而溃疡仍未愈合。

五、辅助检查

1. 胃镜　可用于诊断，鉴别良恶性溃疡。

主治语录：胃镜检查是消化性溃疡诊断的首选方法和“金标准”。

2. X线钡剂造影　直接征象为龛影、黏膜聚集，间接征象为局部压痛、胃大弯侧痉挛性切迹、球部畸形等。

3. Hp感染检测。

六、诊断

慢性病程，周期性发作，节律性上腹痛，NSAIDs服药史等是疑诊PU的重要病史。胃镜检查可以确诊。

七、鉴别诊断

1. 胃癌　典型胃癌溃疡形态多不规则，常>2cm，边缘呈结节状，底部凹凸不平、覆污秽状苔。

2. 促胃液素瘤

（1）促胃液素瘤系一种胃肠胰神经内分泌肿瘤。

（2）促胃液素瘤以多发溃疡、不典型部位、易出现溃疡并发症、对正规抗溃疡药物疗效差，可出现腹泻，高胃酸分泌，血促胃液素水平升高等为特征。

（3）PPI可减少胃酸分泌、控制症状，应尽可能手术切除肿瘤。

八、并发症

1. 出血　上消化道出血最常见的原因。

2. 穿孔　溃破入腹腔引起弥漫性腹膜炎；穿透于周围实质性脏器，引起穿透性溃疡；穿破入空腔器官形成肠瘘。

3. 幽门梗阻　上腹胀痛，餐后加重，呕吐后腹痛可稍缓解，呕吐物可为宿食。严重呕吐可致失水和低氯低钾性碱中毒。

4. 癌变　GU癌变风险高，DU一般不发生癌变。

九、治疗

（一）药物治疗

1. 抑制胃酸分泌

（1）H_2 受体阻断药：常用药物有法莫替丁、尼扎替丁、雷尼替丁。

（2）PPI：治疗消化性溃疡的首选药物。

2. 根除 Hp　1 种 PPI+2 种抗生素和 1 种铋剂。

3. 保护胃黏膜

（1）铋剂：覆于溃疡表面，阻隔胃酸、胃蛋白酶对黏膜的侵袭损害。

（2）弱碱性抗酸药：常用铝碳酸镁、磷酸铝、硫糖铝等。

4. 治疗方案及疗程　DU 的 PPI 疗程为 4 周，GU 疗程为 6~8 周。

5. 维持治疗　溃疡多次复发需长期维持使用 H_2 受体阻断药或 PPI。

（二）一般治疗

1. 适当休息，减轻精神压力。

2. 改善进食规律、戒烟、戒酒及少饮浓茶、浓咖啡等。

3. 停服不必要的 NSAIDs。

（三）内镜治疗及外科手术

1. 内镜治疗　出血的内镜下治疗，包括溃疡表面喷洒蛋白胶、出血部位注射 1∶10 000肾上腺素等。

2. 外科手术　并发消化道大出血经药物、胃镜及血管介入治疗无效时；急性穿孔、慢性穿透溃疡；瘢痕性幽门梗阻，内镜治疗无效；GU 疑有癌变。

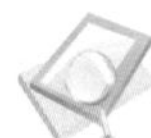

历年真题

1. 最易发生幽门梗阻的溃疡是
   A. 胃体溃疡
   B. 胃窦溃疡
   C. 十二指肠球部溃疡
   D. 幽门管溃疡
   E. 胃角溃疡
2. 壁细胞明显增多的疾病是
   A. 十二指肠球部溃疡
   B. 胃溃疡
   C. 慢性胃炎
   D. 急性胃炎
   E. 功能性消化不良
3. 胃溃疡最常发生的部位是
   A. 胃体小弯
   B. 胃底
   C. 胃体大弯
   D. 胃窦大弯
   E. 胃角和胃窦小弯

参考答案：1. D　2. A　3. E

第六章 胃 癌

核心问题

1. 胃癌的发病机制及病理。
2. 胃癌的临床表现、诊断要点和鉴别诊断。

内容精要

胃癌是指源于胃黏膜上皮细胞的恶性肿瘤，绝大多数是腺癌。

一、发病机制

1. 感染因素 幽门螺杆菌感染。

2. 环境和饮食因素 化学污染、长期食用含硝酸盐较高的食物。

3. 遗传因素 浸润型胃癌的家族发病倾向更显著。

4. 癌前变化 肠上皮化生、萎缩性胃炎及异型增生；胃息肉；残胃炎；胃溃疡；Ménétrier 病。

二、病理

胃癌的好发部位依次为胃窦、贲门、胃体。

1. 胃癌的组织病理学 根据分化程度可分为高、中、低分

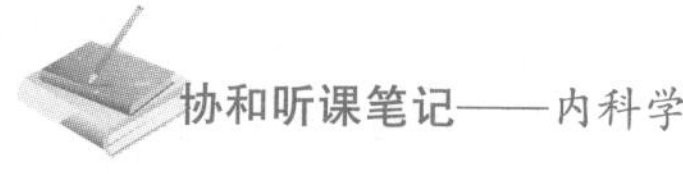

化三类。

2. 侵袭与转移

（1）直接蔓延：侵袭至相邻器官，胃底贲门癌常侵犯食管、肝及大网膜，胃体癌则多侵犯大网膜、肝及胰腺。

（2）淋巴结转移：一般先转移到局部淋巴结，再到远处淋巴结；转移到左锁骨上淋巴结时，称为 Virchow 淋巴结。

（3）血行播散：最常转移到肝脏，其次是肺、腹膜、肾上腺，也可转移到肾、脑、骨髓等。

（4）种植转移：癌细胞侵及浆膜层脱落入腹腔，种植于肠壁和盆腔。

三、临床表现

1. 症状　早期胃癌无症状。进展期胃癌最常见的症状是体重减轻和上腹痛，另有贫血、食欲缺乏、乏力。

2. 体征　早期胃癌无明显体征，进展期在上腹部可扪及肿块，有压痛。肿块多位于上腹偏右相当于胃窦处。

四、诊断

1. 胃镜　胃镜检查结合黏膜活检是目前最可靠的诊断手段。早期胃癌可表现为小的息肉样隆起或凹陷；进展期胃癌胃镜下肿瘤表面常凹凸不平，糜烂，有污秽苔，活检时易出血。

2. 实验室检查　缺铁性贫血、血胃蛋白酶原（PG）Ⅰ/Ⅱ显著降低。

3. X 线检查　可能发现胃内的溃疡及隆起型病灶，分别呈龛影或充盈缺损。

五、并发症

出血、穿孔、幽门梗阻。

六、治疗

1. 内镜治疗　早期胃癌可行内镜下黏膜切除术或内镜黏膜下剥离术。如切缘发现癌变或表浅型癌肿侵袭到黏膜下层，需追加手术治疗。

2. 手术治疗　外科手术切除加区域淋巴结清扫是目前治疗进展期胃癌的主要手段。

3. 化学治疗　术前化疗可使肿瘤缩小，增加手术根治及治愈机会。

主治语录：未做根治性切除的患者或不能手术者可联合化疗。

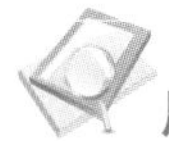

历年真题

1. 胃癌的癌前状态是指
   A. 不典型增生
   B. 假幽门腺化生
   C. 炎性增生
   D. 胃小凹上皮增生
   E. 胃腺体增生
2. 最支持溃疡型胃癌诊断的是
   A. 溃疡大于 30cm
   B. 多发性溃疡
   C. 粪便隐血试验间断阳性
   D. X线钡剂检查钡剂龛影位于胃轮廓之内
   E. 胃酸缺乏
3. 胃癌血行播散最常见的部位是
   A. 肺
   B. 腹膜
   C. 肝脏
   D. 大脑
   E. 骨骼

参考答案：1. A　2. D　3. C

第七章　肠结核和结核性腹膜炎

核心问题

1. 肠结核的发病机制、临床表现和诊断。

2. 结核性腹膜炎的病理特点、临床表现、诊断标准及治疗原则。

内容精要

肠结核是结核分枝杆菌侵犯肠道引起的慢性特异性炎症，常继发于肺结核。结核性腹膜炎是由结核分枝杆菌引起的慢性弥漫性腹膜感染。

第一节　肠　结　核

一、发病机制

1. 主要由人型结核分枝杆菌感染引起。

2. 主要侵犯肠道的途径是经口感染，开放性肺结核患者经常吞咽含有结核菌的痰而引起本病。

主治语录：由于回盲部富含淋巴组织，结核分枝杆菌多侵犯回盲部。

二、临床表现

1. 腹痛　多见于右下腹或脐周，为钝痛或隐痛，餐后加重。

主治语录：右下腹有压痛点。

2. 排便习惯改变　溃疡型肠结核常伴腹泻，粪便呈糊样，多无脓血，不伴里急后重。有时腹泻与便秘交替。增生型肠结核以便秘为主。

3. 腹部肿块　多位于右下腹，较固定，有压痛。

4. 全身症状和肺外结核表现　结核毒血症状多见于溃疡型肠结核。

三、并发症

并发症以肠梗阻及合并结核性腹膜炎多见，瘘管、腹腔脓肿、肠出血少见。

四、辅助检查

1. 实验室检查　血沉多明显增快，粪便中可见少量脓细胞与红细胞。结核菌素试验呈强阳性。

2. CT肠道显像　可见腹腔淋巴结中央坏死或钙化等改变。

3. X线钡剂灌肠　溃疡型肠结核，钡剂于病变肠段呈现激惹征象，排空很快，充盈不佳，而在病变的上、下肠段则钡剂充盈良好，称为X线钡剂激惹征。增生型者肠黏膜呈结节状改变，肠腔变窄、肠段缩短变形、回肠盲肠正常角度消失。

4. 结肠镜　内镜下见回盲部等处黏膜充血、水肿，溃疡形成；病灶处活检，发现肉芽肿、干酪坏死或抗酸杆菌时，可以确诊。

五、诊断

1. 中青年患者有肠外结核，主要是肺结核。

2. 有腹痛、腹泻、便秘等消化道症状；右下腹压痛、腹块或原因不明的肠梗阻，伴有发热、盗汗等结核毒血症状。

3. X线钡剂检查发现跳跃征、溃疡、肠管变形和肠腔狭窄等征象。

4. 结肠镜检查发现主要位于回盲部的炎症、溃疡、炎性息肉或肠腔狭窄。

5. 结核菌素试验强阳性或γ-干扰素释放试验阳性。

六、鉴别诊断

1. 右侧结肠癌　结肠镜活检可确诊。

2. 阿米巴病或血吸虫病性肉芽肿　既往有相应感染史，脓血便常见。粪便常规或孵化检查发现有关病原体。

3. 克罗恩病　鉴别要点见表4-7-1。

表4-7-1　肠结核与克罗恩病的鉴别

	肠结核	克罗恩病
肠外结核	多见	一般无
病程	复发不多	病程长，缓解与复发交替
瘘管、腹腔脓肿、肛周病变	少见	可见
病变节段性分布	常无	多节段
溃疡形状	环行、不规则	纵行、裂沟状
结核菌素试验	强阳性	阴性或阳性
抗结核治疗	症状改善，肠道病变好转	无明显改善，肠道病变无好转
抗酸杆菌染色	可阳性	阴性
干酪性肉芽肿	可有	无

七、治疗

1. 抗结核化学药物治疗　如异烟肼、利福平。

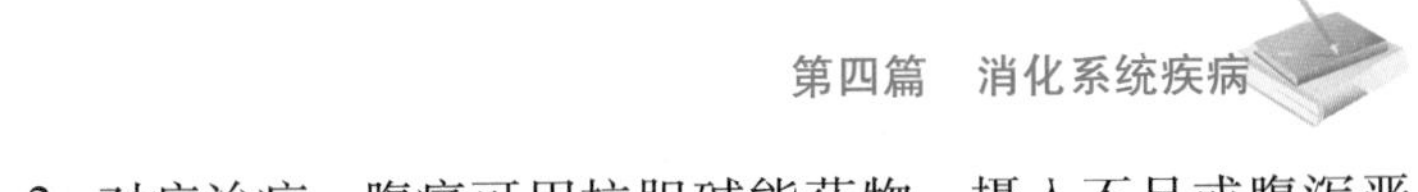

2. 对症治疗　腹痛可用抗胆碱能药物；摄入不足或腹泻严重者应注意纠正水、电解质与酸碱平衡紊乱；对不完全性肠梗阻患者，需进行胃肠减压。

3. 手术治疗　适应证：①完全性肠梗阻或不完全性肠梗阻内科治疗无效者。②急性肠穿孔，或慢性肠穿孔瘘管形成经内科治疗而未能闭合者。③肠道大量出血经积极抢救不能有效止血者。④诊断困难需开腹探查者。

4. 患者教育　应多休息，避免合并其他感染。肠梗阻明显时应暂禁食，及时就医。

第二节　结核性腹膜炎

一、发病机制

多继发于肺结核或其他部位的原发结核病灶，主要以腹腔内结核病灶直接蔓延引起，少数由淋巴血行播散引起。

二、病理改变

1. 渗出型　腹膜充血、水肿，表面覆有纤维蛋白渗出物，可伴黄（灰）白色细小及融合之结节。腹水量中等以下，草黄色或淡血性，偶为乳糜性。

2. 粘连型　肠袢相互粘连可发生肠梗阻。

3. 干酪型　以干酪坏死病变为主，坏死的肠系膜淋巴结参与其中，形成结核性脓肿。病灶可向肠管、腹腔或阴道穿破而形成窦道或瘘管。

三、临床表现

1. 全身症状　结核毒血症常见，主要是低热与中等热，呈弛张热或稽留热，可有盗汗。

2. 腹痛　位于脐周、下腹或全腹，持续或阵发性隐痛。偶可表现为急腹症。

3. 腹部触诊　揉面感；如压痛明显且有反跳痛时，提示干酪型结核性腹膜炎。

4. 腹胀、腹水　常有腹胀伴腹部膨隆，可有少量腹水。

5. 腹部肿块　多见于粘连型或干酪型，以脐周为主。

主治语录：由于肠系膜淋巴结肿大、肠曲粘连、大网膜增厚导致。

6. 其他　腹泻常见。可并发肠梗阻、肠瘘及腹腔脓肿等。

四、辅助检查

1. 血液检查　可有轻度至中度贫血，病变活动时血沉增快。

2. 结核菌素试验及 γ-干扰素释放试验　阳性有助于本病诊断。

3. 腹水检查　多为草黄色渗出液，静置后可自然凝固，少数为混浊或淡血性，偶见乳糜性。

4. 腹部影像学检查　超声、CT、磁共振可见增厚的腹膜、腹水、腹腔内包块及瘘管；腹部 X 线平片可见肠系膜淋巴结钙化影。X 线钡剂造影发现肠粘连、肠结核、肠瘘、肠腔外肿块等征象。

5. 腹腔镜检查　镜下可见腹膜、网膜、内脏表面有散在或集聚的灰白色结节；组织病理检查有确诊价值。

主治语录：腹腔镜检查禁用于有广泛腹膜粘连者。

五、诊断

1. 中青年患者，有结核史，伴有其他器官结核病证据。

2. 长期发热原因不明，伴有腹痛、腹胀、腹水、腹壁柔韧感或腹部包块。

3. 腹水为渗出液，以淋巴细胞为主，普通细菌培养阴性，ADA（尤其是ADA2）明显增高。

4. X线胃肠钡剂检查发现肠粘连等征象及腹部X线平片有肠梗阻或散在钙化点。

5. 结核菌素试验或γ-干扰素释放试验呈强阳性。

六、治疗

1. 抗结核化学药物治疗　对粘连或干酪型病例，由于大量纤维增生，药物不易进入病灶，应联合用药，适当延长疗程。

2. 大量腹水　可适当放腹水以减轻症状。

3. 手术治疗　有以下适应证。

（1）并发完全性肠梗阻或有不全性肠梗阻，内科治疗而未见好转者。

（2）急性肠穿孔，或腹腔脓肿经抗生素治疗未见好转者。

（3）肠瘘经抗结核化疗与加强营养而未能闭合者。

（4）本病诊断有困难，不能排除恶性肿瘤时可开腹探查。

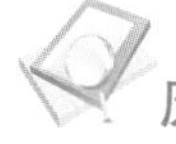

历年真题

1. 溃疡型肠结核的主要临床表现是
   A. 便秘
   B. 腹部包块
   C. 结核中毒症状少见
   D. 腹痛、腹泻
   E. 常并发出血

2. 诊断肠结核最有价值的是
   A. 粪便中发现抗酸杆菌
   B. 结核菌素试验阳性
   C. 病变活检发现干酪性肉芽肿
   D. 血沉增高
   E. 钡剂示回盲部狭窄

3. 肠结核常见的并发症是

A. 肠出血
B. 急性穿孔
C. 癌变
D. 肠梗阻
E. 电解质紊乱

参考答案：1. D　2. C　3. D

第八章　炎症性肠病

核心问题

1. 溃疡性结肠炎的病理、临床表现及诊断。

2. 克罗恩病的病理特征、临床表现、诊断及防治原则。

内容精要

炎症性肠病（IBD）是一组病因尚未阐明的慢性非特异性肠道炎症性疾病。包括溃疡性结肠炎（UC）和克罗恩病（CD）。

第一节　溃疡性结肠炎

一、病理

1. 病变主要限于大肠黏膜与黏膜下层，呈连续性弥漫性分布。

2. 活动期时可见黏膜糜烂、溃疡及隐窝炎、隐窝脓肿。

二、临床表现

反复发作的腹泻、黏液脓血便及腹痛是UC的主要症状。

1. 消化道表现

(1) 腹泻和黏液脓血便：是本病活动期最重要的临床表现。

(2) 腹痛：下腹或左下腹隐痛。常有里急后重，排便后缓解。

(3) 其他症状：腹胀、食欲减退、恶心、呕吐等。

(4) 体征：左下腹压痛。

2. 全身症状　发热、消瘦、贫血、低蛋白血症等。

3. 肠外表现　外周关节炎、结节性红斑、坏疽性脓皮病、口腔复发性溃疡等。

4. 临床分型

(1) 临床类型：①初发型，无既往史的首次发作。②慢性复发型，临床上最多见，指缓解后再次出现症状，常表现为发作期与缓解期交替。

(2) 疾病分期：①轻型，排便<4 次/天，基本没有全身症状，血沉<20mm/h。②重型，腹泻≥6 次/天，明显血便，体温>37.8℃，脉搏>90 次/分，血红蛋白<75%正常值，血沉>30mm/h。

(3) 病变范围：①直肠型。②左半结肠型。③广泛结肠型。

三、并发症

1. 中毒性巨结肠　临床表现为病情急剧恶化，毒血症明显，有脱水与电解质平衡紊乱，出现肠型、腹部压痛，肠鸣音消失。腹部 X 线平片可见结肠扩大，结肠袋形消失。

2. 癌变　病程>20 年的患者发生结肠癌的风险高。

3. 其他　肠穿孔、肠出血、肠梗阻等。

四、辅助检查

1. 血液　贫血、白细胞数增多、血沉加快及 C 反应蛋白增高均提示 UC 处于活动期。

2. 粪便　肉眼黏液脓血便，镜检可见红细胞和脓细胞。

3. 结肠镜

（1）黏膜血管纹理模糊、紊乱或消失、充血、水肿、易脆、出血及脓性分泌物附着。

（2）病变明显处见弥漫性糜烂和多发性浅溃疡。

（3）慢性病变常见黏膜粗糙，呈细颗粒状。

4. X 线钡剂灌肠

（1）作为结肠镜检查有禁忌证或不能完成全结肠检查时的补充。

（2）主要 X 线征如下。

1）黏膜粗乱和/或颗粒样改变。

2）多发性浅溃疡，表现为管壁边缘毛糙呈毛刺状或锯齿状以及见小龛影，亦可有炎症性息肉而表现为多个小的圆形或卵圆形充盈缺损。

3）肠管缩短，结肠袋消失，肠壁变硬，可呈铅管状。

五、诊断

1. 具有持续或反复发作腹泻和黏液脓血便、腹痛、里急后重，伴有（或不伴）不同程度全身症状者。

2. 在排除慢性细菌性痢疾、阿米巴痢疾、慢性血吸虫病、肠结核等感染性结肠炎及结肠 CD、缺血性肠炎、放射性肠炎等基础上。

3. 具有上述结肠镜检查重要改变中至少一项及黏膜活检组织学所见可以诊断本病。

主治语录：症状典型但无典型 X 线或结肠镜表现列为疑诊。

六、鉴别诊断

1. 感染性肠炎　粪便致病菌培养可分离出致病菌，抗生素可治愈。

2. 阿米巴肠炎　病变多位于右侧结肠，潜行性溃疡，粪便可找到阿米巴滋养体或包囊，抗阿米巴治疗有效。

3. 血吸虫病　常有肝脾大，粪便可见血吸虫卵。

4. 大肠癌　直肠指检可触及肿块，结肠镜及活检可确诊。

5. 肠易激综合征　粪便有黏液无脓血，结肠镜检查无器质性病变。

6. CD　UC 与 CD 的鉴别要点见表 4-8-1。

表 4-8-1　UC 与结肠 CD 的鉴别

	UC	结肠 CD
症状	脓血便多见	脓血便较少见
病变分布	连续性	节段性
直肠受累	绝大多数	少见
肠腔狭窄	少见，中心性	多见，偏心性
溃疡及黏膜	溃疡浅，黏膜弥漫性充血水肿、颗粒状，脆性增加	纵行溃疡、黏膜呈卵石样，病变间的黏膜正常
组织病理	固有膜全层弥漫性炎症、隐窝脓肿、隐窝结构明显异常、杯状细胞减少	裂隙状溃疡、非干酪性肉芽肿、黏膜下层淋巴细胞聚集

七、治疗

1. 控制炎症反应

（1）氨基水杨酸类药物：包括 5-氨基水杨酸（5-ASA）制剂和柳氮磺吡啶（SASP），用于轻、中度 UC 的诱导缓解及维持治疗。

（2）糖皮质激素：用于对5-ASA疗效不佳的中度及重度患者的首选治疗。

（3）免疫抑制药：常用制剂有硫唑嘌呤及巯嘌呤。用于5-ASA维持治疗疗效不佳、症状反复发作及激素依赖者的维持治疗。

2. 对症治疗

（1）及时纠正水、电解质平衡紊乱。

（2）严重贫血者可输血，低蛋白血症者应补充清蛋白。

（3）病情严重应禁食，并予完全胃肠外营养治疗。

3. 患者教育

（1）活动期患者应有充分休息，调节好情绪，避免心理压力过大。

（2）急性活动期可给予流质或半流质饮食，病情好转后改为富营养、易消化的少渣饮食，不宜过于辛辣。注重饮食卫生，避免肠道感染性疾病。

（3）按医嘱服药及定期医疗随访，不要擅自停药。

4. 手术治疗

（1）紧急手术指征：并发大出血、肠穿孔及中毒性巨结肠经积极内科治疗无效者。

（2）择期手术指征：并发结肠癌变；内科治疗效果不理想、药物不良反应大不能耐受者、严重影响患者生存质量者。

（3）采用全结肠切除加回肠肛门小袋吻合术。

第二节　克罗恩病

一、病理

1. 形态特点

（1）病变呈节段性。

（2）病变黏膜呈纵行溃疡及鹅卵石样外观，早期可呈鹅口疮溃疡。

（3）病变累及肠壁全层，肠壁增厚变硬，肠腔狭窄。

2. 组织学特点

（1）非干酪性肉芽肿，由类上皮细胞和多核巨细胞构成，可发生在肠壁各层和局部淋巴结。

（2）裂隙溃疡，呈缝隙状，可深达黏膜下层、肌层甚至浆膜层。

（3）肠壁各层炎症，伴固有膜底部和黏膜下层淋巴细胞聚集、黏膜下层增宽、淋巴管扩张及神经节炎等。

主治语录：溃疡慢性穿孔可导致局部脓肿和瘘管形成。

二、临床表现

起病大多隐匿、缓慢，病程呈慢性。腹痛、腹泻和体重减轻是本病的主要临床表现。

1. 消化道症状

（1）腹痛：为最常见症状。多位于右下腹或脐周，间歇性发作，右下腹压痛。

（2）腹泻：粪便多为糊状，可有血便。病变累及下段结肠或肛门直肠者，可有黏液血便及里急后重。

（3）腹部肿块：右下腹和脐周。

（4）瘘管形成：内瘘导致腹泻加重、营养吸收不良。外瘘或通向膀胱、阴道的内瘘均可见粪便与气体排出。

（5）肛门周围病变：包括肛门周围瘘管、脓肿及肛裂等病变。有时肛周病变可为本病的首发症状。

2. 全身症状

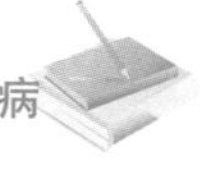

（1）发热：间歇性中低度发热。

（2）营养不良：消瘦、贫血、低蛋白血症、维生素缺乏。

3. 肠外表现　以口腔黏膜溃疡、皮肤结节性红斑、关节炎及眼病为常见。

4. 分型

（1）临床类型：依疾病行为（B）可分为非狭窄非穿透型（B_1）、狭窄型（B_2）和穿透型（B_3）以及伴有肛周病变（P）。

（2）病变部位（L）：可分为回肠末段（L_1）、结肠（L_2）、回结肠（L_3）和上消化道（L_4）。

（3）严重程度：轻、中、重。

三、并发症

肠梗阻、腹腔脓肿、急性穿孔、大量便血。

四、辅助检查

1. 实验室检查　贫血、低清蛋白血症、活动期白细胞数增多、血沉增快。

2. 结肠镜　是CD的常规首选检查。其中具有特征性的表现为非连续性病变、纵行溃疡和卵石样外观。

五、诊断

对慢性起病，反复腹痛、腹泻、体重减轻，特别是伴有肠梗阻、腹部压痛、腹块、肠瘘、肛周病变、发热等表现者，临床上应考虑本病。

六、鉴别诊断

1. 肠淋巴瘤　X线检查见一肠段内广泛侵蚀、呈较大的指压痕或充盈缺损，超声或 CT 检查肠壁明显增厚、腹腔淋巴结肿大，有利于淋巴瘤的诊断。小肠镜下活检确诊。

2. 急性阑尾炎　腹泻少见，常有转移性右下腹痛。开腹探查明确诊断。

3. 其他　血吸虫病、阿米巴肠炎、其他感染性肠炎等。

七、治疗

1. 控制炎症反应

（1）活动期

1）氨基水杨酸类药物：仅适用于病变局限在回肠末段或结肠的轻症患者。

2）糖皮质激素：适用于各型中至重度患者以及对 5-ASA 无效的轻度患者。

3）免疫抑制药：硫唑嘌呤或巯嘌呤适用于激素治疗无效或对激素依赖的患者；对硫唑嘌呤或巯嘌呤不耐受者可试换用甲氨蝶呤。

4）抗菌药物：用于并发感染的治疗。常用有硝基咪唑类及喹诺酮类药物，也可根据药敏选用抗生素。

5）生物制剂：英夫利昔单抗及阿达木单抗。

6）全肠内营养：可对控制症状，降低炎症反应有帮助。

（2）缓解期：常用硫唑嘌呤或巯嘌呤。

2. 对症治疗　贫血者可输血，低蛋白血症者输注入血清蛋白。腹痛、腹泻必要时可酌情使用抗胆碱能药物或止泻药。

3. 手术治疗

（1）适应证：肠梗阻、腹腔脓肿、急性穿孔、不能控制的大量出血及癌变。

（2）高危患者在术后 2 周开始使用英夫利昔单抗预防复发，维持时间不少于 4 年。

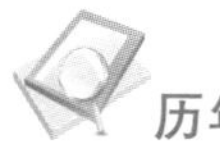

历年真题

1. 溃疡性结肠炎活动期最常见的症状是
   A. 腹泻和黏液脓血便
   B. 腹痛
   C. 腹胀
   D. 恶心、呕吐
   E. 低蛋白血症
2. 下列哪项不是溃疡性结肠炎的内镜下特征
   A. 多发性浅溃疡
   B. 黏膜弥漫性充血
   C. 黏膜粗糙呈颗粒状，质脆
   D. 鹅卵石样增生
   E. 假息肉
3. 下列哪项不符合轻型溃疡性结肠炎
   A. 腹泻每天 4 次以下
   B. 便血轻或无
   C. 有低热
   D. 贫血轻或无
   E. 血沉正常
4. 下列哪项不是克罗恩病的肠外表现
   A. 杵状指
   B. 关节炎
   C. 结节性红斑
   D. 瘘管形成
   E. 慢性肝炎

参考答案：1. A　2. D　3. C　4. D

第九章　结直肠癌

核心问题

结直肠癌的临床表现、诊断方法及治疗。

内容精要

结直肠癌即大肠癌，包括结肠癌和直肠癌。结直肠腺瘤是本病最主要的癌前疾病。本病起病隐匿，早期常仅见粪便隐血阳性。多发于直肠和乙状结肠。

一、发病机制

1. 环境因素　过多摄入高脂肪或红肉、膳食纤维不足等是重要因素。

2. 遗传因素　大肠癌可分为遗传性（家族性）和非遗传性（散发性）。

3. 高危因素　结直肠腺瘤；炎症性肠病；其他高危人群或高危因素（粪便隐血试验阳性等）。

二、病理

1. 病理形态

（1）早期结直肠癌是指癌瘤局限于结直肠黏膜及黏膜下层。

（2）进展期结直肠癌则为肿瘤已侵入固有肌层。

（3）进展期结直肠癌病理大体分为肿块型、浸润型和溃疡型3型。

2. 组织学分类　常见的组织学类型有腺癌、腺鳞癌、梭形细胞癌、鳞状细胞癌和未分化等。

主治语录：腺癌最多见。

3. 转移途径　①直接蔓延。②淋巴转移。③血行转移。

三、临床表现

1. 排便习惯与粪便性状改变　常为本病最早出现的症状。多表现为血便或粪便隐血阳性，大便形状变细、腹泻与便秘交替。

2. 腹痛　多见于右侧结肠癌，右腹钝痛，餐后加重。

3. 直肠及腹部肿块　直肠指检可发现直肠肿块，质地坚硬，表面呈结节状，局部肠腔狭窄。

主治语录：结直肠癌指检后指套上可有血性黏液。

4. 全身表现　发热、贫血，多见于右侧结直肠癌，消瘦、恶病质。

（1）右侧结直肠癌以全身症状、贫血和腹部肿块为主要表现。

（2）左侧结直肠癌则以便血、腹泻、便秘和肠梗阻等症状为主。

四、并发症

晚期出现肠梗阻、肠出血及癌肿腹腔转移引起的相关并发症。

五、辅助检查

1. 粪便隐血　方法简便易行，可作为普查筛检或早期诊断的线索。

2. 结肠镜　对结直肠癌具确诊价值。

3. X线钡剂灌肠　目前仅用于不愿肠镜检查、肠镜检查有禁忌或肠腔狭窄肠镜难以通过但需窥视狭窄近端结肠者。可发现结肠充盈缺损、肠腔狭窄、黏膜皱襞破坏等征象。

4. CT结肠成像　主要用于了解结直肠癌肠壁和肠外浸润及转移情况。

六、诊断

有高危因素的个体出现排便习惯与粪便性状改变、腹痛、贫血等症状时，应及早进行结肠镜检查。诊断主要依赖结肠镜检查和黏膜活检病理检查。

七、治疗

1. 外科治疗　唯一的根治方法是早期切除。

2. 结肠镜治疗　腺瘤癌变、早期癌可经结肠镜下电凝切除，送病理。

主治语录：若癌累及根部需追加手术。

3. 化疗　中晚期癌术后常用化疗作为辅助治疗。新辅助化疗可降低肿瘤临床分期，有助于手术切除肿瘤。常用氟尿嘧啶、亚叶酸、奥沙利铂。

4. 放射治疗　术前放疗可提高手术切除率和降低术后复发率；术后放疗仅用于手术未能根治或术后局部复发者。

5. 免疫靶向治疗　贝伐单抗、西妥昔单抗，可调控肿瘤生长的关键环节。

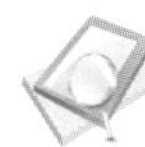

历年真题

我国大肠癌发生的部位最多见的是

A．直肠

B．乙状结肠

C．盲肠

D．升结肠

E．降结肠

参考答案：A

第十章　功能性胃肠病

核心问题

功能性胃肠病的临床表现及诊断。

内容精要

功能性胃肠病（FGID）是一组慢性、反复发作的胃肠道症状、而无器质性改变的胃肠道功能性疾病。临床上，以功能性消化不良和肠易激综合征多见。

第一节　功能性消化不良

一、病因

1. 胃肠动力障碍　包括胃排空延迟、胃十二指肠运动协调失常。

2. 内脏感觉过敏　患者胃的感觉容量明显低于正常人。

3. 胃对食物的容受性舒张功能下降　主要表现在胃内食物分布异常、近端胃储存能力下降、胃窦部存留食糜。这一改变常见于有早饱症状的患者。

4. 胃酸分泌增加和胃、十二指肠对扩张、酸、其他腔内刺

激的高敏感性　部分功能性消化不良（FD）患者的临床症状酷似消化道溃疡，而且抑酸药物可取得较好的疗效。

5. 幽门螺杆菌感染。

6. 精神和社会因素　调查表明，FD 患者存在个性异常，焦虑、抑郁。

二、临床表现

1. 餐后饱胀、早饱感、中上腹胀痛、中上腹灼热感、嗳气、食欲缺乏、恶心等。

2. 中上腹痛为常见症状，常与进食有关，表现为餐后痛，亦可无规律性。

3. 不少患者同时伴有失眠、焦虑、抑郁、头痛、注意力不集中等精神症状。

三、诊断

1. 存在以下一项或多项，餐后饱胀不适、早饱、中上腹痛、中上腹烧灼感症状。

2. 呈持续或反复发作的慢性过程（症状出现至少 6 个月，近 3 个月症状符合以上诊断标准）。

3. 排除可解释症状的器质性疾病（包括胃镜检查）。

四、治疗

1. 一般治疗　建立良好的生活和饮食习惯，避免烟、酒及服用非甾体抗炎药；生活要规律，保证充足的睡眠，保持良好的心态，适当参加运动和力所能及的体力活动。

2. 药物治疗

（1）适度抑制胃酸：适用于以上腹痛、灼热感为主要症状的患者，可选择 H_2 受体阻断药或质子泵抑制药。

（2）促胃肠动力药：适用于以餐后饱胀、早饱为主要症状的患者，如多潘立酮、莫沙必利等。

（3）助消化药：消化酶制剂。

（4）抗抑郁药：伴随精神症状明显者可试用阿米替林等。

第二节　肠易激综合征

肠易激综合征（IBS）是一种以腹痛伴排便习惯改变为特征而无器质性病变的常见功能性肠病。

一、病因

胃肠动力学异常；内脏高敏感性；中枢神经系统对肠道刺激的感知异常和脑-肠轴调节异常；肠道感染；肠道微生态失衡；精神心理障碍。

二、临床表现

1. 起病隐匿、病程长，腹痛、排便异常为主。

2. 腹痛，部位不定，以下腹和左下腹多见，排便和排气后可缓解。极少有睡眠中痛醒者。

3. 腹泻，每天 3~5 次，可带有黏液，但无脓血。

主治语录：腹泻可与便秘交替，这是比较有特征性的表现。

4. 精神症状，失眠、焦虑、抑郁、头晕、头痛。

三、诊断

反复发作的腹痛，近 3 个月内发作至少每周 1 次，伴下面 2 项或者 2 项以上症状：①与排便相关。②症状发生伴随排便次数改变。③症状发生伴随粪便性状（外观）改变。诊断前症状出现至少6个月，近3个月符合以上诊断。

四、治疗

1. 腹痛　胃肠解痉药（匹维溴铵）。

2. 腹泻　洛哌丁胺或地芬诺酯适用于腹泻症状较重者，但不宜长期使用。轻症者宜使用吸附止泻药如蒙脱石散、药用炭等。

3. 便秘　泻药，常用的渗透性轻泻药如聚乙二醇、乳果糖或山梨醇；促动力药，莫沙必利、依托比利等。

4. 精神症状　抗抑郁药物。

5. 肠道微生态制剂　如双歧杆菌、乳酸杆菌、酪酸菌等，对腹泻、腹胀有一定疗效。

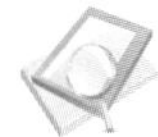

历年真题

1. 临床上最常见的功能性胃肠病是
   A. 肠易激综合征
   B. 功能性消化不良
   C. 神经性厌食
   D. 神经性呕吐
   E. 癔球症
2. 功能性消化不良的主要病理生理学基础是
   A. 幽门螺杆菌感染
   B. 精神因素
   C. 应激因素
   D. 慢性胃炎
   E. 上胃肠道动力障碍
3. 关于肠易激综合征的临床表现腹痛错误的是
   A. 以下腹和左下腹多见
   B. 部分患者腹痛部位不定
   C. 多于排便或排气后缓解
   D. 一般都有不同程度的腹痛
   E. 部分患者出现睡眠中痛醒

参考答案：1. B　2. E　3. E

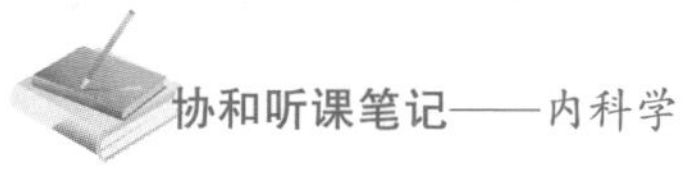

第十一章　病毒性肝炎

核心问题

病毒性肝炎的病因、临床表现、诊断和鉴别诊断。

内容精要

病毒性肝炎是指由嗜肝病毒所引起的肝脏感染性疾病，病理学上以急性肝细胞坏死、变性和炎症反应为特点。

一、病因和发病机制

1. 甲型肝炎病毒（HAV）　为RNA病毒，通过粪-口传播，潜伏期2~6周，以儿童和青年多见。

2. 乙型肝炎病毒（HBV）　为分子量较小的DNA病毒，主要经血、母婴及性接触传播，潜伏期1~6个月，HBV是我国感染携带率最高的肝炎病毒。

3. 丙型肝炎病毒（HCV）　为RNA病毒，主要经血液传播，性接触和母婴途径有较高的感染风险，潜伏期1~6个月，易变异，是慢性化最高的肝炎病毒。

4. 丁型肝炎病毒（HDV）　为RNA病毒，HDV的感染需同时或先有HBV-DNA病毒感染的基础，主要通过血源传播，潜伏期1~6个月，各组人群均可见。

5. 戊型肝炎病毒（HEV）　也为RNA病毒，主要经粪-口传播，潜伏期 2~8 周，儿童和成年人易感。

二、临床表现

1. 甲型肝炎和戊型肝炎起病急，前期常有发热、畏寒、腹痛、恶心等症状，继而出现明显食欲缺乏、乏力、尿色加深如浓茶、皮肤巩膜黄染。

2. HBV、HCV 感染，急性期的症状为乏力、食欲缺乏、尿色加深、肝区疼痛；慢性肝炎大多为非特异性症状，如乏力、腹胀、右上腹隐痛、学习或工作精力减退等。

三、实验室检查

1. 病原血清学检查

（1）HAV、HEV 感染时，如 IgM 抗体阳性，提示现症感染，如 IgG 抗体阳性，则提示既往感染，或本次感染的恢复期。

（2）HBV 感染时，HBsAg 阳性表示 HBV 感染；抗-HBs 为保护性抗体，见于乙肝康复及接种乙肝疫苗者；抗-HBc IgM 阳性多见于急性乙肝及慢性乙肝急性发作。

2. 肝功能生化指标　常见 ALT、AST 明显升高，也可见总胆红素、直接胆红素增高。

3. 影像学检查　超声、CT 或 MRI 在炎症期可见肝脏均匀性肿胀、脾脏轻度肿大。

4. 病理学检查　肝细胞变性、坏死；炎症和渗出反应；肝细胞再生；慢性化时不同程度的肝纤维化。

四、诊断

根据流行病学、症状、体征、肝生化检查、病原学和血清学检查，结合患者的具体情况和动态变化进行综合分析，必要时可行肝活检组织检查。

五、鉴别诊断

1. 急性病毒性肝炎需要与药物性或中毒性肝损伤区别，主要根据流行病学史、服药或接触毒物史和血清学标志进行鉴别。

2. 慢性肝炎需要与自身免疫性肝病、Wilson 病、脂肪性肝病、药物或职业中毒性肝病以及肝癌相鉴别。

六、治疗

1. 一般治疗　休息，避免过劳；进易消化、富含维生素的清淡饮食；禁止饮酒。

2. 保肝治疗　肝功能异常者，可适当选用还原型谷胱甘肽、甘草酸制剂等；伴有肝内胆汁淤积的患者，可选用熊去氧胆酸、腺苷蛋氨酸等。

3. 抗病毒治疗

（1）甲型肝炎和戊型肝炎，不需要抗病毒治疗。

（2）HBV 感染所致的慢性乙肝，常需要抗病毒治疗。

（3）乙肝抗病毒药物主要有核苷类似物（如替诺福韦、拉米夫定等）和干扰素。

（4）无论急慢性丙肝，所有 HCV-RNA 阳性患者均应抗病毒治疗。

4. 人工肝或肝移植　各型重症肝炎患者。

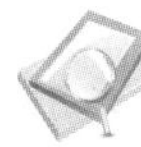

历年真题

患者，男性，40 岁。10 年前发现乙型肝炎表面抗原阳性，未规律诊治。近日食欲下降。穿刺可见假小叶。其正确的诊断是

A. 肝癌
B. 慢性乙型肝炎
C. 肝结核
D. 肝淋巴瘤
E. 乙型肝炎肝硬化

参考答案：E

第十二章　脂肪性肝炎

核心问题

1. 非酒精性脂肪肝的病因、诊断和治疗。
2. 酒精肝的发病机制、临床表现、诊断和治疗。

内容精要

脂肪性肝病（FLD）是以肝细胞脂肪过度贮积和脂肪变性为特征的临床病理综合征。根据有无长期过量饮酒的病因，分为非酒精性脂肪性肝病和酒精性脂肪性肝病。

第一节　非酒精性脂肪性肝病

一、病因

高能量饮食、含糖饮料、久坐少动等生活方式，肥胖、2 型糖尿病、高脂血症、代谢综合征等。

二、病理

1. 以大泡性或大泡性为主的肝细胞脂肪变性为特征。
2. 根据肝内脂肪变、炎症和纤维化的程度，将 NAFLD 分为

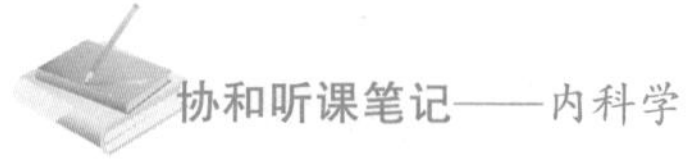

单纯性脂肪性肝病、脂肪性肝炎。

（1）单纯性脂肪性肝病：肝小叶内>30%的肝细胞发生脂肪变，以大泡性脂肪变性为主。

（2）脂肪性肝炎（NASH）：腺泡3区出现气球样肝细胞，腺泡点灶状坏死，门管区炎症伴或不伴门管区周围炎症。

三、临床表现

1. 起病隐匿，发病缓慢，常无症状。

2. 少数患者可有乏力、右上腹轻度不适、肝区隐痛或上腹胀痛等非特异性症状。

3. 严重NASH可出现黄疸、食欲缺乏、恶心、呕吐等症状，部分患者可有肝大。

四、辅助检查

1. 实验室检查　单纯性脂肪肝病时，肝功基本正常；NASH时，多见血清转氨酶和γ-GT水平升高，通常以ALT升高为主。

2. 影像学检查　利用超声在脂肪组织中传播出现显著衰减的特征，也可定量肝脂肪变程度。

3. 病理学检查　肝穿刺活组织检查是确诊NAFLD的主要方法。

五、诊断

凡具备下列第1~5项和第6或第7项中任何一项者即可诊断NAFLD。

1. 有易患因素，肥胖、2型糖尿病、高脂血症等。

2. 无饮酒史或饮酒折合乙醇量男性每周<140g，女性每周<70g。

3. 除外病毒性肝炎、药物性肝病、全胃肠外营养、肝豆状核变性和自身免疫性肝病等可导致脂肪肝的特定疾病。

4. 除原发疾病的临床表现外，可有乏力、肝区隐痛、肝脾大等症状及体征。

5. 血清转氨酶或 γ-GT、转铁蛋白升高。

6. 符合脂肪性肝病的影像学诊断标准。

7. 肝组织学改变符合脂肪性肝病的病理学诊断标准。

六、治疗

1. 病因治疗　治疗糖尿病、高脂血症，对多数单纯性脂肪性肝病和 NASH 有效。

2. 药物治疗　单纯性脂肪性肝病一般无须药物治疗，通过改变生活方式即可。对于 NASH 特别是合并进展性肝纤维化患者，使用维生素 E、甘草酸制剂、多烯磷脂酰胆碱等，可减轻脂质过氧化。

3. 其他治疗　对 NASH 伴有严重代谢综合征患者，也可行粪菌移植。

4. 患者教育　控制饮食、增加运动；注意纠正营养失衡，禁酒，不宜乱服药。

第二节　酒精性肝病

一、病因

大量饮酒。

二、发病机制

1. 乙醇的中间代谢物乙醛是高度反应活性分子，能与蛋白质结合形成乙醛-蛋白加合物，后者不仅对肝细胞有直接损伤作用，而且可以作为新抗原诱导细胞及体液免疫反应，导致肝细胞受免疫反应的攻击。

2. 乙醇代谢的耗氧过程导致小叶中央区缺氧。

3. 乙醇在肝细胞微粒体的乙醇氧化途径中产生活性氧，导致肝损伤。

4. 大量饮酒可致肠道菌群失调、肠道屏障功能受损，加重肝脏损伤。

5. 长期大量饮酒患者血液中酒精浓度过高，肝内血管收缩、血流和氧供减少，肝功能进一步恶化。

主治语录：甲醛伤肝。

三、病理

1. 大泡性或大泡性为主伴小泡性的混合性肝细胞脂肪变性。

2. 依据病变肝组织是否伴有炎症反应和纤维化，可分为酒精性脂肪肝、酒精性肝炎、酒精性肝纤维化和酒精性肝硬化。

四、临床表现

1. 酒精性肝炎　大量饮酒后，出现全身不适、食欲缺乏、恶心呕吐、乏力、肝区疼痛等症状。

2. 酒精性脂肪肝　常无症状或症状轻微，可有乏力、食欲缺乏、右上腹隐痛或不适，肝脏有不同程度的肿大。

3. 酒精性肝硬化　临床表现与其他原因引起的肝硬化相似，可伴有慢性酒精中毒的表现。如精神神经症状、慢性胰腺炎等。

五、辅助检查

1. 实验室检查　酒精性脂肪肝可有血清 AST、ALT 轻度升高。AST/ALT 常大于 2，但 AST 和 ALT 值很少大于 500U/L。

2. 病理学检查　肝活组织检查是确定酒精性肝病及分期分

级的可靠方法。

六、诊断

1. 我国现有的酒精性肝病诊断标准为：长期饮酒史（>5年），折合酒精量男性≥40g/d，女性≥20g/d；或2周内有大量饮酒史，折合酒精量>80g/d。

2. 酒精量换算公式为　酒精量（g）= 饮酒量（ml）×酒精含量（%）×0.8。

七、治疗

1. 患者教育　戒酒。

2. 营养支持　在戒酒的基础上应给予高热量、高蛋白、低脂饮食，并补充多种维生素。

3. 药物治疗　多烯磷脂酰胆碱氧化，减轻肝细胞脂肪变性及其伴随的炎症和纤维化。

4. 肝移植　适用于严重酒精性肝硬化。

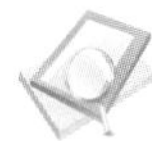

历年真题

酒精性肝病的主要治疗措施是

A. 高蛋白饮食

B. 补充多种维生素

C. 酒精性脂肪肝无须特殊治疗

D. 戒酒

E. 护肝治疗

参考答案：D

第十三章　自身免疫性肝病

核心问题

自身免疫性肝病的病因、临床表现和治疗。

内容精要

遗传易感性是自身免疫性肝病的主要因素。自身免疫性肝病主要包括自身免疫性肝炎（AIH）、原发性胆汁性胆管炎（PBC）、原发性硬化性胆管炎（PSC）、IgG4相关性肝胆疾病。

第一节　自身免疫性肝炎

一、病因和发病机制

1. 在AIH发病机制中主要的自身抗原为去唾液酸糖蛋白受体（ASGP-R）和微粒体细胞色素P450 IID6。自身反应性T细胞及其抗原提呈细胞是AIH发病的另一必要条件。

2. 补体系统和趋化因子也参与了AIH的体液免疫损伤机制。

二、临床表现

1. 起病缓慢，轻者甚至无症状，病变活动时有乏力、腹胀、食欲缺乏、瘙痒、黄疸等症状。

2. 早期肝大伴压痛，常有脾大、蜘蛛痣等。活动期 AIH 常有肝外表现，如持续发热、急性游走性大关节炎及多形性红斑等。

三、实验室检查

1. 肝功能检查　ALT 及 AST 常呈轻到中度升高。

2. 免疫学检查　以 γ-球蛋白血症和循环中存在自身抗体为特征。

3. 病理学检查　界面型肝炎、汇管区和小叶淋巴浆细胞浸润、肝细胞玫瑰样花环以及淋巴细胞对肝细胞的穿透现象，被认为是典型的 AIH 组织学改变。

四、诊断

AIH 诊断积分系统，有助于诊断，见表 4-13-1。

表 4-13-1　简化 AIH 诊断积分系统

变　量	标　注	分值	备　注
ANA 或 SMA	≥1：40	1 分	
ANA 或 SMA	≥1：80	2 分	多项同时出现，最多 2 分
或 LKM-1	≥1：40		
或 SLA，或 LC1	阳性		
IgG	>正常上限	1 分	
	>1. 10 倍正常上限	2 分	
肝组织学	符合 AIH	1 分	典型 AIH 表现：界面型肝炎、汇管区和小叶淋巴浆细胞浸润、肝细胞玫瑰样花环
	典型 AIH 表现	2 分	
排除病毒性肝炎	是	2 分	

五、治疗

1. 泼尼松联合硫唑嘌呤治疗　适用于绝经后妇女、骨质疏松、脆性糖尿病、肥胖、痤疮、情绪不稳及高血压患者。

2. 大剂量泼尼松单独疗法　适用于合并血细胞减少、巯基嘌呤甲基转移酶缺乏、妊娠、恶性肿瘤的AIH患者。

第二节　原发性胆汁性胆管炎

一、病因和发病机制

1. 体液免疫　线粒体抗体（AMA）在体液免疫中起关键作用。

2. 细胞免疫　胆管上皮细胞异常表达HLA-DR及DQ抗原分子，引起自身抗原特异性T淋巴细胞介导的细胞毒性作用，持续损伤胆小管。

二、临床表现

1. 该病起病隐匿、缓慢，自然病程大致可分为4期，临床前期、肝功能异常无症状期、肝功能异常症状期、肝硬化期。

主治语录：肝功能异常无症状期，因血清碱性磷酸酶（ALP）水平升高而检测AMA确定诊断。

2. 后两期的表现　乏力和皮肤瘙痒为最常见首发症状。可有脂肪泻和脂溶性维生素吸收障碍，出现皮肤粗糙、色素沉着和夜盲症、骨软化和骨质疏松、出血倾向等。可形成眼睑黄色瘤。

三、辅助检查

1. 尿、粪检查　尿胆红素阳性，尿胆原正常或减少，粪色变浅。

2. 肝功能试验　血清胆红素中度增高。

3. 免疫学检查　95%以上患者 AMA 阳性，滴度>1：40 有诊断意义，是 PBC 特异性指标。

4. 影像学检查　超声、CT、MRI、MRCP 或 ERCP 常用于排除肝胆系统的肿瘤和结石等胆道。

5. 组织学检查

（1）Ⅰ期：胆管炎期，损伤的胆管周围可见密集的淋巴细胞浸润，如形成非干酪性肉芽肿者称为旺炽性胆管病变，是 PBC 的特征性病变期，多见于Ⅰ期和Ⅱ期。

（2）Ⅱ期：汇管区周围炎期，损伤更广泛，汇管区内小叶间胆管数量减少。

（3）Ⅲ期：进行性肝纤维化期，汇管区及其周围炎症、纤维化，汇管区扩大增宽，可形成汇管区至汇管区的桥接样纤维索。

（4）Ⅳ期：肝硬化期，有明显的肝硬化和再生结节，结节周围肝细胞胆汁淤积，可见毛细胆管胆栓。

四、诊断

具备以下三项诊断标准中的两项即可诊断 PBC。

1. 存在胆汁淤积的生化证据，以 ALP、γ-GT 明显升高为主。

2. AMA、AMA-M_2、GP210、SP100 之一出现阳性。

3. 肝组织学检查符合 PBC 改变。

五、治疗

1. 熊去氧胆酸（UDCA）　目前推荐用于 PBC 治疗的首选药物。

2. 其他治疗　UDCA 无效病例可视病情试用布地奈德、贝特类降脂药等；脂肪泻可补充中链甘油三酯辅以低脂饮食。

第三节　原发性硬化性胆管炎

一、病因和发病机制

1. 特殊类型的 HLA 遗传背景在 PSC 发病中起着重要作用。

2. 自身免疫性因素、感染、毒素或其他不明的病因入侵并攻击胆管上皮细胞，引起胆管损伤。

二、临床表现

起病隐匿。典型症状为黄疸和瘙痒，其他可有乏力、体重减轻和肝脾大等。

三、实验室检查

1. 血清生化检查　通常伴有 ALP、γ-GT 升高，而 ALT、AST 正常。

主治语录：若 ALT、AST 显著升高，需考虑存在急性胆道梗阻或重叠有 AIH。

2. 免疫学检查　特异性自身抗体目前尚未发现。血清核周型抗中性粒细胞胞质抗体阳性；CD4/CD8 比值增高。

3. 影像学检查　经内镜逆行胰胆管造影（ERCP），是诊断 PSC 的“金标准”。

4. 病理学检查　组织病理呈肝内胆管广泛纤维化，典型改变为同心圆性洋葱皮样纤维化。

四、诊断

PSC 的诊断主要基于 ALP、γ-GT 异常，胆道影像学示肝内外胆管多灶性狭窄。

五、治疗

1. 药物　中等剂量的UDCA可以改善患者肝脏生化指标、肝纤维化程度及胆道影像学表现。

2. 内镜　应用ERCP球囊扩张术或支架置入术，改善皮肤瘙痒和胆管炎等并发症。

3. 介入或手术　经皮肝穿刺胆道引流、姑息性手术、肝移植。

第四节　IgG4相关肝胆疾病

一、病因和发病机制

1. IgG4主要是由调节型T细胞介导调节、由浆细胞产生的一种抗体。

2. 在特定遗传背景下，无论是自身免疫还是感染因素，均可导致Th2细胞激活和自我增殖，引起T细胞的聚集，刺激浆细胞产生大量的IgG4。

二、临床表现

1. IgG4相关硬化性胆管炎（IgG4-SC）　常表现为直接胆红素升高，皮肤瘙痒、腹痛、食欲减退、体重减轻等，常合并慢性胰腺炎。

2. IgG4相关自身免疫性肝炎（IgG4-AIH）　起病缓慢，轻者甚至无症状，病变活动时表现有乏力、腹胀、食欲缺乏、黄疸等，可发展为肝硬化。

三、辅助检查

1. 血清生化检查　IgG4-SC 患者早期表现为以 ALP 和 γ-GT 明显升高为主的肝功能异常；IgG4-AIH 患者则以 ALT、AST 反复升高为主，伴有 ALP 也升高的肝功能损害。

2. 免疫学检查　血清中 IgG4 水平的明显升高是 IgG4 相关肝胆疾病的共同特点，部分患者还伴有 IgE 水平的升高，总 IgG 也升高，而 IgA 和 IgM 则降低。

3. 病理学检查　组织学可见显著的淋巴细胞及浆细胞浸润。

4. 影像学检查　IgG4-SC 患者常见胆总管下端显著狭窄；IgG4-AIH 患者可见肝脾大。

四、诊断

1. IgG4-SC

（1）血清 IgG4 水平>1350mg/L。

（2）肝功能改变以 ALP 和 γ-GT 明显升高为主。

（3）影像学可见胆总管下端或肝门区胆管狭窄，狭窄处胆管壁环形增厚；病理可见显著的淋巴细胞和浆细胞浸润，IgG4 阳性浆细胞>10 个细胞/高倍视野，胆管壁可见席纹状纤维化和闭塞性静脉炎。

2. IgG4-AIH

（1）符合 AIH 明确诊断的积分要求。

（2）血清 IgG4 阳性（>1350mg/L）。

（3）病理可见 IgG4 阳性浆细胞浸润（>10 个细胞/高倍视野），以门静脉区尤为明显。

五、治疗

首选糖皮质激素进行诱导缓解。

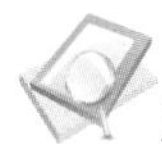

历年真题

有关原发性胆汁性肝硬化的临床表现，下列哪项是不正确的

A. 常先有黄疸后出现皮肤瘙痒

B. 起病隐匿、缓慢，早期症状轻

C. 可有脂肪泻和脂溶性维生素缺乏

D. 血清脂类总量和胆固醇持续增高

E. 大多数见于中年女性

参考答案：A

第十四章　药物性肝病

核心问题

药物性肝病的发病机制、分型、诊断和治疗。

内容精要

药物性肝病（DILI）指由各类处方或非处方的化学药物、生物制剂、传统中药、天然药、保健品、膳食补充剂及其代谢产物乃至辅料等所诱发的肝损伤。

一、发病机制

1. 药物的直接肝毒性　摄入体内的药物和/或其代谢产物对肝脏产生的直接损伤。

2. 特异质性肝毒性作用　涉及代谢异常、线粒体损伤和氧化应激、免疫损伤、炎症应答及遗传因素。

二、临床分型

1. 固有型和特异质型

(1) 固有型：由药物的直接肝毒性引起。

(2) 特异质型：发病机制复杂，难以预测，与药物剂量常无相关性。

2. 急性和慢性

（1）急性：占绝大多数。

（2）慢性：DILI 发生 6 个月后，血清 ALT、AST、ALP 及 TBil 仍持续异常，或存在门静脉高压或慢性肝损伤的影像学和组织学证据。

3. 肝细胞损伤型、胆汁淤积型、混合型和肝血管损伤型

（1）肝细胞损伤型：临床表现类似病毒性肝炎。其诊断标准为 ALT≥3 正常上限（ULN），且 R 值≥5。

主治语录：R =（ALT 实测值/ALT ULN）/（ALP 实测值/ALP ULN）。

（2）胆汁淤积型：主要表现为黄疸和瘙痒。ALP≥2ULN 且 R 值≤2。

（3）混合型：临床和病理兼有肝细胞损伤和淤胆的表现。ALT≥3ULN 和 ALP≥2，且 R 值介于 2~5。

（4）肝血管损伤型：相对少见。

三、辅助检查

1. 实验室检查　血清 ALT 水平是评价肝细胞损伤的敏感指标。

2. 影像学检查　如超声、CT。

3. 肝组织活检　若肝组织中出现嗜酸性粒细胞浸润、小泡型脂滴或重金属沉着，有助于 DILI 的诊断。

四、诊断

主要根据用药史、停用药物后的恢复情况、再用药时的反应、实验室有肝细胞损伤及胆汁淤积的证据确定诊断。

五、治疗

1. 首先须停用和防止再使用导致肝损伤的相关药物，早期

清除和排泄体内药物。

2. 对已存在肝损伤或肝衰竭患者进行对症支持治疗。
3. 还原型谷胱甘肽可减轻肝损伤。
4. 重型患者可选用N-乙酰半胱氨酸（NAC）。
5. 必要时进行肝移植。

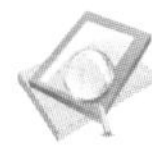

历年真题

患者，女性，26岁。乏力、腹部不适、恶心2周，黄疸3天。血清ALT 580U/L，AST 221U/L，ALP 135U/L，自诉近1个月服用减肥产品，无肝炎、感染病史，无饮酒史。该患者受损靶细胞类型可能是

A. 特异质型
B. 肝细胞损伤型
C. 肝血管损伤型
D. 混合型
E. 胆汁淤积型

参考答案：B

第十五章　肝　硬　化

核心问题

肝硬化的病因、临床表现、并发症及治疗原则。

内容精要

肝硬化通常起病隐匿，病程发展缓慢，临床上将肝硬化大致分为肝功能代偿期和失代偿期。代偿期无明显症状，失代偿期以门静脉高压和肝功能减退为临床特征。

一、病因

1. 我国目前以乙型肝炎病毒（HBV）为主；在欧美国家，酒精为多见病因。

2. 肝炎病毒、脂肪性肝病、免疫疾病及药物或化学毒物是肝硬化常见病因。

3. 其他病因。胆汁淤积、循环障碍、寄生虫感染、遗传和代谢性疾病等。

二、发病机制及病理

1. 在各种致病因素作用下，肝脏经历慢性炎症、脂肪样变性、肝细胞减少、弥漫性纤维化及肝内外血管增殖，逐渐发展为肝硬化。

2. 肝细胞变性、坏死，变性、凋亡，逐渐丧失其上皮体征，转化为间质细胞。

主治语录：假小叶是典型的肝硬化组织病理特点。

三、临床表现

1. 代偿期

（1）大部分患者无症状或症状较轻，可有腹部不适、乏力、食欲减退等。

（2）患者营养状态尚可，肝脏是否肿大取决于不同类型的肝硬化，脾脏因门静脉高压常有轻、中度肿大。

（3）肝功能试验检查正常或轻度异常。

2. 失代偿期

（1）肝功能减退：消化吸收不良、营养不良、黄疸、出血和贫血、内分泌失调。

主治语录：肝掌及蜘蛛痣的出现，均与雌激素增多有关。

（2）门静脉高压：常导致食管-胃底静脉曲张出血、腹水、脾大、脾功能亢进、肝肾综合征、肝肺综合征等。

四、并发症

1. 消化道出血

（1）食管-胃底静脉曲张出血（EGVB）：门静脉高压是导致 EGVB 的主要原因。

（2）消化性溃疡。

（3）门静脉高压性胃肠病。

2. 胆石症。

3. 感染　自发性细菌性腹膜炎；胆道感染；肺部、肠道及尿路感染。

4. 肝性脑病

（1）发病机制：涉及氨中毒、假性神经递质、色氨酸、锰离子。

（2）肝性脑病临床分期：其临床过程分为 5 期，见表 4-15-1。

表 4-15-1　肝性脑病临床分期

分　期	临床表现及检测
0 期 潜伏期	无行为、性格的异常，无神经系统病理征，脑电图正常，只在心理测试或智力测试时有轻微异常
1 期 前驱期	轻度性格改变和精神异常，如焦虑、欣快激动、淡漠、睡眠倒错、健忘等，可有扑翼样震颤。脑电图多数正常。此期临床表现不明显，易被忽略
2 期 昏迷前期	嗜睡、行为异常（如衣冠不整或随地大小便）、言语不清、书写障碍及定向力障碍。有腱反射亢进、肌张力增高、踝阵挛及 Babinski 征阳性等神经体征，有扑翼样震颤，脑电图有特征性异常
3 期 昏睡期	昏睡，但可唤醒，醒时尚能应答，常有神志不清或幻觉，各种神经体征持续或加重，有扑翼样震颤，肌张力高，腱反射亢进，锥体束征常阳性。脑电图有异常波形
4 期 昏迷期	昏迷，不能唤醒。患者不能合作而无法引出扑翼样震颤。浅昏迷时，腱反射和肌张力仍亢进；深昏迷时，各种反射消失，肌张力降低。脑电图明显异常

5. 门静脉血栓或海绵样变。

6. 电解质和酸碱平衡紊乱　常见低钠血症、低钾低氯血症。

7. 肝肾综合征　临床主要表现为少尿、无尿及氮质血症。

8. 肝肺综合征　临床上主要表现为呼吸困难和发绀。

五、诊断

依据肝功能减退和门静脉高压两大同时存在的证据群。

六、鉴别诊断

1. 引起腹水和腹部膨隆的疾病　需与结核性腹膜炎、腹腔内肿瘤、肾病综合征、缩窄性心包等鉴别。

2. 肝大及肝脏结节性病变　应除外慢性肝炎、血液病、原发性肝癌和血吸虫病等。

3. 肝硬化并发症

(1) 上消化道出血应与消化性溃疡、糜烂出血性胃炎、胃癌等鉴别。

(2) 肝性脑病应与低血糖、糖尿病酮症酸中毒、尿毒症、脑血管意外、脑部感染和镇静药过量等鉴别。

(3) 肝肾综合征应与慢性肾小球肾炎、急性肾小管坏死等鉴别。

(4) 肝肺综合征注意与肺部感染、哮喘等鉴别。

七、治疗

（一）保护或改善肝功能

1. 去除或减轻病因。

2. 慎用损伤肝脏的药物。

3. 维护肠内营养　进食易消化的食物，以碳水化合物为主；对食欲减退、食物不耐受者，可予预消化的、蛋白质已水解为小肽段的肠内营养剂。

4. 保护肝细胞　可口服熊去氧胆酸。

（二）门静脉高压症状及其并发症治疗

1. 腹水

（1）限制钠、水摄入：氯化钠摄入宜<2.0g/d，摄入水量<1000ml/d。

（2）利尿：常联合使用保钾及排钾利尿药，即螺内酯联合呋塞米。

（3）排放腹水加输注清蛋白。

2. EGVB 的治疗及预防

（1）积极补充血容量。

（2）止血：尽早给予收缩内脏血管药物如生长抑素；当出血量为中等以下，应紧急采用内镜结扎治疗；TIPS，对急性大出血的止血率达到 95%；在药物治疗无效，且不具备内镜和 TIPS 操作的大出血时暂时使用，三腔二囊管经鼻腔插入。

（三）肝性脑病（HE）

1. 及早识别及去除 HE 发作的诱因　纠正电解质和酸碱平衡紊乱；预防和控制感染；改善肠内微生态，减少肠内氮源性毒物的生成与吸收；慎用镇静药及损伤肝功能的药物。

主治语录：甲硝唑、新霉素等可抑制肠道产尿素酶的细菌，减少氨的生成。

2. 营养支持治疗　尽可能保证热能供应，避免低血糖；补充各种维生素；酌情输注血浆或清蛋白。

3. 促进体内氨的代谢　常用 L-鸟氨酸-L-天冬氨酸。

4. 调节神经递质　可用氟马西尼。

5. 阻断门-体分流　可通过 TIPS 术联合曲张静脉的介入断流术，阻断异常的门-体分流。

（四）其他并发症治疗

1. 胆石症　以内科保守治疗为主。

2. 感染　首选第三代头孢类抗生素，如头孢哌酮+舒巴坦。

3. 门静脉血栓　早期静脉肝素抗凝治疗。

4. 肝硬化低钠血症　轻症者，通过限水可以改善；中至重度者，可选用血管加压素 V_2 受体阻断药（托伐普坦）。

5. 肝肾综合征　肝移植。

6. 肝肺综合征　肝移植。吸氧及高压氧舱适用于轻型、早期。

（五）手术

TIPS 综合技术具有微创、精准、可重复和有效等优点。已从以往肝移植前的过渡性治疗方式逐渐成为有效延长生存期的治疗方法。

（六）患者教育

1. 休息　不宜进行重体力活动及高强度体育锻炼。

2. 酒精及药物　严格禁酒。

3. 对已有食管-胃底静脉曲张者，进食不宜过快、过多，食物不宜过于辛辣和粗糙。

4. 食物应以易消化、产气少的粮食为主。

5. 避免感染　居室应通风，养成良好的个人卫生习惯，避免着凉及不洁饮食。

6. 患者可以与家人、朋友共餐。应避免血液途径的传染。

7. 肝性脑病患者，不宜驾车。

历年真题

1. 患者，男性，55 岁。呕鲜血 4 小时。共 2 次，约 200ml，黑便 1 次，约 300g。查体：贫血貌，肝掌阳性，前胸可见数个

蜘蛛痣。肝肋下未触及，脾肋下 2cm，移动性浊音阳性。最适宜的药物止血措施是

A. 静脉应用生长抑素
B. 口服胃黏膜保护药
C. 肌内注射维生素 K
D. 静脉应用氨甲环酸
E. 静脉应用质子泵抑制药

2. 患者，男性，55 岁。肝硬化 8 年，查体有少量腹水。如患者应用利尿药，首选的是

A. 呋塞米
B. 螺内酯（安体舒通）
C. 乙酰唑胺
D. 氢氯噻嗪（双氢克尿噻）
E. 甘露醇

3. 患者，男性，45 岁。因肝硬化（失代偿期）入院。1 天前出现明显呼吸困难。查体：体温正常，双肺呼吸音清，血气分析示低氧血症。抗感染治疗无效。最可能发生的并发症是

A. 支气管哮喘
B. 肝肾综合征
C. 肝肺综合征
D. 肺炎
E. 急性左心衰竭

参考答案：1. A　2. B　3. C

第十六章　原发性肝癌

核心问题

原发性肝癌的临床表现、诊断和治疗要点。

内容精要

自肝细胞或肝内胆管细胞发生的癌，表现为食欲减退、消瘦、乏力、肝硬化表现、肝痛、肝大。

一、发病机制

1. 病毒性肝炎　HBV 感染是我国肝癌患者的主要病因。
2. 黄曲霉毒素。
3. 肝纤维化。
4. 其他　长期接触化学物质、长期饮用污染水、吸烟。

二、病理

1. 大体分类

（1）块状型：直径 5~10cm，>10cm 的为巨块；易发生坏死导致肝脏破裂。

主治语录：边缘可有小卫星灶。

（2）结节型：大小和数目不等的癌结节，<5cm，常伴有肝硬化。

（3）弥漫型：呈米粒至黄豆大的癌结节弥漫地分布于整个肝脏，不易与肝硬化区分，患者常因肝衰竭而死亡。

2. 细胞病理分型

（1）肝细胞肝癌（HCC）：最为多见。呈多边形，排列成巢状或索状，血窦丰富。

（2）胆管细胞癌（ICC）：较少见。呈立方或柱状，排列成腺样，纤维组织较多、血窦较少。

（3）混合型：最少见。具有肝细胞癌和胆管细胞癌两种结构。

3. 转移途径

（1）血行转移：常转移至肺，其他部位有脑、肾上腺、肾及骨骼等，甚至可见肝静脉中癌栓延至下腔静脉及右心房。

（2）淋巴转移：最多见肝门淋巴结。

（3）种植转移：癌细胞脱落种植到腹膜、胸膜，引起血性腹水、胸腔积液。

三、临床表现

早期缺乏典型症状。中晚期临床表现如下。

1. 肝区疼痛　是肝癌最常见的症状，多呈右上腹持续性胀痛或钝痛。

2. 肝大　肝脏进行性增大，常有不同程度的压痛。

3. 黄疸　一般出现在肝癌晚期，多为阻塞性黄疸，少数为肝细胞性黄疸。

4. 肝硬化征象　可表现为腹水迅速增加且难治。

5. 全身性表现　进行性消瘦、发热、食欲缺乏、乏力、营养不良和恶病质等。

6. 伴癌综合征　表现为自发性低血糖症、红细胞增多症等。

四、并发症

肝性脑病、上消化道出血、肝癌结节破裂出血和继发感染等。

五、辅助检查

1. 肝癌标志物检查

（1）甲胎蛋白（AFP）：是诊断肝细胞癌特异性的标志物。AFP>400ng/ml 为诊断肝癌的条件之一。

主治语录：AFP 升高但<200ng/L，与 ALT 同步变化提示慢性活动性肝炎、肝硬化。

（2）其他肝癌标志物：血清岩藻糖苷酶（AFu）、γ-谷氨酰转肽酶同工酶Ⅱ等。

2. 影像学检查

（1）超声（US）：目前肝癌筛查的首选方法。能检出肝内直径>1cm 的占位性病变。

（2）增强 CT/MRI：CT 平扫多为低密度占位，部分有晕圈征，大肝癌常有中央坏死。

（3）数字减影血管造影（DSA）：选择性肝动脉行 DSA 检查是肝癌诊断的重要补充手段。对直径 1~2cm 的小肝癌，肝动脉造影可以更精确地作出诊断。

（4）正电子发射计算机断层成像（PET-CT）、发射单光子计算机断层扫描（SPECT-CT）：可提高诊断和评判疾病进展的准确性。

3. 肝穿刺活体组织检查　确诊肝癌的可靠方法。

六、诊断

满足下列三项中的任一项，即可诊断肝癌。

1. 具有两种典型的肝癌影像学（US、增强 CT、MRI 或选择性肝动脉造影）表现，病灶>2cm。

2. 一项典型的肝癌影像学表现，病灶>2cm，AFP>400ng/ml。

3. 肝脏活检阳性。

七、鉴别诊断

1. 继发性肝癌　临床以原发癌表现为主，血清 AFP 检测一般为阴性。

2. 肝硬化结节　增强 CT/MRI 见病灶动脉期强化，呈快进快出，诊断肝癌；若无强化，则考虑为肝硬化结节。

3. 活动性病毒性肝炎

（1）AFP 和 ALT 动态曲线平行或同步升高，或 ALT 持续增高至正常的数倍，则肝炎的可能性大。

（2）AFP 持续升高，往往超过 400ng/ml，而 ALT 不升高，呈曲线分离现象，则多考虑肝癌。

4. 肝脓肿　US 检查可发现脓肿的液性暗区。

5. 肝棘球蚴病　患者常有牧区生活和接触病犬等生活史。

八、治疗

1. 手术治疗

（1）Child-Pugh A～B 级、ICGR-15<20%～30%是实施手术切除的必要条件。

（2）剩余肝脏体积须占标准肝脏体积的 40%以上（肝硬化患者），或 30%以上（无肝硬化患者）也是实现手术切除的必要条件。

（3）I_a期、I_b期和II_a期肝癌是手术切除的首选适应证。

2. 局部治疗

（1）射频消融术（RF）：将电极插入肝癌组织内，应用电流热效应等多种物理方法毁损病变组织。适用于直径≤3cm 肝癌患者。

（2）微波消融：需要温度监控系统调控有效热场范围。

（3）经皮穿刺瘤内注射无水乙醇（PEI）：对直径≤2cm 的肝癌效果确切。

（4）肝动脉栓塞（TAE）：靶向性好、创伤小、可重复。

3. 肝移植

（1）若肝癌已有血管侵犯及远处转移（常见肺、骨），则不宜行肝移植。

（2）HBV 感染患者在手术、局部治疗或肝移植后，均需坚持口服抗病毒药物。

（3）肝移植患者需要终身使用免疫抑制药。

4. 药物治疗　分子靶向药物多激酶抑制药索拉非尼是目前唯一获得批准治疗晚期肝癌的分子靶向药物。

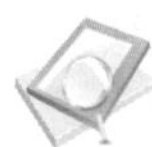

历年真题

1. 关于原发性肝癌的转移途径哪项正确
   A. 淋巴转移至肺门淋巴结的最多
   B. 在肝外转移中最多为骨转移
   C. 肝内血行转移发生最早
   D. 腹腔种植转移多见
   E. 一般不侵犯门静脉分支
2. 甲胎蛋白检查诊断肝细胞癌的标准哪项错误
   A. AFP 大于 500ng/L 持续 4 周
   B. AFP 由低浓度逐渐升高不降
   C. AFP 大于 500ng/L 持续 2 周
   D. AFP 在 200ng/L 以上的中等水平持续 8 周
   E. 排除妊娠和生殖腺胚胎瘤
3. 关于原发性肝癌的全身表现错误的是
   A. 进行性消瘦
   B. 高血脂
   C. 发热
   D. 高血糖
   E. 红细胞增多症

参考答案：1. C　2. C　3. D

第十七章　急性肝衰竭

核心问题

1. 急性肝衰竭的病因和发病机制。
2. 急性肝衰竭的诊断和治疗。

内容精要

急性肝衰竭（ALF）发病迅速，病死率高。在我国，引起肝衰竭的首要因素是乙型肝炎病毒。临床表现为意识障碍和凝血功能紊乱等。

一、病因和发病机制

1. 病因　药物、肝毒性物质、病毒、酒精等。

2. 发病机制　涉及内毒素及细胞因子介导的免疫炎症损伤，肝微循环障碍，细胞凋亡，肝细胞再生受抑，肝脏能量代谢及解毒功能丧失，所导致的多器官功能衰竭进而加速肝衰竭患者死亡。

二、病理

肝细胞坏死体积≥肝实质的2/3，或亚大块坏死（占肝实质的1/2~2/3），或桥接坏死（较广泛的融合性坏死并破坏肝实质结构），存活肝细胞严重变性，肝窦网状支架塌陷或部分塌陷。

三、辅助检查

1. 体格检查　检查患者精神状态，评估是否存在肝性脑病并确定程度分级。

2. 实验室检查

（1）一般检查：包括血常规、动脉血气分析、动脉血乳酸。

（2）凝血功能：凝血酶原时间、INR。

（3）血生化：肝肾功能、血糖、血电解质。

（4）病毒性肝炎血清学。

（5）自身免疫性标志物。

四、诊断

急性起病，2 周内出现 2 度及以上肝性脑病，并有以下表现。

1. 极度乏力，有明显食欲缺乏、腹胀、恶心、呕吐等严重消化道症状。

2. 短期内黄疸进行性加深，TB 常出现酶胆分离现象。

3. 出血倾向明显，血浆凝血酶原活动度（PTA）$<40\%$（或 INR≥1.5），且排除其他原因。

4. 肝脏进行性缩小。

五、治疗

1. 对因治疗

（1）对乙酰氨基酚（APAP）过量引起的 ALF 可用 N-乙酰半胱氨酸（NAC）治疗。

（2）毒蕈中毒的 ALF 患者可用青霉素和 NAC 治疗。

（3）药物性肝损伤者（DILI）应及时停药。

（4）病毒性肝炎患者需抗病毒治疗。

（5）自身免疫性肝炎患者可考虑糖皮质激素治疗

（6）急性妊娠期脂肪肝患者需及时终止妊娠。

2. 常规治疗

（1）内科监护。

（2）支持治疗：绝对卧床休息；给予高糖、低脂、低蛋白营养；补充新鲜血浆、清蛋白，改善微循环；纠正电解质、酸碱平衡；预防院内感染。

（3）脑水肿及肝性脑病治疗：脑水肿和颅内压增高是 ALF 最严重的并发症，可因脑疝而致命。对已出现颅内压增高患者，应给予甘露醇、高渗盐水、巴比妥类药物及低温治疗等。

（4）抗感染：根据病原学结果尽早采取抗感染治疗。

（5）防治出血：短期使用质子泵抑制剂预防应激性溃疡出血。

主治语录：ALF 患者只有在出血或侵入性操作前，可适当补充血小板。

（6）及时纠正代谢紊乱，适时给予足够的肠外或肠内营养。

（7）人工肝支持。

（8）肝移植。

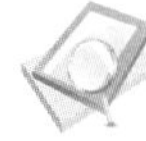

历年真题

急性肝衰竭常见并发症不包括

A. 肝性脑病

B. 消化道出血

C. 肝肾综合征

D. 自发性腹膜炎

E. 重度黄疸

参考答案：E

第十八章　肝外胆系结石及炎症

核心问题

1. 胆囊结石及胆囊炎的病理、临床表现和治疗。
2. 肝外胆管结石及胆管炎的病因、诊断和治疗。

内容精要

胆囊炎常是胆囊结石的并发症，也可在无胆囊结石时发生。胆管结石可发展为急性梗阻性化脓性胆管炎，表现为雷诺五联征。

第一节　胆囊结石及胆囊炎

一、危险因素及成石机制

1. 危险因素　>40 岁、女性、妊娠、口服避孕药和雌激素替代治疗、肥胖、减肥期间的极低热量膳食和体重快速减轻、糖尿病、肝硬化、胆囊动力下降、克罗恩病和溶血等。

2. 成石机制

（1）当胆固醇呈过饱和状态时，易于析出结晶而形成结石。

（2）胆囊收缩减低，胆囊内胆汁淤滞也有利于结石形成。

二、病理

1. 急性胆囊炎胆囊壁出现水肿和急性炎症。

2. 严重者可有胆囊壁坏死和坏疽，胆囊液呈脓性、血性或黑褐色胆汁。

3. 胆囊管内充满白色的黏液样胆汁。

三、临床表现

1. 无症状胆囊结石。

2. 有症状胆囊结石

(1) 消化不良等胃肠道症状：进油腻食物后出现上腹部或右上腹部隐痛、饱胀，伴嗳气、呃逆等。

(2) 胆绞痛：是胆囊结石的典型表现，疼痛位于上腹部或右上腹部，常发生在饱餐、进食油腻食物后。

3. 胆囊结石的并发症

(1) 急性胆囊炎：严重者可发展为化脓性胆囊炎。

(2) 胆囊积液：分泌黏液性物质，积液为无色透明。

(3) 继发性胆总管结石及胆源性胰腺炎。

(4) Mirizzi 综合征：持续嵌顿于胆囊颈部或胆囊管的较大的结石压迫肝总管或反复发作的炎症致肝总管狭窄或胆囊胆管瘘。

(5) 胆囊十二指肠/结肠瘘、胆石性肠梗阻。

4. 急性非结石性胆囊炎

(1) 常见于住院和危重患者。

(2) 临床表现比较隐匿，可有不明原因发热。

(3) 诊断明确时，多已有胆囊坏死、坏疽和穿孔，并可出现脓毒血症、休克和腹膜炎等并发症。

四、辅助检查

腹部超声是胆囊结石首选的检查方法。

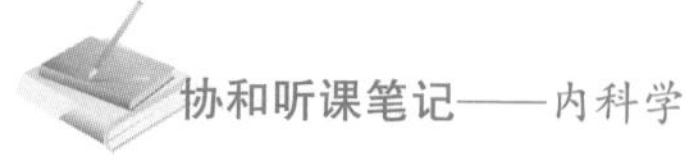

五、诊断

1. 无并发症的胆囊结石　腹部超声等影像学确定有胆囊结石。

2. 急性胆囊炎

（1）右上腹或上腹部疼痛、发热及血白细胞增多，墨菲征阳性或扪及右上腹包块，应疑诊。

（2）确诊可通过腹部超声等影像学检查，发现胆囊肿大、胆囊壁水肿或合并胆囊结石引起的梗阻等证据。

六、治疗

1. 无并发症的胆囊结石　多采取观察的策略。

2. 急性胆囊炎

（1）禁食，呕吐、腹胀的患者可放置鼻胃管胃肠减压。

（2）静脉补液、纠正电解质紊乱和镇痛。

（3）早期病原体难以确定时，可予经验性抗生素治疗，选用头孢菌素或碳青霉烯类抗生素。

（4）对反复发作、伴有胆囊结石的急性胆囊炎，应考虑胆囊切除术。

3. 胆囊切除术　适用于择期手术或急性发作炎症较轻的患者。腹腔镜胆囊切除术是首选术式。

第二节　肝外胆管结石及胆管炎

一、病因和发病机制

1. 原发性胆总管结石通常发生于有复发性或持续性胆道感染的患者。

2. 十二指肠乳头旁憩室、胆汁淤积、胆道蛔虫病史，增加原发性胆管结石的风险。

二、临床表现

结石未引起胆道梗阻，患者可无任何症状。但当结石阻塞胆管并继发感染时，则可出现以下并发症：

1. 急性梗阻性化脓性胆管炎　典型表现为腹痛、寒战高热和黄疸，称为夏科三联征。在夏科三联征基础上出现神志障碍、休克则称为雷诺五联征。

主治语录：需急诊胆道减压引流治疗，否则患者可在短期内死亡。

2. 急性和慢性胆管炎　患者可有上腹痛、黄疸等症状。

3. 肝损伤和胆源性胰腺炎。

三、辅助检查

1. 实验室检查　血清总胆红素及结合胆红素增高，血清转氨酶和碱性磷酸酶升高，尿中胆红素升高，尿胆原降低或消失，粪中尿胆原减少。当合并胆管炎时，白细胞总数及中性粒细胞增多。

2. 影像学检查　首选腹部超声。

四、诊断

根据典型的腹痛，寒战、高热和黄疸，结合血清总胆红素和直接胆红素增高、影像学检查发现胆管内有结石等证据，可以确定诊断。

五、治疗

1. 一般治疗　短期禁食，静脉给予水、电解质、营养等支持治疗，维持酸碱平衡，重症患者吸氧，监护生命体征。

2. 抗感染　在没有血培养和药敏试验结果时，可经验首选三代头孢菌素加甲硝唑。

3. 内镜治疗　胆总管结石及感染首选经内镜 EST 取石、引流。

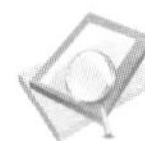

历年真题

1. 患者，女性，70 岁。因右上腹疼痛 10 年，加剧伴发热 5 天入院，既往曾因胆囊结石多次住院保守治疗。该患者查体时最可能存在的体征是
   A. 双肺有啰音
   B. 心脏有杂音
   C. 麦氏点压痛
   D. 肝浊音界消失
   E. Murphy 征阳性
2. 患者，女性，68 岁。突发上腹部阵发性绞痛 2 小时。短时间内寒战高热，小便呈浓茶样，随后嗜睡。查体：T 39.6℃，P 128 次/分，R 30 次/分，BP 80/50mmHg，神志不清，躁动，巩膜黄染，右上腹肌紧张，有压痛和反跳痛。导致该患者所患疾病最可能的是
   A. 胆道结石
   B. 胆管肿瘤
   C. 胆囊炎
   D. 胆管癌
   E. 胆道蛔虫

参考答案：1. E　2. A

第十九章　胆道系统肿瘤

核心问题

1. 良性肿瘤的病理和治疗。
2. 胆囊癌和胆管癌的病因、诊断和治疗。

内容精要

胆道系统良性肿瘤主要包括胆囊和胆管的良性病变，胆管良性肿瘤少见。胆囊癌和胆管癌是胆道常见的恶性肿瘤。

第一节　胆道系统良性肿瘤

一、病理

以胆囊腺瘤和乳头状瘤多见。

二、临床表现

1. 胆囊良性肿瘤多无症状，常在超声检查时发现。部分患者可表现为上腹不适、食欲减退，查体可有右上腹压痛。

2. 胆管良性肿瘤多见于中老年，可出现胆道梗阻及继发感染症状，亦有发生胆道出血者。

三、诊断

主要依靠超声检查。

四、治疗

1. 对于胆囊息肉样病变，其病变>10mm者，恶变风险增加，应手术切除胆囊。

2. 对于<10mm且无明显症状的患者，需评估恶性肿瘤风险，包括年龄>50岁；无蒂息肉；印第安裔。如存在以上危险因素，建议手术切除胆囊，反之，宜定期超声随访。

3. 常用手术方法是胆管局部切除和胆管断端对端吻合术加T管置入术。

第二节 胆 囊 癌

一、病因

慢性胆囊炎、胆石症；胆囊息肉；胰胆管汇合异常。

主治语录：胆囊慢性炎症伴有囊壁不均匀钙化被认为是癌前病变。

二、病理

胆囊癌多为腺癌，肝转移常见。

三、临床分期

1. Ⅰ期　黏膜内原位癌。
2. Ⅱ期　侵犯黏膜和肌层。
3. Ⅲ期　侵犯胆囊壁全层。

4. Ⅳ期　侵犯胆囊壁全层及周围淋巴结。

5. Ⅴ期　侵犯或转移至肝及其他脏器。

四、临床表现

1. 好发于中老年人，胆囊癌起病隐匿，早期多无特异性症状。

2. 进展期出现上腹痛、右上腹肿块、黄疸。

3. 腹痛无特异性，出现腹部肿块和进行性黄疸提示已进入晚期，常伴有腹胀、食欲缺乏、体重减轻、贫血、肝大，甚至全身衰竭。

五、辅助检查

1. 实验室检查　肿瘤标志物 CEA、CA19-9、CA125 等均可升高，其中以 CA19-9 较为敏感，但无特异性。细针穿刺胆囊取胆汁，行肿瘤标志物检查更有诊断意义。

2. 影像学检查　首选腹部超声。

六、诊断

影像学阳性发现及肿瘤标志物显著升高，临床可作出初步诊断。手术及术后病理可作出明确诊断。

七、治疗

首选手术切除，肿瘤局限于胆囊时可获根治。

第三节　胆　管　癌

一、病因

①胆道结石。②原发性硬化性胆管炎。③先天性胆管囊性

扩张症，胆管-空肠吻合术后。④慢肝吸虫感染、慢性伤寒带菌者及溃疡性结肠炎等。

二、临床表现

1. 肝内胆管癌患者早期常无特殊临床症状，随着病情的进展，可出现腹部不适、腹痛、乏力、恶心、上腹部肿块、黄疸、发热等，黄疸较少见。

2. 肝门部或肝外胆管癌患者常有黄疸，且随病程延长而逐渐加深，粪便色浅、灰白，尿色深黄及皮肤瘙痒，常伴有倦怠、乏力、体重减轻等全身表现。

主治语录：右上腹痛、畏寒和发热提示伴有胆管炎。

三、辅助检查

1. 实验室检查　胆管癌无特异性肿瘤标志物，仅 CA19-9、CA125、CEA 有一定价值。

2. 影像学检查　诊断胆管癌的主要方法，超声是首选方法；CT 可显示肝内外胆管周围组织受累情况。

四、诊断

根据典型的胆管癌影像特点，可作出临床诊断，内镜下壶腹部活检有助于明确诊断。

五、治疗

1. 手术切除是治疗胆管癌的首选方法。

2. 对有胆道梗阻而肿瘤不能切除的患者，置入胆道支架可引流胆汁，缓解症状。

历年真题

肿瘤的发生与亚硝胺类化合物关系不密切的是

A. 食管癌

B. 胃癌

C. 大肠癌

D. 胆囊癌

E. 肝癌

参考答案：D

第二十章 胰 腺 炎

核心问题

1. 急性胰腺炎的临床表现和诊断和治疗
2. 慢性胰腺炎的临床表现和诊断和治疗。

内容精要

急性胰腺炎（AP）是胰酶在胰腺中被激活后引起的胰腺组织自身消化的化学性炎症。临床以急性上腹痛及血淀粉酶或脂肪酶升高为特点。慢性胰腺炎（CP），临床上表现为反复发作性或持续性腹痛、腹泻或脂肪泻、消瘦、黄疸、腹部肿块和糖尿病。

第一节 急性胰腺炎

一、病因

1. 胆道疾病 胆石症及胆道感染等是AP的主要病因。胆结石可能导致壶腹部和Oddi括约肌痉挛，胆道压力增加，胆汁逆流进入胰管。

2. 酒精。

3. 胰管堵塞。

4. 十二指肠降部疾病。

5. 手术损伤　胰胆胃手术损伤胰腺、ERCP 后。

6. 代谢障碍　甲状旁腺肿瘤、高钙血症。

7. 药物　噻嗪类利尿药、硫唑嘌呤、糖皮质激素、磺胺类等。

8. 感染及全身炎症反应　可继发于急性流行性腮腺炎、甲型流感、肺炎衣原体等。

9. 过度进食。

二、发病机制

各种致病因素导致胰管内高压，腺泡细胞内 Ca^{2+} 水平显著上升，溶酶体在腺泡细胞内提前激活酶原，大量活化的胰酶消化胰腺自身，损伤腺泡细胞，导致大量炎性渗出。胰腺微循环障碍使胰腺出血、坏死。

主治语录：激活的消化酶不但可以消化胰腺本身，随血流进入全身可导致多器官损伤。

三、病理

1. 胰腺急性炎症性病变

（1）急性水肿型：较多见，胰腺肿大、充血、水肿和炎症细胞浸润，可有轻微的局部坏死。

（2）急性出血坏死型：较少见，胰腺内有灰白色或黄色斑块的脂肪组织坏死。

2. 胰腺局部并发症　急性胰周液体积聚、胰瘘、胰腺假性囊肿、胰腺坏死、胰腺脓肿、左侧门静脉高压。

3. AP 导致的多器官炎性损伤病理　如小肠、肺、肝、肾

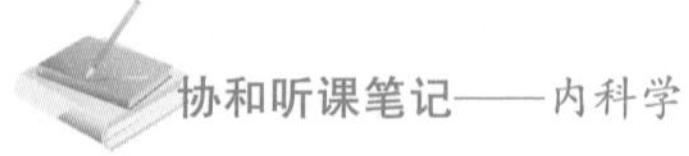

等，各脏器呈急性炎症病理改变。

四、临床表现

1. 急性腹痛　首发，剧烈，多位于中左上腹甚至全腹，向背部放射。中上腹压痛，肠鸣音减少，轻度脱水貌。

2. 急性多器官功能障碍及衰竭　腹痛持续不缓、腹胀逐渐加重，可陆续出现循环、呼吸、肠、肾及肝衰竭。

五、辅助检查

1. 诊断 AP 的重要血清标志物

（1）淀粉酶：AP 时，血清淀粉酶于起病后 2~12 小时开始升高，48 小时开始下降，持续 3~5 天。

（2）脂肪酶：血清脂肪酶于起病后 24~72 小时开始升高，持续 7~10 天。

2. 反映 AP 病理生理变化的实验室检测指标

白细胞计数增多，C 反应蛋白>150mg/L，血糖升高，血钠、钾、pH 异常等。

3. 胰腺等脏器影像变化

（1）腹部超声：AP 的常规初筛影像检查。

（2）腹部 CT：有助于确定胰腺坏死程度，一般宜在起病 1 周左右进行。

主治语录：肠道胀气、过度肥胖者 BUS 胰腺显示不清，应行 CT。

六、诊断

具备下列三条中任意两条。

1. 急性、持续中上腹痛。

2. 血淀粉酶或脂肪酶>正常值上限3倍。

3. AP的典型影像学改变。

七、治疗

1. 监护。

2. 器官支持

（1）液体复苏：24小时内是液体复苏的黄金时期。在没有大量失血情况下，补液量宜控制在每天3500~4000ml。

（2）呼吸功能：轻症患者可予鼻导管、面罩给氧，力争使动脉氧饱和度>95%；呼吸窘迫时，应给予正压机械通气。

（3）肠功能维护：导泻及口服抗生素。

（4）连续性血液净化：患者出现难以纠正的急性肾功能不全时。

3. 减少胰液分泌

（1）禁食。

（2）生长抑素及其类似物：胃肠黏膜D细胞合成的生长抑素。

4. 控制炎症

（1）液体复苏。

（2）生长抑素：外源性补充生长抑素或生长抑素类似物奥曲肽不仅可抑制胰液的分泌，更重要的是有助于控制胰腺及全身炎症反应。

（3）早期肠内营养。

5. 镇痛　对严重腹痛者，可肌内注射哌替啶镇痛。

主治语录：禁用吗啡。

6. 急诊内镜治疗去除病因　应尽早行内镜下Oddi括约肌切开术、取石术、放置鼻胆管引流等，既有助于降低胰管内高压，又可迅速控制胰腺炎症及感染。

7. 预防和抗感染

(1) 导泻及口服抗生素。

(2) 尽早恢复肠内营养，有助于受损的肠黏膜修复，减少细菌移位。

(3) 当胰腺坏死>30%时，胰腺感染风险增加，可预防性静脉给予亚胺培南或美罗培南 7~10 天，有助于减少坏死胰腺继发感染。

8. 早期肠内营养　恢复饮食宜从易消化的少量碳水化合物食物开始，辅以消化酶，逐渐增加食量和少量蛋白质，直至恢复正常饮食。

9. 择期内镜、腹腔镜或手术去除病因。

10. 胰腺局部并发症

(1) 胰腺假性囊肿：<4cm 的囊肿几乎均可自行吸收。>6cm 引流。

(2) 胰腺脓肿的处理：在充分抗生素治疗后，脓肿不能吸收，可行腹腔引流或灌洗。

第二节　慢性胰腺炎

一、病因

各种胆胰管疾病；饮酒；B 组柯萨奇病毒；特发性胰腺炎；遗传性胰腺炎；自身免疫性胰腺炎（AIP）；高钙血症；营养因素。

二、病理

1. 胰腺腺泡萎缩，弥漫性纤维化或钙化；胰管有多发性狭窄和囊状扩张，管内有结石、钙化和蛋白栓子。胰管阻塞区可见局灶性水肿、炎症和坏死，也可合并假性囊肿。

2. 后期胰腺变硬，表面苍白呈不规则结节状，胰腺萎缩和体积缩小。

三、临床表现

1. 症状

（1）腹痛：反复发作的上腹痛。

（2）胰腺外分泌功能不全的表现：引起食欲减退、食后上腹饱胀，消瘦，营养不良，水肿，及维生素 A、维生素 D、维生素 E、维生素 K 缺乏等症状。部分患者可有脂肪泻。

（3）胰腺内分泌功能不全的表现：由于慢性胰腺炎引起胰腺 B 细胞破坏，50%患者可发生糖尿病。

2. 体征　腹部轻压痛。AIP 常呈进行性加重的无痛性黄疸。

四、辅助检查

1. 影像学

（1）腹部 X 线平片：部分患者可见胰腺区域的钙化灶、结石影。

（2）腹部超声和超声内镜（EUS）：胰实质回声增强、主胰管狭窄或不规则扩张及分支胰管扩张、胰管结石、假性囊肿等。

（3）腹部 CT 及 MRI：胰腺增大或缩小、轮廓不规则、胰腺钙化、胰管不规则扩张或胰腺假性囊肿等改变。

（4）ERCP 及 MRCP：胰管侧支扩张是该疾病最早期的特征。

2. 胰腺内、外分泌功能测定　血糖测定、糖耐量试验及血胰岛素水平可反映胰腺内分泌功能。

3. 免疫学检测　IgG4-AIP 患者血清 IgG4 水平>1350mg/L，其他 AIP 抗核抗体及类风湿因子可呈阳性。

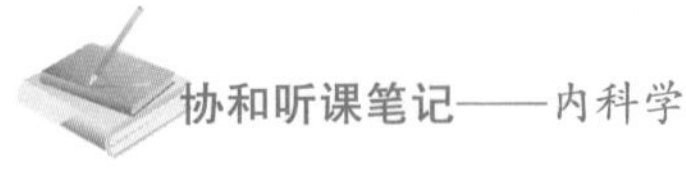

五、诊断

首先确定有无 CP，然后寻找其病因。当临床表现提示 CP 时，可通过影像技术获得胰腺有无钙化、纤维化、结石、胰管扩张及胰腺萎缩等形态学资料，收集 CP 的证据，并进一步了解胰腺内外分泌功能，排除胰腺肿瘤。

六、治疗

1. 腹痛

（1）药物：口服胰酶制剂、皮下注射奥曲肽及非阿片类镇痛药可缓解部分腹痛。

（2）内镜：ERCP 下行胰管括约肌切开、胰管取石术及胰管支架置入术。

（3）手术：内镜治疗失败或疼痛复发时可考虑手术治疗。

2. 胰腺外分泌功能不全　采用高活性、肠溶胰酶替代治疗并辅助饮食疗法。

3. 糖尿病　给予糖尿病饮食，尽量口服降糖药替代胰岛素。

4. AIP　常用泼尼松口服。

5. 外科治疗　①内科或内镜处理不能缓解的疼痛。②胰管结石、胰管狭窄伴胰管梗阻。③发生胆道梗阻、十二指肠梗阻、门静脉高压和胰性腹水或囊肿等并发症。

6. 患者教育　CP 患者须禁酒、戒烟，避免过量高脂、高蛋白饮食；注意补充脂溶性维生素及维生素 B_{12}、叶酸，适当补充各种微量元素。

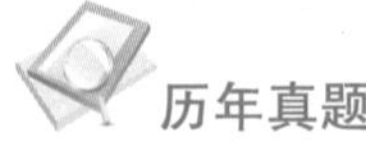

历年真题

1. 急性胰腺炎最常见的病因是

A. 胰管阻塞

B. 大量饮酒和暴饮暴食

C. 胆道疾病

D. 手术与创伤

E. 感染

2. 急性胰腺炎首发的临床表现是

A. 恶心、呕吐及腹胀

B. 发热

C. 血钙降低

D. 腹痛

E. 低血压或休克

参考答案：1. C　2. D

第二十一章　胰　腺　癌

核心问题

胰腺癌的临床表现、检查方法，诊断及治疗。

内容精要

胰腺癌主要指胰腺外分泌腺腺癌，常位于胰头部，恶性程度高、发展快、预后差；表现为腹痛、食欲减退、消瘦、黄疸。

一、病因

1. 长期大量吸烟为确定及可逆的危险因素。
2. 肥胖，BMI>35kg/m^2，患病风险增加50%。
3. 慢性胰腺炎，特别是家族性胰腺炎患者。
4. >10年的糖尿病病史，风险增加50%。
5. 男性及绝经期后的女性。
6. 家族中有多位直系亲属50岁以前患病者。
7. 某些遗传综合征患者。Pentz-Jeghers综合征、家族性非典型多痣及黑素瘤综合征。

二、临床表现

1. 腹痛　是首发症状。常为持续、进行性加剧的中上腹痛

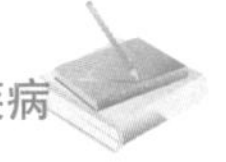

或持续腰背部剧痛。仰卧加剧，蹲位可使腹痛减轻。

2. 消化不良　大多数患者有食欲缺乏、消化不良、粪便恶臭、脂肪泻。

3. 黄疸　约90%患者病程中出现黄疸。

4. 焦虑及抑郁　腹痛、消化不良、失眠导致患者个性改变、焦虑及抑郁。

5. 消瘦　肿瘤消耗、消化吸收功能不良，晚期常呈恶病质状态。

6. 症状性糖尿病　新发糖尿病常是本病的早期征象。

7. 其他症状　腹胀、呕吐；上消化道出血；持续或间歇性低热；游走性血栓性静脉炎或动脉血栓形成。

三、辅助检查

1. 实验室检查

（1）血清胆红素升高，以结合胆红素为主，重度黄疸时尿胆红素阳性，尿胆原阴性，粪便可呈灰白色，粪胆原减少或消失。

（2）并发胰腺炎时，血清淀粉酶和脂肪酶可升高。

（3）葡萄糖耐量异常或有高血糖和糖尿。

（4）吸收不良时粪中可见脂肪滴。

主治语录：胰腺癌患者CA19-9常升高。

2. 影像学检查

（1）CT：可显示>2cm的胰腺癌，多呈低密度肿块。

（2）腹部超声：发现多已晚期。

（3）超声内镜：可以探测到直径约5mm的小肿瘤，呈局限性低回声区。

（4）ERCP：能直接观察十二指肠壁和壶腹部有无癌肿

浸润。

（5）MRCP：效果基本与ERCP相同。

（6）选择性动脉造影：显示胰腺肿块和血管推压移位征象。

3. 组织病理学和细胞学检查　在超声内镜、经腹壁超声或CT定位和引导下，或在剖腹探查中用细针穿刺，做多处细胞学或活体组织检查，确诊率高。

四、诊断和鉴别诊断

1. 诊断　早期诊断困难，影像学发现胰腺癌征象时，疾病已属晚期，绝大多数已丧失手术的时机。因此，对40岁以上近期出现下列临床表现时表现者应进行检查及随访。

（1）持续性上腹不适，进餐后加重伴食欲下降。

（2）不能解释的进行性消瘦。

（3）新发糖尿病或糖尿病突然加重。

（4）多发性深静脉血栓或游走性静脉炎。

（5）有胰腺癌家族史、大量吸烟、慢性胰腺炎者。

2. 鉴别诊断　应与慢性胰腺炎、壶腹癌、胆总管癌等相鉴别。

五、治疗

1. 外科治疗　胰十二指肠切除术（Whipple手术）是治疗胰腺癌最常用的根治手术。

2. 内科治疗　晚期或手术前后病例均可进行化疗、放疗和各种对症支持治疗。单药治疗包括吉西他滨、氟尿嘧啶等；靶向药物治疗，如贝伐珠单抗、西妥昔单抗等。

主治语录：吉西他滨被已发生转移的胰腺癌患者视为一线治疗药物，联合化疗优于单药化疗。

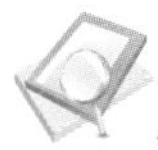

历年真题

1. 胰腺癌的首发症状常为
   A. 体重减轻
   B. 黄疸
   C. 腹痛
   D. 食欲减退
   E. 腹胀
2. 关于胰腺癌腹痛错误的是
   A. 位于中上腹深处
   B. 常为持续性进行性加剧的钝痛或钻痛
   C. 夜间和/或仰卧与脊柱伸展时加重
   D. 弯腰坐位或蜷膝侧卧位可使腹痛加剧
   E. 腹痛剧烈者常有持续腰背部剧痛
3. 胰腺癌的好发部位是
   A. 胰体部
   B. 胰头部
   C. 胰尾部
   D. 整个胰腺
   E. 胰体尾交界处

参考答案：1. C　2. D　3. B

第二十二章　腹　　痛

核心问题

1. 腹痛的临床表现。
2. 腹痛的辅助检查和治疗。

内容精要

急性腹痛起病急、病情重、变化快，轻者可呈自限过程，重者可危及生命。慢性腹痛起病慢、可反复发作，病因不明者，病程可迁延。

一、病因

1. 急性炎症　急性胃肠炎、急性胆囊炎、急性阑尾炎、急性胰腺炎、急性肾盂肾炎等。

2. 慢性炎症　慢性胃炎、慢性胆囊炎及胆道感染、慢性胰腺炎、慢性膀胱炎等。

3. 溃疡　消化性溃疡，小肠、大肠溃疡等。

4. 穿孔　胃、肠、胆囊穿孔。

5. 脏器阻塞或扭转　胆道结石、泌尿系统结石、肠梗阻、幽门梗阻、肠套叠、胆道蛔虫病等。

6. 肝脾大　肝淤血、肝炎、肝脓肿、肝癌、脾脓肿、脾肿瘤。

7. 脏器破裂出血　肝、脾、异位妊娠、卵巢破裂等。

8. 腹部以外疾病　胸部疾病、盆腔疾病、代谢障碍性疾病等。

二、临床表现

1. 腹痛部位　多为病变脏器所在位置。弥漫性或部位不定的腹痛多见于急性弥漫性腹膜炎、机械性肠梗阻、急性出血坏死性肠炎、血卟啉病、铅中毒、腹型过敏性紫癜等。

2. 腹痛程度和性质

(1) 中上腹持续性隐痛多为慢性胃炎或胃、十二指肠溃疡。

(2) 胆石症或泌尿系统结石常为阵发性绞痛，疼痛剧烈。

(3) 上腹部持续性钝痛或刀割样疼痛呈阵发性加剧多为急性胰腺炎。

(4) 突发的中上腹剧烈刀割样痛或烧灼样痛，多为胃、十二指肠溃疡穿孔。

(5) 阵发性剑突下钻顶样疼痛是胆道蛔虫病的典型表现。

3. 诱发与缓解因素

(1) 急性胃肠炎常有不洁饮食史。

(2) 胆囊炎或胆石症常有进食油腻食物史。

(3) 急性胰腺炎常有酗酒或暴饮暴食史。

(4) 腹部受暴力作用引起的剧痛并有休克者，多由肝、脾破裂所致。

(5) 呕吐后可缓解的上腹痛多由胃十二指肠病变引起。

4. 发作时间

(1) 周期性、节律性上腹痛见于胃、十二指肠溃疡。

(2) 餐后痛可能由消化不良、胆胰疾病或胃部肿瘤所致。

(3) 子宫内膜异位症所致腹痛多与月经周期相关。

5. 与体位的关系

（1）胃食管反流病患者烧灼痛在卧位或前倾位时明显，而直立时减轻。

（2）胰腺疾病患者仰卧位时疼痛明显，而前倾位或俯卧位时减轻。

6. 伴随症状

（1）腹痛伴发热、寒战：提示有炎症存在，见于急性胆囊炎、急性梗阻性化脓性胆管炎、肝脓肿等。

（2）腹痛伴黄疸：多与肝胆胰疾病有关。

（3）腹痛伴休克：可能是由腹腔脏器破裂（如肝、脾或异位妊娠破裂）所致。

（4）腹痛伴呕吐：提示食管、胃肠疾病，呕吐量大时提示胃肠道梗阻。

（5）腹痛伴反酸、嗳气：提示消化性溃疡、胃炎或消化不良。

（6）腹痛伴腹泻：提示肠道炎症、溃疡或肿瘤等。

（7）腹痛伴血便：可能为肠套叠、缺血性肠病等。

（8）腹痛伴血尿：可能为泌尿系统疾病（如结石）所致。

7. 腹痛常见体征见表 4-22-1。

表 4-22-1　腹痛患者常见体征

名　称	体　　征	常见疾病
Murphy 征	吸气时右上腹胆囊点压痛	急性胆囊炎
McBurney 征	脐与右侧髂前上棘中、外 1/3 交界处压痛及反跳痛	急性阑尾炎
Cullen 征	脐周围或下腹壁皮肤紫蓝色瘀斑为腹腔内大出血的征象	腹膜后出血 急性出血坏死性胰腺炎 腹主动脉瘤破裂

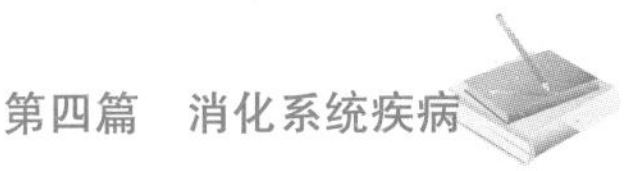

续　表

名　称	体　　征	常见疾病
Grey-Turner 征	胁腹部皮肤紫蓝色瘀斑，为血液自腹膜后间隙渗到侧腹壁的皮下	腹膜后出血 急性出血坏死性胰腺炎 腹主动脉瘤破裂

三、辅助检查

1. 实验室检查

（1）血常规：血白细胞总数增多及中性粒细胞比例升高提示存在炎症；嗜酸性粒细胞增多应考虑腹型过敏性紫癜、寄生虫感染或嗜酸性粒细胞性胃肠炎。

（2）尿常规和其他尿液检查：菌尿和脓尿提示泌尿系统感染；血尿提示泌尿系统结石、肿瘤或外伤；血红蛋白尿提示急性溶血；尿糖和尿酮体阳性提示糖尿病酮症；胆红素尿提示梗阻性黄疸。

（3）粪便常规和隐血试验。

（4）血生化：血清淀粉酶和脂肪酶高于正常上限 3 倍提示胰腺炎。

（5）肿瘤标志物：血清甲胎蛋白（AFP）和癌胚抗原（CEA）等肿瘤标志物升高应怀疑肿瘤可能。

（6）诊断学穿刺：腹痛诊断不明确且伴有腹水时，应行腹腔穿刺检查。

2. 影像学检查

（1）X 线：膈下游离气体有助于诊断胃肠穿孔；肠腔积气、扩张和多个液平面有助于诊断肠梗阻。

（2）超声：有助于发现胆道结石、胆管扩张、肝胆胰脾大。

（3）CT 和 MRI：对腹腔内实质脏器的外伤、炎症、脓肿、血管性疾病、肿瘤等有较高诊断价值。

（4）内镜：内镜逆行胰胆管造影（ERCP）和超声内镜（EUS）检查有助于胆道和胰腺疾病的诊断；膀胱镜可用于诊断膀胱炎症、结石或肿瘤。

3. 其他检查

（1）心电图检查有助于鉴别心绞痛、心肌梗死引起的腹痛。

（2）脑电图检查可用于诊断腹型癫痫。

（3）血管造影可用于诊断肠系膜上静脉血栓形成等内脏血管病变。

4. 手术探查　在急性腹痛病因不明、保守治疗无效、病情转危的紧急情况下，为挽救生命应考虑手术探查。

四、治疗

1. 气道维护、呼吸和循环维护　吸氧、静脉输液补充有效血容量，纠正水、电解质和酸碱平衡紊乱等。

2. 胃肠减压　适宜于胃肠梗阻者。

3. 镇痛药　小剂量的吗啡（5mg 或 0.1mg/kg）能缓解患者腹痛，减少其烦躁，放松腹肌，有助于发现腹部阳性体征，不会延误临床诊断或影响手术决定，是安全和人道的。

4. 灌肠和泻药　未能排除肠坏死，肠穿孔等情况下，不易使用。

5. 抗生素　有明确感染病灶时，应予以抗生素。

6. 手术探查。

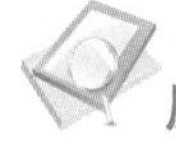

历年真题

以下关于急腹症手术适应证的描述恰当的是

A. 急性胰腺炎，血淀粉酶不高者不考虑手术

B. 消化道穿孔不是剖腹手术的绝对适应证
C. 肠梗阻只有明确诊断绞窄时才可以手术
D. 粘连性肠梗阻不需要手术治疗
E. 先有发热的急性腹痛，一般是外科急腹症，均应考虑手术

参考答案：B

第二十三章　慢性腹泻

核心问题

1. 掌握慢性腹泻的腹泻类型和临床表现。
2. 了解该病的诊断和鉴别诊断及治疗方法。

内容精要

腹泻指排便次数增加（>3 次/天），排便量增加，粪质稀薄（含水量大）。急慢性腹泻的分界是 4 周。

一、腹泻类型

1. 渗透性腹泻　常见于服入难以吸收的食物、食物不耐受及黏膜转运机制障碍导致的高渗性腹泻。

主治语录：渗透性腹泻禁食会好转。

2. 分泌性腹泻

（1）每天排便量>1L（可多达 10L）。

（2）粪便为水样，无脓血。

（3）粪便的 pH 多为中性或碱性。

（4）禁食 48 小时后腹泻仍持续存在，排便量每天仍>500ml。

3. 渗出性腹泻

（1）感染性：多见于细菌、病毒、寄生虫、真菌等的病原体感染引起。

（2）非感染性：多见于自身免疫性疾病、炎症性肠病、肿瘤、放疗、营养不良等导致肠黏膜坏死、渗出。

（3）特点：粪便含有渗出液或血液成分，甚至血液。

4. 动力异常性腹泻　肠道蠕动过快。便急、粪便不成形或水样便，粪便不带渗出物和血液，往往伴有肠鸣音亢进或腹痛。

二、诊断

1. 实验室检查　粪便检查；血液检查；小肠吸收功能试验。

2. 影像及内镜检查

（1）超声：了解有无肝胆胰疾病。

（2）X线：有助于观察胃肠道肠壁、肠腔形态，发现胃肠道肿瘤、评估胃肠运动等。

（3）内镜：对上消化道、结肠肿瘤和炎症等病变引起的慢性腹泻具有重要诊断价值。

三、鉴别诊断

小肠性腹泻与结肠性腹泻的鉴别要点见表4-23-1。

表4-23-1　小肠性腹泻与结肠性腹泻的鉴别要点

	小肠性腹泻	结肠性腹泻
腹痛	脐周	下腹部或左下腹
粪便	常量多，多为稀便，可含脂肪，黏液少见，味臭	量少，肉眼可见脓、血，有黏液
排便次数	2~10次/天	次数可以更多
里急后重	无	可有
体重减轻	常见	可见

四、治疗

1. 针对病因治疗。

2. 对症治疗

（1）纠正腹泻所引起的水、电解质紊乱和酸碱平衡失调。

（2）对严重营养不良者，应给予肠内或肠外营养支持治疗，可补充谷胺酰胺辅助治疗；酌情选用止泻药。

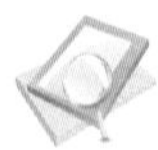

历年真题

1. 渗透性腹泻主要由哪类物质吸收不良引起
   A. 脂肪类
   B. 糖类
   C. 蛋白质类
   D. 氨基酸类
   E. 维生素类
2. 渗出性腹泻的特点正确的是
   A. 粪便呈水样
   B. 粪便呈糊状
   C. 粪便含有渗出液和血
   D. 粪便为乳糜样
   E. 粪便含有大量脂肪滴

参考答案：1. B　2. C

第二十四章　便　　秘

核心问题

1. 便秘的病因和临床表现。
2. 便秘的治疗。

内容精要

便秘是指排便次数减少、粪便干硬和排便困难。排便次数减少指每周排便少于3次。

一、病因

1. 结肠肛门疾病　先天性疾病，如先天性巨结肠；肠腔狭窄，如炎症性肠病、外伤后期及肠吻合术后的狭窄、肿瘤及其转移所致肠狭窄；肛管及肛周疾病，如肛裂、痔等。

2. 肠外疾病　神经与精神疾病，如脑梗死、脑萎缩、截瘫、抑郁症、厌食症等；内分泌与代谢病，如甲状腺功能减退、糖尿病、铅中毒、维生素缺乏；盆腔疾病，如子宫内膜异位症等。

3. 不良生活习惯　食量过少、食物精细、食物热量过高；运动少、久坐、卧床，使肠动力减弱；不良排便习惯。

4. 社会与心理因素　人际关系紧张、家庭不和睦；生活规律改变，如外出旅游、住院。

二、临床表现

1. 每周排便少于3次，排便困难，每次排便时间长，排出粪便干结如羊粪且数量少，排便后仍有粪便未排尽的感觉，可有下腹胀痛，食欲减退，疲乏无力，头晕、烦躁、焦虑、失眠等症状。

2. 常可在左下腹乙状结肠部位触及条索状物。

三、诊断

1. 内镜　对于体重减轻、直肠出血或贫血的便秘患者应做结肠镜检查。

2. 胃肠道X线　钡剂在12～18小时内可达结肠脾区，24～72小时内应全部从结肠排出，便秘时可有排空延迟。

3. 结肠传输试验　有助于评估便秘是慢传输型还是出口梗阻型。

4. 排粪造影　通过钡剂灌肠，了解肛门、直肠、盆底在排便时动静态变化。

5. 肛管直肠压力测定　检查肛门内外括约肌、盆底、直肠功能及协调情况，对分辨出口梗阻型便秘的类型提供帮助。

6. 肛门肌电图检查　能帮助明确便秘是否为肌源性。

四、治疗

1. 器质性便秘　针对病因治疗，可临时选用泻药，缓解便秘症状。

2. 功能性便秘

(1) 患者教育：增加膳食纤维和多饮水，养成定时排便习惯，增加体能运动，避免滥用泻药等。膳食纤维的补充是功能性便秘首选的治疗方法。

（2）药物治疗

1）泻药：①一般分为刺激性泻药（如大黄、番泻叶、酚酞、蓖麻油），盐性泻药（如硫酸镁），渗透性泻药（如甘露醇、乳果糖），膨胀性泻药（如麸皮、甲基纤维素、聚乙二醇、琼脂等），润滑性泻药（如液状石蜡、甘油）。②急性便秘可选择盐类泻药、刺激性泻药及润滑性泻药，但用药时间不超过1周。③慢性便秘以膨胀性泻药为宜，不宜长期服用刺激性泻药。④对粪便嵌塞者，可予以盐水或肥皂水灌肠。

2）促动力药：莫沙必利和伊托必利。

3）调节肠道菌群：补充有效菌群发酵糖产生大量有机酸。

3. 生物反馈疗法　“意会”在排便时如何放松盆底肌，同时增加腹内压实现排便的疗法。

4. 清洁灌肠　对于粪便嵌塞可采用栓剂（甘油栓）或清洁灌肠。

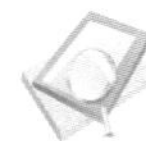

历年真题

患者，男性，43岁。便秘4个月。初步诊断为继发性便秘，最不可能的原因是

A. 食物缺乏纤维素

B. 工作紧张

C. 进食过多

D. 肠易激综合征

E. 痔疮

参考答案：C

第二十五章　消化道出血

核心问题

1. 上、下消化道大量出血的临床表现、诊断和鉴别诊断。

2. 上、下消化道大量出血的治疗。

内容精要

按照出血部位可分为上、中、下消化道出血。临床表现为呕血、黑粪或血便等。

一、部位与病因

1. 上消化道出血（UGIB）　十二指肠悬韧带以近的消化道，包括食管、胃、十二指肠、胆管和胰管等病变引起的出血。常见病因为消化性溃疡、食管-胃底静脉曲张破裂、急性糜烂出血性胃炎和上消化道肿瘤。

2. 中消化道出血（MGIB）　十二指肠悬韧带至回盲部之间的小肠出血。包括小肠血管畸形、小肠憩室、钩虫感染、克罗恩病等。

3. 下消化道出血（LGIB）　为回盲部以远的结直肠出血。痔、肛裂是最常见的原因，其他常见的病因有肠息肉、结肠癌、静脉曲张等。

4. 全身性疾病　过敏性紫癜、血友病、尿毒症等。

二、临床表现

1. 呕血　为 UGIB 的特征性表现。多为咖啡渣样，出血多时可有鲜血和血块；幽门以上出血或出血迅速、大量才发生呕血。

2. 黑便　呈柏油样，黏稠而发亮。

3. 便血　UGIB 出血量>1000ml，可有便血，粪便呈暗红色血便，甚至鲜血。

4. 失血性周围循环衰竭　头晕、心悸、乏力，突然起立发生晕厥、肢体冷感、心率加快、血压偏低等。严重者呈休克状态。

5. 贫血　急性出血患者为正细胞正色素性贫血；慢性失血则呈小细胞低色素性贫血。

6. 发热与氮质血症。

三、辅助检查

1. 血常规　发病 3~4 小时后才能出现贫血，24 小时内网织红增多，出血停止后逐渐降至正常。

2. 肾功能　一般出血后数小时血尿素氮开始上升，24~48 小时达高峰，大多不超出 14.3mmol/L（40mg/dl），3~4 天后降至正常。

四、诊断

1. 确定消化道出血　呕血、黑便、血便和失血性周围循环衰竭。

2. 出血程度的评估和周围循环状态的判断

（1）粪便隐血阳性：每天消化道出血>5ml。

（2）黑便：每天出血量>50ml。

（3）呕血：胃内积血量>250ml。

（4）头晕、心悸、乏力：出血量>400ml。

（5）周围循环衰竭：出血量>1000ml。

主治语录：根据血红蛋白减少程度也可估计。

3. 判断出血是否停止　下列情况应考虑有消化道活动出血。

（1）反复呕血，或黑便（血便）次数增多，肠鸣音活跃。

（2）周围循环状态经充分补液及输血后未见明显改善，或虽暂时好转而又恶化。

（3）血红蛋白浓度、红细胞计数与血细胞比容继续下降。

（4）补液与尿量足够的情况下，血尿素氮持续或再次升高。

4. 判断出血部位

（1）病史与体检。

（2）胃镜和结肠镜：诊断 UGIB 和 LGIB 病因、部位和出血情况的首选。

（3）胶囊内镜及小肠镜：胶囊内镜是诊断 MGIB 的一线检查方法。

（4）影像学：当内镜未能发现病灶、估计有消化道动脉性出血时，可行选择性血管造影，若见造影剂外溢，则是消化道出血最可靠的征象，可立即予以经导管栓塞止血。

五、治疗

1. 一般急救措施　卧位，保持呼吸道通畅，必要时吸氧，活动性出血期间禁食，严密监测患者生命体征。

2. 积极补充血容量　立即查血型和配血，在配血过程中，可先输平衡液或葡萄糖盐水甚至胶体扩容剂。输血量以使血红蛋白达到 70g/L 左右为宜。

3. 止血措施

（1）UGIB

1）抑制胃酸分泌：常用 PPI 或 H_2 受体阻断药。

2）内镜治疗：内镜止血方法包括注射药物、热凝止血及机械止血。

3）介入治疗、手术治疗。

（2）MGIB

1）缩血管药物：常用生长抑素或奥曲肽，通过其收缩内脏血管的作用而止血。

2）糖皮质激素及5-氨基水杨酸类：用于克罗恩病引起的小肠溃疡出血。

3）其他：内镜治疗、血管介入、手术。

（3）LGIB

1）痔疮，可予以直肠栓剂抗感染治疗、注射硬化剂及结扎疗法。

2）息肉，内镜下切除。

3）重型溃疡性结肠炎，凝血酶保留灌肠有助于直乙结肠止血。

4）各种肿瘤，手术切除。

5）经药物、内镜及介入治疗仍出血不止，危及生命，无论出血病变是否确诊，均有手术指征。

历年真题

1. 上消化道出血最常见的病因是
   A. 食管－胃底静脉曲张破裂出血
   B. 食管贲门黏膜撕裂综合征
   C. 急性胃黏膜损害
   D. 胃癌
   E. 消化性溃疡

2. 呕血多呈咖啡渣样是因为
   A. 血液与食物混合所致
   B. 血液经胃酸作用形成正铁血

红素所致
C. 血液经胃酸作用形成硫化铁所致
D. 血液经胃酸作用形成硫酸亚铁所致
E. 血液自身氧化所致

3. 胃内潴血量达到多少可引起呕血
A. >400ml
B. >100ml
C. >250ml
D. >200ml
E. >150ml

参考答案：1. E　2. B　3. C

第五篇　泌尿系统疾病

第一章　总　　论

核心问题

1. 肾脏的主要结构与功能，肾脏疾病的临床表现。

2. 常见肾功能检查方法，肾脏病的诊断方法及防治原则。

内容精要

泌尿系统由肾脏、输尿管、膀胱、尿道及相关的血管、神经等组成。其主要功能包括滤过、重吸收和排泄、内分泌功能。

一、肾脏的解剖结构

1. 人体有两个肾脏，左、右各一个，形似蚕豆，为第 12 胸椎至第 3 腰椎的位置。

2. 肾单位是肾脏最基本的结构和功能单位。

二、肾脏的生理功能

排泄代谢产物，调节水、电解质和酸碱平衡，维持机体内环境稳定及内分泌功能。

三、肾脏疾病的临床表现

1. 血尿

（1）尿色肉眼观察无异常，新鲜尿离心沉渣检查每高倍视野红细胞超过 3 个，称为镜下血尿。

（2）尿外观表现为尿色加深、尿色发红或呈洗肉水样，称为肉眼血尿。

2. 蛋白尿　尿蛋白定性试验阳性或尿蛋白定量超过 150mg/d，称为蛋白尿。

3. 水肿　肾性水肿多出现在组织疏松部位，如眼睑；身体下垂部位，如足踝和胫前部位。

主治语录：水肿多从颜面开始。

4. 高血压　水钠潴留是肾实质性高血压最主要的发病机制。

四、常用辅助检查

1. 尿液检查

（1）尿常规检查：包括尿液外观、理化检查、尿沉渣检查、生化检查。

（2）尿沉渣相差显微镜检查

1）红细胞形态发生改变，棘形红细胞>5%或尿中红细胞以变异型红细胞为主，可判断为肾小球源性血尿。

2）尿中出现红细胞管型，可帮助判断为肾小球源性血尿。

（3）尿蛋白检测　24 小时尿蛋白定量>150mg 可诊断为蛋白尿，>3.5g 为大量蛋白尿。

2. 肾功能检查　血清肌酐浓度检测；肾小球滤过率；内生肌酐清除率等。

3. 影像学检查　包括超声、静脉尿路造影、CT、MRI、肾血管造影、放射性核素检查等。

4. 肾穿刺活检。

五、肾脏疾病常见综合征

1. 肾病综合征　表现为大量尿蛋白（>3.5g/d）；低清蛋白血症（<30g/L）；水肿；高脂血症。

2. 肾炎综合征　以肾小球源性血尿为主要特征，常伴有蛋白尿。可有水肿、高血压和/或肾功能损害。

3. 无症状性血尿和/或蛋白尿　常见于多种原发性肾小球疾病（如肾小球轻微病变、IgA 肾病等）和肾小管间质病变。

4. 急性肾损伤（AKI）　各种原因引起的血肌酐在 48 小时内绝对值升高≥26.5μm/L 或已知或推测在 7 天内较基础值升高≥50%或尿量<0.5m/(kg·h)，持续超过 6 小时。

5. 慢性肾脏病（CKD）　肾脏结构或功能障碍［肾小球滤过率<60ml/(min·1.73m^2)］，时间>3 个月。

六、诊断

肾脏疾病的诊断应尽可能作出病因诊断、病理诊断、功能诊断和并发症诊断，以确切反映疾病的性质和程度，为选择治疗方案和判定预后提供依据。

七、肾脏疾病防治原则

1. 一般治疗　避免过度劳累，去除感染等诱因，采取健康的生活方式（如戒烟、限制饮酒等）。

2. 免疫抑制治疗　肾脏疾病尤其是免疫介导的原发性和继发性肾小球疾病，如狼疮肾炎和系统性血管炎等。

3. 针对非免疫发病机制的治疗　血管紧张素转换酶抑制药

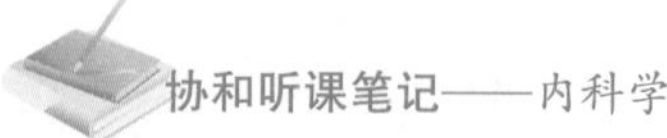

（ACEI）或血管紧张素Ⅱ受体阻断药（ARB）。

4. 并发症的防治　心脑血管疾病，是慢性肾脏病的重要死亡原因。

5. 肾脏替代治疗　当患者发生严重的 AKI 或发展至终末期肾病阶段，必须依靠肾脏替代治疗来维持内环境的稳定。

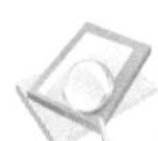

历年真题

1. 在肾脏近球旁器产生的主要内分泌激素有
   A. 促红细胞生成素
   B. 肾素
   C. 血管紧张素Ⅱ
   D. 醛固酮
   E. 雄激素
2. 蛋白尿的定义是 24 小时尿蛋白超过
   A. 150mg
   B. 100mg
   C. 200mg
   D. 250mg
   E. 300mg

参考答案：1. B　2. A

第二章　原发性肾小球疾病

核心问题

1. 原发性肾小球疾病的现行分类方法。

2. IgA 肾病的临床表现、诊断和治疗原则。

3. 肾病综合征的临床表现、诊断及鉴别诊断和治疗原则。

4. 急性、慢性肾小球肾炎的典型临床表现、诊断、鉴别诊断及治疗原则。

内容精要

肾小球疾病是一组以血尿、蛋白尿、水肿、高血压、肾功能损害等为主要临床表现的常见疾病。根据病因可分为原发性、继发性和遗传性三大类。原发性肾小球疾病又根据临床类型可分为急性肾小球肾炎、急进性肾小球肾炎、慢性肾小球肾炎、无症状性血尿和/或蛋白尿和肾病综合征。

第一节　肾小球疾病概述

一、原发性肾小球疾病的分类

（一）临床分类

1. 急性肾小球肾炎。

2. 急进性肾小球肾炎。
3. 慢性肾小球肾炎。
4. 无症状性血尿和/或蛋白尿。
5. 肾病综合征。

（二）病理分型

1. 肾小球轻微病变　包括微小病变型肾病（MCD）。

2. 局灶节段性肾小球病变　包括局灶节段性肾小球硬化（FSGS）和局灶性肾小球肾炎。

3. 弥漫性肾小球肾炎　膜性肾病（MN）；增生性肾炎；硬化性肾小球肾炎。

4. 未分类的肾小球肾炎。

主治语录：临床分型和病理分型没有固定的对应关系，确定病理类型必须肾穿。

二、发病机制

原发性肾小球疾病的发病机制尚未完全明确。多数肾小球疾病是免疫介导性炎症疾病。

1. 免疫反应　包括体液免疫和细胞免疫。体液免疫如循环免疫复合物、原位免疫复合物以及自身抗体在肾小球疾病发病机制中的作用已得到公认；细胞免疫在某些类型肾小球疾病中的作用也得到了重视。

2. 炎症反应　炎症介导系统可分成炎症细胞和炎症介质两大类，炎症细胞可产生炎症介质，炎症介质又可趋化、激活炎症细胞，各种炎症介质间又相互促进或制约。

3. 非免疫因素　主要包括肾小球毛细血管内高压力、蛋白尿、高脂血症等。

三、临床表现

（一）蛋白尿

当尿蛋白超过150mg/d，尿蛋白定性阳性，称为蛋白尿。若尿蛋白量>3. 5g/d，则称为大量蛋白尿。

（二）血尿

1. 尿离心后尿沉渣镜检每高倍视野红细胞超过3个为显微镜下血尿，1L尿中含1ml血即呈现肉眼血尿。

2. 如下检查可区分血尿来源

（1）新鲜尿沉渣相差显微镜检查：变形红细胞比例超过80%考虑为肾小球源性，均一形态正常红细胞为主考虑为非肾小球源性。

（2）尿红细胞容积分布曲线：肾小球源性血尿为非对称曲线，其峰值红细胞容积小于静脉峰值红细胞容积；非肾小球源性血尿常呈对称性曲线，其峰值红细胞容积大于静脉峰值红细胞容积。

主治语录：混合性血尿同时具有非对称曲线和对称性曲线两种曲线特征，呈双峰。

（三）水肿

1. 肾性水肿　基本病理生理改变为水、钠潴留。

2. 肾病性水肿　长期大量蛋白尿导致血浆胶体渗透压降低，液体渗入组织所致水肿；有效血容量减少，肾素-血管紧张素-醛固酮系统激活，抗利尿激素分泌增多，加重水钠潴留，加重水肿。

3. 肾炎性水肿　肾小球滤过率下降，肾小管重吸收功能基本正常造成“球-管失衡”和肾小球滤过分数下降，导致水钠潴留；血容量常为扩张，RAS 抑制，ADH 分泌减少，因毛细血管通透性增高，高血压等因素使水肿持续和加重。

（四）高血压

1. 肾小球病常伴高血压，持续存在的高血压会加速肾功能恶化。

2. 发生机制　为水钠潴留，使血容量增加，引起容量依赖性高血压；肾实质损害后，肾内降压物质分泌减少，肾内激肽释放酶-激肽生成减少，前列腺素生成减少，也是高血压原因之一。肾小球所致高血压多为容量依赖型，少数为肾素依赖型。但经常混合存在，难以截然分开。

（五）肾功能损害

1. 急进性肾小球肾炎常导致急性肾衰，部分急性肾小球肾炎患者有一过性肾功能损害。

2. 慢性肾小球肾炎及蛋白尿控制不好的肾病综合征患者随病程进展至晚期常发展为慢性肾衰竭。

第二节　急性肾小球肾炎

一、病因和发病机制

1. 主要为乙型溶血性链球菌感染所致，如扁桃体炎、猩红热等。

2. 由感染诱发的免疫反应引起；形成循环免疫复合物沉积于肾小球，或抗原种植于肾小球后再结合循环中抗体。

二、病理表现

1. 光镜　肾小球体积增大，内皮细胞和系膜细胞增生，可伴中性粒细胞和单核细胞浸润，压迫毛细血管袢导致狭窄或闭塞。

2. 免疫病理　IgG 和 C3 颗粒状沿肾小球毛细血管壁和/或系膜区沉积。

3. 电镜　肾小球上皮细胞下有驼峰状电子致密物沉积。

三、临床表现

1. 多见于儿童，常有前驱感染。

主治语录：潜伏期 2 周左右，皮肤感染潜伏期较上感长。

2. 临床均有肾小球源性血尿，约 30%为肉眼血尿。

3. 肾炎型水肿，典型为晨起眼睑水肿。

4. 可伴轻、中度蛋白尿。

5. 一过性高血压。

四、诊断

链球菌感染后 1~3 周发生急性肾炎综合征，伴血清 C3 一过性下降，可临床诊断急性肾炎。

五、鉴别诊断

1. 其他病原体感染后的急性肾炎　症状轻、一般没有补体降低。

2. 膜增生性肾小球肾炎（MPGN）　临床上常伴肾病综合征，50%~70%患者有持续性低补体血症，8 周内不恢复。

3. IgA 肾病　部分患者有前驱感染，通常在感染后数小时至数天内出现肉眼血尿，部分患者血清 IgA 升高，血清 C3 一般正常，病情无自愈倾向。

六、治疗

1. 支持及对症治疗为主。

2. 急性期卧床休息，静待肉眼血尿消失、水肿消退及血压恢复正常。

3. 同时限盐、利尿消肿以降血压和预防心脑血管并发症的发生。

4. 反复发作慢性扁桃体炎，病情稳定后可考虑扁桃体切除。

七、预后

本病为自限性疾病，多数患者预后良好。

第三节　急进性肾小球肾炎

一、病因和发病机制

1. 约 50%RPGN 患者有前驱上呼吸道感染病史。

2. 根据免疫病理分为 3 型

(1) Ⅰ型：又称抗肾小球基底膜（GBM）型，因抗 GBM 抗体与 GBM 抗原结合诱发补体活化而致病。

(2) Ⅱ型：又称免疫复合物型，因循环免疫复合物在肾小球沉积或原位免疫复合物形成而致病。

(3) Ⅲ型：为少免疫沉积型，肾小球内无或仅微量免疫球蛋白沉积。多与 ANCA 相关小血管炎相关。

二、病理

肾脏体积常增大。病理类型为新月体肾炎。

三、临床表现

1. 我国以Ⅱ型略为多见。Ⅰ型好发于中青年，Ⅲ型常见于中老年患者。

2. 起病急，早期出现少尿或无尿，肾功能快速进展乃至尿毒症，可伴有不同程度贫血。

四、实验室检查

1. 免疫学检查主要有抗 GBM 抗体阳性（Ⅰ型）和 ANCA 阳性（Ⅲ型）。

2. Ⅱ型患者的血液循环免疫复合物及冷球蛋白可呈阳性，并可伴血清 C3 降低。

五、诊断

急性肾炎综合征伴肾功能急剧恶化均应怀疑本病，并及时肾活检以明确诊断。

六、鉴别诊断

1. 急性肾小管坏死　有明确诱因，实验室检查以肾小管损害为主（尿钠增加、低比重尿及低渗透压尿）。

2. 急性过敏性间质性肾炎　常有用药史，部分患者有药物过敏反应。

3. 原发性肾小球疾病　肾脏病理不一定为新月体肾炎，肾活检可明确诊断。

七、治疗

1. 血浆置换疗法　每天或隔天 1 次，每次置换血浆 2～4L，直到血清自身抗体（如抗 GBM 抗体、ANCA）转阴，一般需

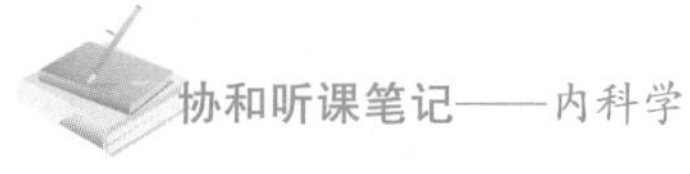

7 次以上。适用于Ⅰ型和Ⅲ型。

主治语录：对于肺出血的患者，首选血浆置换。

2. 甲泼尼龙冲击　该疗法主要适用Ⅱ型、Ⅲ型。

3. 支持对症治疗　凡是达到透析指征者，应及时透析。

第四节　IgA 肾病

一、病因

由于 IgA 肾病免疫荧光检查以 IgA 和 C3 在系膜区的沉积为主，提示本病可能是由于循环中的免疫复合物在肾脏内沉积，激活补体而致肾损害。

二、病理变化

1. 光镜　主要病理特点是肾小球系膜细胞增生和基质增多。各种肾小球肾炎病理表现都能出现。

2. 免疫荧光　系膜区可见颗粒性 IgA 沉积荧光，常伴有 IgG、C3、IgM 等。

3. 电镜　可见系膜区电子致密物呈团块状沉积。

三、临床表现

1. 起病隐匿，常表现为无症状性血尿，伴或不伴蛋白尿。

2. 有些患者有上呼吸道或消化道感染等前驱症状。

3. 肉眼血尿常为无痛性，可伴蛋白尿，多见于儿童和年轻人。

4. 全身症状轻重不一，可表现为全身不适、乏力和肌肉疼痛等。

5. 20%～50%患者有高血压，少数患者可发生恶性高血压。

四、实验室检查

1. 尿液检查可表现为镜下血尿或肉眼血尿，以畸形红细胞为主。

2. 约60%的患者伴有不同程度蛋白尿，有些患者可表现为肾病综合征（>3.5g/d）。

3. 30%~50%患者伴有血IgA增高，但与疾病的严重程度及病程不相关。

4. 血清补体水平多数正常。

五、诊断

年轻患者出现镜下血尿和/或蛋白尿，尤其是与上呼吸道感染有关的血尿，临床上应考虑IgA肾病的可能。本病的确诊有赖于肾活检免疫病理检查。

六、鉴别诊断

1. 急性链球菌感染后肾炎　此病潜伏期较长（7~21天），有自愈倾向，肾活检可资鉴别。

2. 非IgA系膜增生性肾炎　与IgA肾病极为相似，确诊有赖于肾活检。

3. 其他继发性系膜IgA沉积　如紫癜性肾炎、慢性肝病肾损害等，相应的病史及实验室检查可资鉴别。

4. 薄基底膜肾病　临床表现为持续性镜下血尿，多有阳性家族史，肾活检免疫荧光检查IgA阴性，电镜可见肾小球基底膜弥漫变薄。

5. 泌尿系统感染　常有尿频、尿急、尿痛、发热、腰痛等症状，尿培养阳性，而IgA肾病患者反复中段尿细菌培养阴性，抗生素治疗无效。

七、治疗

1. 单纯镜下血尿　一般无特殊治疗，但需要定期监测尿蛋白和肾功能。

2. 反复发作性肉眼血尿　应积极控制感染，选用无肾毒性的抗生素，如青霉素；慢性扁桃体炎反复发作的患者，建议行扁桃体切除。

3. 伴蛋白尿　建议选用 ACEI 或 ARB 治疗并逐渐增加至可耐受的剂量，尽量将尿蛋白控制在<0.5g/d，延缓肾功能进展。

4. 肾病综合征　可选用激素或联合应用细胞毒药物。

5. 急性肾衰竭　应及时给予大剂量激素和细胞毒药物强化治疗；若患者已达到透析指征，应给予透析治疗。

6. 高血压　ACEI 或 ARB 可良好地控制 IgA 肾病患者的血压，减少蛋白尿。

第五节　肾病综合征

一、分类和常见病因

肾病综合征（NS）按病因可分为原发性和继发性两大类。肾病综合征的分类和常见病因见表 5-2-1。

表 5-2-1　肾病综合征的分类和常见病因

分　类	儿　童	青少年	中老年
原发性	微小病变型肾病	系膜增生性肾小球肾炎 微小病变型肾病 局灶节段性肾小球硬化 系膜毛细血管性肾小球肾炎	膜性肾病

续　表

分　类	儿　童	青少年	中老年
继发性	过敏性紫癜肾炎 乙型肝炎病毒相关性肾炎 狼疮肾炎	狼疮肾炎 过敏性紫癜肾炎 乙型肝炎病毒相关性肾炎	糖尿病肾病 肾淀粉样变性 骨髓瘤性肾病 淋巴瘤或实体肿瘤性肾病

二、病理类型和临床特征

1. 微小病变型肾病

（1）光镜下基本正常，近端小管上皮细胞脂肪变性。

（2）免疫荧光无免疫复合物和补体的沉积。

（3）电镜下见广泛肾小球脏层上皮细胞足突融合。

主治语录：有的自发缓解，对激素敏感性高但容易复发。

2. 系膜增生性肾小球肾炎

（1）肾小球系膜细胞和系膜基质弥漫性增生（IgA 肾病、非 IgA 系膜增生性肾小球肾炎）。

（2）病理改变轻的对糖皮质激素和细胞毒药物反应好，病理改变重的疗效不好。

主治语录：患者血清 C3 一般正常。

3. 局灶性节段性肾小球硬化（FSGS）

（1）受累节段硬化，肾小管萎缩，肾间质纤维化。

（2）大量蛋白尿及肾病综合征为其主要临床特点。

4. 膜性肾病（MN）　早期仅于肾小球基底膜上皮侧见少量散在分布的嗜复红小颗粒（Masson 染色）；进而有钉突形成

（嗜银染色），基底膜逐渐增厚。

主治语录：早期（钉突未形成前）糖皮质激素和细胞毒药物可以达到临床缓解。

5. 系膜毛细血管性肾小球肾炎

（1）系膜细胞和系膜基质弥漫重度增生，并可插入到肾小球基底膜（GBM）和内皮细胞之间，使毛细血管袢呈“双轨征”。

（2）几乎都有血尿，高血压、肾功能损害出现早，特征为持续低 C3。

（3）对糖皮质激素和细胞毒药物反应差。

三、并发症

1. 感染　是肾病综合征患者常见并发症；常见感染部位为呼吸道、泌尿道及皮肤等。

2. 血栓和栓塞　由于血液浓缩（有效血容量减少）及高脂血症造成血液黏稠度增加。以肾静脉血栓最为常见。

3. 急性肾损伤　发生多无明显诱因，表现为少尿甚或无尿，扩容利尿无效。

4. 蛋白质及脂肪代谢紊乱。

四、诊断

肾病综合征（NS）的诊断标准。

1. 大量蛋白尿（>3.5g/d）。

2. 低清蛋白血症（血清清蛋白<30g/L）。

3. 水肿。

4. 血脂升高。其中前两项为诊断的必备条件。

五、鉴别诊断

1. 过敏性紫癜肾炎　青少年多见、有典型的皮肤紫癜，常伴关节痛、腹痛及黑便。

2. 狼疮肾炎　以育龄期女性多见，多系统受累，多种自身抗体阳性。

3. 糖尿病肾病　中老年多见，10 年以上的糖尿病病史。

4. 肾淀粉样变　中老年多见，一般累及心、肾、消化道、神经、皮肤；只能通过活检确诊。

5. 骨髓瘤性肾病　中老年男性多见，骨痛、血清单株球蛋白增高、蛋白电泳 M 带及尿本周蛋白阳性、骨髓象示浆细胞增生。

六、治疗

1. 一般治疗

（1）注意休息，但不严格卧床防止静脉血栓。

（2）饮食：给予正常量 0.8～1.0g/（kg · d）的优质蛋白（动物蛋白）；水肿时低盐（<3g/d）。

主治语录：少摄入饱和脂肪酸，即动物脂肪，多摄入不饱和脂肪酸，即植物脂肪。

2. 对症治疗

（1）利尿消肿

1）噻嗪类利尿药：常用氢氯噻嗪，长期服用应防止低钾、低钠血症。

2）袢利尿药：常用呋塞米，应用时谨防低钠血症及低钾低氯性碱中毒。

3）潴钾利尿药：常用醛固酮拮抗剂螺内酯，长期服用需防止高钾血症，对肾功能不全患者应慎用。

4）渗透性利尿药：可选择低分子右旋糖酐等。

5）提高血浆胶体渗透压：血浆或清蛋白等静脉输注。

（2）减少尿蛋白：血管紧张素转换酶抑制药（ACEI）或血管紧张素Ⅱ受体阻断药（ARB），所用剂量一般比常规降压剂量大。

3. 免疫抑制治疗

（1）糖皮质激素：起始足量；缓慢减药；长期维持。

（2）细胞毒药物：这类药物可用于“激素依赖型”或“激素抵抗型”的患者，协同激素治疗。如环磷酰胺。

（3）钙调磷酸酶抑制药：环孢素作为二线药物治疗激素和免疫抑制药无效的难治性肾病综合征；对微小病变有效，其他无效，停药后容易复发。

（4）吗替麦考酚酯：广泛用于肾移植后排斥反应，副作用相对较小。

4. 并发症防治

（1）感染：及时选用对致病菌敏感、强效且无肾毒性的抗生素积极治疗，有明确感染灶者应尽快去除。严重感染难控制时应考虑减少或停用激素，但需视患者具体情况决定。

（2）血栓及栓塞并发症：可给予肝素钠 1875～3750U 皮下注射，每 6 小时 1 次。对已发生血栓、栓塞者应尽早给予尿激酶或链激酶全身或局部溶栓。

（3）急性肾损伤：可采取袢利尿药、血液透析、原发病治疗和碱化尿液。

（4）蛋白质及脂肪代谢紊乱：ACEI 及 ARB 均可减少尿蛋白。降脂药物可选择洛伐他汀等他汀类药物。

第六节　无症状性血尿和/或蛋白尿

一、病理

可见于轻微病变性肾小球肾炎（肾小球中仅有节段性系膜细胞及基质增生）、轻度系膜增生性肾小球肾炎及局灶节段性肾

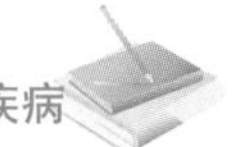

小球肾炎（局灶性肾小球病，病变肾小球内节段性内皮及系膜细胞增生）等病理类型。

二、临床表现

1. 临床多无症状，常因发作性肉眼血尿或体检提示镜下血尿或蛋白尿而发现，无水肿、高血压和肾功能损害。

2. 部分患者可于高热或剧烈运动后出现一过性血尿，短时间内消失。

三、实验室检查

1. 尿液分析可有镜下血尿和/或蛋白尿。

2. 相差显微镜尿红细胞形态检查和/或尿红细胞容积分布曲线测定可判定血尿性质为肾小球源性血尿。

四、诊断

1. 对单纯性血尿患者（仅有血尿而无蛋白尿），需做相差显微镜尿红细胞形态检查和/或尿红细胞容积分布曲线测定，来鉴别血尿来源。依据临床表现、家族史和实验室检查予以鉴别，必要时需依赖肾活检方能确诊。

2. 对无症状单纯蛋白尿者，需做尿蛋白定量和尿蛋白成分分析、尿蛋白电泳以区分蛋白尿性质，必要时应做尿本周蛋白检查及血清蛋白免疫电泳。必要时行肾活检确诊。

五、治疗

1. 对患者进行定期检查和追踪（每 3~6 个月 1 次），监测尿常规、肾功能和血压的变化，女性患者在妊娠前及怀孕期间更需加强监测。

2. 保护肾功能、避免肾损伤。

3. 对伴血尿的蛋白尿患者，或单纯尿蛋白明显增多（尤其>1.0g/d）者，建议考虑使用ACEI/ARB类药物治疗，治疗时需监测血压。

4. 对合并慢性扁桃体炎反复发作，尤其是与血尿、蛋白尿发生密切相关的患者，可待急性期过后行扁桃体切除术。

5. 随访中如出现高血压或肾功能损害，按慢性肾小球肾炎治疗。

6. 可适当用中医药辨证施治，但需避免肾毒性中药。

第七节　慢性肾小球肾炎

一、病因和发病机制

1. 只有很少部分由急性肾炎发展而来，大多数起病就是慢性的。

2. 发病机制　变态反应所导致的肾小球免疫性炎症损伤。

3. 非免疫机制　高血压、大量蛋白尿、高血脂等。

主治语录：肾功能受损后高蛋白饮食可加速肾功能恶化，但正常人高蛋白饮食对肾功能没有影响。

二、病理

1. 早期表现各不相同，系膜增生性肾小球肾炎、系膜毛细血管性肾小球肾炎、膜性肾病、局灶性节段性肾小球硬化等。

2. 晚期都表现为肾小球硬化、肾小管萎缩、肾间质纤维化。

三、临床表现

1. 多见于青壮年、男性多见，起病隐匿。

2. 早期患者可无特殊症状，患者可有乏力、疲倦、腰部疼痛和食欲缺乏。

3. 水肿可有可无，一般不严重。

4. 实验室检查多为轻度尿异常，尿蛋白常在 1~3g/d，尿沉渣镜检红细胞可增多，可见管型。

5. 有的患者可出现恶性高血压。

四、辅助检查

1. 超声检查早期肾脏大小正常，晚期可出现双肾对称性缩小、皮质变薄。

2. 肾脏活体组织检查可表现为原发病的病理改变，对于指导治疗和估计预后具有重要价值。

五、诊断

患者尿检异常（蛋白尿、血尿）、伴或不伴水肿及高血压病史达 3 个月以上，无论有无肾功能损害均应考虑此病，在除外继发性肾小球肾炎及遗传性肾小球肾炎后，临床上可诊断为慢性肾炎。

六、鉴别诊断

1. 继发性肾小球疾病　如狼疮肾炎、过敏性紫癜肾炎、糖尿病肾病等，依据相应的病史、临床表现及特异性实验室检查，一般不难鉴别。

2. Alport 综合征　常起病于青少年，常有家族史（多为 X 连锁显性遗传），患者可有眼、耳、肾异常。

3. 慢性肾盂肾炎　尿沉渣中常有白细胞，尿细菌学检查阳性可资鉴别。

七、治疗

1. 积极控制高血压和减少尿蛋白　力争把血压控制在理想

水平（<130/80mmHg）。尿蛋白争取减少至<1g/d。常用ACEI和ARB。

2. 限制食物中蛋白及磷的入量　根据肾功能的状况给予优质低蛋白饮食［0.6~1.0g/(kg·d)］，同时控制饮食中磷的摄入。在低蛋白饮食2周后可使用必需氨基酸或α-酮酸。

3. 糖皮质激素和细胞毒药物　如果患者肾功能正常或仅轻度受损，病理类型较轻（如轻度系膜增生性肾炎、早期膜性肾病等），而且尿蛋白较多，无禁忌证者可试用。

4. 避免加重肾脏损害的因素　感染、劳累、妊娠及肾毒性药物等均可能损伤肾脏。

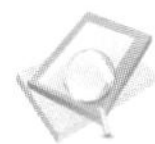

历年真题

1. 引起急性肾小球肾炎最常见的病原体为
   A. 结核分枝杆菌
   B. 金黄色葡萄球菌
   C. 寄生虫
   D. 柯萨奇病毒
   E. 乙型溶血性链球菌
2. 最易发生血栓的肾病综合征病理类型是
   A. 微小病变型肾病
   B. 系膜增生性肾炎（非IgA肾病）
   C. 系膜增生性IgA肾病
   D. 膜性肾病
   E. 局灶节段性肾小球硬化
3. 在原发性肾病综合征中，叙述正确的是
   A. 尿蛋白定量>3.0g/d，血浆清蛋白<35g/L
   B. 常见的病理类型为毛细血管外增生性肾炎
   C. 本病易发生感染、血栓、栓塞等并发症
   D. 高脂血症及水肿为诊断所必需
   E. 对激素无效患者停用激素单用环磷酰胺
4. 关于慢性肾小球肾炎的特征，描述正确的是
   A. 多数是由急性肾炎发展所致
   B. 病理类型多为新月体肾炎
   C. 以不同程度蛋白尿、血尿、高血压、水肿为基本临床表现，最终发展为肾衰竭
   D. 尿检异常达1年以上并出现

肾功能损害才考虑此病

E. 对于蛋白尿患者血压控制的理想水平是 140/90mmHg 以下

参考答案：1. E　2. D　3. C　4. C

第三章　继发性肾病

核心问题

1. 狼疮肾炎的临床表现、诊断和治疗原则。
2. 糖尿病肾炎的发病机制和治疗。
3. 血管炎肾炎的发病机制和治疗。
4. 高尿酸肾炎的病理、临床表现和治疗原则。

内容精要

继发性肾病指肾外疾病，特别是系统性疾病导致的肾损害。本章主要介绍狼疮肾炎、糖尿病肾病、血管炎肾损害和高尿酸肾损害。

第一节　狼 疮 肾 炎

一、发病机制

免疫复合物形成与沉积是引起狼疮肾炎的主要机制。

二、病理

狼疮肾炎病理表现多样，2003 年国际肾脏病协会（ISN）

及肾脏病理学会工作组（RPS）进行了狼疮肾炎的病理分型，见表 5-3-1。

表 5-3-1　狼疮肾炎的病理分型

病理分型	病理表现
Ⅰ型	系膜轻微病变性狼疮肾炎，光镜下正常，免疫荧光可见系膜区免疫复合物沉积
Ⅱ型	系膜增生性狼疮肾炎，系膜细胞增生伴系膜区免疫复合物沉积
Ⅲ型	局灶性狼疮肾炎（累及<50%肾小球）。（A）：活动性病变；（A/C）：活动性伴慢性病变；（C）：慢性病变
Ⅳ型	弥漫性狼疮肾炎（累及≥50%肾小球）。S：节段性病变（累及<50%肾小球毛细血管袢）；G：球性病变（累及≥50%肾小球毛细血管袢）
Ⅴ型	膜性狼疮肾炎，可以合并发生Ⅲ型或Ⅳ型，也可伴有终末期硬化性狼疮肾炎
Ⅵ型	终末期硬化性狼疮肾炎，≥90%肾小球呈球性硬化

三、临床表现

1. 可为无症状性蛋白尿和/或血尿，或表现为高血压、肾病综合征、急性肾炎综合征等。病情可逐渐进展为慢性肾脏病，晚期发生尿毒症。

2. 蛋白尿最为常见，轻重不一。

3. 多数患者有镜下血尿，肉眼血尿主要见于袢坏死和新月体形成的患者。

4. 患者可出现高血压，存在肾血管病变时更常见，甚至发生恶性高血压。

主治语录：大量蛋白尿乃至肾病综合征可见于弥漫增生性和/或膜性狼疮肾炎。

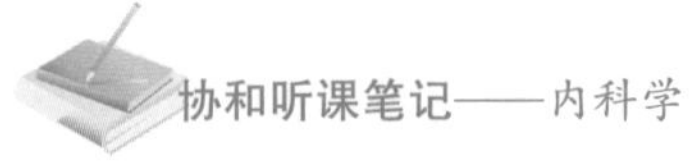

四、辅助检查

1. 尿蛋白和尿红细胞的变化、补体水平、某些自身抗体滴度与狼疮肾炎的活动和缓解密切相关。

2. 肾活检病理改变及狼疮活跃程度对狼疮肾炎的诊断、治疗和判断预后有较大价值。

五、诊断

在 SLE 基础上，有肾脏损害表现，如持续性蛋白尿（>0.5g/d，或>+++）、血尿或管型尿（可为红细胞或颗粒管型等），则可诊断为狼疮肾炎。

六、治疗

1. 病理表现为Ⅰ型或Ⅱ型者

（1）尿蛋白<3g/d，根据肾外表现决定糖皮质激素和免疫抑制药治疗。

（2）尿蛋白>3g/d，糖皮质激素或钙调磷酸酶抑制药治疗，同微小病变肾病。

2. 增生性狼疮肾炎

（1）无临床和严重组织学病变活动的Ⅲ型患者，可给予对症治疗或小剂量糖皮质激素和/或环磷酰胺。

（2）弥漫增殖性（Ⅳ型）和严重局灶增殖性（Ⅲ型）狼疮肾炎则应给予积极的免疫抑制药治疗。

3. 膜性狼疮肾炎（Ⅴ型）

（1）表现为非肾病水平蛋白尿的单纯膜性狼疮肾炎患者仅需要降蛋白及降压治疗，根据肾外表现决定糖皮质激素和免疫抑制药疗法。

（2）表现为肾病水平蛋白尿者，糖皮质激素联合免疫抑制药治疗，如泼尼松联合环磷酰胺。

第二节　糖尿病肾炎

一、发病机制

糖代谢异常、肾脏血流动力学改变、氧化应激、免疫炎症因素和遗传因素。

二、病理

1. 光镜下早期可见肾小球肥大，肾小球基底膜轻度增厚，系膜区轻度增宽；随着病情进展，肾小球基底膜弥漫增厚，基质增生，形成典型的 K-W 结节，称为结节性肾小球硬化症；部分患者无明显结节，称为弥漫性肾小球硬化症。

2. 免疫荧光检查可见 IgG 沿肾小球毛细血管袢和肾小管基底膜弥漫线状沉积，还可伴有 IgM、补体 C3 等沉积。

三、临床表现

主要表现为不同程度蛋白尿及肾功能的进行性减退。

四、诊断

1. 1 型糖尿病发病后 5 年和 2 型糖尿病确诊时，出现持续微量清蛋白尿，就应怀疑糖尿病肾病。

2. 如果出现无糖尿病视网膜病变；急性肾损伤；短期内蛋白尿明显增多；无高血压；肾小球源性血尿，应考虑糖尿病合并其他慢性肾脏病，建议肾活检确诊。

五、治疗

1. 饮食治疗　早期应限制蛋白质摄入量。对已有肾功能不全患者给予蛋白质0.6g/(kg·d)，以优质蛋白为主。

2. 控制血糖：临床常用的口服降糖药物包括六大类，磺酰脲类；双胍类；噻唑烷二酮类；α-葡萄糖苷酶抑制药；格列奈类；二肽基肽酶-4抑制药。

主治语录：肾功能异常时，谨慎乃至避免使用磺酰脲类和双胍类药物。

3. 控制血压　应将血压控制在≤130/80mmHg。以血管紧张素转换酶抑制药（ACEI）/血管紧张素Ⅱ受体阻断药（ARB）作为首选药物。

4. 调脂治疗

（1）目标为：总胆固醇<4.5mmol/L，LDL<2.5mmol/L，TG<1.5mmol/L，高密度脂蛋白胆固醇>1.1mmol/L。

（2）血清总胆固醇增高为主者，首选他汀类降脂药物。甘油三酯增高为主者选用纤维酸衍生物类药物治疗。

5. 并发症治疗　对并发高血压、动脉粥样硬化、心脑血管病等的患者应给予相应处理，保护肾功能。

6. 透析和移植　当GFR<15ml/min，或伴有不易控制的心力衰竭、严重胃肠道症状、高血压等，应根据条件选用透析、肾移植或胰肾联合移植。

第三节　血管炎肾损害

一、发病机制

1. ANCA与中性粒细胞　动物模型发现MPO-ANCA可引起新月体肾炎和肺泡小血管炎，清除中性粒细胞则不发病。

2. 补体　补体活化产物C5a可通过C5a受体发挥致炎症效应而参与血管炎发病。

二、病理

1. 免疫荧光和电镜检查一般无免疫复合物或电子致密物，或仅呈微量沉着。

2. 光镜检查多表现为局灶节段性肾小球毛细血管袢坏死和新月体形成，且病变新旧不等。

三、临床表现

1. 我国以老年人多见。常有发热、疲乏、关节肌肉疼痛和体重减轻等非特异性全身症状。化验 ANCA 阳性，CRP 升高，ESR 快。

2. 活动期有血尿，多为镜下血尿，可见红细胞管型，多伴蛋白尿。

3. 常见肾外表现包括肺、头颈部和内脏损伤。

四、诊断

1. 中老年患者表现为发热、乏力和体重减轻等炎症表现，加之血清 ANCA 阳性可考虑该病诊断。

2. 肾活检可协助确诊和分型。

五、治疗

1. 诱导治疗　糖皮质激素联合环磷酰胺是最常用的治疗；重症患者，如小动脉纤维素样坏死、大量细胞新月体和肺出血，可加用甲泼尼龙冲击治疗。

2. 维持治疗　小剂量糖皮质激素的基础上，常用免疫抑制药包括硫唑嘌呤 2mg/(kg·d) 和吗替麦考酚酯（1.0~1.5g/d，分为 2 次）。

第四节　高尿酸肾损害

尿酸是嘌呤代谢的产物，高尿酸血症是指在正常嘌呤饮食状态下，非同天2次空腹血尿酸水平男性高于420μmol/L，女性高于360μmol/L，即称为高尿酸血症。

一、发病机制

1. 急性高尿酸血症性肾病　多见于恶性肿瘤放、化疗患者。高浓度的尿酸超过近端肾小管的重吸收能力，滞留在肾小管腔形成结晶，导致肾内梗阻而出现急性肾损伤。

2. 慢性高尿酸血症性肾病　表现为肾间质纤维化。尿酸盐结晶沉积于肾间质，周围包绕巨噬细胞，从而导致炎症反应和肾间质纤维化。

3. 高尿酸尿症　易发生尿酸肾结石。在酸性尿的情况下，尿酸容易析出，沉积并形成结石。

二、病理

1. 急性高尿酸血症性肾病一般不需要肾活检。光镜下管腔内尿酸结晶沉积，可阻塞肾小管造成近端肾小管扩张，肾小球结构正常。

2. 慢性高尿酸血症性肾病的典型病理表现是在光镜下见到尿酸盐结晶在肾实质沉积。结晶体周围有白细胞、巨噬细胞浸润及纤维物质包裹。经典的痛风石一般沉积在皮髓交界处及髓质，肾活检不易见到。

三、临床表现

1. 急性高尿酸血症性肾病　常伴溶瘤综合征的特点和低钙

血症。可引起腰痛、腹痛、少尿甚至无尿。

2. 慢性高尿酸血症性肾病　常反复发作痛风。早期肾小球滤过功能尚正常时，尿酸的排泄分数增加，与其他原因引起肾脏病继发高尿酸血症不同。

3. 尿酸肾结石　常见的症状是肾绞痛和血尿，部分患者为体检时发现结石。

四、诊断

1. 急性高尿酸血症性肾病　伴严重的高尿酸血症，可高于893μmol/L。尿液呈酸性，尿沉渣无有形成分，尿蛋白阴性。

2. 慢性高尿酸血症性肾病　典型的痛风病史及逐渐发生肾功能损害、尿常规变化不明显者，可疑诊慢性高尿酸血症性肾病。

3. 尿酸肾结石　需首先确认存在肾结石，其次确定是否为尿酸结石。尿酸结石X线平片上不显影，称阴性结石。

五、治疗原则

1. 急性高尿酸血症性肾病　以预防为主，肿瘤放、化疗之前3~5天即可应用别嘌醇。此外，可通过水化和适时碱化尿液（尿液pH7.0）减少尿酸沉积。

2. 慢性高尿酸血症性肾病　患者如同时发生痛风，则参照痛风的治疗；控制饮食嘌呤摄入；抑制尿酸生成的药物主要是黄嘌呤氧化酶抑制药，包括别嘌醇和非布索坦；促尿酸排泄药物可选用苯溴马隆；促进尿酸分解的药物，如尿酸氧化酶。

3. 尿酸肾结石　减小已形成结石的体积，防止新结石形成。

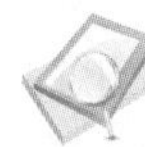

历年真题

患者，女性，50 岁。糖尿病肾病伴高血压，BP 170/100mmHg，心率 54 次/分，血肌酐 158μmol/L。最适宜的治疗药物组合是

A. 氢氯噻嗪、吲达帕胺

B. 氨氯地平、缬沙坦

C. 美托洛尔、维拉帕米

D. 普萘洛尔、卡托普利

E. 螺内酯、福辛普利

参考答案：B

第四章　间质性肾炎

核心问题

间质性肾炎的临床表现、诊断和治疗原则。

内容精要

间质性肾炎是几乎各种进展性肾脏疾病的共同通路，是最常见的肾脏损伤形式。

第一节　急性间质性肾炎

一、概述

1. 急性间质性肾炎（AIN）由多种病因引起，急骤起病。
2. 以肾间质水肿和炎症细胞浸润为主要病理表现。
3. 肾小球及肾血管多无受累或病变较轻。
4. 以肾小管功能障碍，可伴或不伴肾小球滤过功能下降为主要临床特点的一组临床病理综合征。

二、病理

1. 肾间质中灶状或弥漫分布的单个核细胞浸润，尤其是皮质部，可见嗜酸性粒细胞和少量中性粒细胞存在；有时可见肾间质的上皮细胞性肉芽肿。肾小球及血管常正常。

2. NSAIDs 导致的 AIN 患者肾小球在光镜下无明显改变，电镜下可见肾小球上皮细胞足突融合，与肾小球微小病变病理相似。

3. 军团菌感染、血吸虫、疟原虫及汉坦病毒感染者光镜下可见系膜增生改变，免疫荧光可见 IgG、IgM 或 C3 在肾小球系膜区团块样沉积。

三、病因

药物、全身性感染、原发肾脏感染、免疫性和特发性。

四、临床表现

1. 常有发热、皮疹、关节酸痛和腰背痛，但血压多正常、无水肿。可出现少尿或无尿，伴程度不等的氮质血症。严重者可出现尿毒症症状、发展为急性肾衰竭。

2. 血尿，少数可为肉眼血尿；部分患者可有无菌性脓尿，少数患者可见嗜酸性粒细胞尿。蛋白尿量常为轻至中等量。

3. 肾小管功能损害突出，常见肾性糖尿、小分子蛋白尿等。可见Ⅰ型肾小管酸中毒。

4. 双肾大小正常或轻度增大。

5. 系统性疾病导致以间质性肾炎为主要表现时，还可见相应的基础疾病的临床和实验室证据。如系统性红斑狼疮继发 AIN，伴随 ANA 及 dsDNA 阳性，原发性干燥综合征时抗 SSA、SSB 抗体阳性。

五、诊断

1. 典型的病例根据用药史，感染史或全身疾病史，结合实验室检查结果诊断。

2. 确定诊断则依靠肾活检。

六、治疗

1. 去除病因　停用可疑药物；合理应用抗生素治疗感染性 AIN。

2. 支持疗法　对症治疗。若为急性肾衰竭，合并高钾血症、肺水肿等肾脏替代治疗指征时，应行血液净化支持。

3. 肾上腺皮质激素　对于非感染性急性间质性肾炎，泼尼松 30~40mg/d，肾功能多在用药后 1~2 周内改善，建议使用 4~6 周后再缓慢减量。

第二节　慢性间质性肾炎

一、概述

慢性间质性肾炎（CIN）与 AIN 不同之处为，其病程长，起病隐匿，常缓慢进展至慢性肾衰竭，病理也以慢性病变为主要表现，肾小管萎缩、肾间质纤维化突出。

二、临床表现

1. 近端肾小管重吸收功能障碍导致肾性糖尿病。

2. 远端肾小管浓缩功能受损导致的低比重尿、尿渗透压下降及夜尿增多突出。

3. 肾小管性蛋白尿，蛋白尿很少超过 2g/d。常可见无菌性脓尿。

4. 合并肾小管酸中毒常见。

5. 晚期出现进行性肾小球功能减退，最终出现尿毒症症状。

6. 不同程度的贫血。

三、诊断

1. 滥用镇痛药史或其他特殊药物、重金属等接触史或慢性肾盂肾炎史，或相应的免疫系统疾病基础。

2. 起病隐袭，多尿、夜尿突出，酸中毒及贫血程度与肾功能不平行。

3. 尿检提示低比重尿，尿比重多低于 1.15；尿蛋白定量≤1.5g/24h，低分子蛋白尿。

4. 尿溶菌酶及尿 β_2-微球蛋白增多。

5. 最终确诊主要依靠病理检查，临床疑诊时应尽早进行肾穿刺。

四、治疗

以对症支持治疗为主；纠正电解质紊乱和酸碱平衡失调；补充 EPO 纠正肾性贫血，控制高血压。

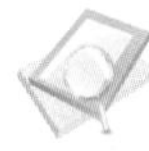

历年真题

1. 急性间质性肾炎最常见的致病原因是
   A. 抗生素
   B. 抗肿瘤药
   C. 抗疟疾药
   D. 抗原虫药
   E. 抗高血压药
2. 急性间质性肾炎的病理改变不正确的是
   A. 主要病变在肾间质及肾小管
   B. 肾间质水肿，弥漫性淋巴细胞、单核细胞及嗜酸性粒细胞浸润
   C. 肾小管上皮细胞退行性变，而肾小球及肾血管正常
   D. 免疫荧光多见 IgG 及补体 C3 沿肾小管基底膜呈线样沉积
   E. 偶见肉芽肿
3. 慢性间质性肾炎的确诊依赖于
   A. 详细地询问病史
   B. 尿液检查
   C. 肾功能检查
   D. 病理学检查
   E. 生化检查

参考答案：1. A　2. D　3. D

第五章　尿路感染

核心问题

尿路感染的病因、实验室检查、临床表现、诊断及治疗原则。

内容精要

可分为上尿路感染（肾盂肾炎）和下尿路感染（膀胱炎）。女性尿道较短而宽，易发生尿路感染。

一、病因

1. 革兰阴性杆菌为尿路感染最常见致病菌，其中以大肠埃希菌最为常见。
2. 其次为克雷伯菌、变形杆菌、柠檬酸杆菌属等。

二、临床表现

（一）膀胱炎

1. 主要表现为尿频、尿急、尿痛（尿路刺激征）。
2. 可有耻骨上方疼痛或压痛，部分患者出现排尿困难。
3. 尿液常混浊，约30%可出现血尿。

4. 一般无全身感染症状。致病菌多为大肠埃希菌。

（二）急性肾盂肾炎

1. 全身症状　发热、寒战、头痛、全身酸痛、恶心、呕吐等。

2. 泌尿系症状　尿频、尿急、尿痛、排尿困难等。

3. 腰痛　程度不一，多为钝痛或酸痛。体检时可发现肋脊角或输尿管点压痛和/或肾区叩击痛。

主治语录：慢性肾盂肾炎有时仅表现为无症状性菌尿。

（三）无症状细菌尿

无症状细菌尿是指患者有真性菌尿，而无尿路感染的症状，可由症状性尿感演变而来或无急性尿路感染病史。

（四）复杂性尿路感染

在伴有泌尿系统结构/功能异常（包括异物），或免疫低下的患者发生的尿路感染。患者的临床表现可为多样，从轻度的泌尿系统症状，到膀胱炎、肾盂肾炎，严重者可导致菌血症、败血症。

三、并发症

1. 肾乳头坏死　肾乳头及其邻近肾髓质缺血性坏死，常发生于伴有糖尿病或尿路梗阻的肾盂肾炎。

2. 肾周围脓肿　多有糖尿病尿路结石等易感因素。致病菌常为革兰阴性杆菌尤其是大肠埃希菌。

四、辅助检查

1. 尿液检查

（1）常规检查：尿液有白细胞尿、血尿、蛋白尿。尿沉渣

镜检白细胞>5/HP 称为白细胞尿，几乎所有尿路感染都有白细胞尿，对尿路感染诊断意义较大。

（2）白细胞排泄率：正常人白细胞计数$<2\times10^5$/h，白细胞计数$>3\times10^5$/h 为阳性，介于（2~3）$\times10^5$/h 为可疑。

（3）细菌学检查：未离心新鲜中段尿沉渣涂片，若平均每个高倍视野下可见 1 个以上细菌，提示尿路感染。

2. 血液检查

（1）血常规：急性肾盂肾炎时血白细胞计数常增多，中性粒细胞增多，核左移。血沉可增快。

（2）肾功能：慢性肾盂肾炎肾功能受损时可出现肾小球滤过率下降，血肌酐升高等。

3. 影像学检查　B 超、腹部 X 线平片、CT、IVP、排尿期膀胱输尿管反流造影、逆行性肾盂造影等。

五、诊断

1. 有尿路感染的症状和体征，如尿路刺激征（尿频、尿痛、尿急），耻骨上方疼痛和压痛，发热，腰部疼痛或叩击痛等，尿细菌培养菌落数均$\geq10^5$/ml，即可诊断尿路感染。

2. 如尿培养的菌落数不能达到上述指标，但可满足下列指标一项时，也可帮助诊断：①硝酸盐还原试验和/或白细胞酯酶阳性。②白细胞尿（脓尿）。③未离心新鲜尿液革兰染色发现病原体，且一次尿培养菌落数均$\geq10^3$/ml。

六、鉴别诊断

1. 尿道综合征　常见于女性，患者有尿频、尿急、尿痛及排尿不适等尿路刺激症状，但多次检查均无真性细菌尿。

2. 肾结核　本病尿路刺激征更为明显，一般抗生素治疗无效，尿沉渣可找到抗酸杆菌，尿培养结核分枝杆菌阳性，而普

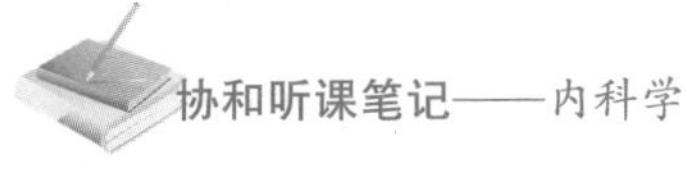

通细菌培养为阴性。

3. 慢性肾小球肾炎　多为双侧肾脏受累，肾小球功能受损较肾小管功能受损突出，并常有较明确的蛋白尿、血尿和水肿病史。

七、治疗

（一）一般治疗

急性期注意休息，多饮水，勤排尿。

（二）抗感染治疗

1. 急性膀胱炎

（1）对女性非复杂性膀胱炎，SMZ-TMP（800mg/160mg，每天2次，疗程3天），呋喃妥因（50mg，每8小时1次，疗程5~7天），磷霉素（3g单剂）被推荐为一线药物。

（2）停服抗生素7天后，需进行尿细菌定量培养。如结果阴性表示急性细菌性膀胱炎已治愈；如仍有真性细菌尿，应继续给予2周抗生素治疗。

2. 肾盂肾炎

（1）病情较轻者：可在门诊口服药物治疗，疗程10~14天。常用药物有喹诺酮类（如氧氟沙星；环丙沙星或左氧氟沙星）、半合成青霉素类（如阿莫西林）、头孢菌素类等。

（2）严重感染全身中毒症状明显者：需住院治疗，应静脉给药。常用药物，如氨苄西林、头孢噻肟钠、头孢曲松钠和左氧氟沙星。必要时联合用药。

3. 反复发作尿路感染

（1）再感染：对半年内发生2次以上者，可用长程低剂量抑菌治疗，即每晚临睡前排尿后服用小剂量抗生素1次，如复方磺胺甲噁唑或呋喃妥因，每7~10天更换药物一次，连用半年。

（2）复发：复发且为肾盂肾炎者，特别是复杂性肾盂肾炎，在去除诱发因素的基础上，应按药敏试验结果选择强有力的杀菌性抗生素，疗程不少于6周。

主治语录：反复发作的可给长程低剂量抑菌疗法。

4. 妊娠期尿路感染　宜选用毒性小的抗菌药物，如阿莫西林、呋喃妥因或头孢菌素类等。孕妇的急性膀胱炎治疗时间一般为3~7天。孕妇急性肾盂肾炎应静脉滴注抗生素治疗，可用半合成广谱青霉素或第三代头孢菌素，疗程为2周。

（三）疗效评定

1. 治愈　症状消失，尿菌阴性，疗程结束后2周、6周复查尿菌仍阴性。

2. 治疗失败　治疗后尿菌仍阳性，或治疗后尿菌阴性，但2周或6周复查尿菌转为阳性，且为同一种菌株。

历年真题

1. 无症状性细菌尿最常见的致病菌是
   A. 粪肠球菌
   B. 大肠埃希菌
   C. 葡萄球菌
   D. 铜绿假单胞菌
   E. 变形杆菌
2. 患者，女性，30岁。寒战、发热、腰痛伴尿频、尿急3天。体温39℃，心肺无异常。肝脾肋下未触及。两侧肋脊角有叩击痛。尿液检查：蛋白（-），镜检红细胞2~5个/HP，白细胞10~15个/HP。诊断应首先考虑
   A. 急性肾小球肾炎
   B. 急性肾盂肾炎
   C. 急性膀胱炎
   D. 肾结核
   E. 肾结石

参考答案：1. B　2. B

第六章　肾小管疾病

核心问题

肾小管疾病的临床表现、实验室检查、诊断和治疗原则。

内容精要

肾小管疾病以肾脏间质-小管病变为主要表现。临床无水肿、高血压、无或少量蛋白尿。常表现为酸碱平衡失调和电解质紊乱。

第一节　肾小管酸中毒

一、概述

1. 由于各种病因导致肾脏酸化功能障碍引起的以阴离子间隙（AG）正常的高氯性代谢性酸中毒为特点的临床综合征。

2. 可因远端肾小管泌 H^+ 障碍所致，也可因近端肾小管对 HCO_3^- 重吸收障碍所致，或者两者均有。

3. 临床上按部位和机制分为四型：远端肾小管酸中毒（Ⅰ型，dRTA）、近端肾小管酸中毒（Ⅱ型，pRTA）、混合型肾小管酸中毒（Ⅲ型 RTA）、高血钾型肾小管酸中毒（Ⅳ型 RTA）。

二、远端肾小管酸中毒

（一）发病机制

主要由远端肾小管酸化功能障碍引起。

（二）临床表现

1. 一般表现　代谢性酸中毒和血钾降低可以使 dRTA 患者出现多种临床表现。最常见的临床表现包括乏力，夜尿增多，软瘫和多饮多尿。低血钾可致乏力、软瘫，心律失常，严重者可致呼吸困难和呼吸肌麻痹。

2. 肾脏受累表现　dRTA 长期低血钾可导致低钾性肾病，以尿浓缩功能障碍为主要特征，表现为夜尿增多，个别患者可出现肾性尿崩症。dRTA 时肾小管对钙离子重吸收减少，从而出现高尿钙，容易形成肾结石和肾钙化。

3. 骨骼系统表现　酸中毒时肾小管对钙离子重吸收减少，患者出现高尿钙，低血钙，继发甲状旁腺功能亢进，导致高尿磷、低血磷。儿童可表现为生长发育迟缓，佝偻病；成年人可以表现为骨痛，骨骼畸形，骨软化或骨质疏松。

（三）诊断

1. AG 正常的高氯性代谢性酸中毒。

2. 可伴有低钾血症（血 $K^+<3.5$mmol/L）及高尿钾（当血 $K^+<3.5$mmol/L 时，尿 $K^+>25$mmol/L）。

3. 即使在严重酸中毒时，尿 pH 也不会低于 5.5（尿 pH>5.5）。

4. 尿总酸（TA）和 NH_4^+ 显著降低（尿 TA＜10mmol/L，

NH_4^+<25mmol/L)。

5. 动脉血 pH 正常，怀疑有不完全性 dRTA 作氯化铵负荷试验（有肝病时改为氯化钙负荷试验），如血 pH 和二氧化碳结合力明显下降，而尿 pH>5.5 为阳性，有助于 dRTA 的诊断。

（四）治疗

1. 低血钾的治疗　口服补钾应使用枸橼酸钾，严重低钾者可静脉补钾。

2. 酸中毒的治疗　推荐使用枸橼酸合剂（含枸橼酸、枸橼酸钾、枸橼酸钠）纠正酸中毒，严重时可静脉滴注碳酸氢钠。

3. 肾结石及骨病的治疗　口服枸橼酸合剂可以增加钙在尿液中的溶解度，从而预防肾结石及肾钙化。使用中性磷酸盐合剂纠正低血磷。对于已发生骨病的患者可以谨慎使用钙剂及骨化三醇治疗。

主治语录：如尿钙高应使用柠檬酸钙。

三、近端肾小管酸中毒

（一）发病机制

近端肾小管重吸收 HCO_3^- 功能障碍导致。

（二）临床表现

1. 主要表现为高血氯性代谢性酸中毒，与 dRTA 不同，由于远端小管酸化功能正常，pRTA 患者的尿 pH 可以维持正常，甚至在严重代谢性酸中毒的情况下，尿 pH 可降至 5.5 以下。

2. 继发性 pRTA 的患者多数还可合并 Fanconi 综合征的表现，如肾性糖尿、肾性氨基酸尿等。

主治语录：低钙、低磷程度较轻；骨病较轻，肾石、肾钙化少见。

（三）诊断

1. 根据患者的临床表现，AG正常的高血氯性代谢性酸中毒，可伴有低血钾，高尿钾，尿中HCO_3^-的升高即可诊断pRTA。

2. 完全性pRTA确诊需行碳酸氢盐重吸收试验。患者口服或者静滴碳酸氢钠后尿HCO_3^-排泄分数>15%即可诊断。

（四）治疗

1. 纠正酸中毒与电解质紊乱　口服碳酸氢钠治疗，必要时可静脉使用碳酸氢钠。可加用小剂量噻嗪类利尿药。

2. 继发性pRTA患者　首先进行病因治疗。

四、高血钾型肾小管性酸中毒

（一）发病机制

醛固酮分泌绝对不足或相对减少。

（二）临床表现

主要表现为高血钾高血氯性AG正常的代谢性酸中毒。先天性较少见。继发性者多伴有轻至中度肾功能不全，但酸中毒与高血钾的程度与肾功能损伤程度不成比例。尿NH_4^+减少。

（三）诊断

高血钾高血氯性AG正常的代谢性酸中毒，尿NH_4^+减少可诊断为Ⅳ型RTA。

（四）治疗

1. 纠正高血钾，口服阳离子交换树脂，使用袢利尿药促进排钾；必要时可进行透析治疗。

2. 纠正酸中毒，口服或静脉使用碳酸氢钠纠正酸中毒。

3. 对于体内醛固酮缺乏，无高血压及容量负荷过重的患者，可给予皮质激素如氟氢可的松治疗。

第二节　Fanconi 综合征

Fanconi 综合征是遗传性或获得性近端肾小管多功能缺陷的疾病，存在近端肾小管多项转运功能缺陷，包括氨基酸、葡萄糖、钠、钾、钙、磷、碳酸氢钠、尿酸和蛋白质等。

一、病因

1. 原发者多为常染色体隐性遗传。

2. 继发性可继发于慢性间质性肾炎、肾髓质囊性病、异常蛋白血症、多发性骨髓瘤、重金属及其他毒物引起的中毒性肾损害等。

二、临床表现

1. 儿童患者通常为先天性疾病，如胱氨酸病和高酪氨酸血症，肝豆状核变性等代谢性疾病。除了原发性疾病的表现外，还可表现为多饮、多尿、脱水、佝偻病、生长发育迟缓等。

2. 老年患者常为获得性疾病，临床表现比较隐匿，但尿液和血液检查会有一系列异常。

3. 尿液异常　肾性糖尿、全氨基酸尿、磷酸盐尿。

4. 血液检查　可发现有代谢性酸中毒、低钾血症、低钠血症、低尿酸血症、低磷血症、低碳酸血症等，并出现相应的症状。

三、治疗

1. 对原发性疾病进行治疗，如为药物或毒物引起的，需尽快停用药物，停止毒物接触。

2. 对症治疗，如严重低磷血症需补充中性磷酸盐及骨化三醇。

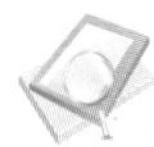

历年真题

1. 远端肾小管性酸中毒引起低血钾的原因是
   A. 由于肾小管管腔内氢离子增加，从而钾离子替代氢离子与钠离子交换，使钾离子从尿中大量排出，导致低钾血症
   B. 由于肾小管管腔内氢离子减少，从而钾离子替代氢离子与钠离子交换，使钾离子从尿中大量排出，导致低钾血症
   C. 由于肾小管管腔内氢离子减少，从而钠离子替代氢离子与钾离子交换，使钾离子从尿中大量排出，导致低钾血症
   D. 由于肾小管管腔内氢离子减少，从而氢离子替代钾离子与钠离子交换，使钾离子从尿中大量排出，导致低钾血症
   E. 由于肾小管管腔内氢离子减少，从而钠离子替代钾离子与氢离子交换，使钾离子从尿中大量排出，导致低钾血症

2. 有关近端肾小管性酸中毒的临床表现，不正确的是
   A. 常发病于幼年期，可致儿童生长发育迟缓
   B. 阴离子间隙正常的高血氯性代谢性酸中毒
   C. 尿中碳酸氢根离子增多
   D. 低血钾常不明显
   E. 低血钙及低血磷远比远端肾小管性酸中毒轻

参考答案：1. B　2. D

第七章 肾血管疾病

核心问题

肾血管疾病的病因、临床表现、实验室检查和治疗原则。

内容精要

肾血管疾病是指肾动脉或肾静脉病变而引起的疾病。包括肾动脉狭窄、栓塞、小动脉性肾硬化症、肾静脉血栓形成等。

第一节 肾动脉狭窄

一、病因

1. 动脉粥样硬化（最常见）。
2. 纤维肌性发育不良。
3. 大动脉炎。

二、临床表现

1. 肾血管性高血压

（1）高血压进展迅速。

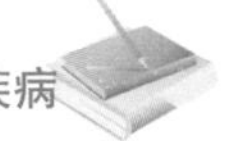

（2）重症患者可出现恶性高血压。

（3）部分患者出现反复发作急性肺水肿。

（4）患者应用 ACEI 或 ARB 类药物后出现血肌酐升高。

（5）因血浆醛固酮增多，可出现低钾血症。

（6）单侧肾动脉狭窄所致肾血管性高血压，还能引起对侧肾损害。

2. 缺血性肾脏病

（1）主要表现为肾功能缓慢进行性减退。

（2）尿常规改变轻微（轻度蛋白尿，可出现少量红细胞及管型）。

（3）后期肾脏体积缩小，两肾大小常不对称。

（4）部分肾动脉狭窄患者腹部或腰部可闻及血管杂音（高调、粗糙收缩期或双期杂音）。

三、辅助检查

1. 超声检查　能准确测定双肾大小和肾皮质厚度，彩色多普勒超声可观察肾动脉主干及肾内血流变化，从而提供肾动脉狭窄间接信息。

2. 螺旋 CT 血管成像　CTA 显示的肾动脉狭窄程度可能重于实际情况。

3. 肾动脉血管造影　为“金标准”。

4. 血浆肾素活性检查　准确检测外周血浆肾素活性（PRA）不仅能帮助诊断，而且还能在一定程度上帮助预测疗效。

四、治疗

1. 经皮球囊扩张血管成形术。

2. 经皮经腔肾动脉支架植入术。

3. 外科手术治疗。

4. 内科药物治疗　单侧肾动脉狭窄呈高肾素者，常首选ACEI或ARB；双侧肾动脉狭窄者应慎用ACEI或ARB，可采用β受体阻断药。

第二节　肾动脉栓塞和血栓形成

一、病因

1. 栓子主要来源于心脏（如心房颤动或心肌梗死后的附壁血栓等）。

2. 血栓可在肾动脉病变（如动脉粥样硬化、大动脉炎症、动脉瘤、纤维肌性发育不良等）或血液凝固性增高基础上发生，也常见于动脉壁创伤以及肾动脉造影等。

二、临床表现

1. 肾动脉小分支阻塞造成肾缺血可无症状，而主干或大分支阻塞却常诱发肾梗死，引起患侧剧烈腰痛、脊肋角叩痛、蛋白尿及血尿。

2. 肾缺血引起肾素释放增多而导致高血压。

主治语录：双侧梗死可导致急性肾衰。

三、诊断

最直接、可靠的诊断手段仍为选择性肾动脉造影，造影剂的缺损或折断，可明确血栓和梗死部位，并能同期进行介入治疗。

四、治疗

1. 经皮肾动脉插管局部溶栓。

2. 全身抗凝，抗血小板聚集（如双嘧达莫、吲哚布芬等）。
3. 外科手术取栓等。

第三节　小动脉性肾硬化

一、良性小动脉性肾硬化症

（一）病因

由长期未控制好的良性高血压引起，高血压持续5~10年即可出现良性小动脉性肾硬化症的病理改变。

（二）临床表现

1. 肾小管对缺血敏感，首先出现夜尿多、低比重尿及低渗透压尿。
2. 尿常规检查轻度异常（轻度蛋白尿，少量红细胞及管型），肾小球功能渐进受损（肌酐清除率下降，血清肌酐增高），并逐渐进展至终末期肾病。
3. 常伴随高血压眼底病变及心、脑并发症。

（三）治疗

积极治疗高血压。血压一定要控制达标（需降至140/90mmHg以下）才可能预防高血压肾损害发生。

二、恶性小动脉性肾硬化症

（一）病因

恶性小动脉性肾硬化症是恶性高血压引起的肾损害。本病主要侵犯肾小球前小动脉。恶性高血压的肾实质病变进展十分迅速，很快导致肾小球硬化、肾小管萎缩及肾间质纤维化。

（二）临床表现

1. 血尿、大量蛋白尿、管型尿及无菌性白细胞尿，肾功能进行性恶化。

2. 眼底检查可出现视盘水肿。

3. 伴有中枢神经系统受损表现（如头痛、惊厥发作甚至昏迷等）和心脏病变（如充血性心力衰竭）。

4. 甚至出现微血管病性溶血性贫血。

（三）治疗

1. 控制严重高血压，但是，血压也不宜下降过快、过低，以免影响肾灌注，加重肾缺血。

2. 在治疗开始 2~3 小时，将舒张压降 100~110mmHg，然后继续在 12~36 小时内将舒张压进一步降至 90mmHg。

3. 如果恶性小动脉性肾硬化症已发生并已出现肾衰竭，应及时进行透析治疗。

第四节　肾静脉血栓形成

一、临床表现

1. 急性肾静脉血栓（RVT）的典型临床表现

（1）患侧腰肋痛或腹痛，伴恶心呕吐。

（2）尿检异常，出现镜下或肉眼血尿及蛋白尿（原有蛋白尿增多）。

（3）肾功能异常，双侧肾静脉主干大血栓可致急性肾损伤。

（4）病肾增大（影像学检查证实）。

2. 慢性 RVT　起病相对隐匿，可引起肾小管功能异常，呈现肾性糖尿、氨基酸尿、尿液酸化功能障碍等，肾病综合征患者出现尿蛋白水平明显上升。

主治语录：肾静脉血栓常可脱落引起肺栓塞。

二、诊断

确诊 RVT 必须依靠选择性肾静脉造影检查，若发现静脉腔内充盈缺损或静脉分支不显影即可确诊。

三、治疗

1. RVT 确诊后应尽早开始抗凝治疗，通常采取静脉肝素抗凝 5~7 天，然后口服华法林或吲哚布芬维持。

2. 急性 RVT 伴有急性肾损伤的患者，应立即纤溶治疗。

3. 肾静脉主干大血栓溶栓无效且反复导致肺栓塞时，可考虑手术取栓。

4. 对因容量丢失而导致 RVT 的患者要注意维持水电解质平衡。

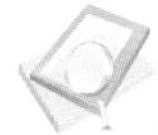

历年真题

1. 有关肾血管性高血压下列哪项错误
   A. 高血压进展迅速，舒张压升高明显
   B. 可表现为加速性或恶性高血压
   C. 血浆醛固酮可增多
   D. 可出现高血钾症
   E. 尿常规可有轻度异常

2. 肾动脉狭窄以哪种原因发生率最高
   A. 动脉粥样硬化
   B. 大动脉炎
   C. 纤维肌性发育不良
   D. 外伤性狭窄
   E. 血管栓塞

参考答案：1. D　2. A

第八章　遗传性肾病

核心考点

1. 常染色体显性遗传性多囊肾病的临床表现、诊断和治疗。

2. Alport 综合征的临床表现。

内容精要

常染色体显性多囊肾病（ADPKD）是最常见的遗传性肾脏病，主要病理特征为双肾广泛形成囊肿并进行性生长。Alport 综合征，临床主要表现血尿、进行性肾衰竭，伴或不伴感音神经性耳聋、眼病变。

第一节　常染色体显性遗传性多囊肾病

一、病因

ADPKD 为常染色体显性遗传性疾病，病因主要是由 *PKD*1（85%）和 *PKD*2 突变引起。

二、临床表现

1. 肾脏表现

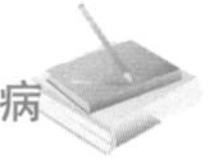

（1）肾脏主要结构异常是囊肿形成。

（2）背部或肋腹部疼痛是最常见的早期症状之一。

（3）其他肾脏表现还包括高血压、蛋白尿、血尿和感染。

2. 肾外表现

（1）囊肿可累及肝脏、胰腺、脾脏、卵巢及蛛网膜等器官，其中肝囊肿最常见。

（2）非囊性病变包括心脏瓣膜异常、结肠憩室和颅内动脉瘤等，其中颅内动脉瘤危害最大。

主治语录：多数患者在30岁以后出现临床症状。

三、诊断

1. 主要标准　①肾皮、髓质弥漫散布多个液性囊肿。②明确的ADPKD家族史。

2. 次要标准　①多囊肝。②肾功能不全。③腹壁疝。④心脏瓣膜异常。⑤胰腺囊肿。⑥脑动脉瘤。⑦精囊囊肿。

符合两项主要标准及一项次要标准，临床即可确诊。如仅有主要标准的第一项，无多囊肾病家族史，则需要符合三项以上的次要标准，才能确诊。

四、治疗

1. 一般治疗　限制咖啡因摄入，高血压时低盐饮食，病程晚期推荐低蛋白饮食，根据口渴程度饮水，避免应用肾毒性药物。

2. 对症治疗

（1）疼痛：疼痛持续或较重按镇痛阶梯序贯药物治疗，仍不能缓解可考虑囊肿穿刺硬化、囊肿去顶减压术及多囊肾切除术。

（2）出血：轻者绝对卧床休息、镇痛、多饮水。出血量大、保守疗法效果差可行选择性血管栓塞或出血侧肾脏切除。

（3）高血压：首选 RAAS 阻断药。血压控制目标值为130/80mmHg。

（4）感染：泌尿道感染选用敏感抗生素治疗；囊肿感染时应静脉联合应用水溶性和脂溶性抗生素，必要时囊腔引流。

（5）多囊肝：可根据病情选择肝囊肿穿刺硬化、去顶减压术、肝部分切除术或肝移植。

（6）颅内动脉瘤：直径>10mm 的动脉瘤应采取介入或手术治疗。

3. 肾脏替代治疗　包括血液透析、腹膜透析和肾移植。

4. 新型“特异性”药物治疗　托伐普坦可延缓患者肾脏体积增大和肾功能恶化。

第二节　Alport 综合征

一、发病机制

由编码基底膜Ⅳ型胶原 $\alpha_{3\sim6}$链基因突变所致。

二、临床表现

1. 肾脏表现　血尿是最常见的临床表现。

2. 听力改变　主要表现为感音神经性耳聋，病变以双侧为主。

3. 眼病变　前锥形晶状体被认为是具诊断意义的眼病变。黄斑周围视网膜色素改变是最常见的眼病变。

4. 其他　包括平滑肌瘤、肌发育不良、甲状腺疾病、AMME 综合征等。

三、实验室检查

1. 光镜　表现为轻微病变、局灶节段肾小球透明变性和/或硬化，弥漫系膜增生等。

2. 免疫荧光（IF）　多为阴性，少数标本系膜区、毛细血管壁可有 IgA、IgG、IgM、C3、C4 等局灶节段或弥漫沉积。

3. 电镜　典型呈弥漫肾小球基底膜（GBM）厚薄不均、分层、网篮样改变。

4. Ⅳ型胶原不同 α 链间接免疫荧光检测　具有重要诊断意义，有助于 AS 遗传方式的确定。

四、治疗

1. 以综合对症治疗为主。①减少蛋白摄入。②控制高血压。③纠正贫血、水电解质酸碱紊乱。④积极查找和去除感染灶。⑤避免肾毒性药物。

2. ESRD 者，依靠透析或移植。

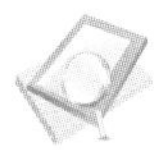

历年真题

多囊肾的影像学表现为

A. B 超双侧肾脏大

B. B 超双侧肾脏缩小

C. B 超一侧肾脏大，另一侧肾脏小

D. B 超双侧肾脏增大伴多发性囊肿

E. B 超双肾大小正常，一侧有一个囊肿

参考答案：D

第九章　急性肾衰竭

核心问题

急性肾衰竭的病因和发病机制、临床表现、实验室检查、诊断和治疗原则。

内容精要

急性肾衰竭（AKI）是由各种病因引起短时间内肾功能快速减退而导致的临床综合征，表现为肾小球滤过率下降，伴有氮质产物如肌酐、尿素氮等潴留，水、电解质和酸碱平衡紊乱，重者出现多系统并发症。

一、病因和发病机制

1. 肾前性

（1）常见病因包括有效血容量不足、心排血量降低、全身血管扩张、肾动脉收缩、肾血流自主调节反应受损。

（2）如果不早期干预，肾实质缺血加重，引起肾小管细胞损伤，进而发展为肾性AKI。

主治语录：肾动脉血压过低或过高都可导致肾脏损害。

2. 肾后性　双侧尿路梗阻或孤立肾患者单侧尿路梗阻时可

发生肾后性 AKI。

3. 肾性　以肾缺血和肾毒性物质导致肾小管上皮细胞损伤最为常见，通常称为 ATN，其他还包括急性间质性肾炎（AIN）、肾小球疾病（包括肾脏微血管疾病）、血管疾病和肾移植排斥反应等五大类。

二、病理

1. 肉眼见肾脏增大、质软，剖面可见髓质呈暗红色，皮质肿胀，因缺血而苍白。

2. 典型缺血性 ATN 光镜检查见肾小管上皮细胞片状和灶性坏死，从基膜上脱落，造成肾小管腔管型堵塞。

3. AIN 病理特征是间质炎症细胞浸润，嗜酸性粒细胞浸润是药物所致 AIN 的重要病理学特征。

三、临床表现

以 ATN 为例，介绍肾性 AKI 的临床病程。

1. 起始期　尚未发生明显肾实质损伤。在此阶段如能及时采取有效措施，AKI 常可逆转。

2. 进展期和维持期

（1）一般持续 7~14 天。

（2）GFR 进行性下降并维持在低水平。

（3）部分患者可出现少尿（<400ml/d）和无尿（<100ml/d）。

主治语录：有些患者尿量在 400~500ml/d，称为非少尿型急性肾衰，一般认为是病情较轻的表现。

（4）尿毒症表现。

（5）全身表现。消化系统（如食欲减退、恶心、呕吐、消化道出血等）；呼吸系统（急性肺水肿和感染）；循环系统（高血压、心力衰竭等）；神经系统（尿毒症脑病症状）；血液系统（出血和贫血）。

（6）感染是急性肾损伤常见而严重的并发症。

3. 恢复期　GFR 逐渐升高，并恢复正常或接近正常。部分患者最终遗留不同程度的肾脏结构和功能损伤。

四、实验室检查

1. 血液检查　①贫血。②Scr 和尿素氮进行性上升。③血清钾浓度升高，血 pH 和碳酸氢根离子浓度降低，血钙降低，血磷升高。

2. 尿液检查

（1）肾前性 AKI 时无蛋白尿和血尿，可见少量透明管型。

（2）ATN 时可有少量蛋白尿，尿比重降低且较固定，多在 1.015 以下。

3. 影像学检查　尿路超声显像检查有助于鉴别尿路梗阻及慢性肾脏病。明确诊断仍需行肾血管造影，但造影剂可加重肾损伤。

4. 肾活检　在排除了肾前性及肾后性病因后，拟诊肾性 AKI 但不能明确病因时，均有肾活检指征。

五、诊断

按照最新国际 AKI 临床实践指南，符合以下情况之一者即可临床诊断 AKI。

1. 48 小时内 Scr 升高≥26.5μmol/L（≥0.3mg/dl）。

2. 确认或推测 7 天内 Scr 较基础值升高≥50%。

3. 尿量减少［<0.5ml/(kg·h)，持续≥6 小时］。

六、鉴别诊断

1. 肾后性 AKI　膀胱导尿兼有诊断和治疗意义。超声显像等影像学检查可资鉴别。

2. 肾小球或肾脏微血管疾病　患者有肾炎综合征或肾病综合征表现，部分患者可有相应肾外表现（光过敏、咯血、免疫学指标异常等），蛋白尿常较严重，血尿及管型尿显著，肾功能减退相对缓慢，常需数周，很少完全无尿。应尽早肾活检病理检查，以明确诊断。

3. AIN　主要依据 AIN 病因及临床表现，如药物过敏或感染史、明显肾区疼痛等。药物引起者尚有发热、皮疹、关节疼痛、血嗜酸性粒细胞增多等。本病与 ATN 鉴别有时困难，应尽早肾活检病理检查，以明确诊断。

4. 双侧急性肾静脉血栓形成和双侧肾动脉栓塞　肾血管影像学检查有助于确诊。

七、治疗

1. 早期病因干预治疗

（1）扩容、维持血流动力学稳定、改善低蛋白血症、降低后负荷以改善心排血量、停用影响肾灌注药物、调节外周血管阻力至正常范围等。

（2）继发于肾小球肾炎、小血管炎的 AKI 常需应用糖皮质激素和/或免疫抑制药治疗。

（3）肾后性 AKI 应尽早解除尿路梗阻。

2. 营养支持治疗　可优先通过胃肠道提供营养，酌情限制水分、钠盐和钾盐摄入，不能口服者需静脉营养，营养支持总量与成分应根据临床情况增减。

3. 并发症治疗

（1）高钾血症是 AKI 的主要死因之一，当血钾>6mmol/L 或心电图有高钾表现或有神经、肌肉症状时需紧急处理。对抗钾离子心肌毒性，10%葡萄糖酸钙稀释后静脉推注。

（2）及时纠正代谢性酸中毒，可选用5%碳酸氢钠125～250ml静滴。

（3）AKI心力衰竭患者药物治疗多以扩血管为主，减轻心脏前负荷。

（4）感染是AKI常见并发症，也是死亡主要原因之一，应尽早使用抗生素。

4. 肾脏替代治疗　包括腹膜透析、间歇性血液透析和CRRT等。

5. 恢复期治疗

（1）AKI恢复期早期，威胁生命的并发症依然存在，治疗重点仍为维持水、电解质和酸碱平衡，控制氮质血症，治疗原发病和防止各种并发症。

（2）部分ATN患者多尿期持续较长，补液量应逐渐减少，以缩短多尿期。

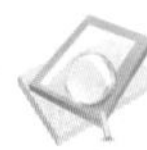

历年真题

急性肾衰竭、高钾血症患者，心率40次/分，应首先采取的治疗措施是

A. 静脉滴注5%碳酸氢钠
B. 静脉滴注10%葡萄糖+胰岛素
C. 口服聚磺苯乙烯钠
D. 静脉注射10%葡萄糖酸钙
E. 血液透析

参考答案：E

第十章　慢性肾衰竭

核心问题

慢性肾衰竭的发病机制、分期、诊断根据和治疗原则。

内容精要

慢性肾衰竭（CRF）是各种慢性肾脏病（CKD）持续进展至后期的共同结局。慢性肾脏病的病因主要包括糖尿病肾病、高血压肾小动脉硬化、原发性与继发性肾小球肾炎、肾小管间质疾病等。在我国，最常见病因仍是原发性肾小球肾炎。

一、发病机制

1. 肾单位高灌注、高滤过　高灌注和高滤过刺激肾小球系膜细胞增殖和基质增加；损伤内皮细胞和增加血小板聚集；导致微动脉瘤形成；引起炎症细胞浸润、系膜细胞凋亡增加等，因此肾小球硬化不断发展，肾单位进行性丧失。

2. 肾单位高代谢　肾小管萎缩、间质纤维化和肾单位进行性损害的重要原因之一。

3. 肾组织上皮细胞表型转化的作用。

4. 细胞因子和生长因子促纤维化的作用。

二、临床表现

1. 水、电解质代谢紊乱

（1）代谢性酸中毒：在部分轻至中度慢性肾衰竭（GFR>25ml/min，或Scr<350μmol/L）患者，可引起肾小管酸中毒。当GFR降低<25ml/min（或Scr>350μmol/L）时，可发生尿毒症性酸中毒。

（2）水、钠代谢紊乱：表现为不同程度的皮下水肿和/或体腔积液，常伴有血压升高，严重时导致左心衰竭和脑水肿。

（3）钾代谢紊乱：当GFR降至20~25ml/min或更低时，肾脏排钾能力下降，易出现高钾血症。

（4）钙磷代谢紊乱：随病情进展，肾脏排磷减少，出现高磷血症、低钙血症。

（5）镁代谢紊乱：当GFR<20ml/min时，由于肾脏排镁减少，常有轻度高镁血症。低镁血症也偶可出现，与镁摄入不足或过多应用利尿药有关。

2. 蛋白质、糖类、脂类和维生素代谢紊乱

（1）蛋白质代谢紊乱：一般表现为氮质血症，也可有清蛋白、必需氨基酸水平下降等。

（2）糖代谢异常：主要表现为糖耐量减低和低血糖症两种情况，前者多见。

（3）脂代谢紊乱：主要表现为高脂血症。

（4）维生素代谢紊乱：如血清维生素A水平增高、维生素B_6及叶酸缺乏等。

3. 心血管系统表现　慢性肾脏病患者的常见并发症和最主要死因。高血压和左心室肥厚、心力衰竭、尿毒症性心肌病、心包病变、血管钙化和动脉粥样硬化。

4. 呼吸系统症状

（1）体液过多或酸中毒时均可出现气短，严重酸中毒可致呼吸深长（Kussmaul 呼吸）。

（2）体液过多、心功能不全可引起肺水肿或胸腔积液。

5. 胃肠道症状

（1）消化系统症状通常是 CKD 最早的表现。主要表现有食欲缺乏、恶心、呕吐、口腔有尿味。

（2）消化道出血也较常见。

6. 血液系统表现　主要为肾性贫血、出血倾向和血栓形成。

7. 神经肌肉系统症状

（1）早期可有疲乏、失眠、注意力不集中，其后会出现性格改变、抑郁、记忆力减退、判断力降低。

（2）尿毒症严重时常有反应淡漠、谵妄、惊厥、幻觉、昏迷、精神异常等表现，既“尿毒症脑病”。

（3）周围神经病变也很常见，最常见的是肢端袜套样分布的感觉丧失。

主治语录：初次透析患者可发生透析失衡综合征，表现为恶心、呕吐、头痛，重者可出现惊厥。

8. 内分泌功能紊乱

（1）肾脏本身内分泌功能紊乱：如 1,25-$(OH)_2D_3$ 不足、EPO 缺乏和肾内肾素-血管紧张素Ⅱ过多。

（2）糖耐量异常和胰岛素抵抗。

（3）下丘脑-垂体内分泌功能紊乱：催乳素、促黑色素激素、黄体生成素、促卵泡激素、促肾上腺皮质激素等水平增高。

（4）外周内分泌腺功能紊乱：大多数患者均有继发性甲旁亢，部分患者有轻度甲状腺素水平降低；其他如性腺功能减退等。

9. 骨骼病变

（1）高转化性骨变：X 线检查可见骨骼囊样缺损（如指骨、

肋骨）及骨质疏松（如脊柱、骨盆、股骨等处）的表现。

（2）低转化性骨变：主要包括骨软化症和骨再生不良。

（3）混合型骨病：兼有纤维性骨炎和骨软化的组织学特点。

三、诊断

1. 慢性肾衰竭诊断并不困难，主要依据病史、肾功能检查及相关临床表现。

2. 是否存在贫血、低钙血症、高磷血症、血 PTH 升高、肾脏缩小等有助于本病与急性肾损伤鉴别。

3. 如有条件，可尽早行肾活检以尽量明确导致慢性肾衰竭的基础肾脏病。

4. 目前国际公认的慢性肾脏病分期依据肾脏病预后质量倡议（K/DOQI）制定的指南分为 1~5 期，见表 5-10-1。

表 5-10-1　K/DOQI 对慢性肾脏病的分期及建议

分期	特　征	GFR [ml/(min·1.73m^2)]	防治目标-措施
1	GFR 正常或升高	≥90	CKD 病因诊治，缓解症状； 保护肾功能，延缓 CKD 进展
2	GFR 轻度降低	60~89	评估、延缓 CKD 进展； 降低 CVD（心血管病）风险
3a	GFR 轻到中度降低	45~59	延缓 CKD 进展
3b	GFR 中到重度降低	30~44	评估、治疗并发症
4	GFR 重度降低	15~29	综合治疗；肾脏替代治疗准备
5	终末期肾脏病（ESRD）	<15 或透析	适时肾脏替代治疗

四、治疗

（一）早期防治对策和措施

1. 及时、有效地控制高血压　目前认为 CKD 患者血压控制目标需在 130/80mmHg 以下。

2. ACEI 和 ARB 的应用　ACEI 和 ARB 具有良好降压作用，还有其独特的减少肾小球高滤过、减轻蛋白尿的作用。

主治语录：双侧肾动脉狭窄、血肌酐>256μmol/L、明显血容量不足的情况下慎用此类药物。

3. 严格控制血糖　使糖尿病患者空腹血糖控制在 5.0～7.2mmol/L，糖化血红蛋白（HbA1c）<7%，可延缓慢性肾脏病进展。

4. 控制蛋白尿　尽可能将蛋白尿控制在<0.5g/24h。

5. 其他　积极纠正贫血、应用他汀类药物、戒烟等。

（二）营养治疗

1. 限制蛋白饮食是治疗的重要环节

（1）CKD1～2 期患者，无论是否有糖尿病，推荐蛋白摄入量 0.8～1g/(kg·d)。

（2）从 CKD3 期起至没有进行透析治疗的患者，推荐蛋白摄入量 0.6～0.8g/(kg·d)。

（3）血液透析及腹膜透析患者蛋白质摄入量为 1.0～1.2g/(kg·d)。

（4）如有条件，在低蛋白饮食 0.6g/(kg·d）的基础上，可同时补充适量 0.075～0.12g/(kg·d）α-酮酸制剂。

2. 必须摄入足量热量，一般为 30～35kcal/(kg·d)，此外还需注意补充维生素及叶酸等营养素以及控制钾、磷等的摄入。磷摄入量一般应<800mg/d。

（三）慢性肾衰竭及其并发症的药物治疗

1. 纠正酸中毒和水、电解质紊乱

（1）纠正代谢性中毒：主要为口服碳酸氢钠，轻者1.5～3.0g/d即可；中、重度患者3～15g/d。

（2）水、钠紊乱的防治：指南推荐钠摄入量不应超过6～8g/d。有明显水肿、高血压者，钠摄入量限制在2～3g/d。

（3）高钾血症的防治：CKD3期以上的患者应适当限制钾摄入。当GFR<10ml/min或血清钾水平>5.5mmol/L时，则应更严格地限制钾摄入。

2. 高血压的治疗

（1）一般非透析患者应控制血压130/80mmHg以下，维持透析患者血压不超过140/90mmHg。

（2）血管紧张素转换酶抑制药（ACEI）、血管紧张素Ⅱ受体阻断药（ARB）、钙通道阻滞药（CCB）、袢利尿药、β受体阻断药、血管扩张药等均可应用，以ACEI、ARB、CCB应用较为广泛。

3. 贫血的治疗

（1）如排除失血、造血原料缺乏等因素，透析患者若血红蛋白（Hb）<100g/L可考虑开始应用重组人促红细胞生成素（rHuEPO）治疗。

（2）非透析患者若Hb<100g/L，建议基于Hb下降率、评估相关风险后，个体化决定是否开始使用rHuEPO治疗。

4. 低钙血症、高磷血症和肾性骨营养不良的治疗

（1）对明显低钙血症患者，可口服骨化三醇。

（2）GFR<30ml/min时，除限制磷摄入外，可应用磷结合

剂口服，如碳酸钙等。

5. 防治感染　平时注意预防各种病原体感染；选用肾毒性最小的抗生素。

6. 高脂血症的治疗　对于50岁以上的非透析慢性肾脏病患者，即使血脂正常，仍可考虑服用他汀类药物预防心血管疾病。对于透析患者，一般不建议预防性服用他汀类药物。

7. 口服吸附疗法和导泻疗法　口服氧化淀粉、活性炭制剂或大黄制剂等。这些疗法主要应用于非透析患者。

8. 其他

（1）糖尿病肾衰竭患者随着GFR下降，因胰岛素灭活减少，需相应调整胰岛素用量，一般应逐渐减少。

（2）有研究显示别嘌醇治疗高尿酸血症有助于延缓肾功能恶化，并减少心血管疾病风险，但需大规模循证医学证据证实。

（3）皮肤瘙痒：口服抗组胺药物，控制高磷血症及强化透析，对部分患者有效。

（四）肾脏替代治疗

1. CKD4期以上或预计6个月内需要接受透析治疗的患者。

2. 非糖尿病肾病患者，当GFR<10ml/min并有明显尿毒症症状和体征。

3. 糖尿病肾病患者，可适当提前至GFR<15ml/min时安排肾脏替代治疗。

4. 肾脏替代治疗包括血液透析、腹膜透析和肾脏移植。肾移植是目前最佳的肾脏替代疗法，成功的肾移植可恢复正常的肾功能。

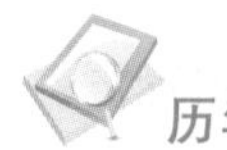

历年真题

1. 患者，男性，33 岁。15 年前曾发现蛋白尿，一直未检查和治疗。3 周前出现恶心、呕吐。查体：血压 190/120mmHg 轻度水肿。血红蛋白 80g/L，尿蛋白 3g/L，血肌酐 360μmol/L，颗粒管型（3~4）/HP。B 超示双肾缩小。该患者最可能的原发病是

   A. 慢性肾小球肾炎

   B. 慢性肾盂肾炎

   C. 慢性间质性肾炎

   D. 糖尿病肾病

   E. 高血压肾病

2. 慢性肾衰竭时，下述生化异常不应出现的是

   A. 高血钾

   B. 低血钙

   C. 低血钠

   D. 低血磷

   E. 酸中毒

参考答案：1. A 2. D

第十一章　肾脏替代治疗

核心问题

1. 血液透析和腹膜透析的适应证、并发症。
2. 肾移植的免疫抑制治疗和移植物排斥反应。

内容精要

肾脏替代治疗包括血液透析、腹膜透析和肾移植。

一、血液透析

（一）适应证

1. 急性肾损伤和慢性肾衰竭。
2. 急性药物或毒物中毒。
3. 难治性充血性心力衰竭和急性肺水肿的急救。
4. 严重水、电解质、酸碱平衡紊乱等。

（二）治疗

1. 血液透析一般每周 3 次，每次 4~6 小时。
2. 目前临床所用的透析充分性概念以蛋白质代谢为核心。
(1) 尿素清除指数（Kt/V）是最常用的量化指标。

（2）其中 K 代表透析器尿素清除率，t 代表单次透析时间，V 为尿素分布容积［约等于干体重（透析后体内过多液体全部或大部分被清除后的患者体重）的 0.57］。

（3）Kt 乘积即尿素清除容积，除以 V 则表示在该次透析中透析器清除尿素容积占体内尿素分布容积的比例。

（4）因此 Kt/V 可看作是透析剂量的一个指标，以 1.2～1.4 较为理想。

（三）并发症

1. 透析失衡综合征　表现为恶心、呕吐、烦躁、头痛，严重者出现惊厥、意识障碍、昏迷、甚至死亡。对首次透析患者宜采用低效透析（如减慢血液流速、缩短透析时间、采用面积较小的透析器等）以预防。

2. 低血压　原因包括超滤过多过快、有效血容量不足等。

3. 血栓　对于人工血管或深静脉导管透析，需长期抗凝，可选择低分子量肝素或吲哚布芬。

二、腹膜透析

（一）适应证

对某些慢性肾衰竭患者可优先考虑腹膜透析。如婴幼儿、儿童，心血管状态不稳定，明显出血或出血倾向，血管条件不佳或反复动静脉造瘘失败，残余肾功能较好，血液透析就诊不便等。

（二）禁忌证

存在腹膜广泛粘连、腹壁病变影响置管、严重腹膜缺损者，不宜选择腹膜透析。

（三）治疗

1. 多采用持续非卧床腹膜透析（CAPD），剂量为每天6~10L，白天交换3~4次，每次留腹4~6小时；夜间交换1次，留腹10~12小时。

2. CAPD每周尿素清除指数（Kt/V）≥1.7，每周肌酐清除率（Ccr）≥50L/1.73m²，且患者无毒素蓄积或容量潴留症状，营养状况良好为透析充分。

（四）并发症

1. 腹膜透析管功能不良　常见腹膜透析管移位、腹膜透析管堵塞等。

2. 感染　包括腹膜透析相关性腹膜炎、出口处感染和隧道感染，是腹膜透析最常见的急性并发症。

3. 疝　切口疝最常见，其次是腹股沟疝、脐疝等。对形成疝的患者，应减少腹膜透析液留腹量，或改为夜间透析，同时手术修补。

4. 腹膜透析液渗漏　与腹腔压力增高有关，常需改换为血液透析，如胸腔积液不消退需手术修补。

三、肾移植

（一）肾移植供、受者评估

1. 肾移植可由尸体供肾或活体供肾，后者肾移植的近、远期效果（人/肾存活）均更好。

2. 肾移植适用于各种原因导致的终末期肾病。

（二）免疫抑制治疗

1. 预防性用药　常采用以钙调磷酸酶抑制药（环孢素或他

克莫司）为主的二联或三联方案（联合小剂量糖皮质激素、吗替麦考酚酯、硫唑嘌呤、西罗莫司等）长期维持。

2. 治疗或逆转排斥反应　常采用甲泼尼龙、抗胸腺细胞球蛋白（ATG）或抗淋巴细胞球蛋白（ALG）等冲击治疗。

3. 诱导治疗　用于移植肾延迟复功、高危排斥、二次移植等患者，常采用 ATG、抗 CD25 单克隆抗体等，继以环孢素或他克莫司为主的免疫抑制治疗。

（三）移植物排斥反应

1. 超急性排斥反应　一般发生在移植肾血管开放后即刻或 48 小时内。病理表现肾小球毛细血管和微小动脉血栓形成，可致广泛肾皮质坏死。

2. 加速性排斥反应　常发生在移植术后 24 小时至 7 天内，表现为发热、高血压、血尿、移植肾肿胀伴压痛、肾功能快速减退。

3. 急性排斥反应（AR）　最常见的排斥反应，一般发生于肾移植术后 1~3 个月内，但术后任何时期均有可能发生。表现为尿量减少、移植肾肿胀、肾功能减退等。

4. 慢性排斥反应　多发生在肾移植术后数个月或数年，表现为肾功能进行性减退，常伴有蛋白尿、高血压等。

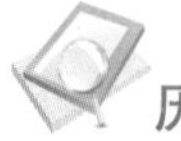

历年真题

慢性肾衰竭尿毒症期，最有效的治疗措施是

A. 血液透析

B. 大剂量利尿药

C. 输血

D. 降压

E. 抗感染

参考答案：A

第六篇　血液系统疾病

第一章　贫血概述

核心问题

1. 贫血的概念及分类。
2. 贫血的临床表现和治疗原则。

内容精要

我国血液病学家认为在我国海平面地区，成年男性 Hb<120g/L，成年女性（非妊娠）Hb<110g/L，孕妇 Hb<100g/L 即为贫血。

一、分类

基于不同的临床特点，贫血有不同的分类，见表 6-1-1 和表 6-1-2。

表 6-1-1　贫血的细胞学分类

类　型	MCV（fl）	MCHC（%）	常见疾病
大细胞性贫血	>100	32~35	巨幼细胞贫血、伴网织红细胞大量增生的溶血性贫血、骨髓增生异常综合征、肝疾病
正常细胞性贫血	80~100	32~35	再生障碍性贫血、纯红再障、溶血性贫血、骨髓病性贫血、急性失血性贫血
小细胞低色素性贫血	<80	<32	缺铁性贫血、铁粒幼细胞性贫血、珠蛋白生成障碍性贫血

注：MCV，红细胞平均体积；MCHC，红细胞平均血红蛋白浓度。

表 6-1-2　贫血的严重度划分标准

项　目	分　度			
血红蛋白浓度	<30g/L	30~59g/L	60~90g/L	>90g/L
贫血严重程度	极重度	重度	中度	轻度

二、临床表现

1. 神经系统　头痛、眩晕、萎靡、晕厥、失眠、多梦、耳鸣、视物模糊、记忆力减退、注意力不集中是贫血常见的症状。

2. 皮肤黏膜　苍白是贫血时皮肤、黏膜的主要表现。溶血性贫血可引起皮肤、黏膜黄染。

3. 呼吸系统　轻度贫血，由于机体有一定的代偿和适应能力，平静时呼吸次数可能不增加；活动后机体处于低氧和高二氧化碳状态，刺激呼吸中枢，进而引起呼吸加快加深。

4. 循环系统　急性失血性贫血时，外周血管收缩、心率加快、主观感觉的心悸等。中、重度贫血时，心脏超负荷工作且供血不足，会导致贫血性心脏病。

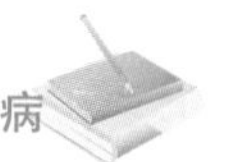

5. 消化系统　消化功能减低、消化不良，出现腹部胀满、食欲减低、排便规律和性状的改变等。

6. 泌尿系统　血管外溶血出现胆红素尿和高尿胆原尿；血管内溶血出现游离血红蛋白和含铁血黄素尿，重者甚至可发生游离血红蛋白堵塞肾小管，进而引起少尿、无尿、急性肾衰竭。

7. 内分泌系统　长期贫血会影响甲状腺、性腺、肾上腺、胰腺的功能，会改变 EPO 和胃肠激素的分泌。

三、辅助检查

1. 血象　红细胞参数（MCV、MCH 及 MCHC）、Hb 测定、网织红细胞计数、外周血涂片。

2. 骨髓象　包括骨髓细胞涂片分类和骨髓活检。

3. 贫血的发病机制检查　包括缺铁性贫血的铁代谢及引起缺铁的原发病检查；巨幼细胞贫血的血清叶酸和维生素 B_{12} 水平测定及导致此类造血原料缺乏的原发病检查；失血性贫血的原发病检查等。

四、治疗

1. 对症治疗

（1）重度贫血患者、老年人或合并心肺功能不全的贫血患者应输红细胞，纠正贫血，改善体内缺氧状态。

（2）急性大量失血患者应及时输血或红细胞及血浆，迅速恢复血容量并纠正贫血。

（3）对贫血合并出血者，应根据出血机制的不同采取不同的止血治疗（如重度血小板减少应输注血小板）。

（4）先天性溶血性贫血多次输血并发血色病者应予祛铁治疗。

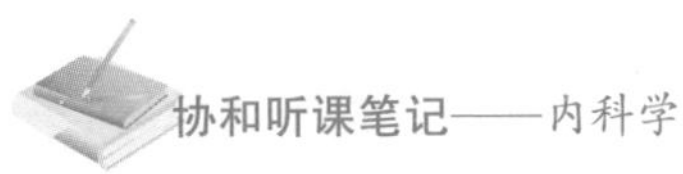

2. 对因治疗

（1）缺铁性贫血补铁及治疗导致缺铁的原发病。

（2）巨幼细胞贫血补充叶酸或维生素 B_{12}。

（3）自身免疫性溶血性贫血采用糖皮质激素或脾切除。

（4）遗传性球形红细胞增多症脾切除有肯定疗效。

（5）造血干细胞质异常性贫血采用造血干细胞移植。

（6）AA 采用抗淋巴/胸腺细胞球蛋白、环孢素及造血正调控因子（如雄激素、G-CSF、GM-CSF 或 EPO 等）。

（7）ACD 及肾性贫血采用 EPO。

（8）肿瘤性贫血采用化疗或放疗等。

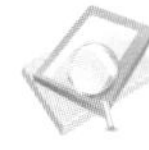

历年真题

1. 贫血的临床表现不取决于
   A. 贫血的程度
   B. 贫血的速度
   C. 患者的体力活动程度
   D. 性别
   E. 机体对缺氧的代偿能力和适应能力
2. 外周血反映骨髓幼红细胞增生程度的准确指标是
   A. 出现有核红细胞
   B. 血红蛋白与红细胞计数
   C. 网织红细胞百分率
   D. 网织红细胞绝对值
   E. 出现大红细胞

参考答案：1. D　2. D

第二章　缺铁性贫血

核心问题

缺铁性贫血的病因及临床表现、诊断方法和治疗原则、方法。

内容精要

当机体对铁的需求与供给失衡，导致体内贮存铁耗尽，继之红细胞内铁缺乏，最终引起缺铁性贫血（IDA）。表现为小细胞低色素性贫血及其他异常。

一、铁代谢

1. 铁的存在形式

（1）功能状态铁，包括血红蛋白铁、肌红蛋白铁、转铁蛋白铁、乳铁蛋白、酶和辅因子结合的铁。

（2）贮存铁，包括铁蛋白和含铁血黄素。

2. 铁的来源

（1）食物、老化破坏的红细胞释放的铁几乎全被利用。

（2）维生素 C 等还原性物质可以还原 Fe 为 2 价，比 3 价的铁容易吸收。

（3）吸收主要位于十二指肠和空肠上段。

3. 需要量　正常人维持体内铁平衡需每天从食物中摄铁1~1.5mg，孕、乳妇2~4mg。

二、病因

1. 需铁量增加而铁摄入不足　多见于婴幼儿、青少年、妊娠和哺乳期妇女。婴幼儿需铁量较大，若不补充蛋类、肉类等含铁量较高的辅食，易造成缺铁。青少年偏食易缺铁。女性月经过多、妊娠或哺乳，需铁量增加，若不补充高铁食物，易造成IDA。

2. 铁吸收障碍　常见于胃大部切除术后。此外，长期不明原因腹泻、慢性肠炎、Crohn病等均可因铁吸收障碍而发生IDA。

3. 铁丢失过多　慢性胃肠道失血（包括痔疮、胃十二指肠溃疡、胃肠道肿瘤、食管-胃底静脉曲张破裂等）、月经过多、咯血和肺泡出血、血红蛋白尿等。

三、临床表现

1. 缺铁原发病表现　如消化性溃疡、肿瘤或痔疮导致的黑便、血便或腹部不适；肿瘤性疾病的消瘦；血管内溶血的血红蛋白尿等。

2. 贫血表现　常见症状为乏力、易倦、头晕、头痛、视物模糊、耳鸣、心悸、气短、食欲缺乏等；有苍白、心率增快。

3. 组织缺铁表现

（1）精神行为异常，如烦躁、易怒、注意力不集中、异食癖。

（2）体力、耐力下降。

（3）易感染。

（4）儿童生长发育迟缓、智力低下。

（5）口腔炎、舌炎、舌乳头萎缩、口角皲裂、吞咽困难。

（6）毛发干枯、脱落。

（7）皮肤干燥、皱缩。

（8）指/趾甲缺乏光泽、脆薄易裂，重者指/趾甲变平，甚至凹下呈勺状（匙状甲）。

四、实验室检查

1. 血象　呈小细胞低色素性贫血。血片中可见红细胞体积小、中央淡染区扩大。

主治语录：早期为正细胞正色素性贫血。

2. 骨髓象　增生活跃或明显活跃；以红系增生为主，粒系、巨核系无明显异常；红系中以中、晚幼红细胞为主，其体积小、核染色质致密、胞质少、边缘不整齐，有血红蛋白形成不良的表现，即所谓的“核老质幼”现象。

3. 铁代谢　血清铁低于8.95μmol/L，总铁结合力升高，大于64.44μmol/L；转铁蛋白饱和度降低，小于15%，sTfR浓度超过8mg/L。血清铁蛋白低于12μg/L。

4. 红细胞内卟啉代谢　FEP>0.9μmol/L（全血），ZPP>0.96μmol/L（全血），FEP/Hb>4.5μg/gHb。

5. 血清转铁蛋白受体测定　sTfR测定是迄今反映缺铁性红细胞生成的最佳指标，一般sTfR浓度>26.5nmol/L（2.25μg/ml）可诊断缺铁。

五、诊断

1. ID　①血清铁蛋白<12μg/L。②骨髓铁染色显示骨髓小粒可染铁消失，铁粒幼细胞少于15%。③血红蛋白及血清铁等指标尚正常。

2. IDE　①ID 的①+②。②转铁蛋白饱和度＜15%。③FEP/Hb>4.5μg/gHb。④血红蛋白尚正常。

3. IDA　①IDE 的①+②+③。②小细胞低色素性贫血：男性 Hb＜120g/L，女性 Hb＜110g/L，孕妇 Hb＜100g/L。MCV＜80fl，MCH<27pg，MCHC<32%。

4. 病因诊断　有时缺铁的病因比贫血本身更为严重。如胃肠道恶性肿瘤伴慢性失血或胃癌术后残胃癌所致的 IDA，应多次检查粪便隐血，必要时做胃肠道 X 线或内镜检查；月经过多的妇女应检查有无妇科疾病。

六、鉴别诊断

1. 铁粒幼细胞贫血　遗传或不明原因导致的红细胞铁利用障碍性贫血。

2. 珠蛋白生成障碍性贫血　原名地中海贫血，有家族史，有溶血表现。血清铁蛋白、骨髓可染铁、血清铁和铁饱和度不低且常增高。

3. 慢性病性贫血　慢性炎症、感染或肿瘤等引起的铁代谢异常性贫血。

4. 转铁蛋白缺乏症　系常染色体隐性遗传所致（先天性）或严重肝病、肿瘤继发（获得性）。

七、治疗

1. 病因治疗

（1）婴幼儿、青少年和妊娠妇女营养不足引起的 IDA，应改善饮食。

（2）月经过多引起的 IDA 应调理月经。

（3）寄生虫感染者应驱虫治疗。

（4）恶性肿瘤者应手术或放、化疗。

（5）消化性溃疡引起者应抑酸治疗等。

2. 补铁治疗

（1）首选口服铁剂。餐后服用胃肠道反应小且易耐受。

（2）进食谷类、乳类和茶等会抑制铁剂的吸收，鱼、肉、维生素 C 可加强铁剂的吸收。

（3）口服铁剂有效的表现先是外周血网织红细胞增多，2 周后血红蛋白浓度上升，一般 2 个月左右恢复正常。

（4）若口服铁剂不能耐受或胃肠道正常解剖部位发生改变而影响铁的吸收，可用铁剂肌内注射。

（5）铁剂治疗应待铁蛋白恢复到 50μg/L 再停药。如果无法监测血清铁蛋白，则在血红蛋白恢复正常后应至少继续服用铁 4~6 个月，以补充体内应有的储存铁量。

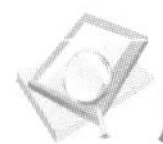

历年真题

1. 成年人缺铁性贫血的常见病因是
   A. 慢性肠炎
   B. 慢性胃炎
   C. 慢性失血
   D. 慢性肝炎
   E. 慢性溶血
2. 口服铁剂治疗有效的缺铁性贫血患者，下列化验最先上升的是
   A. 网织红细胞
   B. 血红蛋白
   C. MCV
   D. MCH
   E. MCHC

参考答案：1. C　2. A

第三章　巨幼细胞贫血

核心问题

巨幼细胞贫血的临床表现、实验室检查、诊断和治疗原则。

内容精要

叶酸或维生素 B_{12} 缺乏所致的贫血称巨幼细胞贫血。本病的特点是呈大红细胞性贫血，还有各种神经、精神表现。

一、病因

1. 叶酸缺乏

（1）摄入减少：主要原因是食物加工不当，如烹调时间过长或温度过高，破坏大量叶酸；其次是偏食，食物中蔬菜、肉蛋类减少。

（2）需要量增加：妊娠期妇女每天叶酸的需要量是 400～600μg，生长发育的儿童及青少年以及慢性反复溶血、白血病、肿瘤、甲状腺功能亢进及慢性肾衰竭长期用血液透析治疗的患者，叶酸的需要都会增加。

（3）吸收障碍：腹泻、小肠炎症、肿瘤和手术及某些药物（抗癫痫药物、柳氮磺吡啶、乙醇等）影响叶酸的吸收。

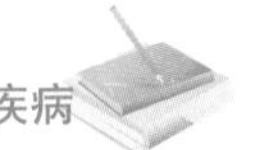

（4）利用障碍：抗核苷酸合成药物如甲氨蝶呤、甲氧苄啶、氨苯蝶啶、氨基蝶呤和乙胺嘧啶等均可干扰叶酸的利用；一些先天性酶缺陷可影响叶酸的利用。

（5）叶酸排出增加：血液透析、酗酒可增加叶酸排出。

2. 维生素 B_{12}缺乏

（1）摄入减少：完全素食者因摄入减少导致维生素 B_{12} 缺乏。

（2）吸收障碍：这是维生素 B_{12} 缺乏最常见的原因，可见于，内因子缺乏，如恶性贫血、胃切除、胃黏膜萎缩等；胃酸和胃蛋白酶缺乏；胰蛋白酶缺乏；肠道疾病；先天性内因子缺乏或维生素 B_{12}吸收障碍；药物（对氨基水杨酸、新霉素、二甲双胍、秋水仙碱等）影响；肠道寄生虫或细菌大量繁殖消耗维生素 B_{12}。

（3）利用障碍：先天性转钴蛋白Ⅱ（TC Ⅱ）缺乏引起维生素 B_{12}输送障碍；麻醉药氧化亚氮可将钴胺氧化而抑制甲硫氨酸合成酶。

二、临床表现

1. 血液系统　起病缓慢，常有面色苍白、乏力、耐力下降、头晕、心悸等贫血症状。重者全血细胞减少，反复感染和出血。少数患者可出现轻度黄疸。

2. 消化系统　口腔黏膜、舌乳头萎缩，舌面呈“牛肉样舌”，可伴舌痛。胃肠道黏膜萎缩可引起食欲缺乏、恶心、腹胀、腹泻或便秘。

3. 神经系统表现和神经症状

（1）对称性远端肢体麻木、深感觉障碍；共济失调或步态不稳；味觉、嗅觉降低；锥体束征阳性、肌张力增加、腱反射亢进；视力下降、黑朦征；重者可有大、小便失禁。

（2）叶酸缺乏者有易怒、妄想等精神症状。

（3）维生素 B_{12} 缺乏者有抑郁、失眠、记忆力下降、谵妄、幻觉、妄想甚至精神错乱、人格变态等。

三、辅助检查

1. 血象　呈大细胞性贫血，MCV、MCH 均增高，MCHC 正常。血片中可见红细胞大小不等、中央淡染区消失，有大椭圆形红细胞、点彩红细胞等。

主治语录：中性粒细胞核分叶过多（5 叶核占 5%以上或出现 6 叶以上核）。

2. 骨髓象　增生活跃或明显活跃。红系增生显著、巨幼变（胞体大，胞质较胞核成熟，"核幼质老"）；粒系也有巨幼变，成熟粒细胞多分叶；巨核细胞体积增大，分叶过多。骨髓铁染色常增多。

3. 血清维生素 B_{12}、叶酸及红细胞叶酸含量测定　血清维生素 B_{12} 低于 74pmol/L（100ng/ml）（维生素 B_{12} 缺乏）。血清叶酸低于 6.8nmol/L（3ng/ml），红细胞叶酸低于 227nmol/L（100ng/ml）（叶酸缺乏）。

4. 其他　①胃酸降低、内因子抗体及 Schilling 试验（测定放射性核素标记的维生素 B_{12} 吸收情况）阳性（恶性贫血）。②尿高半胱氨酸 24 小时排泄量增加（维生素 B_{12} 缺乏）。③血清间接胆红素可稍增高。

四、诊断

1. 有叶酸、维生素 B_{12} 缺乏的病因及临床表现。

2. 外周血呈大细胞性贫血，中性粒细胞核分叶过多。

3. 骨髓呈典型的巨幼样改变，无其他病态造血表现。

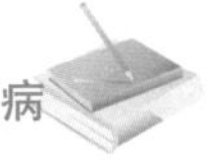

4. 血清叶酸和/或维生素 B_{12} 水平降低。

5. 试验性治疗有效。叶酸或维生素 B_{12} 治疗 1 周左右网织红细胞上升者，应考虑叶酸或维生素 B_{12} 缺乏。

五、治疗

1. 原发病的治疗。

2. 叶酸缺乏　口服叶酸，每次 5～10mg，每天 3 次。用至贫血表现完全消失；若无原发病，不需维持治疗；如同时有维生素 B_{12} 缺乏，则需同时注射维生素 B_{12}，否则可加重神经系统损伤。

3. 维生素 B_{12} 缺乏　肌注维生素 B_{12}，每次 500μg，每周 2 次；无维生素 B_{12} 吸收障碍者可口服维生素 B_{12} 片剂 500μg，每天 1 次，直至血象恢复正常；若有神经系统表现，治疗维持半年到 1 年；恶性贫血患者，治疗维持终身。

主治语录：神经系统症状不能完全恢复。

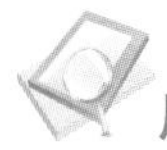

历年真题

叶酸可用于治疗

A. 缺铁性贫血

B. 巨幼红细胞贫血

C. 溶血性贫血

D. 再生障碍性贫血

E. 高血压病

参考答案：B

第四章　再生障碍性贫血

核心问题

再生障碍性贫血的发病原因、临床表现和血液学特点，诊断依据、鉴别诊断及治疗原则。

内容精要

再生障碍性贫血（AA），是一种可能由不同病因和机制引起的骨髓造血功能衰竭症。主要表现为骨髓造血功能低下、全血细胞减少及所致的贫血、出血、感染综合征。

一、病因

1. 化学因素，特别是氯霉素类抗生素、磺胺类药物、抗肿瘤化疗药物以及苯等。
2. 长期接触X射线、镭及放射性核素等可影响DNA的复制，抑制细胞有丝分裂，干扰骨髓细胞生成，导致造血干细胞数量减少。
3. 病毒感染，嗜肝病毒（非甲、乙、丙型肝炎病毒）。

二、临床表现

贫血、出血、感染。

1. 重型再障（SAA）

（1）贫血：进行性加重，明显的苍白、乏力、心悸、头晕。

（2）感染：发热，自发病到死亡均处于难以控制的高热之中。呼吸道感染最常见，严重者可有败血症。

（3）出血：均有不同程度的皮肤、黏膜及内脏出血。

2. 非重型再障（NSAA）

（1）贫血：慢性过程。

（2）感染：高热比重型少见，感染相对易控制，很少持续1周以上。呼吸道感染常见，合并败血症少。

（3）出血：出血倾向较轻，以皮肤、黏膜出血为主，内脏出血少见，出血较易控制。

三、辅助检查

1. 血象

（1）SAA 呈重度全血细胞减少，重度正细胞正色素性贫血。

（2）NSAA 也呈全血细胞减少，但达不到 SAA 的程度。

2. 骨髓象　骨髓检查应包括活检和涂片。骨髓活检中造血组织低于 30%是增生低下的标准。骨髓涂片特征如下。

（1）SAA 多部位骨髓增生重度减低，粒、红系及巨核细胞明显减少且形态大致正常，淋巴细胞及非造血细胞比例明显增高，骨髓小粒均空虚。

（2）NSAA 多部位骨髓增生减低，可见较多脂肪滴，粒、红系及巨核细胞减少，淋巴细胞及网状细胞、浆细胞比例增高，多数骨髓小粒空虚。

主治语录：部分再障患者可呈灶性造血特点，应多部位穿刺，一般胸骨、椎体增生程度较高，髂骨较低。

3. 发病机制及其他相关检查　$CD4^+$细胞/$CD8^+$细胞比值减

低，Th1/Th2 型细胞比值增高，$CD8^+T$ 抑制细胞和 $\gamma\delta TCR^+T$ 细胞比例增高，血清 IL-2、IFN-γ、TNF 水平增高；骨髓细胞染色体核型正常，骨髓铁染色示贮铁增多，中性粒细胞碱性磷酸酶染色强阳性；溶血检查均阴性。

四、诊断

1. AA 诊断标准

（1）全血细胞减少，网织红细胞百分数<0. 01，淋巴细胞比例增高。

（2）一般无肝脾大。

（3）骨髓多部位增生减低（<正常 50%）或重度减低（<正常 25%），造血细胞减少，非造血细胞比例增高，骨髓小粒空虚（有条件者做骨髓活检可见造血组织均匀减少）。

（4）除外引起全血细胞减少的其他疾病，如 PNH、Fanconi 贫血、Evans 综合征、免疫相关性全血细胞减少等。

2. AA 分型诊断标准

（1）SAA-Ⅰ：发病急，贫血进行性加重，常伴严重感染和/或出血。血象具备下述三项中两项：网织红细胞绝对值 $<15\times10^9/L$；中性粒细胞 $<0.5\times10^9/L$；血小板 $<20\times10^9/L$。骨髓增生广泛重度减低。如 SAA-I 的中性粒细胞 $<0.2\times10^9/L$，则为极重型再障（VSAA）。

（2）NSAA：指达不到 SAA-Ⅰ型诊断标准的 AA。如 NSAA 病情恶化，临床、血象及骨髓象达 SAA-Ⅰ型诊断标准时，称 SAA-Ⅱ型。

五、鉴别诊断

1. 阵发性睡眠性血红蛋白尿症　典型患者有血红蛋白尿发作，易鉴别。PNH 患者骨髓或外周血可发现 $CD55^-$、$CD59^-$ 的各

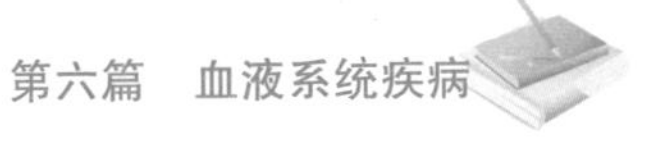

系血细胞。

2. 骨髓增生异常综合征（MDS）　MDS 中的难治性贫血（RA）有全血细胞减少，网织红细胞有时不高甚至降低，骨髓也可低增生，这些易与 AA 混淆。但 RA 有病态造血现象，早期髓系细胞相关抗原（CD34）表达增多，可有染色体核型异常等。

3. 自身抗体介导的全血细胞减少　包括 Evans 综合征和免疫相关性全血细胞减少。前者可测及外周成熟血细胞的自身抗体，后者可测及骨髓未成熟血细胞的自身抗体。

4. 急性白血病（AL）　部分急性早幼粒细胞白血病全血细胞可减少，但骨髓细胞形态学检查、染色体易位 t（15；17）和 *PML-RARa* 基因存在可帮助鉴别。

5. 急性造血功能停滞　常由感染和药物引起，儿童与营养不良有关，起病多伴高热，贫血重，进展快，多误诊为急性再障。病情有自限性，无须特殊治疗，2~6 周可恢复。

6. 其他　反应性噬血细胞综合征也可出现全血细胞减少，但其多有感染诱因、高热、肝脾大，甚至黄疸、腹水，骨髓中成熟组织细胞明显增生且可有噬血现象。

六、治疗

（一）支持治疗

1. 保护措施　预防感染；避免出血（防止外伤及剧烈活动）；杜绝接触各类危险因素；酌情预防性给予抗真菌治疗；必要的心理护理。

2. 对症治疗

（1）纠正贫血：通常认为血红蛋白低于 60g/L 且患者对贫血耐受较差时，可输血，但应防止输血过多。

（2）控制出血：用促凝血药（止血药），如酚磺乙胺（止血敏）等。女性子宫出血可肌内注射丙酸睾酮。

（3）控制感染：做细菌培养和药敏试验，并用广谱抗生素治疗。

（4）护肝治疗：AA 常合并肝功能损害，应酌情选用护肝药物。

（5）祛铁治疗：长期输血的 AA 患者血清铁蛋白水平增高，血清铁蛋白超过 1000μg/L，即“铁过载”，可酌情予祛铁治疗。

（二）针对发病机制的治疗

1. 免疫抑制治疗

（1）抗淋巴/胸腺细胞球蛋白（ALG/ATG）：主要用于 SAA。静脉滴注 ATG 不宜过快，每天剂量应维持滴注 12～16 小时；可与环孢素组成强化免疫抑制方案。

（2）环孢素：适用于全部 AA。3～5mg/(kg · d)，疗程一般长于 1 年。

（3）其他：CD3 单克隆抗体、吗替麦考酚酯（MMF）、环磷酰胺、甲泼尼龙等。

2. 促造血治疗

（1）雄激素：适用于全部 AA。常用四种，司坦唑醇（康力龙）、十一酸睾酮（安雄）、达那唑、丙酸睾酮。

（2）造血生长因子：适用于全部 AA，特别是 SAA。常用粒-单系集落刺激因子（GM-CSF）或粒系集落刺激因子（G-CSF）；红细胞生成素（EPO）。

3. 造血干细胞移植　对 40 岁以下、无感染及其他并发症、有合适供体的 SAA 患者，可首先考虑异基因造血干细胞移植。

七、AA 的疗效标准

1. 基本治愈　贫血和出血症状消失，血红蛋白男性达

120g/L、女性达110g/L，中性粒细胞达1.5×10^9/L，血小板达100×10^9L，随访1年以上未复发。

2. 缓解　贫血和出血症状消失，血红蛋白男性达120g/L、女性达100g/L，白细胞达3.5×10^9/L左右，血小板也有一定程度增加，随访3个月病情稳定或继续进步。

3. 明显进步　贫血和出血症状明显好转，不输血，血红蛋白较治疗前1个月内常见值增长30g/L以上，并能维持3个月。

主治语录：以上三项疗效标准者，均应3个月内不输血。

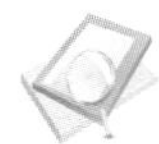

历年真题

1. 下列哪种疾病骨髓巨核细胞明显减少
   A. 再生障碍性贫血
   B. 巨幼细胞贫血
   C. 溶血性贫血
   D. 脾功能亢进
   E. 原发免疫性血小板减少症
2. 非重型再生障碍性贫血，应首选
   A. 骨髓移植
   B. 雄激素
   C. 免疫抑制药
   D. 造血细胞因子
   E. 胎肝输注

参考答案：1. A　2. B

第五章　溶血性贫血

核心问题

1. 血管外及血管内溶血的特点、临床表现及实验室发现。

2. 溶血性贫血的分类、诊断、鉴别诊断。

内容精要

溶血是红细胞遭到破坏，寿命缩短的过程。当溶血超过骨髓的代偿能力，引起的贫血即为溶血性贫血（HA）。

第一节　概　　述

一、病因

（一）红细胞自身异常所致的HA

1. 红细胞膜异常

（1）遗传性红细胞膜异常：如遗传性球形红细胞增多症、遗传性椭圆形红细胞增多症等。

（2）获得性血细胞膜糖磷脂酰肌醇（GPI）锚链膜蛋白异

常：如阵发性睡眠性血红蛋白尿症（PNH）。

2. 遗传性红细胞酶缺陷

（1）磷酸戊糖途径酶缺陷：如葡糖-6-磷酸脱氢酶（G-6-PD）缺乏症等。

（2）无氧糖酵解途径酶缺陷：如丙酮酸激酶缺乏症等。

3. 遗传性珠蛋白生成障碍

（1）珠蛋白肽链结构异常：如异常血红蛋白病。

（2）珠蛋白肽链数量异常：如珠蛋白生成障碍性贫血，即地中海贫血。

（二）红细胞外部因素所致的HA

1. 免疫性HA

（1）自身免疫性HA：温抗体型或冷抗体型（冷凝集素型、D-L抗体型）HA；原发性或继发性（如SLE、病毒或药物等）HA。

（2）同种免疫性HA：如血型不相容性输血反应、新生儿HA等。

2. 血管性HA

（1）微血管病性HA：如血栓性血小板减少性紫癜/溶血尿毒症综合征（TTP/HUS）、弥散性血管内凝血（DIC）、败血症等。

（2）瓣膜病：如钙化性主动脉瓣狭窄及人工心脏瓣膜、血管炎等。

（3）血管壁受到反复挤压：如行军性血红蛋白尿。

3. 生物因素　蛇毒、疟疾、黑热病等。

4. 理化因素　大面积烧伤、血浆中渗透压改变和化学因素如苯肼、亚硝酸盐类等中毒，可因引起获得性高铁血红蛋白血症而溶血。

二、临床表现

1. 急性HA　多为血管内溶血，起病急骤，临床表现为严重的腰背及四肢酸痛，伴头痛、呕吐、寒战，随后出现高热、面色苍白和血红蛋白尿、黄疸。严重者出现周围循环衰竭和急性肾衰竭。

2. 慢性HA　多为血管外溶血，临床表现有贫血、黄疸、脾大。长期高胆红素血症可并发胆石症和肝功能损害。

主治语录：溶血未必黄疸，与肝细胞处理胆红素的能力有关。

三、实验室检查

1. 红细胞破坏增加的检查。
2. 红系代偿性增生的检查。
3. 针对红细胞自身缺陷和外部异常的检查。
4. 前两者属于HA的筛查试验，见表6-5-1。

表6-5-1　溶血性贫血的筛查试验

红细胞破坏增加的检查		红系代偿性增生的检查	
胆红素代谢	血非结合胆红素升高 尿胆原升高 尿胆红素阴性	网织红细胞计数	升高
血浆游离血红蛋白	升高	外周血涂片	可见有核红细胞
血清结合珠蛋白	降低	骨髓象	红系增生旺盛 粒红比例降低或倒置

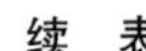

续　表

红细胞破坏增加的检查		红系代偿性增生的检查
尿血红蛋白	阳性	
尿含铁血黄素	阳性	
外周血涂片	破碎和畸形红细胞升高	
红细胞寿命测定（^{51}Cr标记）	缩短（临床较少应用）	

主治语录：核素检查红细胞寿命缩短是最可靠的溶血指标。

四、诊断与鉴别诊断

1. 诊断　根据HA的临床表现，实验室检查有贫血、红细胞破坏增多、骨髓红系代偿性增生的证据，可确定HA的诊断及溶血部位。通过详细询问病史及HA的特殊检查可确定HA的病因和类型。

2. 鉴别诊断

（1）贫血伴网织红细胞增多：如失血性、缺铁性或巨幼细胞贫血的恢复早期。

（2）非胆红素尿性黄疸：如家族性非溶血性黄疸（Gilbert综合征等）。

（3）幼粒幼红细胞性贫血伴轻度网织红细胞增多：如骨髓转移瘤等。

以上情况虽类似HA，但本质不是溶血，缺乏红细胞破坏增多的实验室证据，故容易鉴别。

五、治疗

1. 病因治疗　针对 HA 发病机制的治疗。如药物诱发的溶血性贫血，应立即停药并避免再次用药；自身免疫性溶血性贫血采用糖皮质激素或脾切除治疗等。

2. 对症治疗　针对贫血及 HA 引起的并发症等的治疗。如输注红细胞，纠正急性肾衰竭、休克、电解质紊乱，抗血栓形成，补充造血原料等。

第二节　遗传性球形红细胞增多症

遗传性球形红细胞增多症（HS）是一种遗传性红细胞膜缺陷导致的血管外溶血性贫血，临床特点为自幼发生的贫血、间歇性黄疸和脾大。

一、临床表现

1. 反复发生的溶血性贫血，间歇性黄疸和不同程度的脾大为常见临床表现。

2. 常见的并发症有胆囊结石。

二、诊断

有 HS 的临床表现和血管外溶血为主的实验室依据，外周血小球形红细胞增多（>10%），红细胞渗透脆性增高，结合阳性家族史，本病诊断成立。

三、治疗

1. 脾切除对本病有显著疗效。

2. 儿童重型 HS，手术时机尽可能延迟到 6 岁以上。

3. 手术前、后需按期接种疫苗。

第三节　红细胞葡糖-6-磷酸脱氢酶缺乏症

一、临床表现

红细胞葡糖-6-磷酸脱氢酶缺乏症（G-6-PD）根据诱发溶血的原因分为五种临床类型，分别为药物性溶血、蚕豆病、新生儿高胆红素血症、先天性非球形红细胞性溶血性贫血及其他诱因（感染、糖尿病酮症酸中毒等）所致溶血，以前两者多见。

1. 药物性溶血

（1）典型表现为服药后 2~3 天急性血管内溶血发作，1 周左右贫血最严重，甚至发生周围循环衰竭或肾衰竭。

（2）常见的药物包括：抗疟药（伯氨喹、奎宁等），解热镇痛药（阿司匹林、对乙酰氨基酚等），硝基呋喃类（呋喃唑酮），磺胺类，酮类（噻唑酮），砜类（氨苯砜、噻唑砜），其他（维生素 K、丙磺舒、萘、苯肼、奎尼丁等）。

2. 蚕豆病

（1）多见于 10 岁以下儿童，男性多于女性。40%的患者有家族史。发病集中于每年蚕豆成熟季节（3~5 月）。

（2）起病急，一般食用新鲜蚕豆或其制品后 2 小时至几天（通常 1~2 天，最长 15 天）突然发生急性血管内溶血。

二、实验室检查

1. G-6-PD 活性筛选试验　国内常用高铁血红蛋白还原试验、荧光斑点试验、硝基四氮唑蓝纸片法。可半定量判定 G-6-PD 活性。

2. 红细胞 G-6-PD 活性定量测定　最可靠，具有确诊价值。测定结果较正常平均值低 40%以上具有诊断意义。

3. 基因突变型分析　用于鉴定G-6-PD基因突变的类型和多态性，也可用于产前诊断。

4. 红细胞海因小体生成试验　G-6-PD缺乏的红细胞内可见海因小体，计数>5%有诊断意义。

三、诊断

1. 对于有阳性家族史，病史中有急性溶血特征，有食蚕豆或服药等诱因者，应考虑本病并进行相关检查。

2. 筛选试验中有两项中度异常或一项严重异常，或定量测定异常即可确立诊断。

四、治疗

1. 避免氧化剂的摄入、积极控制感染和对症治疗。

2. 对急性溶血者，应去除诱因，注意纠正水、电解质、酸碱失衡和肾功能不全等。输注红细胞（避免亲属血）可改善病情。

3. 患本病的新生儿发生溶血伴核黄疸（胆红素脑病），可应用换血、光疗或苯巴比妥注射。

第四节　血红蛋白病

血红蛋白病是一组遗传性溶血性贫血，分为珠蛋白肽链合成数量异常（珠蛋白生成障碍性贫血）和异常血红蛋白病两大类。

一、珠蛋白生成障碍性贫血

（一）α珠蛋白生成障碍性贫血

根据α基因缺失的数目和临床表现分为以下几类。

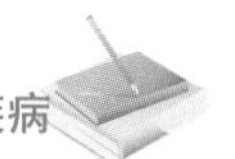

1. 静止型（1个α基因异常）、标准型（2个α基因异常）α珠蛋白生成障碍性贫血 静止型为携带者，α/β链合成比0.9，接近正常1.0，无临床症状。

2. HbH病（3个α基因异常） α/β链合成比0.3~0.6，临床表现为轻至中度贫血。

3. Hb Bart胎儿水肿综合征（4个α基因异常） α链绝对缺乏，γ链自相聚合成Hb Bart（γ_4），是α海洋性贫血中最严重的类型。

（二）β珠蛋白生成障碍性贫血

根据贫血的严重程度，分为以下类型。

1. 轻型 临床可无症状或轻度贫血，偶有轻度脾大。

2. 中间型 中度贫血，脾大。少数有轻度骨骼改变，性发育延迟。

3. 重型 父母均有珠蛋白生成障碍性贫血。患儿呈特殊面容（额部隆起，鼻梁凹陷，眼距增宽）。

（三）治疗

1. 主要是对症治疗，如输红细胞、防止继发性血色病及脾切除。

2. 对诱发溶血的因素如感染等应积极防治。

3. 有HLA相匹配的供者，可行异基因造血干细胞移植，是目前唯一的根治措施。

二、异常血红蛋白病

1. 镰状细胞贫血

（1）因β珠蛋白链第6位谷氨酸被缬氨酸替代所致，以常染色体显性方式遗传。

（2）病理现象，如易发生血管外和血管内溶血；血管阻塞。

（3）症状，如黄疸、贫血及肝脾大；病情可急剧加重或出现危象，血管阻塞危象最为常见，可造成肢体或脏器的疼痛或功能障碍甚至坏死。

（4）红细胞镰变试验时可见大量镰状红细胞、血红蛋白电泳发现 HbS 将有助于诊断。

（5）本病治疗主要是对症治疗，异基因造血干细胞移植为根治本病的措施。

2. 不稳定血红蛋白

（1）轻者无贫血，发热或氧化性药物可诱发溶血。

（2）患者海因小体生成试验阳性，异丙醇试验及热变性试验阳性。

（3）本病一般无须特殊治疗，控制感染和避免服用磺胺类及其他氧化药物。

主治语录：防止磺胺类及其他氧化药物的使用，切脾可减轻溶血。

3. 血红蛋白 M（HbM）病

（1）患者可有发绀，溶血多不明显。

（2）实验室检查可见高铁血红蛋白增高，但一般不超过 30%。

（3）有异常血红蛋白吸收光谱。本病无须治疗。

4. 氧亲和力异常的血红蛋白病　本病是由于珠蛋白肽链发生氨基酸替代，改变了血红蛋白的立体空间构象，造成其氧亲和力的异常（增高或降低），氧解离曲线的改变（左移或右移），引起血液向组织供氧能力的改变。

5. HbE 病

（1）为我国最常见的异常血红蛋白病。

（2）血红蛋白电泳 HbE 可高达 90%，HbE 对氧化剂不稳定，异丙醇试验多呈阳性。

第五节　自身免疫性溶血性贫血

一、温抗体型 AIHA

（一）病因

约 50%的温抗体型 AIHA 原因不明。常见的继发性病因如下。

1. 淋巴细胞增殖性疾病　如淋巴瘤等。
2. 自身免疫性疾病　如 SLE 等。
3. 感染　特别是病毒感染。
4. 药物　如青霉素、头孢菌素等。

（二）临床表现

1. 多为慢性血管外溶血，起病缓慢，成年女性多见，以贫血、黄疸和脾大为特征。
2. 长期高胆红素血症可并发胆石症和肝功能损害。可并发血栓栓塞性疾病，以抗磷脂抗体阳性者多见。
3. 感染等诱因可使溶血加重，发生溶血危象及再障危象。
4. 10%~20%的患者可合并免疫性血小板减少，称为 Evans 综合征。

（三）实验室检查

1. 血象及骨髓象

（1）贫血轻重不一，多呈正细胞正色素性。

（2）网织红细胞比例升高，溶血危象时可高达 0.50。

（3）白细胞及血小板多正常，急性溶血阶段白细胞可增多。

（4）外周血涂片可见数量不等的球形红细胞及幼红细胞。

（5）骨髓呈代偿性增生，以幼红细胞增生为主，可达80%。

（6）再障危象时全血细胞减少，网织红细胞减低，甚至缺如。

（7）骨髓增生减低。

2. 抗人球蛋白试验（Coombs 试验） 直接抗人球蛋白试验（DAT）阳性是本病最具诊断意义的实验室检查，主要为抗IgG及抗补体C3型。间接抗人球蛋白试验（IAT）可为阳性或阴性。

（四）诊断

有溶血性贫血的临床表现和实验室证据，DAT阳性，冷凝集素效价在正常范围，近4个月内无输血和特殊药物应用史，可诊断本病。

（五）治疗

1. 病因治疗。

2. 控制溶血发作

（1）糖皮质激素：首选治疗，常用泼尼松口服。若使用推荐剂量治疗4周仍未达到上述疗效，建议考虑二线用药。

（2）脾切除：二线治疗。指征，糖皮质激素无效；泼尼松维持量>10mg/d；有激素应用禁忌证或不能耐受。

（3）利妥昔单抗：通常用于治疗B细胞淋巴瘤。

（4）其他免疫抑制药：常用环磷酰胺、硫唑嘌呤、吗替麦考酚酯（MMF）或环孢素等。指征，糖皮质激素和脾切除都不缓解者；有脾切除禁忌证；泼尼松维持量>10mg/d。

3. 输血 贫血较重者应输洗涤红细胞，且速度应缓慢。

二、冷抗体型 AIHA

1. 冷凝集素综合征（CAS）

（1）常继发于淋巴细胞增殖性疾病，支原体肺炎、传染性单核细胞增多症，部分老年人有一过性生理性冷凝集素试验阳性。

（2）抗体多为冷凝集素性 IgM，是完全抗体。在 28～31℃即可与红细胞反应，0～5℃表现为最大的反应活性。

（3）临床表现为末梢部位发绀，受暖后消失，伴贫血、血红蛋白尿等。

2. 阵发性冷性血红蛋白尿（PCH）

（1）多继发于梅毒或病毒感染。

（2）抗体是 IgG 型双相溶血素，又称 D-L 抗体，20℃以下时其吸附于红细胞上并固定补体，当复温至 37℃时补体被迅速激活导致血管内溶血。

（3）临床表现为遇冷后出现血红蛋白尿，伴发热、腰背痛、恶心、呕吐等。

（4）冷热溶血试验（D-L 试验）阳性可以诊断。

（5）保暖是最重要的治疗措施。有症状者应接受利妥昔单抗治疗或使用其他细胞毒性免疫抑制药。

第六节 阵发性睡眠性血红蛋白尿

一、概述

1. 阵发性睡眠性血红蛋白尿症（PNH）是一种后天获得性的造血干细胞基因突变所致的红细胞膜缺陷性溶血病，是一种良性克隆性疾病。

2. 临床表现以血管内溶血性贫血为主，可伴有血栓形成和骨髓衰竭。

3. 典型患者有特征性间歇发作的睡眠后血红蛋白尿。

二、发病机制

1. 本病系一个或多个造血干细胞X染色体上磷脂酰肌醇聚糖A基因突变所致。

2. 红细胞膜缺乏CD55和CD59，是PNH发生血管内溶血的基础。

3. PNH Ⅲ型细胞为完全缺失；Ⅱ型细胞部分缺失；Ⅰ型细胞表达正常。

三、临床表现

1. 贫血　可有不同程度的贫血。

主治语录：血红蛋白从肾小球滤过被肾小管重吸收，在小管上皮细胞内变为含铁血黄素，肾小管上皮细胞脱落入尿，可以导致铁的丢失。

2. 血红蛋白尿　晨起血红蛋白尿是本病典型表现，约1/4患者以此为首发症状，重者尿液外观呈酱油或红葡萄酒样；伴乏力、胸骨后及腰腹疼痛、发热等。

主治语录：睡眠时呼吸中枢敏感性降低，血pH降低诱发溶血。

3. 血细胞减少的表现　中性粒细胞减少及功能缺陷可致各种感染，如支气管、肺、泌尿系统感染等。血小板减少可有出血倾向，严重出血为本病死因之一。

4. 血栓形成　肝静脉最常见，引起Budd-Chiari综合征，为PNH最常见的死亡原因。其次为肠系膜、脑静脉和下肢深静脉等，并引起相应临床表现。

5. 平滑肌功能障碍　腹痛，食管痉挛，吞咽困难，勃起功能障碍为常见症状。

四、实验室检查

1. 血象　贫血常呈正细胞或大细胞性，也可出现小细胞低色素性贫血。血涂片可见有核红细胞和红细胞碎片。

2. 骨髓象　骨髓增生活跃或明显活跃，尤以红系明显，有时可呈增生低下骨髓象。长期尿铁丢失过多，铁染色示骨髓内、外铁减少。

3. 血管内溶血检查。

4. 诊断性试验

（1）流式细胞术检测 CD55 和 CD59：粒细胞、单核细胞、红细胞膜上的 CD55 和 CD59 表达下降。

（2）流式细胞术检测嗜水气单胞菌溶素变异体：通过流式细胞术检测外周血粒细胞和单核细胞经荧光标记的变异体（FLAER），可以区分 GPI 蛋白阳性和阴性细胞。特别是对检测微小 PNH 克隆敏感性较高，且不受输血和溶血的影响。

（3）特异性血清学试验：酸溶血试验（Ham 试验）、蔗糖溶血试验、蛇毒因子溶血试验、微量补体敏感试验，这些试验敏感度和特异度均不高。

五、诊断

临床表现符合 PNH，具备以下一项或两项者均可诊断。

1. 酸化血清溶血试验（Ham 试验）、蔗糖溶血试验、蛇毒因子溶血试验、尿隐血（或尿含铁血黄素）等项试验中，凡符合下述任何一种情况即可诊断。

（1）两项以上阳性。

（2）一项阳性但是具备下列条件：①两次以上阳性。②有溶血的其他直接或间接证据，或有肯定的血红蛋白尿出现。③能除外其他溶血性疾病。

2. 流式细胞术检测发现，外周血 CD55 或 CD59 阴性的中性粒细胞或红细胞>10%（5%～10%为可疑），或 FLAER 阴性细胞>1%。

六、治疗

（一）支持对症治疗

1. 输血　必要时输注红细胞，宜采用去白红细胞。

2. 雄激素　可用十一酸睾酮、达那唑、司坦唑醇等刺激红细胞生成。

3. 铁剂　如有缺铁证据，小剂量铁剂治疗，如有溶血应停用。

（二）控制溶血发作

1. 糖皮质激素　可给予泼尼松 0.25～1mg/(kg·d)。

2. 碳酸氢钠　口服或静脉滴注 5%碳酸氢钠，碱化血液、尿液。

3. 抗氧化药物　如大剂量维生素 E，效果并不肯定。

4. 抗补体单克隆抗体　依库珠单抗是人源化抗补体 C5 的单克隆抗体，阻止膜攻击复合物的形成。可显著减轻血管内溶血，减少血栓形成，延长生存期。

（三）血栓形成的防治

对于发生血栓者应给予抗凝治疗。

（四）异基因造血干细胞移植

仍是目前唯一可能治愈本病的方法。但 PNH 并非恶性病，且移植有一定风险，应严格掌握适应证。

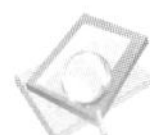

历年真题

1. 下列疾病中脾切除疗效最好的是
   A. 再生障碍性贫血
   B. 新生儿溶血性贫血
   C. 海洋性贫血
   D. 丙酮酸激酶缺乏
   E. 遗传性球形细胞增多症
2. 患儿，男，2 岁，食新鲜蚕豆后发生黄疸及血红蛋白尿，最有诊断意义的化验是
   A. 血红蛋白电泳
   B. 高铁血红蛋白还原试验
   C. 抗人球蛋白试验
   D. 异丙醇试验
   E. 热溶血试验

参考答案：1. E　2. B

第六章　白细胞减少和粒细胞缺乏症

核心问题

白细胞减少和粒细胞缺乏症的定义、病因和发病机制、临床表现、诊断和治疗原则。

内容精要

1. 白细胞减少指外周血白细胞总数持续低于 $4.0 \times 10^9/L$。

2. 中性粒细胞减少是指中性粒细胞绝对计数在成年人低于 $2.0 \times 10^9/L$，儿童≥10 岁低于 $1.8 \times 10^9/L$ 或<10 岁低于 $1.5 \times 10^9/L$。

3. 粒细胞缺乏症指中性粒细胞绝对计数低于 $0.5 \times 10^9/L$。

一、病因和发病机制

根据细胞动力学，中性粒细胞减少的病因和发病机制分为生成减少，破坏或消耗过多，分布异常，见表 6-6-1。

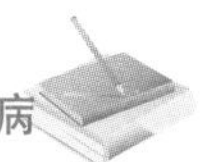

表 6-6-1　中性粒细胞减少的病因及发病机制

发病机制		病　　因
生成减少		①骨髓损伤：电离辐射、化学毒物、细胞毒类药物是最常见的继发性原因，可直接损伤或抑制造血干/祖细胞及早期分裂细胞；某些药物可引起剂量依赖性骨髓抑制或特异性免疫反应 ②骨髓浸润：骨髓造血组织被白血病、骨髓瘤及转移瘤细胞等浸润，可影响骨髓正常造血细胞增殖 ③成熟障碍：维生素 B_{12}、叶酸缺乏者，大量幼稚粒细胞未能正常成熟，在骨髓内迅速死亡；MDS、PNH、AML、某些先天性中性粒细胞减少等疾病，前体细胞群中造血活跃，但终末细胞未能最终释放入血液，出现无效造血 ④感染：可见于病毒、细菌感染。其机制为中性粒细胞消耗增加和感染时产生负性造血调控因子的作用等综合机制起作用 ⑤先天性中性粒细胞减少
破坏或消耗过多	免疫性因素	①药物：与药物的种类有关，与剂量无关，往往停药后可逐渐恢复 ②自身免疫：如系统性红斑狼疮、类风湿关节炎
	非免疫性因素	①消耗增多：重症感染时，中性粒细胞在血液或炎症部位消耗增多 ②脾功能亢进：大量中性粒细胞在脾内滞留、破坏
分布异常		①假性粒细胞减少：中性粒细胞转移至边缘池导致循环池的粒细胞相对减少，但粒细胞总数并不减少。见于遗传性良性假性中性粒细胞减少症、严重的细菌感染、恶性营养不良病等 ②粒细胞滞留循环池其他部位，如血液透析开始后 2~15 分钟滞留于肺血管内；脾大，滞留于脾脏

二、临床表现

1. 根据中性粒细胞减少的程度分为轻度$\geq 1.0\times10^9$/L、中度（0.5~1.0）$\times10^9$/L 和重度$<0.5\times10^9$/L。轻度减少的患者，机体的粒细胞吞噬防御功能基本不受影响，临床上不出现特殊症状，多表现为原发病症状。中度和重度减少者易出现疲乏、无力、头晕、食欲减退等非特异性症状。

2. 粒细胞缺乏者，感染风险极大。重者可出现高热、感染性休克。粒细胞严重缺乏时，感染部位不能形成有效的炎症反应，常无脓液或仅有少量脓液。

主治语录：有的患者反复感染；许多难以查出病因。

三、辅助检查

1. 常规检查　血象发现白细胞减少，中性粒细胞减少，淋巴细胞百分比增高。骨髓涂片因粒细胞减少原因不同，骨髓象各异。

2. 特殊检查

（1）中性粒细胞特异性抗体测定：包括白细胞聚集反应、免疫荧光粒细胞抗体测定法，以判断是否存在抗粒细胞自身抗体。

（2）肾上腺素试验：肾上腺素促使边缘池中性粒细胞进入循环池，从而鉴别假性粒细胞减少。

四、诊断

根据血象的结果即可作出白细胞减少、中性粒细胞减少或粒细胞缺乏的诊断。为排除检查方法上的误差以及正常生理因素（运动、妊娠、季节等）、年龄和种族、采血部位等影响，必要时要反复检查。

五、治疗

1. 病因治疗　对可疑的药物或其他致病因素，应立即停止。

2. 感染防治　粒细胞缺乏者极易发生严重感染，应采取无菌隔离措施。

3. 促进粒细胞生成　重组人集落刺激因子。

4. 免疫抑制药　自身免疫性粒细胞减少和免疫机制所致的粒细胞缺乏可用糖皮质激素等免疫抑制药治疗。

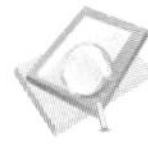

历年真题

1. 白细胞减少指外周血白细胞数持续低于
   A. $0.5\times10^9/L$
   B. $1.5\times10^9/L$
   C. $2.0\times10^9/L$
   D. $4.0\times10^9/L$
   E. $1.8\times10^9/L$

2. 粒细胞分布紊乱所致粒细胞减少症见于
   A. 电离辐射
   B. 抗肿瘤药物
   C. 内毒素血症
   D. 布洛芬
   E. 甲苯磺丁脲

参考答案：1. D　2. C

第七章 骨髓增生异常综合征

核心问题

1. 骨髓增生异常综合征的定义和分型。

2. 骨髓增生异常综合征的病因、临床表现、诊断依据和治疗原则。

内容精要

骨髓增生异常综合征（MDS）临床表现无特征性。外周血可1系、2系或3系降低，骨髓增生活跃，至少2系出现病态造血，部分患者发展为急性白血病。

一、病因和发病机制

1. 原发性MDS的确切病因尚不明确，继发性MDS见于烷化剂、拓扑异构酶抑制剂、放射线、有机毒物等密切接触者。

2. MDS是起源于造血干细胞的克隆性疾病，异常克隆细胞在骨髓中分化、成熟障碍，出现病态、无效造血，并呈现高风险向AML转化趋势。

二、分型

MDS的分型见表6-7-1。

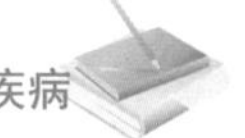

表 6-7-1 MDS 的 FAB 分型

FAB 类型	外周血	骨 髓
难治性贫血（RA）	原始细胞<1%	原始细胞<5%
环形铁粒幼细胞性难治性贫血（RAS）	原始细胞<1%	原始细胞<5%，环形铁幼粒细胞>有核红细胞 15%
难治性贫血伴原始细胞增多（RAEB）	原始细胞<5%	原始细胞 5%~20%
难治性贫血伴原始细胞增多转变型（RAEB-t）	原始细胞≥5%	原始细胞>20%而<30%；或幼粒细胞出现 Auer 小体
慢性粒-单核细胞性白血病（CMML）	原始细胞<5%，单核细胞绝对值>1×10^9/L	原始细胞 5%~20%

主治语录：

1. RAS 基本同 RA，但环形铁粒幼细胞>15%骨髓有核细胞。

2. RAEB-t 基本同 RAEB，但外周血原始细胞≥5%，骨髓原始细胞 20%~30%，幼稚粒细胞内有 Auer 小体。

3. CMML 基本同 RAEB，但外周血单核细胞>1×10^9/L。

三、临床表现

1. 几乎所有的 MDS 患者都有贫血症状，如乏力、疲倦。

主治语录：50%患者 WBC 降低、血小板减少。

2. RA 和 RARS 患者多以贫血为主临床进展缓慢，中位生存期 3~6 年。

3. RAEB 和 RAEB-t 多以全血细胞减少为主，贫血、出血及感染易见，可伴有脾大，病情进展快，中位生存时间分别为 12 个月和 5 个月，RAEB 的白血病转化率高达 40%以上。

主治语录：多在短期内转变为急性白血病。

4. CMML 以贫血为主，可有感染和/或出血，脾大常见，中位生存期约 20 个月。

四、实验室检查

1. 持续一系或多系血细胞减少，血红蛋白<100g/L、中性粒细胞<1.8×10^9/L、血小板<100×10^9/L。骨髓增生度多在活跃以上，少部分呈增生减低。病态造血。

2. 40%~70%的 MDS 有克隆性染色体核型异常，多为缺失性改变，以+8、$-5/5q^-$、$-7/7q^-$、$20q^-$最为常见。

3. 骨髓病理活检。

4. 流式细胞术可检测到 MDS 患者骨髓细胞表型存在异常。

五、诊断

1. 根据患者血细胞减少和相应的症状及病态造血、细胞遗传学异常、病理学改变，MDS 的诊断不难确立。虽然病态造血是 MDS 的特征，但有病态造血不等于就是 MDS。

2. MDS 的常见病态造血见表 6-7-2。

表 6-7-2　MDS 的常见病态造血

红系	粒系	巨核系
细胞核		
核出芽	核分叶减少	小巨核细胞
核间桥	（假 Pelger-Huët；pelgeriod）	核少分叶
核碎裂	不规则核分叶增多	多核（正常巨核细胞为单核分叶）
多核		
核多分叶		
巨幼样变		

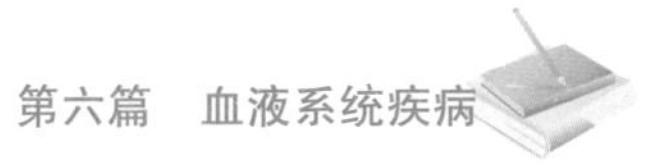

续　表

红　系	粒　系	巨核系
细胞质		
环状铁粒幼细胞	胞体小或异常增大	
空泡	颗粒减少或无颗粒	
PAS 染色阳性	假 Chediak-Higashi 颗粒	
	Auer 小体	

六、鉴别诊断

1. 非重型再生障碍性贫血（CAA）　常需与 MDS-MLD 鉴别。MDS-MLD 的网织红细胞可正常或升高，外周血可见到有核红细胞，骨髓病态造血明显，早期细胞比例不低或增高，染色体异常，而 CAA 一般无上述异常。

2. 阵发性睡眠性血红蛋白尿症（PNH）　也可出现全血细胞减少和病态造血，但 PNH 检测可发现外周血细胞表面锚链蛋白缺失，Ham 试验阳性及血管内溶血的改变。

3. 巨幼细胞贫血　MDS 患者细胞病态造血可见巨幼样变，易与巨幼细胞贫血混淆，但后者是由于叶酸、维生素 B_{12} 缺乏所致，补充后可纠正贫血。

4. 慢性髓系白血病（CML）　CML 的 Ph 染色体、*BDR-ABL* 融合基因检测为阳性，而 CMML 则无。

七、治疗

1. 支持治疗　严重贫血和有出血症状者可输注红细胞和血小板，粒细胞减少和缺乏者应注意防治感染。长期输血致铁超负荷者应祛铁治疗。

2. 促造血治疗　可考虑使用 EPO、雄激素等。

3. 生物反应调节剂　沙利度胺及来那度胺对伴单纯 $5q^-$ 的

MDS有较好疗效。ATG和/或环孢素可用于少部分极低危组MDS。

4. 去甲基化药物　阿扎胞苷和地西他滨能改变基因表达，减少输血量。

5. 联合化疗　对体能状况较好，原幼细胞偏高的MDS患者可考虑联合化疗，如蒽环类抗生素联合阿糖胞苷、预激化疗或联合去甲基化药物。

6. 异基因造血干细胞移植　是目前唯一可能治愈MDS的疗法。

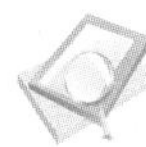

历年真题

1. 难治性贫血伴原始细胞增多指
   A. 血液原始细胞<1%，骨髓原始细胞<5%
   B. 血液原始细胞<5%，骨髓原始细胞5%~20%
   C. 血液原始细胞<5%，骨髓原始细胞<5%
   D. 血液原始细胞≥1%，骨髓原始细胞20%~30%
   E. 血液原始细胞<5%，骨髓原始细胞5%~20%，血液中单核细胞增多（$>1\times10^9/L$）
2. 能伴发骨髓增生异常综合征的疾病是
   A. 缺铁性贫血
   B. 巨幼细胞贫血
   C. 再生障碍性贫血
   D. 淋巴瘤
   E. 海洋性贫血
3. 环形铁粒幼细胞性难治性贫血指环形铁粒幼细胞占全骨髓有核细胞比例为
   A. 1%以上
   B. 2%~5%
   C. 5%以上
   D. 15%以上
   E. 10%~12%

参考答案：1. B　2. D　3. D

第八章　白　血　病

核心问题

急性白血病、慢性髓系白血病、慢性淋巴细胞白血病的临床表现、诊断和治疗原则。

内容精要

白血病是一类造血干祖细胞的恶性克隆性疾病。根据白血病细胞的分化成熟程度和自然病程，可将白血病分为急性白血病（AL）和慢性白血病（CL）。

第一节　概　　述

一、概述

1. 急性白血病（AL）　细胞分化停滞在较早阶段，多为原始细胞及早期幼稚细胞，病情发展迅速，自然病程仅几个月。AL 分为急性淋巴细胞白血病（ALL）和急性髓系白血病（AML）。

2. 慢性白血病（CL）　细胞分化停滞在较晚的阶段，多为较成熟幼稚细胞和成熟细胞，病情发展缓慢，自然病程为数年。

CL 分为慢性髓系白血病（CML）、慢性淋巴细胞白血病（CLL）及少见类型的白血病。

二、发病机制

1. 生物因素　主要是病毒感染和免疫功能异常。

2. 物理因素　包括 X 射线、γ 射线等电离辐射。

3. 化学因素　苯以及含有苯的有机溶剂；乙双吗啉；抗肿瘤药物中烷化剂和拓扑异构酶Ⅱ抑制剂。

4. 遗传因素　家族性白血病约占白血病的 0.7%。

5. 其他血液病　某些血液病最终可能发展为白血病，如 MDS、淋巴瘤、多发性骨髓瘤、PNH 等。

第二节　急性白血病

急性白血病（AL）是造血干祖细胞的恶性克隆性疾病，发病时骨髓中异常的原始细胞及幼稚细胞（白血病细胞）大量增殖并抑制正常造血，可广泛浸润肝、脾、淋巴结等各种脏器。表现为贫血、出血、感染和浸润等征象。

一、分类

1. AML 的 FAB 分型

（1）M_0（急性髓细胞白血病微分化型）：骨髓原始细胞>30%，无嗜天青颗粒及 Auer 小体。

（2）M_1（急性粒细胞白血病未分化型）：原粒细胞（Ⅰ型+Ⅱ型，原粒细胞质中无颗粒为Ⅰ型，出现少数颗粒为Ⅱ型）占骨髓非红系有核细胞 90%以上。

（3）M_2（急性粒细胞白血病部分分化型）：原粒细胞占骨髓非红系有核细胞（NEC）的 30%～89%，其他粒细胞≥10%，单核细胞<20%。

（4）M_3（急性早幼粒细胞白血病）：骨髓中以颗粒增多的早幼粒细胞为主，此类细胞在NEC中≥30%。

（5）M_4（急性粒-单核细胞白血病）：骨髓中原始细胞占NEC的30%以上，各阶段粒细胞≥20%，各阶段单核细胞≥20%。

（6）M_5（急性单核细胞白血病）：骨髓NEC中原单核、幼单核≥30%，且原单核、幼单核及单核细胞≥80%。如果原单核细胞≥80%为M_{5a}，<80%为M_{5b}。

（7）M_6（红白血病）：骨髓中幼红细胞≥50%，NEC中原始细胞（Ⅰ型+Ⅱ型）≥30%。

（8）M_7（急性巨核细胞白血病）：骨髓中原始巨核细胞≥30%。血小板抗原阳性，血小板过氧化物酶阳性。

2. ALL的FAB分型

（1）L_1型：原始和幼淋巴细胞以小细胞（直径≤12μm）为主。

（2）L_2型：原始和幼淋巴细胞以大细胞（直径>12μm）为主。

（3）L_3型（Burkitt型）：原始和幼淋巴细胞以大细胞为主，大小较一致，细胞内有明显空泡，胞质嗜碱性，染色深。

二、临床表现

1. 正常骨髓造血功能受抑制表现

（1）贫血：50%患者就诊时已有重度贫血。

（2）发热：50%患者以发热为早期表现。虽然白血病本身可以发热，但高热往往提示有继发感染。感染可发生在各部位，口腔炎、牙龈炎、咽峡炎、肺部感染、肛周脓肿。最常见的致病菌为革兰阴性杆菌。

（3）出血：以出血为早期表现者近40%。出血可发生在全身各部位，以皮肤瘀点、瘀斑、鼻出血、牙龈出血、月经过多为多见。有资料表明AL死于出血者占62.24%，其中87%为颅内出血。

2. 白血病细胞增殖浸润的表现

（1）淋巴结和肝脾大：淋巴结肿大以ALL较多见。肝脾大多为轻至中度，除CML急性变外，巨脾罕见。

（2）骨骼和关节：常有胸骨下段局部压痛。可出现关节、骨骼疼痛，尤以儿童多见。

（3）眼部：部分AML可伴粒细胞肉瘤，或称绿色瘤。可引起眼球突出、复视或失明。

（4）口腔和皮肤：AL尤其是M_4和M_5，由于白血病细胞浸润可使牙龈增生、肿胀；皮肤可出现紫蓝色结节。

（5）中枢神经系统：是白血病最常见的髓外浸润部位。多数化疗药物难以通过血脑屏障，不能有效杀灭隐藏在中枢神经系统的白血病细胞，因此引起中枢神经系统白血病。轻者表现为头痛、头晕，重者有呕吐、颈项强直，甚至抽搐、昏迷。可发生在疾病各时期，尤其是治疗后缓解期，以ALL最常见。

（6）睾丸：多为一侧睾丸无痛性肿大。

主治语录：ALL和M_4、M_5浸润表现明显。

三、实验室检查

1. 血象

（1）红细胞：正常细胞性贫血，少数患者血片上红细胞大小不等，可找到幼红细胞。

（2）白细胞：大多数患者白细胞增多，$>10\times10^9/L$者称为白细胞增多性白血病。也有白细胞计数正常或减少，低者可<

1.0×10^9/L，称为白细胞不增多性白血病。血涂片可见数量不等的原始和幼稚细胞，但白细胞不增多型病例血片上很难找到原始细胞。

（3）约50%的患者血小板<60×10^9/L，晚期血小板往往极度减少。

2. 骨髓象

（1）多数AL骨髓象有核细胞显著增生，以原始细胞为主；少数AL骨髓象增生低下，称为低增生性AL。

（2）FAB分型将原始细胞多骨髓有核细胞（ANC）的30%定义为AL的诊断标准，WHO分型则将这一比例下降至≥20%，并提出原始细胞比例<20%但伴有t（15；17）/*PML-RARA*，t（8；21）/*RUNX*1-*RUNX*1*T*1，inv（16）或t（16；16）/*CBFB-MYH*11者亦应诊断为AML。

3. 细胞化学　主要用于协助形态鉴别各类白血病。常见白血病的细胞化学反应见表6-8-1。

表6-8-1　常见AL的细胞化学鉴别

	急淋白血病	急粒白血病	急单白血病
髓过氧化物酶（MPO）	（-）	分化差的原始细胞（-）~（+） 分化好的原始细胞（+）~（+++）	（-）~（+）
糖原染色（PAS）	（+）成块或颗粒状	（-）或（+） 弥散性淡红色或细颗粒状	（-）或（+），弥漫性淡红色或细颗粒状
非特异性酯酶（NSE）	（-）	（-）~（+） NaF抑制<50%	（+），NaF抑制≥50%

4. 血液生化检查

（1）血清尿酸增高、尿酸排泄量增加。

（2）脑脊液检查：出现 CNSL 时，脑脊液压力升高，白细胞计数增多，蛋白质增多，而糖定量减少。涂片中可找到白血病细胞。

四、诊断

根据临床表现、血象和骨髓象特点，诊断白血病。

五、鉴别诊断

1. 骨髓增生异常综合征　该病的 RAEB 型除病态造血外，外周血中有原始和幼稚细胞，全血细胞减少和染色体异常，易与白血病相混淆。但骨髓中原始细胞小于 20%。

2. 某些感染引起的白细胞异常　如传染性单核细胞增多症、百日咳、传染性淋巴细胞增多症、风疹等病毒感染时。

3. 巨幼细胞贫血　巨幼细胞贫血有时可与红白血病混淆。但前者骨髓中原始细胞不增多，幼红细胞 PAS 反应常为阴性，予以叶酸、维生素 B_{12} 治疗有效。

4. 急性粒细胞缺乏症恢复期　在药物或某些感染引起的粒细胞缺乏症的恢复期，骨髓中原、幼粒细胞增多。但该症多有明确病因，血小板正常，原、幼粒细胞中无 Auer 小体及染色体异常。短期内骨髓粒细胞成熟恢复正常。

六、治疗

（一）一般治疗

1. 紧急处理高白细胞血症　当血中白细胞 $>100\times10^9/L$ 时，就应紧急使用血细胞分离机，单采清除过高的白细胞，同时给予水化和化疗。

2. 防治感染　在化疗、放疗后粒细胞缺乏将持续相当长时间，此时患者宜住层流病房或消毒隔离病房。G-CSF 可缩短粒细胞缺乏期。

3. 成分输血支持　严重贫血可吸氧、输浓缩红细胞，维持 Hb>80g/L。

4. 防止高尿酸血症　鼓励患者多饮水并碱化尿液，给予别嘌醇抑制尿酸生成。

5. 维持营养　白血病系严重消耗性疾病。给患者高蛋白、高热量、易消化食物。

（二）抗白血病治疗

抗白血病治疗的第一阶段是诱导缓解治疗，主要方法是联合化疗，使患者迅速获得完全缓解（CR）。达到 CR 后进入抗白血病治疗的第二阶段，即缓解后治疗，主要方法为化疗和 HSCT。

1. ALL 治疗

（1）诱导缓解治疗

1）长春新碱（VCR）和泼尼松（P）组成的 VP 方案是 ALL 的基本方案。VCR 主要毒副作用为末梢神经炎和便秘。

2）VP 加蒽环类药物（如柔红霉素）组成 DVP 方案，但需要警惕蒽环类药物的心脏毒性。

3）DVP 再加门冬酰胺酶（L-ASP）或培门冬酶（PEG-Asp）即为 DVLP 方案，是目前 ALL 常采用的诱导方案。L-ASP 或 PEG-Asp 主要副作用为肝功能损害、胰腺炎、凝血因子及清蛋白合成减少和过敏反应。

（2）缓解后治疗

1）治疗一般分强化巩固和维持治疗两个阶段。

2）高剂量甲氨蝶呤（HD MTX）、Ara-C、6-巯基嘌呤

（6-MP）和 L-ASP 强化治疗。HD MTX 的主要副作用为黏膜炎，肝肾功能损害，故在治疗时需要充分水化、碱化和及时亚叶酸钙解救。

3）口服 6-MP 和 MTX 的同时间断给予 VP 方案化疗是普遍采用的有效维持治疗方案。

（3）中枢神经系统白血病（CNSL）的防治和睾丸白血病的治疗

1）现在多采用早期强化全身治疗和鞘内注射化疗预防 CNSL 的发生，颅脊椎照射作为 CNSL 发生时的挽救治疗。

主治语录：预防和治疗都可用甲氨蝶呤鞘注，可同时使用地塞米松。

2）对于睾丸白血病患者，即使仅有单侧睾丸白血病也要进行双侧照射和全身化疗。

（4）HSCT：主要适应证如下。①复发难治 ALL。②CR2 期 ALL。③CR1 期高危 ALL。

2. AML 治疗

（1）诱导缓解治疗

1）AML（非 APL）：最常用的是 IA 方案（I 为 IDA，即去甲氧柔红霉素）和 DA（D 为 DNR）方案。HA 方案（以高三尖杉酯碱替代 IDA 或 DNR），HA 与 DNR、阿柔比星（Acla）等蒽环类药物联合组成 HAD、HAA 等方案，可进一步提高 CR 率。

2）APL：多采用全反式维 A 酸（ATRA）+蒽环类药物。

（2）缓解后治疗：APL 在获得分子学缓解后可采用化疗、ATRA 以及砷剂等药物交替维持治疗近 2 年。

（3）复发和难治 AML 的治疗

1）无交叉耐药的新药组成联合化疗方案。

2）中、大剂量阿糖胞苷组成的联合方案。

3）HSCT。

4）临床试验，如耐药逆转剂、新的靶向药物（如 *FL*73 抑制剂等）、生物治疗等。

七、预后

1. 未经治疗的急性白血病患者平均生存期为 3 个月。

2. 对于 ALL，1~9 岁且白细胞<$50×10^9$/L 并伴有超二倍体或 t（12；21）者预后最好，老年、高白细胞的 AL 预后不良。继发性 AL、复发、多药耐药、需多疗程化疗方能缓解以及合并髓外白血病的 AL 预后较差。

3. L_3 型 B-ALL 的预后经高剂量、短疗程、充分 CNSL 防治的强化治疗，50%～60% 的成年患者可以长期存活，加用抗 CD20 单克隆抗体后生存率进一步提高。

主治语录：M_3 型经维 A 酸治疗后预后较好。

第三节　慢性髓系白血病

一、概述

病程发展缓慢，可能达到巨脾的程度；外周血粒细胞显著增多，在受累的细胞系中，可找到 Ph 染色体和/或融合基因；大多数患者由于急性变而死亡。

二、临床表现

1. 慢性期（CP）

（1）一般持续 1~4 年。

（2）患者有乏力、低热、多汗或盗汗、体重减轻等代谢亢进的症状。

（3）常以脾大为最显著体征。

（4）部分患者胸骨中下段压痛。

2. 加速期（AP）

（1）AP 可维持几个月到数年。

（2）常有发热、虚弱、进行性体重减轻、骨骼疼痛，逐渐出现贫血和出血。

（3）脾持续或进行性肿大。

（4）对原来治疗有效的药物包括酪氨酸激酶抑制药无效。

（5）外周血或骨髓原始细胞≥10%。

（6）外周血嗜碱性粒细胞>20%。

（7）不明原因的血小板进行性减少或增加。

（8）出现新的染色体异常。

3. 急变期（BC）

（1）为 CML 的终末期，临床与 AL 类似。

（2）多数急粒变，少数为急淋变或急单变，偶有巨核细胞及红细胞等类型的急性变。

（3）急性变预后极差，往往在数个月内死亡。

（4）外周血或骨髓中原始细胞>20%或出现髓外原始细胞浸润。

三、实验室检查

1. 血象　白细胞明显增多，常超过 $20\times10^9/L$，可达 $100\times10^9/L$ 以上，血片中粒细胞显著增多，以中性中幼、晚幼和杆状核粒细胞居多。原始（Ⅰ+Ⅱ）细胞<10%。

2. 中性粒细胞碱性磷酸酶（NAP）　活性减低或呈阴性反应。

3. 骨髓象　骨髓增生明显至极度活跃，以粒细胞为主，粒红比例明显升高，其中中性中幼、晚幼及杆状核粒细胞明显增多，原始细胞<10%。嗜酸性、嗜碱性粒细胞增多。红细胞相对

减少。巨核细胞正常或增多，晚期减少。偶见 Gaucher 样细胞。

4. 细胞遗传学及分子生物学检查　95%以上的 CML 细胞中出现 Ph 染色体（小的 22 号染色体），显带分析为 t（9；22）（q34；q11）。

5. 血液生化检查　血清及尿中尿酸浓度增高。血清 LDH 增高。

四、诊断

凡有不明原因的持续性白细胞增多，根据典型的血象、骨髓象改变，脾大，Ph 染色体阳性或 *BCR-ABL* 融合基因阳性即可作出诊断。

五、鉴别诊断

1. 类白血病反应　常并发于严重感染、恶性肿瘤等基础疾病。粒细胞胞质中常有中毒颗粒和空泡。嗜酸性粒细胞和嗜碱性粒细胞不增多。

主治语录：NAP 反应强阳性、Ph 染色体阴性、无巨脾。

2. 其他原因引起的脾大　血吸虫病、慢性疟疾、黑热病、肝硬化、脾功能亢进等均有脾大。Ph 染色体及 *BCR-ABL* 融合基因均阴性。

3. 骨髓纤维化　原发性骨髓纤维化脾大显著，血象中白细胞增多，并出现幼粒细胞等，易与 CML 混淆。但骨髓纤维化外周血白细胞数一般比 CML 少，多不超过 30×10^9/L。NAP 阳性。此外幼红细胞持续出现于外周血中，红细胞形态异常，特别是泪滴状红细胞易见。Ph 染色体阴性。

六、治疗

1. 高白细胞血症紧急处理

（1）紧急使用血细胞分离机，需合用羟基脲和别嘌醇。

（2）对于白细胞计数极高或有白细胞淤滞症表现的 CP 患者，可以行治疗性白细胞单采。

（3）明确诊断后，首选伊马替尼。

2. 分子靶向治疗　甲磺酸伊马替尼、尼洛替尼、达沙替尼。

3. 干扰素　是分子靶向药物出现之前的首选药物。

4. 其他药物治疗

（1）羟基脲：细胞周期特异性化疗药，起效快，用药后 2~3 天白细胞即减少，停药后又很快回升。

（2）其他药物：包括 Ara-C、高三尖杉酯碱（HHT）、砷剂、白消安等。

5. 异基因造血干细胞移植

（1）是 CML 的根治性治疗方法。

（2）仅用于移植风险很低且对 TKI 耐药、不耐受以及进展期的 CML 患者。

第四节　慢性淋巴细胞白血病

一、概述

慢性淋巴细胞白血病（CLL）是一种进展缓慢的成熟 B 淋巴细胞增殖性肿瘤，以外周血、骨髓、脾和淋巴结等淋巴组织中出现大量克隆性 B 淋巴细胞为特征。CLL 细胞形态上类似成熟淋巴细胞，但免疫学表型和功能异常。

二、临床表现

1. 本病好发于老年人群，男性患者多见。

2. 有症状者早期可表现为乏力、疲倦、消瘦、低热、盗汗等。

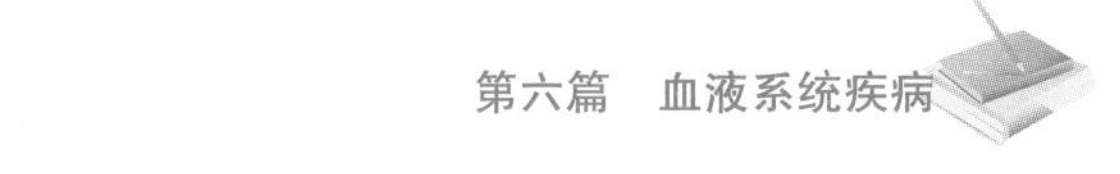

3. 60%~80%的患者存在淋巴结肿大，多见于头颈部、锁骨上、腋窝、腹股沟等部位。肿大淋巴结一般为无痛性。

主治语录：可累及结外，肝脾大、扁桃体大。

4. 晚期患者可出现贫血、血小板减少和粒细胞减少，常并发感染。

5. 可并发自身免疫性疾病，如自身免疫性溶血性贫血（AIHA）、免疫性血小板减少症（ITP）等。

三、实验室检查

1. 血象　以淋巴细胞持续性增多为主要特征，外周血B淋巴细胞绝对值≥5×10^9/L（至少持续3个月）。

2. 骨髓象　有核细胞增生活跃，淋巴细胞≥40%。

3. 免疫学检查　CLL细胞具有单克隆性，呈现B细胞免疫表型特征。可应用免疫表型的积分系统与其他B细胞慢性淋巴增殖性疾病进行鉴别。CLL患者中60%有低γ球蛋白血症，20%抗人球蛋白试验阳性，8%出现AIHA。

4. 细胞遗传学检查　常规显带1/3~1/2的患者有克隆性核型异常。

5. 分子生物学检查　50%~60%的CLL发生免疫球蛋白重链可变区（IgHV）基因体细胞。

四、诊断

结合临床表现，外周血B淋巴细胞绝对值≥5×10^9/L（至少持续3个月）和典型的细胞形态和免疫表型特征，可以作出诊断。

五、鉴别诊断

1. 病毒感染引起的反应性淋巴细胞增多症　淋巴细胞增多呈

多克隆性和暂时性，淋巴细胞计数随感染控制可逐步恢复正常。

2. 其他B细胞慢性淋巴增殖性疾病　除具有原发病病史外，细胞形态学、淋巴结及骨髓病理、免疫表型特征及细胞遗传学与CLL不同。

3. 幼淋巴细胞白血病（PLL）　多见于老年患者，白细胞计数增多，脾大明显，淋巴结肿大较少，外周血和骨髓涂片可见较多的（>55%）带核仁的幼稚淋巴细胞。

4. 毛细胞白血病（HCL）　多数为全血细胞减少伴脾大，淋巴结肿大不常见，易于鉴别。外周血及骨髓中可见“毛细胞”。

六、临床分期

疾病分期目的在于选择治疗方案及预后评估。常用分期标准包括Rai和Binet分期见表6-8-2。

表6-8-2　Rai和Binet分期

分期	标准	中位生存期
Rai分期		
0	血和骨髓中淋巴细胞增多	150个月
Ⅰ	0+淋巴结肿大	101个月
Ⅱ	Ⅰ+脾大、肝大或肝脾均大	71个月
Ⅲ	Ⅱ+贫血（Hb<110g/L）	19个月
Ⅳ	Ⅲ+血小板减少（<100×10^9/L）	19个月
Binet分期		
A	血和骨髓中淋巴细胞增多，<3个区域的淋巴组织肿大	>12年
B	血和骨髓中淋巴细胞增多，≥3个区域的淋巴组织肿大	7年
C	与B期相同外，尚有贫血（Hb：男性<110g/L，女性<100g/L）或血小板减少（<100×10^9/L）	2年

主治语录：五个区域是指颈部、腋窝、腹股沟、肝、脾。

七、治疗

1. 化学治疗

（1）烷化剂：苯丁酸氮芥、环磷酰胺、苯达莫司汀。

（2）嘌呤类似物：氟达拉滨。

（3）糖皮质激素：主要用于合并自身免疫性血细胞减少时的治疗，一般不单独应用，但大剂量甲泼尼龙对难治性 CLL，尤其是 17p 缺失患者有较高的治疗反应率。

2. 免疫治疗　利妥昔单抗，对于表达 CD20 的 CLL 细胞有显著的治疗作用。

3. 化学免疫治疗　FC 联合利妥昔单抗（FCR 方案）治疗初治 CLL。

4. 分子靶向治疗　伊布替尼，现以应用于 CLL 患者的一线和挽救治疗。

5. 造血干细胞移植　大多数 CLL 患者无须一线接受造血干细胞移植，但是高危或复发难治患者可作为二线治疗。

6. 并发症治疗　反复感染或严重低 γ 球蛋白血症患者可静脉输注免疫球蛋白。并发 AIHA 或 ITP 者可用糖皮质激素治疗等。

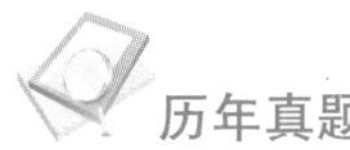

历年真题

1. 急性髓系白血病诊断的最主要依据是
   A. 外周血见到幼稚粒细胞
   B. 骨痛
   C. 肝脾大
   D. 白细胞计数增多
   E. 骨髓中原始及幼稚细胞比例明显升高

2. 急性白血病引起出血的主要原因是

A. 凝血因子缺乏

B. 血小板减少

C. DIC

D. 纤溶亢进

E. 白血病细胞浸润血管壁

3. 高血细胞性白血病的白细胞数量最低限是

A. 150×10^9/L

B. 80×10^9/L

C. 200×10^9/L

D. 100×10^9/L

E. 50×10^9/L

参考答案：1. E　2. B　3. D

第九章 淋 巴 瘤

核心问题

1. 淋巴瘤的分类、分期。
2. 淋巴瘤的诊断依据和治疗原则。

内容精要

淋巴瘤可分为霍奇金淋巴瘤（HL）和非霍奇金淋巴瘤（NHL）两大类。无痛性进行性的淋巴结肿大或局部肿块是淋巴瘤共同的临床表现。

第一节 霍奇金淋巴瘤

HL 主要原发于淋巴结，特点是淋巴结进行性肿大，典型的病理特征是 R-S 细胞存在于不同类型反应性炎症细胞的特征背景中，并伴有不同程度纤维化。

一、病理和分型

1. 结节性淋巴细胞为主型 HL（NLPHL） 占 HL 的 5%。95%以上为结节性，镜下以单一小淋巴细胞增生为主，其内散在大瘤细胞（呈爆米花样）。免疫学表型为大量 $CD20^{+}$ 的小 B 细胞，形成结节或结节样结构。

2. 经典 HL（CHL） 占 HL 的 95%。

（1）结节硬化型：20%～40% 的 R-S 细胞通常表达 CD20、CD15 和 CD30。光镜下具有双折光胶原纤维束分隔，病变组织呈结节状和“腔隙型”R-S 细胞三大特点。

（2）富于淋巴细胞型：大量成熟淋巴细胞，R-S 细胞少见。

（3）混合细胞型：可见嗜酸性粒细胞、淋巴细胞、浆细胞、原纤维细胞等，在多种细胞成分中出现多个 R-S 细胞伴坏死。

（4）淋巴细胞消减型：淋巴细胞显著减少，大量 R-S 细胞，可有弥漫性纤维化及坏死灶。

二、临床表现

1. 淋巴结肿大 首发症状常是无痛性颈部或锁骨上淋巴结进行性肿大。

2. 淋巴结外器官受累 表现为少数 HL 患者可浸润器官组织或因深部淋巴结肿大压迫，引起各种相应症状（咳嗽、气短、上腔静脉受压、输尿管受压致肾盂积水）。

3. 全身症状 发热、盗汗、瘙痒及消瘦等全身症状较多见。

4. 其他 5%～16% 的 HL 患者发生带状疱疹。饮酒后引起的淋巴结疼痛是 HL 患者所特有，但并非每一个 HL 患者都是如此。

三、临床分期

1. Ann Arbor 分期系统 经过 Cotswold 修订（1989 年）后将 HL 分为Ⅰ～Ⅳ期，见表 6-9-1。

表 6-9-1　HL 分期

分期	表　现
Ⅰ期	单个淋巴结区域（Ⅰ）或局灶性单个结外器官（Ⅰ E）受侵犯
Ⅱ期	在膈肌同侧的两组或多组淋巴结受侵犯（Ⅱ）或局灶性单个结外器官及其区域淋巴结受侵犯，伴或不伴横膈同侧其他淋巴结区域受侵犯（Ⅱ E）
Ⅲ期	横膈上下淋巴结区域同时受侵犯（Ⅲ），可伴有局灶性相关结外器官（Ⅲ E）、脾受侵犯（Ⅲ S）或两者均有（Ⅲ E+S）
Ⅳ期	弥漫性（多灶性）单个或多个结外器官受侵犯，伴或不伴相关淋巴结肿大，或孤立性结外器官受侵犯伴远处（非区域性）淋巴结肿大

2. 全身症状分组　分为 A、B 两组。凡无以下症状者为 A 组，有以下症状之一者为 B 组。

（1）不明原因发热大于 38℃。

（2）盗汗。

（3）半年内体重减轻 10%以上。

四、实验室检查

1. HL 常有轻或中度贫血，部分患者嗜酸性粒细胞增多。

2. 骨髓被广泛浸润或发生脾功能亢进时，血细胞减少。

3. 骨髓涂片找到 R-S 细胞是 HL 骨髓浸润的依据，活检可提高阳性率。

五、治疗

霍奇金淋巴瘤的主要化疗方案见表 6-9-2。

表 6-9-2 霍奇金淋巴瘤的主要化疗方案

方案	药物	用法	备注
MOPP	(M) 氮芥 (O) 长春新碱 (P) 丙卡巴肼 (P) 泼尼松	4mg/(m^2·d) 静注，第1天及第8天 1~2mg 静注，第1天及第8天 70mg/(m^2·d) 口服，第1~14天 40mg/d 口服，第1~14天	如氮芥改为环磷酰胺 600mg/m^2 静注，即为 COPP 方案 疗程间休息2周
ABVD	(A) 多柔比星 (B) 博来霉素 (V) 长春地辛 (D) 达卡巴嗪	25mg/m^2 10mg/m^2 6mg/m^2 375mg/m^2	4种药均在第1天及第15天静脉注射1次，疗程间休息2周

主治语录：ABVD 方案的缓解率和5年无病生存率均优于 MOPP 方案，目前 ABVD 已成为 HL 的首选化疗方案

1. 结节性淋巴细胞为主型　此型淋巴瘤多为ⅠA期，预后多良好。ⅠA期可单纯淋巴结切除等待观察或累及野照射 20~30Gy，Ⅱ期以上同早期 HL 治疗。

2. 早期（Ⅰ、Ⅱ期）HL 的治疗　预后良好组 2~4 疗程 ABVD+受累野放疗 30~40Gy；预后差组 4~6 疗程 ABVD+受累野放疗 30~40Gy。

3. 晚期（Ⅲ、Ⅳ期）HL 的治疗　6~8 个周期化疗，化疗前有大肿块或化疗后肿瘤残存做放疗。ABVD 仍是首选治疗方案。

4. 复发难治性 HL 的治疗　首程放疗后复发可采取常规化疗；化疗抵抗或不能耐受化疗，再分期为临床Ⅰ、Ⅱ期行放射治疗；常规化疗缓解后复发可行二线化疗或高剂量化疗及自体造血干细胞移植。免疫疗法 PD-1 可用于治疗复发性或难治性（R/R）经典型 HL。

第二节　非霍奇金淋巴瘤

NHL 是一组具有不同组织学特点和起病部位的淋巴瘤，易发生早期远处扩散。

一、分型

淋巴组织肿瘤 WHO 分型：分为前驱淋巴性肿瘤（母细胞性浆细胞样树突状细胞肿瘤、急性未分化白血病等）；成熟 B 细胞来源淋巴瘤（弥漫性大 B 细胞淋巴瘤、边缘区淋巴瘤、滤泡淋巴瘤、原位套细胞瘤、毛细胞白血病变异型、Burkitt 淋巴瘤等）；成熟 T 和 NK 细胞淋巴瘤（蕈样肉芽肿、侵袭性 NK 细胞白血病等）。

二、临床表现

1. 全身性。可发生在身体的任何部位。其中淋巴结、扁桃体、脾及骨髓是最易受到累及的部位。常伴全身症状。

2. 多样性。组织器官不同，受压迫或浸润的范围和程度不同，引起的症状也不同。

3. 随年龄增长而发病增多，男较女为多；除惰性淋巴瘤外，一般发展迅速。

4. NHL 对各器官的压迫和浸润较 HL 多见，常以高热或各器官、系统症状为主要临床表现。咽淋巴环病变、肺门及纵隔受累、消化道累及回肠为多（腹痛、腹泻、腹部肿块）、中枢神经系统病变累及脑膜、脊髓为主等。

三、实验室检查

1. 血液和骨髓检查　白细胞数多正常，伴有淋巴细胞绝对或相对增多。部分患者的骨髓涂片中可找到淋巴瘤细胞。

2. 化验检查　疾病活动期有血沉增速，血清 LDH 升高提示预后不良。如血清碱性磷酸酶活力或血钙增加，提示累及骨骼。

3. 影像学检查

(1) 浅表淋巴结的检查：B 超检查和放射性核素显像，可以发现体检时触诊的遗漏。

(2) 纵隔与肺的检查：胸部 CT 可确定纵隔与肺门淋巴结肿大。

(3) 腹腔、盆腔淋巴结的检查：CT 是腹部检查的首选方法，CT 阴性而临床上怀疑淋巴结肿大时，可考虑做下肢淋巴造影。

(4) 肝、脾的检查：CT、B 超、放射性核素显像及 MRI 两种以上影像学诊断，才能确定肝、脾受累。

(5) 正电子发射计算机体层显像 CT（PET/CT）：可以显示淋巴瘤病灶及部位。目前已把 PET/CT 作为评价淋巴瘤疗效的重要指标。

4. 病理学检查　深部淋巴结可依靠 B 超或 CT 引导下穿刺活检，做细胞病理形态学检查。对切片进行免疫组化染色及 FISH 检测进一步确定淋巴瘤亚型。

四、诊断

1. 进行性、无痛性淋巴结肿大者，应做淋巴结印片及病理切片或淋巴结穿刺物涂片检查。

2. 疑皮肤淋巴瘤时可做皮肤活检及印片。

3. 伴有血细胞数量异常、血清碱性磷酸酶增高或有骨骼病变时，可做骨髓活检和涂片寻找 R-S 细胞或 NHL 细胞，了解骨髓受累的情况。

4. 根据组织病理学检查结果，作出淋巴瘤的诊断和分类分型诊断。

五、鉴别诊断

1. 与其他淋巴结肿大疾病相区别　局部淋巴结肿大需排除淋巴结炎和恶性肿瘤转移。结核性淋巴结炎多局限于颈的两侧，可彼此融合，与周围组织粘连，晚期由于软化、溃破而形成窦道。

2. 以发热为主要表现的淋巴瘤　与结核病、败血症、结缔组织病、坏死性淋巴结炎和嗜血细胞性淋巴组织细胞增多症等鉴别。

3. 结外淋巴瘤　与相应器官的其他恶性肿瘤相鉴别。

4. R-S 细胞　对 HL 的病理组织学诊断有重要价值，但近年报道 R-S 细胞可见于传染性单核细胞增多症、结缔组织病及其他恶性肿瘤。因此在缺乏 HL 的其他组织学改变时，单独见到 R-S 细胞不能确诊 HL。

六、治疗

非霍奇金淋巴瘤的常用联合化疗方案见表 6-9-3。

表 6-9-3　非霍奇金淋巴瘤的常用联合化疗方案

方　案	药　物
CHOP 2~3 周 1 个疗程	环磷酰胺 多柔比星 长春新碱 泼尼松
R-CHOP 2 周或 3 周 1 个疗程	利妥昔单抗 环磷酰胺 多柔比星 长春新碱 泼尼松

续 表

方　案	药　物
EPOCH	依托泊苷
2~3 周 1 个疗程	多柔比星
	长春新碱
	泼尼松
	环磷酰胺
ESHAP	依托泊苷
3 周 1 个疗程	甲泼尼龙
用于复发淋巴瘤	顺铂
	阿糖胞苷

1. 惰性淋巴瘤

（1）Ⅰ期和Ⅱ期放疗或化疗后存活可达 10 年，部分患者有自发性肿瘤消退，故主张观察和等待的姑息治疗原则。如病情有所进展，可用苯丁酸氮芥或环磷酰胺口服单药治疗。

（2）Ⅲ期和Ⅳ期患者化疗后虽会多次复发，但中位生存时间也可达 10 年，联合化疗可用 COP 方案或 CHOP 方案。进展不能控制者可试用 FC（氟达拉滨、环磷酰胺）方案。

2. 侵袭性淋巴瘤

（1）侵袭性淋巴瘤不论分期均应以化疗为主，对化疗残留肿块、局部巨大肿块或中枢神经系统累及者，可行局部放疗扩大照射（25Gy）作为化疗的补充。

（2）CHOP 方案为侵袭性 NHL 的标准治疗方案。

（3）R-CHOP 方案，即化疗前加用利妥昔单抗，可获得更好的疗效，是 DLBCL 治疗的经典方案。

3. HSCT　55 岁以下、重要脏器功能正常、缓解期短、难治易复发的侵袭性淋巴瘤、4 个 CHOP 方案能使淋巴结缩小超过 3/4 者，可行大剂量联合化疗后进行自体或 allo-HSCT，以期最大限度地杀灭肿瘤细胞，取得较长期缓解和无病存活。

七、预后

1. HL Ⅰ期与Ⅱ期5年生存率在90%以上，Ⅳ期为31.9%；有全身症状者较无全身症状者差；儿童及老年人的预后一般比中青年差；女性治疗的预后较男性好。

主治语录：淋巴细胞为主型预后最好，淋巴细胞消减型预后最差。

2. 国际预后指数（IPI）。年龄大于60岁、分期为Ⅲ期或Ⅳ期、结外病变1处以上、需要卧床或生活需要别人照顾、血清LDH升高是5个预后不良的IPI，可根据病例具有的IPI数来判断NHL的预后。

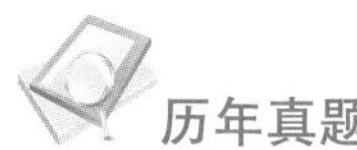

历年真题

1. 恶性淋巴瘤累及颈、腹股沟淋巴结、肝及骨髓，伴有发热，盗汗，体重减轻，临床分期
   A. ⅡB
   B. ⅢB
   C. ⅣB
   D. ⅢA
   E. ⅣA
2. 下列哪型霍奇金病预后最差
   A. 淋巴细胞为主型
   B. 结节硬化型（Ⅰ期）
   C. 混合细胞型
   D. 淋巴细胞消减型
   E. 结节硬化型（Ⅱ期）
3. 非霍奇金淋巴瘤的预后，下列哪项较为重要
   A. 病理组织类型
   B. 有无全身症状
   C. 年龄
   D. 性别
   E. 化疗的强度

参考答案：1. C　2. D　3. A

第十章　多发性骨髓瘤

核心问题

1. 多发性骨髓瘤的概念、分型。

2. 多发性骨髓瘤的临床表现、诊断依据及鉴别诊断、治疗原则。

内容精要

多发性骨髓瘤（MM）是浆细胞恶性增殖性疾病。其特征为骨髓中克隆性浆细胞异常增生，绝大部分病例存在单克隆免疫球蛋白或其片段（M 蛋白）的分泌，导致相关器官或组织损伤。常见临床表现为骨痛、贫血、肾功能损害、血钙增高和感染等。

一、病因和发病机制

1. 遗传、电离辐射、化学物质、病毒感染、抗原刺激等可能与骨髓瘤的发病有关。

2. 遗传学的不稳定性是其主要特征，表现为明显多变的染色体异常核型。

二、临床表现

1. 骨骼损害　骨痛为主要症状，以腰骶部最多见。活动或

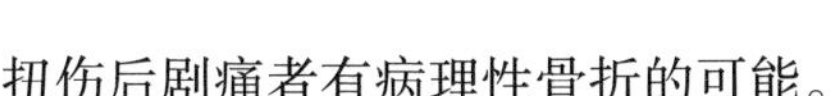

扭伤后剧痛者有病理性骨折的可能。

2. 贫血　为本病的另一常见表现。多为轻、中度贫血。

3. 肾功能损害　蛋白尿、血尿、管型尿和急、慢性肾衰竭。

4. 高钙血症　食欲缺乏、呕吐、乏力、意识模糊、多尿或便秘等。

5. 感染　如细菌性肺炎和尿路感染，甚至败血症。病毒感染以带状疱疹多见。

6. 高黏滞综合征　头晕、眩晕、视物模糊、耳鸣、手指麻木、视力障碍、充血性心力衰竭、意识障碍甚至昏迷。血清中M蛋白增多，可使血液黏滞性过高，引起血流缓慢、组织淤血和缺氧。

7. 出血倾向　鼻出血、牙龈出血和皮肤紫癜多见。

8. 淀粉样变性　常见舌体、腮腺肿大，心肌肥厚、心脏扩大，腹泻或便秘，皮肤苔藓样变，外周神经病变及肝、肾功能损害等。心肌淀粉样变性严重时可猝死。

9. 神经系统损害　肌肉无力、肢体麻木和痛觉迟钝等。脊髓压迫是较为严重的神经受损表现。

10. 髓外浸润　以肝、脾、淋巴结和肾脏多见。

三、辅助检查

1. 血象　多为正常细胞正色素性贫血。血片中红细胞呈缗钱状排列。晚期可见大量浆细胞。

2. 骨髓象　骨髓中浆细胞异常增生，并伴有质的改变。骨髓瘤细胞大小形态不一，成堆出现，核内可见核仁1~4个，并可见双核或多核浆细胞。

3. 血M蛋白鉴定　血清中出现M蛋白是本病的突出特点。血清蛋白电泳可见一染色浓而密集、单峰突起的M蛋白，正常免疫球蛋白减少。

4. 尿液检查　尿常规可出现蛋白尿、血尿和管型尿。约50%患者尿中出现本周蛋白。

5. 血液学检查

（1）血钙、磷、碱性磷酸酶测定：因骨质破坏，出现高钙血症。晚期肾功能不全时血磷可升高。血清碱性磷酸酶正常或轻度增高。

（2）血清 β_2-微球蛋白：β_2-微球蛋白与全身骨髓瘤细胞总数有显著相关性。在肾功能不全时会使患者 β_2-微球蛋白增高得更加显著。

（3）血清总蛋白、清蛋白：约95%患者血清总蛋白超过正常，球蛋白增多，清蛋白减少与预后密切相关。

（4）C反应蛋白（CRP）和血清乳酸脱氢酶（LDH）：CRP可反映疾病的严重程度。LDH与肿瘤细胞活动有关，反映肿瘤负荷。

（5）肌酐（Cr）和尿素氮（BUN）：伴肾功能减退时可以升高。

6. 影像学检查

（1）典型为圆形、边缘清楚如凿孔样的多个大小不等的溶骨性损害，常见于颅骨、盆骨、脊柱、股骨、肱骨等处。

（2）病理性骨折。

（3）骨质疏松，多在脊柱、肋骨和盆骨。为避免急性肾衰竭，应禁止静脉肾盂造影。

主治语录：有骨痛但X线上未见异常的患者，可做CT、MRI或PET/CT检查。

四、诊断标准

1. 有症状骨髓瘤（活动性骨髓瘤）诊断标准见表6-10-1。

需满足第 1 条及第 2 条，加上第 3 条中任何一项。

表 6-10-1　活动性（有症状）多发性骨髓瘤诊断标准

1. 骨髓单克隆浆细胞比例≥10%和/或组织活检证明有浆细胞瘤
2. 血清和/或尿出现单克隆 M 蛋白
3. 骨髓瘤引起的相关表现
（1）靶器官损害表现（CRAB）
1）［C］校正血清钙>2.75mmol/L
2）［R］肾功能损害（肌酐清除率<40ml/min 或肌酐>177μmol/L）
3）［A］贫血（血红蛋白低于正常下限 20g/L 或<100g/L）
4）［B］溶骨性破坏，通过影像学检查（X 线平片、CT 或 PET/CT）显示 1 处或多处溶骨性病变
（2）无靶器官损害表现，但出现以下 1 项或多项指标异常（SLiM）
1）［S］骨髓单克隆浆细胞比例≥60%
2）［Li］受累/非受累血清游离轻链比≥100
3）［M］MRI 检查出现>1 处 5mm 以上局灶性骨质破坏

2. 无症状性骨髓瘤诊断标准见表 6-10-2。需满足第 3 条，加上第 1 条和/或第 2 条。

表 6-10-2　无症状骨髓瘤（冒烟型骨髓瘤）诊断标准

1. 血清单克隆 M 蛋白≥30g/L 或 24 小时尿轻链≥0.5g
2. 骨髓单克隆浆细胞比例 10%~60%
3. 无相关器官及组织的损害（无 SLiM、CRAB 等终末器官损害表现，及淀粉样变性）

五、分型

1. IgG 型（γ重链，轻链κ或λ）。

2. IgA 型（α重链，轻链κ或λ）。
3. IgD 型（δ重链，轻链κ或λ）。
4. IgM 型（μ 重链，轻链κ或λ）。
5. IgE 型（ε重链，轻链κ或λ）。
6. 轻链型（κ或λ）。
7. 双克隆及不分泌型。

六、分期

按照传统的 Durie-Salmon（DS）进行分期，分期体系见表 6-10-3。

表 6-10-3　Durie-Salmon 分期体系

分期	分期标准
Ⅰ期	满足以下所有条件 血红蛋白>100g/L 血清钙≤2.65mmol/L（11.5mg/dl） 骨骼 X 线平片：骨骼结构正常或骨型孤立性浆细胞瘤 血清或尿骨髓瘤蛋白产生率低：IgG<50g/L；IgA<30g/L；本周蛋白<4g/24h
Ⅱ期	不符合Ⅰ和Ⅲ期的所有患者
Ⅲ期	满足以下 1 个或多个条件 血红蛋白<85g/L 血清钙>2.65mmol/L（11.5mg/dl） 骨骼检查中溶骨病变大于 3 处 血清或尿骨髓瘤蛋白产生率高：IgG>70g/L；IgA>50g/L；本周蛋白>12g/24h

主治语录：A 亚型，肾功能正常；B 亚型，肾功能损害，Cr≥177μmol/L（2mg/dl）。

七、鉴别诊断

1. 反应性浆细胞增多　可由慢性炎症、伤寒、系统性红斑狼疮、肝硬化、转移癌等引起。浆细胞一般不超过15%且无形态异常，免疫表型为$CD38^+$、$CD56^-$且不伴有M蛋白，IgH基因重排阴性。

2. 意义未明的单克隆免疫球蛋白病（MGUS）　血清和/或尿液中出现M蛋白，骨髓中单克隆浆细胞增多但未达到MM诊断标准，且无组织、器官损伤的证据。

3. 华氏巨球蛋白血症（WM）　血清和/或尿液中出现单克隆IgM，骨髓或其他组织中有浆细胞浸润。FISH常无t（11；14）等IgH易位，分子生物学检测常有MYD88 L265P突变。

4. AL型淀粉样变性　活检组织刚果红染色阳性。

5. 引起骨痛和骨质破坏的疾病　如骨转移癌、老年性骨质疏松症、肾小管酸中毒及甲状旁腺功能亢进症等，因成骨过程活跃，常伴血清碱性磷酸酶升高。如查到原发病变或骨髓涂片找到成堆的癌细胞将有助于鉴别。

八、治疗

1. 诱导治疗

（1）移植候选患者诱导治疗不宜长于4~6个疗程。初治方案：硼替佐米/地塞米松（VD）；来那度胺/地塞米松（RD）；来那度胺/硼替佐米/地塞米松（VRD）等。

（2）不适合移植患者的初始诱导方案：美法仑/泼尼松/硼替佐米（VMP）；美法仑/泼尼松/沙利度胺（MPT）；美法仑/泼尼松（MP）等。

2. 自体造血干细胞移植（auto-HSCT）　肾功能不全及老年并非移植禁忌证。

3. 巩固治疗　对于诱导治疗或 auto-HSCT 后获最大疗效的患者，可采用原诱导方案短期巩固治疗 2~4 个疗程。

4. 维持治疗　可选用硼替佐米、来那度胺、沙利度胺单药或联合糖皮质激素。

5. 异基因造血干细胞移植　年轻、高危、复发难治患者可考虑 allo-HSCT。

6. 支持治疗

（1）骨病的治疗：口服或静脉使用二膦酸盐，包括氯屈膦酸、帕米膦酸二钠和唑来膦酸。低剂量放疗（10~30Gy）可以作为姑息治疗，用于不能控制的疼痛、即将发生的病理性骨折或即将发生的脊髓压迫。

（2）高钙血症：水化、碱化、利尿，如患者尿量正常，则日补液 2000~3000ml，保持尿量>1500ml/d。使用二膦酸盐、糖皮质激素和/或降钙素。

（3）肾功能不全：水化、利尿，以避免肾功能不全；减少尿酸形成和促进尿酸排泄；有肾衰竭者，应积极透析；避免使用非甾体抗炎药和静脉造影剂；长期使用二膦酸盐需监测肾功能。

（4）贫血：可考虑使用 EPO 治疗。

（5）感染：如反复发生感染或出现威胁生命的感染，可考虑静脉使用免疫球蛋白。

（6）凝血/血栓：对接受以沙利度胺或来那度胺为基础的方案的患者，建议预防性抗凝治疗。

（7）高黏滞血症：有症状者可行血浆置换。

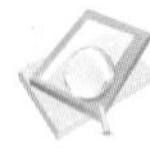

历年真题

1. 下列哪项是多发性骨髓瘤骨骼破坏的特征

A. 骨痛常为早期主要症状

B. 疼痛部位多在骶部，其次是

胸骨和肢体

C. 肋骨、锁骨、下胸椎和上腰椎有自发性骨折可能

D. 少数病例仅有单个骨骼损害

E. 胸、肋、锁骨连接处发生串珠样结节

2. 多发性骨髓瘤血浆蛋白异常引起的临床表现不包括下列哪项

A. 感染

B. 高黏滞综合征

C. 出血倾向

D. 脾大

E. 雷诺现象及淀粉样变性

参考答案：1. E　2. D

第十一章　骨髓增殖性肿瘤

核心问题

1. 真性红细胞增多症、原发性血小板增多症和原发性骨髓纤维化症的临床表现、诊断。

2. 上述疾病的治疗特点。

内容精要

临床有一种或多种血细胞增生，伴肝脾大或淋巴结肿大。红细胞增生-真性红细胞增多症；巨核细胞增生-原发性血小板增多症；原纤维细胞和成骨细胞增生-原发性骨髓纤维化。

第一节　真性红细胞增多症

一、临床表现

1. 神经系统表现　表现为头痛、眩晕、多汗、疲乏、健忘、耳鸣、视物模糊、视力障碍、肢端麻木与刺痛等症状。

2. 多血质表现　皮肤和黏膜红紫，尤以面颊、唇、舌、耳、鼻尖、颈部和四肢末端（指、趾及大小鱼际）为甚，眼结膜显著充血。

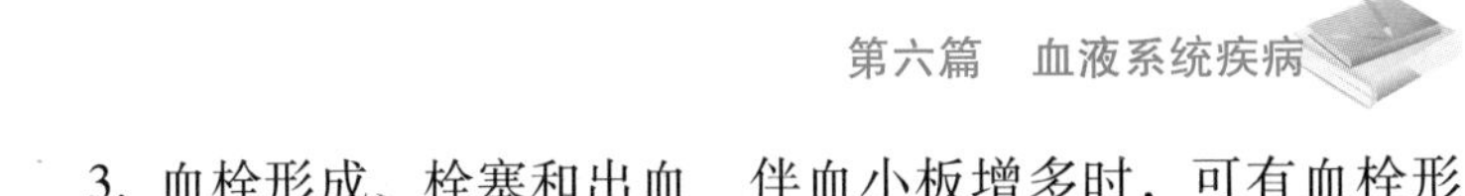

3. 血栓形成、栓塞和出血　伴血小板增多时，可有血栓形成和梗死，常见于脑、周围血管、冠状动脉、门静脉、肠系膜等。出血仅见于少数患者。

4. 消化系统　嗜碱性粒细胞增多，释放组胺刺激胃腺壁细胞，可致消化性溃疡及相关症状。

5. 肝脾大　是本病的重要体征。

6. 其他

(1) 骨髓细胞过度增殖可导致高尿酸血症，少数患者出现继发性痛风、肾结石及肾功能损害。

(2) 嗜碱性粒细胞增多可刺激皮肤有明显瘙痒症。

(3) 因血容量增加，约50%患者合并高血压。

二、辅助检查

1. 血象

(1) 红细胞增多至（6~10）$\times 10^{12}/L$，Hb 增高至（170~240）g/L，呈小细胞低色素性（由于缺铁）。

主治语录：EPO 不高可鉴别继发性真红。

(2) 白细胞增多至（10~30）$\times 10^{9}/L$，常有核左移，中性粒细胞碱性磷酸酶积分增高。

(3) 血小板增多，可达（300~1000）$\times 10^{9}/L$。

(4) 血液黏滞性为正常的5~8倍。

2. 骨髓象　各系造血细胞都显著增生，脂肪组织减少，粒红比例常下降，巨核细胞增生常较明显。铁染色显示贮存铁减少。

3. 血液生化　多数患者血尿酸增加。可有高组胺血症和高组胺尿症。血清维生素 B_{12} 浓度及维生素 B_{12} 结合力增加，血清铁降低，EPO 减少。

4. 基因检测　多数真性红细胞增多症（PV）患者造血细胞 *JAK2 V617F* 基因突变。

5. 骨髓细胞体外培养　利用骨髓细胞体外培养确认是否有内源性红细胞集落形成。

三、诊断标准

符合三项主要标准，或前两项主要标准和次要标准则可诊断 PV。

1. 主要标准

（1）Hb，男性>165g/L，女性>160g/L，或者血细胞比容男性>0.49，女性>0.48，或者 RCM 超过平均正常预测值的 25%。

（2）骨髓活检提示相对于年龄而言的全髓细胞高增生，包括显著的红系、粒系增生和多形性、大小不等的成熟巨核细胞增殖。

（3）存在 *JAK2 V617F* 突变或者 *JAK2* 外显子 12 的突变。

2. 次要标准　血清 EPO 低于正常值。

四、鉴别诊断

1. 继发性红细胞增多　①慢性缺氧状态。②大量吸烟使碳氧血红蛋白增高和异常血红蛋白病引起组织缺氧。③分泌 EPO 增多的情况，如肾囊肿、肾盂积水等。

2. 相对性红细胞增多症　见于脱水、烧伤和慢性肾上腺皮质功能减退而致的血液浓缩。

五、治疗

1. 静脉放血　每隔 2~3 天放血 200~400ml，直至血细胞比容<0.45。应注意：放血后红细胞及血小板可能会反跳性增多，需用药物；反复放血可加重缺铁；老年及有心血管病者，放血

后有诱发血栓形成的可能。

2. 血栓形成的预防　若无禁忌证存在，口服小剂量阿司匹林 50～100mg/d 长期预防治疗。

3. 降细胞治疗　对年龄>40 岁者可考虑使用羟基脲 10～20mg/(kg·d)，维持白细胞（3.5～5）$\times 10^9$/L；而对于年龄<40 岁或妊娠期应使用干扰素 300 万 U/m^2，每周 3 次，皮下注射。

4. *JAK2* 抑制药　芦可替尼用于对羟基脲无应答或不耐受的患者。

第二节　原发性血小板增多症

一、概述

原发性血小板增多症（ET）为造血干细胞克隆性疾病，又称出血性血小板增多症。伴出血及血栓形成，脾大常见。

二、临床表现

1. 起病缓慢，患者早期可能无任何临床症状，仅在做血细胞计数时偶然发现。

2. 出血或血栓形成为主要临床表现，可有疲劳、乏力，脾大。

三、辅助检查

1. 血象　血小板（1000～3000）$\times 10^9$/L，涂片中血小板聚集成堆，大小不一，偶见巨核细胞碎片。

主治语录：对肾上腺素反应消失是特征表现。

2. 骨髓象　各系增生明显，以巨核细胞和血小板增生为主。

3. 基因检查　50%以上的 ET 患者存在 *JAK2 V617F* 突变。

4. 细胞遗传学检查　有助于排除其他的慢性髓系疾病，如

Ph 染色体阳性有助于诊断 CML 等。

四、诊断

符合四项主要标准或前三项主要标准和次要标准即可诊断 ET。

1. 主要标准

（1）血小板计数持续≥450×10^9/L。

（2）骨髓活检示巨核细胞高度增生，胞体大、核过分叶的成熟巨核细胞数量增多，粒系、红系无显著增生或左移，且网状纤维轻度（1 级）增多。

（3）不能满足 MDS、BCR-ABL$^+$、CML、PV、原发性骨髓纤维化（PMF）及其他髓系肿瘤的诊断标准。

（4）有 *JAK2*、*CALR* 或 *MPL* 基因突变。

2. 次要标准　有克隆性标志或无反应性血小板增多的证据。

五、治疗

1. 抗血小板，防治血栓并发症　小剂量阿司匹林 50～100mg/d；ADP 受体阻断药（噻氯匹定与氯吡格雷）；阿那格雷。

2. 降低血小板计数　血小板>1000×10^9/L，骨髓抑制药首选羟基脲每天 15mg/kg，可长期间歇用药。干扰素 300 万 U/m^2，每周 3 次，皮下注射，可用于孕妇。血小板单采术可迅速减少血小板量，常用于妊娠、手术前准备以及骨髓抑制药不能奏效时。

第三节　原发性骨髓纤维化

一、概述

1. 原发性骨髓纤维化（PMF）是一种造血干细胞克隆性增

殖所致的 MPN，表现为不同程度的血细胞减少和/或增多，外周血出现幼红、幼粒细胞、泪滴形红细胞，骨髓纤维化和髓外造血，常导致肝脾大。

2. 骨髓纤维化是骨髓造血干细胞异常克隆而引起的成纤维细胞反应性增生。

二、临床表现

1. 常见症状包括贫血和脾大压迫引起的各种症状，乏力、食欲减退、左上腹疼痛。代谢增高所致的低热、盗汗、体重减轻等。少数有骨骼疼痛和出血。严重贫血和出血为本病的晚期表现。

2. 巨脾是本病的特征性表现，质硬、表面光滑、无触痛。肝大占 50% ~ 80%，因肝及门静脉血栓形成，可致门静脉高压症。

主治语录：巨脾是指脾下缘超过脐。

三、辅助检查

1. 血象

（1）正细胞性贫血，常发现泪滴形红细胞，有辅助诊断价值。

（2）白细胞增多或正常，可见中幼及晚幼粒细胞，甚至出现少数原粒及早幼粒细胞，中性粒细胞碱性磷酸酶活性增高。

（3）晚期白细胞和血小板减少。血尿酸增高。

2. 骨髓象　穿刺常呈干抽，骨髓活检可见大量网状纤维组织。

3. 细胞遗传学及分子生物学检查　无 Ph 染色体。50%以上 PMF 有 *JAK2 V617F* 突变。

4. 脾穿刺检查　表现类似骨髓穿刺涂片，提示髓外造血，巨核细胞增多最为明显且纤维组织增生。

5. 肝穿刺检查　有髓外造血，肝窦中有巨核细胞及幼稚细胞增生。

6. X线检查　骨质硬化，骨密度增加。

四、诊断

（一）纤维化前期（pre-PMF）

确诊需要满足以下三项主要标准及至少一项次要标准。

1. 主要标准　①骨髓活检有巨核细胞增生和异型巨核细胞，常伴有网状纤维或胶原纤维化，或无显著的网状纤维增多（≤MF-1），巨核细胞改变必须伴有以粒细胞增生且常有红系造血减低为特征的骨髓增生程度增高。②不能满足PV、CML（*BCR-ABL*融合基因阳性）、MDS或其他髓系肿瘤的诊断标准。③有*JAK2 V617F*、*CALR*、*MPL*基因突变，若无上述突变，则存在其他克隆性增殖标志（如*ASXL1*，*EAH2*，*TET7*，*IDH1*/*IDH2*，*SRSF*，*SF3B1*），或不满足反应性骨髓网状纤维增生的最低标准。

2. 次要标准（以下检查需要连续检测两次）　①贫血非其他疾病并发。②白细胞计数>11×10^9/L。③可触及的脾大。④血清LDH水平增高。

（二）纤维化期（overt-PMF）

确诊需要满足以下3项主要标准及至少一项次要标准。

1. 主要标准　①有巨核细胞增生和异型巨核细胞，伴有网状纤维和/或胶原纤维化（MF-2或-3）。②和③同pre-PMF。

2. 次要标准（以下检查需要连续检测两次）　①~④同

pre-PMF。⑤骨髓病性贫血。

五、治疗

无特异治疗，对于出现症状和血象改变者可采用下列治疗。

1. 支持治疗　贫血和低血小板需要输红细胞和血小板；EPO 水平低者可用重组人 EPO；雄激素可加速幼红细胞的成熟与释放，但改善贫血效果不肯定。

2. 缩小脾脏和抑制髓外造血

（1）白细胞和血小板明显增多、有显著脾大而骨髓造血障碍不很明显时可用沙利度胺、来那度胺、阿那格雷、羟基脲、美法仑等。

（2）干扰素 α 和 γ 对有血小板增多的骨髓纤维化疗效较好。

（3）活性维生素 D_3 抑制巨核细胞增殖，并有诱导髓细胞向单核及巨噬细胞转化的作用。

3. 脾切除　手术指征如下。①脾大引起压迫和/或脾梗死疼痛难以忍受。②无法控制的溶血、脾相关性血小板减少。③门静脉高压并发食管静脉曲张破裂出血。

主治语录：切脾要慎重，否则肝代偿造血而肿大。

4. *JAK2* 抑制药　芦可替尼，用于治疗中度或高风险的骨髓纤维化。

5. HSCT　是目前唯一有可能根治本病的方法，但年龄过高和相关并发症失败率高，近年采用减低剂量预处理（RIC）方案提高了成功率。

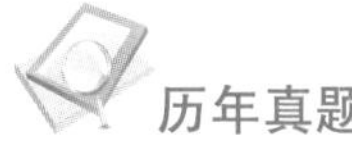

历年真题

1. 以红细胞系增生为主的疾病是

A. 特发性血小板增多症

B. 原发性骨髓纤维化症

C. 真性红细胞增多症

D. 慢性髓系白血病

E. 骨硬化症

2. 有关骨髓增生性疾病，下列哪项不正确

A. 由于多能干细胞的病变引起

B. 各症除一种主要细胞增生外，还伴有一种或两种其他细胞的增生

C. 各症之间可以转化

D. 各种骨髓成分不同程度增生

E. 细胞增生不发生于脾、肝、淋巴结等髓外组织

参考答案：1. C　2. E

第十二章　脾功能亢进

核心问题

脾功能亢进的发病机制、临床表现、诊断标准和治疗原则。

内容精要

脾功能亢进是一种临床综合征，共同表现为脾大，一系或多系血细胞减少而骨髓造血细胞相应增生；脾切除后血象可基本恢复，症状缓解。

一、病因

1. 原发性脾亢病因未明，较为少见。

2. 继发性脾亢常见病因有如下几类。

（1）感染性疾病：传染性单核细胞增多症、亚急性感染性心内膜炎、病毒性肝炎、粟粒型肺结核、布氏菌病、血吸虫病、黑热病及疟疾等。

（2）免疫性疾病：Felty 综合征、系统性红斑狼疮等。

（3）充血性疾病：充血性心力衰竭、缩窄性心包炎、肝硬化、门静脉或脾静脉血栓形成等。

（4）血液系统疾病：溶血性贫血、恶性血液病、骨髓增殖性肿瘤。

（5）脾脏疾病：脾囊肿、脾血管瘤等。

（6）脂质贮积病：戈谢病、尼曼-匹克病和糖原沉积症。

（7）其他：恶性肿瘤转移、药物因素、髓外造血等。

二、发病机制

1. 脾的正常功能是过滤血液，通过红髓的血液中的细菌、异物、表面附有抗体和补体的细胞可以被巨噬细胞吞噬；衰老的血细胞由于变形能力差，被机械性的滞留在脾内；大部分中性粒细胞和1/3血小板储存在脾内。

2. 脾大时通过红髓的血流增加，对血细胞滞留的能力增加；白细胞和血小板滞留后生存时间不变，功能正常；红细胞被滞留后会提前被破坏。

三、临床表现

1. 脾大　轻至中度的脾大常无症状，明显增大时可产生腹部症状，如饱胀感、牵拉感及因胃肠受压而出现的消化系统症状。左季肋部与呼吸相关的疼痛和摩擦感提示脾梗死。

2. 血细胞减少　红系、粒系、巨核三系均可累及，相应出现贫血、感染、出血等临床表现。

主治语录：临床症状严重程度与血细胞减少程度有关。

3. 原发病的表现。

四、实验室和影像学检查

1. 血象　血细胞可一系、两系乃至三系同时减少，但细胞形态正常。早期以白细胞和/或血小板减少为主，晚期常发生全血细胞减少。

2. 骨髓象　增生活跃或明显活跃，外周血中减少的血细胞系列在骨髓常呈显著的增生。部分患者可出现血细胞成熟障碍。

3. 影像学检查　超声、CT、MRI 及 PET-CT 均可明确脾脏大小，同时还可提供脾脏结构的信息，有助于脾囊肿、肿瘤和梗死的鉴别。

五、诊断

1. 脾大。
2. 外周血细胞减少。
3. 骨髓增生活跃。
4. 脾切除后外周血象接近或恢复正常。
5. 脾区体表放射性为肝区的 2~3 倍。

六、治疗

1. 原发性脾亢者可采用脾区放射治疗、脾部分栓塞术或脾切除。

2. 对于继发性脾亢者，应首先治疗原发病，若无效且原发病允许，可以考虑脾切除或脾部分栓塞术。

3. 脾切除指征　①脾大造成明显压迫症状。②严重溶血性贫血。③显著血小板减少引起出血。④粒细胞极度减少并有反复感染史。

4. 脾切除后常见并发症是血栓形成和栓塞、感染，因此需严格掌握手术适应证。

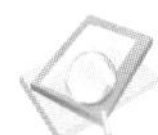

历年真题

脾大不见于

A. 传染性单核细胞增多症
B. 肝硬化
C. 骨髓纤维化
D. 慢性髓系白血病
E. 再生障碍性贫血

参考答案：E

第十三章　出血性疾病概述

核心问题

出血性疾病的分类，各种出血的特点，实验室检查、诊断及防治原则。

内容精要

因先天性或获得性原因导致血管、血小板、凝血及纤维蛋白溶解等机制的缺陷或异常而引起的一组以自发性出血或轻度损伤后过度出血为特征的疾病。

一、正常止血机制

1. 血管因素

（1）局部血管发生收缩。

（2）内皮细胞表达血管性血友病因子（vWF），导致血小板在损伤部位黏附和聚集。

（3）血管受损伤后胶原暴露，激活因子Ⅻ（FⅫ），启动内源性凝血途径。

（4）内皮细胞表达组织因子（TF），启动外源性途径。

（5）释放血栓调节蛋白（TM），调节抗凝系统。

2. 血小板因素

（1）血小板膜糖蛋白Ⅰb（GP Ⅰb）作为受体，通过vWF

的桥梁作用，使血小板黏附于受损内皮下的胶原纤维，形成血小板血栓，机械性修复受损血管。

（2）血小板膜糖蛋白Ⅱb/Ⅲa复合物（GP Ⅱb/Ⅲa），通过纤维蛋白原互相连接而致血小板聚集。

（3）聚集后的血小板活化，分泌或释放一系列活性物质，如血栓烷 A_2（TXA_2）、5-羟色胺（5-HT）等。

3. 凝血因素

（1）上述血管内皮损伤，启动外源及内源性凝血途径，在磷脂等的参与下，经过一系列酶解反应形成纤维蛋白血栓。

（2）血栓填塞于血管损伤部位，使出血得以停止。

（3）凝血过程中形成的凝血酶等还具有多种促进血液凝固及止血的重要作用。

二、抗凝机制

1. 外源性凝血途径　血管损伤时，内皮细胞表达TF并释入血流。TF与因子Ⅶ（FⅦ）或活化的因子Ⅶ（FⅦa）在钙离子（Ca^{2+}）存在的条件下，形成TF/FⅦ或TF/FⅦa复合物，这两种复合物均可激活因子Ⅹ（FⅩ），后者的激活作用远远大于前者，并还有激活因子Ⅸ（FⅨ）的作用。

2. 内源性凝血途径　血管损伤时，内皮完整性破坏，内皮下胶原暴露，FⅫ与带负电荷的胶原接触而激活，转变为活化的因子Ⅻ（FⅫa）。FⅫa激活因子Ⅺ（FⅪ）。在 Ca^{2+} 存在的条件下，活化的因子Ⅸ（FⅨa）激活FⅨ。活化的因子Ⅸ（FⅨa）、因子Ⅷ：C（FⅧ：C）及磷脂在 Ca^{2+} 的参与下形成复合物，激活FX。

三、抗凝与纤维蛋白溶解机制

（一）抗凝系统的组成及作用

1. 抗凝血酶（AT）　人体内最重要的抗凝物质。AT生成于肝及血管内皮细胞，主要功能是灭活FⅩa及凝血酶。

2. 蛋白C系统　由蛋白C（PC）、蛋白S（PS）、血栓调节蛋白（TM）等组成。凝血酶与TM以1∶1形成复合物，裂解PC，形成活化的PC（APC），APC以PS为辅助因子，通过灭活FⅤ及FⅧ而发挥抗凝作用。

3. 组织因子途径抑制物（TFPI）　直接对抗FⅩa；在Ca^{2+}存在的条件下，有抗TF/FⅦa复合物的作用。

4. 肝素　抗凝作用主要表现为抗FⅩa及凝血酶。

（二）纤维蛋白溶解系统的组成与激活

1. 组成　纤溶系统主要由纤溶酶原及其激活剂、纤溶酶激活剂抑制物等组成。

2. 纤溶系统激活

（1）内源性途径：当FⅫ被激活时，前激肽释放酶经FⅫa作用转化为激肽释放酶，后者使纤溶酶原转变为纤溶酶，致纤溶过程启动。

（2）外源性途径：内皮损伤释放t-PA和u-PA，裂解纤溶酶原，使之转变为纤溶酶，导致纤溶系统激活。

（3）纤溶酶作用于纤维蛋白（原），使其变为纤维蛋白（原）降解产物（FDP）。

四、出血性疾病分类

（一）血管壁异常

1. 先天性或遗传性　①遗传性出血性毛细血管扩张症。②家族性单纯性紫癜。③先天性结缔组织病。

2. 获得性　①感染：如败血症。②过敏：如过敏性紫癜。③化学物质及药物：如药物性紫癜。④营养不良：如维生素C

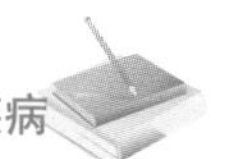

及维生素 PP 缺乏症。⑤代谢及内分泌障碍：如糖尿病、Cushing 病。⑥其他：如结缔组织病、动脉硬化、机械性紫癜、体位性紫癜等。

（二）血小板异常

1. 血小板数量异常

（1）数量不足：①生成减少（再障、白血病）。②破坏过多（免疫性血小板减少症）。③血小板消耗过度（弥散性血管内凝血）。④血小板分布异常（脾功能亢进）。

（2）数量增多：原发性血小板增多症。

2. 血小板质量异常

（1）先天性或遗传性：血小板无力症、巨大血小板综合征、血小板颗粒性疾病。

（2）获得性：由抗血小板药物、感染、尿毒症、异常球蛋白血症等。

（三）凝血异常

1. 先天性　血友病。

2. 获得性　肝病和维生素 K 缺乏症。

（四）抗凝及纤维蛋白溶解异常

主要是获得性的，肝素、华法林、蛇咬伤、溶栓药物过量。

五、临床表现

1. 出血体征　出血范围、部位，有无血肿等深部出血、伤口渗血，分布是否对称等。

2. 相关疾病体征　贫血，肝脾大，淋巴结肿大，黄疸，蜘蛛痣，腹水，水肿等。关节畸形皮肤异常扩张的毛细血管团等。

3. 一般体征　如心率、呼吸、血压、末梢循环状况等。

4. 病史及体检对出血性疾病的诊断意义见表6-13-1。

表6-13-1　常见出血性疾病的临床鉴别

项　目	血管性疾病	血小板疾病	凝血障碍性疾病
性别	女性多见	女性多见	80%~90%发生于男性
阳性家族史	较少见	罕见	多见
出生后脐带出血	罕见	罕见	常见
皮肤紫癜	常见	多见	罕见
皮肤大块瘀斑	罕见	多见	可见
血肿	罕见	可见	常见
关节腔出血	罕见	罕见	多见
内脏出血	偶见	常见	常见
眼底出血	罕见	常见	少见
月经过多	少见	多见	少见
手术或外伤后渗血不止	少见	可见	多见

六、实验室检查

1. 筛选试验　出血过筛试验简单易行，可大体估计止血障碍的部位和机制。

（1）血管或血小板异常：出血时间（BT），血小板计数等。

（2）凝血异常：活化部分凝血活酶时间（APTT），凝血酶原时间（PT），凝血酶时间（TT），纤维蛋白原浓度（FBG）等。

2. 确诊试验　更精确。

（1）血管异常：血vWF、内皮素-1（ET-1）及TM测定等。

（2）血小板异常：血小板数量、形态，血小板黏附、聚集功能，血小板表面P-选择素（CD62）、直接血小板抗原（GPⅡ

b/Ⅲa 和Ⅰb/Ⅸ）单克隆抗体固相检测等。

（3）凝血异常

1）凝血第一阶段：测定FⅫ、FⅪ、FⅩ、FⅨ、FⅧ、FⅦ、FⅤ及TF等抗原及活性。

2）凝血第二阶段：凝血酶原抗原及活性等。

3）凝血第三阶段：纤维蛋白原、异常纤维蛋白原、纤维蛋白单体、FⅩⅢ抗原及活性测定等。

4）抗凝异常：AT抗原及活性或凝血酶-抗凝血酶复合物（TAT）测定；PC、PS及TM测定；FⅧ：C抗体测定；狼疮抗凝物或心磷脂类抗体测定。

5）纤溶异常：鱼精蛋白副凝（3P）试验、FDP、D-二聚体测定；纤溶酶原测定；t-PA、纤溶酶原激活物抑制物（PAI）及纤溶酶-抗纤溶酶复合物（PIC）测定等。

七、出血性疾病的防治

1. 病因防治　主要适用于获得性出血性疾病。

（1）防治基础疾病：如控制感染，积极治疗肝、胆疾病、肾病，抑制异常免疫反应等。

（2）避免接触、使用可加重出血的物质及药物：如血管性血友病、血小板功能缺陷症等，应避免使用阿司匹林、吲哚美辛（消炎痛）、噻氯匹定等抗血小板药物。

2. 止血治疗

（1）补充血小板和/或相关凝血因子：在紧急情况下，输入新鲜血浆或新鲜冷冻血浆是一种可靠的补充或替代疗法。

（2）止血药物

1）收缩血管、增加毛细血管致密度、改善其通透性的药物：如卡巴克络、曲克芦丁、垂体后叶素、维生素C及糖皮质激素等。

2）合成凝血相关成分所需的药物：如维生素 K 等。

3）抗纤溶药物：如氨基己酸、氨甲苯酸等。

4）促进止血因子释放的药物：如去氨加压素。

5）重组活化因子Ⅶ（rFⅦa）：rFⅦa 是一种新的凝血制剂。

6）局部止血药物：如凝血酶、巴曲酶及吸收性明胶海绵等。

（3）促血小板生成的药物：目前已用于临床的此类药物包括 TPO、白介素-11 等。

（4）局部处理：局部加压包扎、固定及手术结扎局部血管等。

3. 其他治疗

（1）免疫治疗：对某些免疫因素相关的出血性疾病，如 ITP、重型血友病 A 和血友病 B 等，可应用糖皮质激素、抗 CD20 单抗等免疫治疗。

（2）血浆置换：TTP 等，通过血浆置换去除抗体或相关致病因素。

（3）手术治疗：包括脾切除、血肿清除、关节成形及置换等。

（4）中医中药。

（5）基因治疗：有望为遗传性出血性疾病患者带来新的希望。

历年真题

1. 属血管壁异常的疾病是
   A. 过敏性紫癜
   B. 原发免疫性血小板减少症
   C. 血栓性血小板减少性紫癜
   D. 血友病 A
   E. 维生素 K 缺乏症
2. 属血小板异常的疾病是
   A. 血管性血友病

B. 巨大血小板综合征

C. 单纯性紫癜

D. 血友病 B

E. 严重肝病

3. 属获得性凝血功能异常的疾病是

A. 血友病 A

B. 因子Ⅺ缺乏症

C. 因子Ⅹ缺乏症

D. 维生素 K 缺乏症

E. 遗传性凝血酶原缺乏症

参考答案：1. A　2. B　3. D

第十四章　紫癜性贫血

核心问题

1. 过敏性紫癜的临床表现、主要诊断依据、鉴别诊断和治疗原则。

2. 原发免疫性血小板减少症的临床表现、诊断要点和治疗原则。

3. 血栓性血小板减少性紫癜的临床表现、诊断要点和治疗原则。

内容精要

血管性紫癜由血管壁结构或功能异常所致，如遗传性出血性毛细血管扩张症、过敏性紫癜、单纯性紫癜等。血小板性紫癜由血小板疾病所致，如血小板减少（免疫性血小板减少症、血栓性血小板减少性紫癜等），血小板功能异常。临床上以皮肤、黏膜出血为主要表现。

第一节　过敏性紫癜

一、概述

由于机体对某些致敏物质发生变态反应，导致毛细血管脆

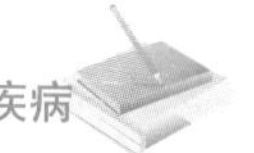

性和通透性增高，血液外渗，产生紫癜、黏膜及某些器官出血。

二、病因

1. 感染

（1）细菌：主要为乙型溶血性链球菌，以呼吸道感染最为常见。

（2）病毒：多见于发疹性病毒感染，如麻疹、水痘、风疹等。

（3）其他：寄生虫感染，以蛔虫感染多见。

2. 食物　主要是动物异体蛋白引起机体过敏所致，如鱼、虾、蟹、蛋、鸡肉、牛奶等。

3. 药物

（1）抗生素类：如青霉素及头孢菌素类抗生素等。

（2）解热镇痛药：如水杨酸类、保泰松、吲哚美辛及奎宁类等。

（3）其他药物：如磺胺类、阿托品、异烟肼及噻嗪类利尿药等。

（4）其他：如花粉、尘埃、疫苗接种、虫咬及寒冷刺激等。

三、临床表现

1. 前驱症状　发病前1~3周有全身不适、低热、乏力和上呼吸道感染等前驱症状。

2. 单纯型过敏性紫癜（紫癜型）　最常见，主要表现为皮肤紫癜，局限于四肢，尤其是下肢和臀部。

主治语录：成批反复发生，对称分布，时好时坏。

3. 腹型过敏性紫癜　除皮肤紫癜外，消化道黏膜和腹膜脏层毛细血管受累产生消化道症状，患者出现腹痛、呕吐、腹泻及便血等症状。其中腹痛最为常见，常为阵发性绞痛。

4. 关节型过敏性紫癜　除皮肤紫癜外，关节部位血管受累出现关节肿胀、疼痛、压痛及功能障碍等表现。多见于大关节，游走性受累，不留畸形。

5. 肾型过敏性紫癜　在皮肤紫癜的基础上，因肾小球毛细血管袢炎症反应而出现血尿、蛋白尿及管型尿，偶见水肿、高血压及肾衰竭等表现。少数病例因反复发作而演变为慢性肾炎和肾功能不全。

四、辅助检查

1. 血象　白细胞正常或增多，中性粒细胞和嗜酸性粒细胞可增多；血小板计数正常。

2. 尿、粪便常规检查　肾型和混合型可有血尿、蛋白尿、管型尿；合并腹型者粪便隐血可阳性。

3. 血小板功能及凝血相关检查　除出血时间（BT）可能延长外，其他均正常。

4. 血清学检查　肾型及合并肾型表现的混合型患者，可有程度不等的肾功能受损，如血尿素氮升高、内生肌酐清除率下降等。血清 IgA、IgE 多增高。

五、诊断

1. 发病前 1~3 周常有低热、咽痛、全身乏力或上呼吸道感染史。

2. 典型四肢皮肤紫癜，可伴腹痛、关节肿痛及血尿。

3. 血小板计数、功能及凝血相关检查正常。

4. 排除其他原因所致的血管炎及紫癜。

六、治疗

1. 消除致病因素。

2. 一般治疗

（1）一般处理：急性期卧床休息，消化道出血时禁食。

（2）抗组胺药：如盐酸异丙嗪、氯苯那敏（扑尔敏）、阿司咪唑（息斯敏）、氯雷他定（开瑞坦）、西咪替丁及静脉注射钙剂等。

（3）改善血管通透性的药物：如维生素 C、曲克芦丁、卡巴克络等。

3. 糖皮质激素　主要用于关节肿痛、严重腹痛合并消化道出血及有急进性肾炎或肾病综合征等严重肾脏病变者。疗程一般不超过 30 天，肾型者可酌情延长。

4. 对症治疗

（1）腹痛较重者可予阿托品或山莨菪碱（654-2）口服或皮下注射。

（2）关节痛可酌情用镇痛药。

（3）呕吐严重者可用止吐药。

（4）伴发呕血、血便者可用质子泵抑制药如奥美拉唑。

5. 其他　如上述治疗效果不佳或近期内反复发作者，可酌情使用免疫抑制药等。

第二节　原发免疫性血小板减少症

一、发病机制

1. 体液免疫和细胞免疫介导的血小板过度破坏。

2. 体液免疫和细胞免疫介导的巨核细胞数量和质量异常，血小板生成不足。

二、临床表现

1. 症状

（1）成年人 ITP 一般起病隐袭，常表现为反复的皮肤黏膜出血如瘀点、紫癜、瘀斑及外伤后止血不易等，鼻出血、牙龈出血、月经过多亦很常见。严重内脏出血较少见。

（2）部分患者仅有血小板减少而没有出血症状。

（3）乏力是 ITP 的另一常见临床症状，部分患者有明显的乏力症状。

（4）出血过多或长期月经过多可出现失血性贫血。

主治语录：急性型，多见于儿童；慢性型，多见于青年女性。

2. 体征

（1）查体可发现皮肤紫癜或瘀斑，以四肢远侧端多见。

（2）本病一般无肝脾大、淋巴结肿大。

三、实验室检查

1. 血象　血小板计数减少，血小板平均体积偏大。可有程度不等的正常细胞或小细胞低色素性贫血。

2. 出凝血及血小板功能检查　凝血功能正常，出血时间延长，血块收缩不良，束臂试验阳性。血小板功能一般正常。

3. 骨髓象

（1）骨髓巨核细胞数正常或增多，巨核细胞发育成熟障碍，表现为体积变小，胞质内颗粒减少，幼稚巨核细胞增多，产板型巨核细胞显著减少（<30%）。

（2）红系、粒系及单核系正常。

4. 血清学检查

（1）血浆血小板生成素（TPO）水平正常或轻度升高。

（2）约 70%的患者抗血小板自身抗体阳性，部分患者可检测到抗心磷脂抗体、抗核抗体。

（3）伴自身免疫性溶血性贫血患者（Evans 综合征）Coombs 试验可呈阳性，血清胆红素水平升高。

四、诊断

1. 至少两次检查血小板计数减少，血细胞形态无异常。
2. 体检脾脏一般不增大。
3. 骨髓检查巨核细胞数正常或增多，有成熟障碍。
4. 排除其他继发性血小板减少症。

五、分型与分期

1. 新诊断的 ITP　确诊后 3 个月以内的 ITP 患者。

2. 持续性 ITP　确诊后 3～12 个月血小板持续减少的 ITP 患者。

3. 慢性 ITP　血小板减少持续超过 12 个月的 ITP 患者。

4. 重症 ITP　血小板 $<10\times10^9/L$，且就诊时存在需要治疗的出血症状或常规治疗中发生新的出血症状，需要采用其他升高血小板药物治疗或增加现有治疗的药物剂量。

5. 难治性 ITP　指满足以下三个条件的患者。

（1）脾切除后无效或者复发。

（2）仍需要治疗以降低出血的危险。

（3）除外其他原因引起的血小板减少症，确诊为 ITP。

六、治疗

1. 一般治疗　出血严重者应注意休息，血小板 $<20\times10^9/L$ 者，应严格卧床，避免外伤。

2. 观察　如患者无明显的出血倾向，血小板计数高于 $30\times10^9/L$，无手术、创伤，且不从事增加患者出血危险的工作或活动，发生出血的风险较小，一般无须治疗，可观察和随访。

3. 新诊断患者的一线治疗

(1) 糖皮质激素：一般为首选治疗。泼尼松或大剂量地塞米松。

(2) 静脉输注丙种球蛋白：主要用于 ITP 的紧急治疗；不能耐受糖皮质激素治疗的患者；脾切除术前准备；妊娠或分娩前。

主治语录：IgA 缺乏、糖尿病和肾功能不全者慎用。

4. ITP 的二线治疗

(1) 药物治疗：免疫抑制药等。

(2) 脾切除：只有确诊为 ITP，但常规糖皮质激素治疗 4~6 周无效，病程迁延 6 个月以上或糖皮质激素虽有效，但维持量>30mg/d 或有糖皮质激素使用禁忌证者，可行脾切除。

5. 急症处理　适用于伴消化系统、泌尿生殖系统、中枢神经系统或其他部位的活动性出血或需要急诊手术的重症 ITP 患者（$PLT<10\times10^9/L$）。

(1) 血小板输注：成年人按每次 10~20U 给予。根据病情可重复使用（200ml 循环血中单采所得血小板为 1U 血小板）。

(2) 静脉输注丙种球蛋白：剂量及用法同上。

(3) 大剂量甲泼尼龙：1.0g/d，静脉滴注，3~5 天为一疗程。

(4) 促血小板生成药物：如 rhTPO、艾曲波帕及罗米司亭等。

(5) 重组人活化因子Ⅶ：应用于出血较重、以上治疗无效者。

第三节　血栓性血小板减少性紫癜

血栓性血小板减少性紫癜（TTP）是一种较少见的以微血

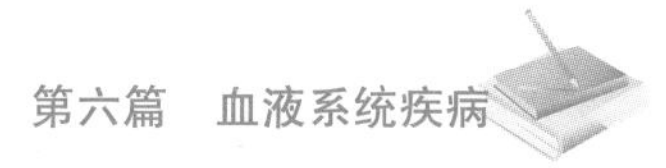

管病性溶血，血小板减少性紫癜，神经系统异常，伴有不同程度的肾脏损害及发热典型五联征为主要临床表现的严重的弥散性微血管血栓-出血综合征。

一、病因

1. 遗传性 TTP　是由 ADAMTS13 基因突变或缺失，导致酶活性降低或缺乏所致，常在感染、应激或妊娠等诱发因素作用下发病。

2. 获得性 TTP

（1）原发性 TTP：患者存在抗 ADAMTS13 自身抗体，或存在抗 CD36 自身抗体，刺激内皮细胞释放过多 UL-vWF。

（2）继发性 TTP：可继发于感染、药物、自身免疫性疾病、肿瘤、骨髓移植和妊娠等多种疾病。

二、临床表现

1. 任何年龄都可发病，多为 15~50 岁，女性多见。

2. 出血和神经精神症状为该病最常见的表现。以皮肤黏膜和视网膜出血为主，严重者可发生内脏及颅内出血。神经精神症状可表现为头痛、意识紊乱、淡漠、失语、惊厥、视力障碍、谵妄和偏瘫等。

3. 微血管病性溶血表现为皮肤、巩膜黄染，尿色加深。

4. 肾脏表现有蛋白尿、血尿和不同程度的肾功能损害。

5. 发热见于半数患者。

主治语录：并非所有患者均具有五联征表现。

三、实验室检查

1. 血象　可见不同程度贫血，网织红细胞增多，破碎红细胞>2%；50%以上患者血小板计数在 $20\times10^9/L$ 以下。

2. 血生化检查　血清间接胆红素升高，血清结合珠蛋白下降，乳酸脱氢酶升高，血尿素氮及肌酐不同程度升高。

3. 出凝血检查　出血时间延长，APTT、PT 及纤维蛋白原检测多正常。vWF 多聚体分析可见 UL-vWF。

4. 血管性血友病因子裂解酶活性分析　遗传性 TTP 患者 ADAMTS13 活性低于 5%，部分获得性 TTP 患者的 ADAMTS13 活性显著降低且抑制物阳性。

四、诊断

1. 临床主要根据特征性的五联征表现作为诊断依据。血小板减少伴神经精神症状时应高度怀疑本病。

2. 血涂片镜检发现破碎红细胞、vWF 多聚体分析发现 UL-vWF、ADAMTS13 活性降低均有助于诊断。

五、治疗

1. 血浆置换为首选治疗，置换液应选用新鲜血浆或新鲜冷冻血浆。

2. 其他疗法　糖皮质激素、大剂量静脉免疫球蛋白、长春新碱、环孢素、环磷酰胺、抗 CD20 单抗等对获得性 TTP 可能有效。

主治语录：对高度疑似和确诊病例，输注血小板应十分谨慎，仅在出现危及生命的严重出血时才考虑使用。

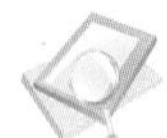

历年真题

1. 过敏性紫癜抗组胺药是
   A. 曲克芦丁
   B. 环孢素
   C. 维生素 C

D. 静脉注射钙
E. 山莨菪碱

2. 原发免疫性血小板减少症治疗首选
A. 输血及血小板悬液
B. 糖皮质激素
C. 免疫抑制药
D. 血浆置换
E. 脾切除

3. 足量糖皮质激素治疗半年无效的青年人原发免疫性血小板减少症进一步治疗多选用
A. 免疫抑制药
B. 达那唑
C. 脾切除
D. 输血小板悬液
E. 血浆置换

参考答案：1. D　2. B　3. C

第十五章　凝血障碍性疾病

核心问题

血友病、血管性血友病的病因与发病机制、临床特点、实验室检查、诊断及治疗。

内容精要

凝血障碍性疾病大致可分为先天性和获得性两类。前者为单一性凝血因子缺乏，如血友病等；后者常存在明显的基础疾病，多为复合性凝血因子减少，如维生素 K 依赖凝血因子缺乏症等。

第一节　血　友　病

一、概述

一组遗传性凝血活酶生成障碍引起的出血性疾病，包括血友病 A、血友病 B，其中以血友病 A 较为常见。

二、病因

1. 血友病 A　Ⅷ因子缺乏。

2. 血友病B　Ⅸ因子缺乏。

三、临床表现

1. 出血

(1) 与生俱来，伴随终身。

(2) 常表现为软组织或深部肌肉内血肿。

(3) 负重关节如膝、踝关节等反复出血甚为突出，最终可致关节肿胀、僵硬、畸形，可伴骨质疏松、关节骨化及相应肌肉萎缩（血友病关节）。

2. 血肿压迫症状及体征

(1) 血肿压迫周围神经可致局部疼痛、麻木及肌肉萎缩。

(2) 压迫血管可致相应供血部位缺血性坏死或淤血、水肿。

(3) 口腔底部、咽后壁、喉及颈部出血可致呼吸困难甚至窒息。

(4) 压迫输尿管致排尿障碍。

(5) 腹膜后出血可引起麻痹性肠梗阻。

主治语录：皮肤紫癜很少见。

四、实验室检查

1. 筛查试验　APTT延长，但APTT不能鉴别血友病的类型。

2. 确诊试验　FⅧ活性测定辅以FⅧ：Ag测定和FⅨ活性测定辅以FⅨ：Ag测定可以确诊血友病A和血友病B，同时根据结果对血友病进行临床分型；同时应行vWF：Ag测定（血友病患者正常），可与血管性血友病鉴别。

3. 基因诊断试验　确定致病基因，为同一家族中的携带者检测和产前诊断提供依据。

五、诊断

1. 血友病 A

（1）临床表现：①男性患者，有或无家族史，有家族史者符合 X 连锁隐性遗传规律。②关节、肌肉、深部组织出血，可呈自发性，或发生于轻度损伤、小型手术后，易引起血肿及关节畸形。

（2）实验室检查：①出血时间、血小板计数及 PT 正常。②APTT 延长。③FⅧ，C 水平明显低下。④vWF，Ag 正常。

2. 血友病 B

（1）临床表现：基本同血友病 A，但程度较轻。

（2）实验室检查：①出血时间、血小板计数及 PT 正常。②APTT 重型延长，轻型可正常。③FⅨ抗原及活性减低或缺乏。

六、治疗

1. 以替代疗法为主，即补充缺失的凝血因子，是防治血友病最重要的措施。

2. 去氨加压素（DDAVP），可促进内皮细胞释放储存的 vWF 和 FⅧ。此药在幼儿慎用，2 岁以下儿童禁用。

主治语录：反复输入凝血因子可能产生抗体，导致疗效减退，可用糖皮质激素。

第二节 血管性血友病

一、概述

自幼发生出血倾向，特征是出血时间延长、血小板黏附性降低、瑞斯托霉素诱导的血小板聚集缺陷、血浆 vWF 抗原缺乏。

二、发病机制

vWF 的作用：①与 FⅧ：C 形成复合物稳定和保护后者。②促进血小板的黏附和聚集。③vWF 减少或功能异常导致，FⅧ：C 减少、血小板黏附异常、聚集异常。

三、临床表现

1. 出血以皮肤黏膜为主，如鼻出血、牙龈出血、瘀斑等，外伤或小手术（如拔牙）后的出血也较常见。

2. 男女均可发病，女性青春期患者可有月经过多及分娩后大出血。

3. 出血可随年龄增长而减轻，此可能与随着年龄增长而 vWF 活性增高有关。

4. 自发性关节、肌肉出血相对少见，由此致残者亦少。

主治语录：出血倾向是本病的突出表现。

四、实验室检查

1. 出血筛选检查　筛选检查结果多正常或仅有 APTT 延长且可被正常血浆纠正。

2. 诊断试验　血浆 vWF 抗原测定（vWF：Ag），血浆 vWF 瑞斯托霉素辅因子活性（vWF：RCO）以及血浆 FⅧ凝血活性（FⅧ：C）测定。有一项或一项以上诊断试验结果异常者，需进行以下分型诊断试验。

3. VWD 分型诊断试验　①血浆 vWF 多聚体分析。②瑞斯托霉素诱导的血小板聚集（RIPA）。③血浆 vWF 胶原结合试验（vWF：CB）。④血浆 vWF 因子Ⅷ结合活性（vWF：FⅧB）。

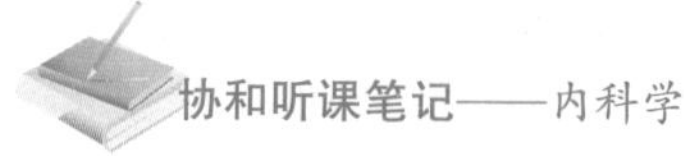

五、诊断

1. 有或无家族史，有家族史者多数符合常染色体显性或隐性遗传规律。

2. 有自发性出血或外伤、手术后出血增多史，并符合 vWD 临床表现特征。

3. 血浆 vWF：Ag<30%和/或 vWF：RCo<30%；FⅧ：C<30%见于 2N 型和 3 型 vWD。

4. 排除血友病、获得性 vWD、血小板型 vWD、遗传性血小板病等。

六、治疗

1. 去氨加压素　通过刺激血管内皮细胞释放储备的 vWF，提升血浆 vWF 水平。

2. 替代治疗　适用于出血发作或围术期的各型 vWD 患者，以及 DDAVP 治疗无效患者。选用血源性含 vWF 浓缩制剂或重组 vWF 制剂。

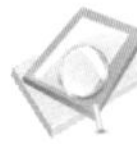

历年真题

1. 大多数血友病缺乏下列哪个凝血因子
   A. 纤维蛋白原
   B. 凝血酶原
   C. 因子Ⅸ
   D. 因子Ⅷ
   E. 因子Ⅺ

2. 内源性凝血系统的始动因子是
   A. 组织因子
   B. FⅫ
   C. FⅨ
   D. FⅩ
   E. FⅧ

参考答案：1. D　2. B

第十六章　弥散性血管内凝血

核心问题

1. 弥散性血管内凝血（DIC）的定义、病因、发病机制。
2. DIC的临床表现、诊断标准、治疗原则及方法。

内容精要

DIC是一种或多种病理因素可以激活凝血系统，产生早期的高凝状态，引起微血管内纤维蛋白沉积和血小板聚集（微血栓形成），随后由于凝血因子和血小板被大量消耗可产生消耗并继发纤溶亢进，引起以出血及微循环衰竭为特征的临床综合征。

一、病因

严重感染、恶性肿瘤、病理产科、手术及创伤、严重中毒或免疫反应等。

二、发病机制

1. 组织损伤　感染、肿瘤溶解、严重或广泛创伤、大型手术等因素导致TF或组织因子类物质释放入血，激活外源性凝血系统。蛇毒等外源性物质亦可激活此途径，或直接激活FX及凝血酶原。

2. 血管内皮损伤　感染、炎症及变态反应、缺氧等引起血管内皮损伤，导致TF释放进而启动凝血系统。

3. 血小板活化　各种炎症反应、药物、缺氧等可诱发血小板聚集及释放反应，通过多种途径激活凝血。

4. 纤溶系统激活　上述致病因素亦可同时通过直接或间接方式激活纤溶系统，致凝血-纤溶平衡进一步失调。

三、病理及病理生理

1. 微血栓形成　是DIC的基本和特异性病理变化。其发生部位广泛，多见于肺、肾、脑、肝、心、肾上腺、胃肠道及皮肤、黏膜等部位。

2. 凝血功能异常

（1）高凝状态：为DIC的早期改变。

（2）消耗性低凝状态：常构成DIC的主要临床特点及实验检测异常。

（3）继发性纤溶亢进状态：多出现在DIC后期，但亦可在凝血激活的同时，甚至成为某些DIC的主要病理过程。

3. 微循环障碍　毛细血管微血栓形成、血容量减少、血管舒缩功能失调、心功能受损等因素造成微循环障碍。

四、临床表现

1. 出血倾向

（1）特点为自发性、多发性出血。

（2）部位可遍及全身，多见于皮肤、黏膜、伤口及穿刺部位。其次为某些内脏出血，严重者可发生颅内出血。

2. 休克或微循环衰竭

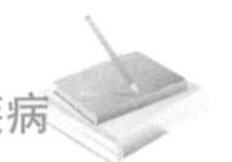

（1）为一过性或持续性血压下降，早期即出现肾、肺、大脑等器官功能不全，表现为肢体湿冷、少尿、呼吸困难、发绀及神志改变等。

（2）休克程度与出血量常不成比例。

3. 微血管栓塞

（1）可发生在浅层的皮肤、消化道黏膜的微血管，但临床上较少出现局部坏死和溃疡。

（2）深部器官微血管栓塞导致的器官衰竭在临床上却更为常见，可表现为顽固性的休克、呼吸衰竭、意识障碍、颅内压增高和肾衰竭等。

4. 微血管病性溶血　表现为进行性贫血，贫血程度与出血量不成比例，偶见皮肤、巩膜黄染。

5. 原发病临床表现。

五、诊断

1. 临床表现

（1）存在易引起 DIC 的基础疾病。

（2）有下列一项以上临床表现：①多发性出血倾向。②不易用原发病解释的微循环衰竭或休克。③多发性微血管栓塞的症状、体征，如皮肤、皮下、黏膜栓塞性坏死及早期出现的肺、肾、脑等脏器衰竭。

2. 实验检查指标　同时有下列三项以上异常：①血小板$<100\times10^9$/L 或进行性下降，肝病、白血病患者血小板$<50\times10^9$/L。②血浆纤维蛋白原含量<1.5g/L 或进行性下降，或>4g/L，白血病及其他恶性肿瘤<1.8g/L，肝病<1.0g/L。③3P 试验阳性或血浆 FDP>20mg/L，肝病、白血病 FDP>60mg/L，或 D-二聚体水平升高或阳性。④PT 缩短或延长 3 秒以上，肝病、白血病延长 5 秒以上，或 APTT 缩短或延长

10秒以上。

六、治疗

1. 治疗基础疾病及消除诱因，是终止DIC病理过程的最为关键和根本的治疗措施。

2. 抗凝治疗

（1）临床上常用的抗凝药物为肝素，主要包括普通肝素和低分子量肝素。

（2）禁忌证：①手术后或损伤创面未经良好止血者。②近期有大咯血或有大量出血的活动性消化性溃疡。③蛇毒所致DIC。④DIC晚期，患者有多种凝血因子缺乏及明显纤溶亢进。

3. 替代治疗

（1）适用于已进行病因及抗凝治疗，DIC未能得到良好控制，有明显出血表现者。

（2）新鲜冷冻血浆等血液制品；血小板悬液；纤维蛋白原等。

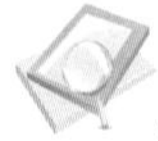

主治语录：一般不使用合成的抗纤溶药物（容易导致血栓形成）。

历年真题

1. 下列哪一项因素与产科意外时容易发生DIC关系最密切
   A. 血液处于高凝状态
   B. 单核吞噬细胞系统受抑制
   C. 纤溶系统活性降低
   D. 休克
   E. 血液中促凝物质含量增加

2. DIC发生过程中的关键因素是
   A. 凝血因子Ⅻ的激活
   B. 组织因子释放入血
   C. 凝血酶与纤溶酶的形成
   D. 凝血因子Ⅴ的激活
   E. 纤溶酶原激活物的生成

3. 由于DIC引起的贫血属于

A. 缺铁性贫血
B. 失血性贫血
C. 中毒性贫血
D. 溶血性贫血
E. 再生障碍性贫血

参考答案：1. A　2. C　3. D

第十七章　血栓性疾病

核心问题

血栓性疾病的概念与发病机制、治疗原则。

内容精要

1. 血栓形成，在一定条件下，血液有形成分在血管或心脏内膜局部形成栓子的过程。根据血栓组成成分可分为血小板血栓、红细胞血栓、纤维蛋白血栓、混合血栓等。

2. 血栓栓塞，血栓由形成部位脱落，在随血流移动过程中，部分或全部阻塞某些血管。

一、发病机制

内皮损伤、抗凝活性降低、纤溶活力下降、血流缓慢淤滞。

二、临床表现

1. 易栓症

（1）遗传性易栓症的特点是有血栓家族史，无明显诱因的多发性、反复的血栓形成，年轻时（<45 岁）发病，对常规抗血栓治疗效果不佳，较常见的是遗传性蛋白 C 缺陷症。

（2）获得性易栓症可见于恶性肿瘤、肾病综合征及抗磷脂综合征。

2. 静脉血栓

（1）最为多见。常见于深静脉如腘静脉、股静脉等。

（2）血栓形成的局部肿胀、疼痛；远端回流受阻，水肿、胀痛、皮肤颜色改变等；脱落可导致肺栓塞。

3. 动脉血栓

（1）多见于冠状动脉、脑动脉、肠系膜动脉及肢体动脉等。

（2）发病多较突然，可有局部剧烈疼痛；器官、组织结构及功能异常，如心肌梗死、心力衰竭等；血栓脱落引起脑栓塞、肾栓塞、脾栓塞等相关症状及体征；供血组织缺血性坏死引发的临床表现，如发热等。

4. 微血管血栓　多见于 DIC、TTP 等。临床表现往往缺乏特异性，主要为皮肤黏膜栓塞性坏死、微循环衰竭及器官功能障碍。

三、诊断

1. 临床上以彩色多普勒血流成像最为常用，是安全、无创、可重复的血栓筛查手段。

2. 血管造影术以往一直是诊断血栓形成的“金标准”。近年来，CT 血管成像及 MR 血管成像也能直接显示全身大部分血管的栓子，一定程度上可取代血管造影术。

四、抗血栓药物

1. 溶栓治疗

（1）主要用于新近的血栓形成或血栓栓塞。动脉血栓最好在发病 3 小时之内进行，最晚不超过 6 小时；静脉血栓应在发病的急性或亚急性期实施，最晚不超过 2 周。

（2）常用溶栓药物有尿激酶（UK）、链激酶（SK）、组织型纤溶酶原激活剂（t-PA）等。

2. 抗凝治疗

（1）抗凝以普通肝素和低分子量肝素治疗为首选，总疗程一般不宜超过10天。一般以APTT值监测肝素治疗值。

（2）长期抗凝以华法林治疗为主，以INR监测华法林的治疗剂量。

3. 抗血小板治疗　临床上，阿司匹林、氯吡格雷和血小板膜糖蛋白Ⅱb/Ⅲa拮抗药是当前抗血小板药物的主体。

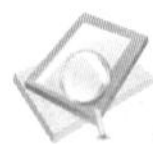

历年真题

1. 动脉血栓溶栓疗法最晚不超过的时间是
   A. 6小时
   B. 8小时
   C. 12小时
   D. 16小时
   E. 24小时
2. 通过抑制环氧化酶，阻断花生四烯酸代谢，减少TXA_2的生成而发挥抗血小板聚集作用的药物是
   A. 双嘧达莫
   B. 阿司匹林
   C. 噻氯匹定
   D. 尿激酶
   E. 华法林

参考答案：1. A　2. B

第十八章　输血和输血反应

核心问题

输血的适应证、输血种类、不良反应。

内容精要

输血是一种治疗方法，广泛用于临床各科，对改善病情、提高疗效、减少死亡意义重大。

一、输血种类

1. 按血源分类　分自体、异体输血两种。

2. 按血液成分分类　可分为输全血及成分血两大类。

3. 按输血方式分类　出于治疗的需要，输血可采用非常规方式，如加压输血、加氧输血和置换输血等。

二、输血适应证

1. 替代治疗　其适应证为原发性、继发性血液成分减少性或缺乏性疾病，如各类贫血、血小板减少、血浆凝血因子缺乏等。

2. 免疫治疗　如ITP、AIHA、免疫相关性全血细胞减少等用静脉输注人丙种球蛋白治疗。

3. 置换治疗　凡血液中某些成分（如M蛋白、胆红素、尿素氮等）过多或出现异常成分（如溶血素、毒物等），使内环境紊乱，进而危及患者生命时，均可采用置换输血治疗。

4. 移植治疗　HSCT受者在完成预处理（放/化疗）后所接受的造血干细胞（源于异体或自体骨髓、外周血等）移植，即在特定条件下的“成分输血”。

三、输血不良反应

1. 溶血性不良反应

（1）急性输血相关性溶血：在输血中或输血后数分钟至数小时内发生的溶血。常出现高热、寒战、心悸、气短、腰背痛、血红蛋白尿甚至尿闭、急性肾衰竭和DIC表现等，该类溶血的原因是供、受血者血型不合。

（2）慢性输血相关性溶血：常表现为输血数天后出现黄疸、网织红细胞增多等。多见于稀有血型不合、首次输血后致敏产生同种抗体。

2. 非溶血性不良反应

（1）发热：最常见输血反应。

（2）过敏反应：输血过程中或之后，受血者出现荨麻疹、血管神经性水肿，重者为全身皮疹、喉头水肿、支气管痉挛、过敏性休克等。

（3）传播疾病：各型病毒性肝炎、AIDS等。

（4）输血相关性急性肺损伤。

（5）血小板输注无效。

（6）其他：一次过量输血可引起急性心功能不全、左心衰竭、肺淤血等。

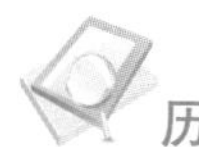

历年真题

1. 输注血小板的主要目的是
   A. 增加血管致密度
   B. 抑制纤溶活性
   C. 加强凝血功能
   D. 改善止血功能
   E. 降低抗凝功能
2. 患者，女性，30 岁。因再生障碍性贫血 3 个月入院输血治疗。输注悬浮红细胞 30 分钟后出现寒战。既往有输血史。查体：T 39.5℃，BP 130/75mmHg。患者最可能出现的输血不良反应是
   A. 输血相关循环超负荷
   B. 过敏反应
   C. 输血相关移植物抗宿主病
   D. 非溶血性发热性反应
   E. 急性溶血性输血反应

参考答案：1. D　2. D

第十九章　造血干细胞移植

核心问题

造血干细胞移植的分类、并发症和适应证。

内容精要

造血干细胞移植（HSCT）是指对患者进行全身照射、化疗和免疫抑制预处理后，将正常供体或自体的造血细胞（HC）注入患者体内，使之重建正常的造血和免疫功能。

一、分类

1. 按 HC 取自健康供体还是患者本身，HSCT 被分为异体 HSCT 和自体 HSCT。

2. 按 HSC 取自骨髓、外周血或脐带血，又可区分为骨髓移植（BMT）、外周血干细胞移植（PBSCT）和脐血移植（CBT）。

二、预处理方案

1. TBI 分次照射，总剂量为 12Gy，并用 CTX 60mg/(kg·d) 连续 2 天。

2. 静脉用白消安 0.8mg/(kg·6h) 连用 4 天，联合 CTX 60mg/(kg·d) 连用 2 天。

3. BEAM 方案（BCNU +VP-16+Ara-C +Mel），用于淋巴瘤。

4. HD-Mel 方案（Mel 200mg/m^2），用于 MM。

三、植活证据

GVHD 的出现是临床植活证据。

四、并发症

1. 预处理毒性　晚期并发症，主要包括白内障、白质脑病、内分泌紊乱。

2. 感染　细菌感染、病毒感染、真菌感染、卡氏肺孢子菌病。

主治语录：采取保护性隔离，住层流净化室。

3. 肝窦阻塞综合征（SOS）　不明原因的体重增加、黄疸、右上腹痛、肝大和腹水。

4. 移植物抗宿主病（GVHD）　主要累及皮肤、消化道和肝脏这 3 个器官，表现为皮肤红斑和斑丘疹、持续性食欲缺乏和/或腹泻、肝功能异常（胆红素、ALT、AST、ALP 和 GGT 升高）等。

五、适应证

1. 非恶性病

（1）SAA：对年龄<50 岁的重或极重型再障有 HLA 相合同胞者，宜首选 HSCT。

（2）PNH：尤其是合并 AA 特征的患者。

（3）其他疾病：先天性造血系统疾病和酶缺乏所致的代谢性疾病，如 Fanconi 贫血、镰状细胞贫血、重型珠蛋白生成障碍性贫血、重型联合免疫缺陷病等。

2. 恶性病

（1）造血系统恶性疾病：一般而言，AML、ALL、MDS 多采用异体移植；淋巴瘤、骨髓瘤多采用自体移植，但也可进行异体移植。

（2）对放、化疗敏感实体肿瘤也可考虑做 auto-HSCT。

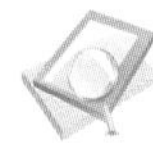

历年真题

造血干细胞移植的晚期并发症是

A. 出血性膀胱炎（HC）

B. 肝静脉闭塞病

C. 急性移植物抗宿主病

D. 白内障

E. 毛细血管渗漏综合征

参考答案：D

第七篇　内分泌和代谢性疾病

第一章　总　　论

核心问题

1. 内分泌疾病的概况和诊疗思路。
2. 代谢性疾病的病因、诊断和防治。

内容精要

内分泌器官和内分泌组织细胞产生激素释放进入血液循环，实现其生物对话交流的效应。临床内分泌疾病、营养疾病和代谢疾病常具有特殊的症状和体征。

第一节　内分泌疾病

一、内分泌系统的组成

1. 内分泌　是经典的作用方式，即激素通过血液转运到达作用的靶组织。

2. 旁分泌　即在激素产生的局部发挥作用。

3. 胞分泌　即细胞内的化学物质直接作用在自身细胞。

4. 神经分泌　如下丘脑的视上核和室旁核合成精氨酸加压素（AVP），经下丘脑-垂体神经束移行至神经垂体。

二、内分泌疾病概况

（一）激素产生过多

1. 内分泌腺肿瘤　如胰岛素瘤引起的低血糖，肾上腺皮质肿瘤引起的皮质醇增多症。

2. 多内分泌腺肿瘤病（MEN）　如 MEN-1 型包括甲状旁腺腺瘤、胃肠胰肿瘤和垂体增生或者腺瘤。

3. 伴瘤内分泌综合征　如肺燕麦细胞癌分泌的 ACTH 引起的异位 ACTH 分泌综合征。

4. 自身抗体产生　如 Graves 病的甲状腺刺激性抗体（TSAb）刺激甲状腺细胞表面的 TSH 受体，引起甲亢。

5. 基因异常　如糖皮质激素可治性醛固酮增多症为常染色体显性遗传病。

6. 外源性激素过量摄入　如过量糖皮质激素摄入所致的医源性 Cushing 综合征。

（二）激素产生减少

1. 内分泌腺破坏

（1）自身免疫损伤：如 1 型糖尿病、桥本甲状腺炎等。

（2）肿瘤压迫：如垂体瘤压迫 ACTH 分泌细胞产生的继发性肾上腺皮质功能减退症。

（3）感染：如病毒感染所致的亚急性甲状腺炎。

（4）放射损伤：如 ^{131}I 治疗甲亢引起的甲减。

（5）手术切除：甲状腺切除所致的甲减。

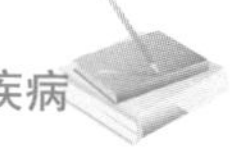

（6）缺血坏死：Sheehan 综合征是由于产后大出血引起的腺垂体缺血坏死所致。

2. 内分泌腺激素合成缺陷　多为遗传性疾病。

3. 内分泌腺以外的疾病　如肾脏破坏性病变，25-羟维生素 D_3 不能在肾脏实现 1α 羟化，减少活性维生素 D 的产生，进而导致肾性骨病。

（三）激素在靶组织抵抗

临床大多表现为功能减退或功能正常，但是血中激素水平异常增高。如生长激素受体突变造成 Laron 侏儒。

三、内分泌疾病诊断

（一）临床表现

垂体侏儒症的身材矮小；Graves 眼病的浸润性突眼；Cushing 综合征的满月脸和紫纹等；妇女腺垂体功能减退症常有产后大出血的病史；嗜铬细胞瘤常有阵发性高血压的病史等。

（二）功能诊断

1. 激素相关的生化异常　如原发性醛固酮增多症的低钾血症；糖尿病的高血糖和糖化血红蛋白增高；甲状旁腺功能亢进症的高钙血症；尿崩症的低比重尿。

2. 激素测定　血液激素浓度是内分泌腺功能的直接证据。如尿游离皮质醇定量诊断 Cushing 综合征。

3. 激素代谢产物测定　尿液中的激素代谢产物也可以反映激素的水平，如尿香草基杏仁酸（VMA）反映儿茶酚胺的水平。通常收集 24 小时尿标本。

4. 激素的功能试验

(1) 兴奋试验：检测内分泌腺的激素储备量。如 ACTH 兴奋试验检查肾上腺皮质产生皮质醇的储备功能；GnRH 兴奋试验检查促性腺激素的储备功能。

(2) 抑制试验：检测内分泌腺合成和释放激素的自主性。如大剂量地塞米松抑制试验检测皮质醇分泌的自主性，诊断肾上腺皮质腺瘤。

主治语录：抑制试验多适用于分泌亢进的情况。

(三) 定位诊断

1. 影像学检查　蝶鞍 X 线平片、CT、MRI、B 超等可以诊断垂体、甲状腺、甲状旁腺、性腺、肾上腺、胰岛肿瘤等。

2. 放射性核素检查　如甲状腺核素扫描不仅可以发现甲状腺的肿瘤，也可以发现甲状腺转移癌（如肺转移、骨转移等）。

3. 细针穿刺细胞学检查或者活检　如甲状腺细针穿刺细胞学检查（FNAC），鉴别甲状腺结节的良恶性性质。

4. 静脉导管检查　如为肾上腺静脉插管采血，鉴别增高的醛固酮浓度来自单侧还是双侧（腺瘤来自单侧，增生来自双侧）。

四、内分泌疾病的治疗

1. 功能亢进

(1) 手术切除：如导致 Cushing 病的垂体 ACTH 瘤可切除。

(2) 放射治疗：如给予甲亢患者 ^{131}I 治疗。

(3) 针对内分泌腺的药物治疗：如咪唑类和硫脲类药物治疗甲亢，抑制甲状腺激素合成。

(4) 针对激素受体的药物治疗：如米非司酮可以阻断糖皮

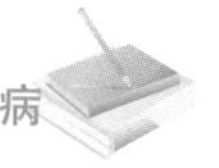

质激素受体，缓解 Cushing 综合征。

（5）针对内分泌肿瘤的化疗：如米托坦治疗肾上腺皮质癌。

2. 功能减退

（1）最常见的方法是外源激素的替代治疗或补充治疗，如肾上腺皮质功能减退者补充皮质醇（氢化可的松）。

（2）直接补充激素产生的效应物质，如甲状旁腺功能减退者补充钙与活性维生素 D。

（3）内分泌腺或者组织移植，如甲状旁腺组织移植治疗甲状旁腺功能减退症等。

第二节　代谢性疾病

一、病因

（一）营养疾病

1. 原发性营养失调　摄取营养物质不足、过多或比例不当引起。如摄取蛋白质不足引起蛋白质缺乏症，能量摄取超过消耗引起肥胖症。

2. 继发性营养失调　器质性或功能性疾病所致。如进食障碍；消化、吸收障碍；物质合成障碍；机体对营养需求的改变；排泄失常。

（二）代谢疾病

1. 遗传性代谢病（先天性代谢缺陷）　基因突变。

2. 获得性代谢病　不合适的食物、药物、理化因素、创伤、感染、器官疾病、精神疾病等是造成代谢障碍的常见原因。

二、诊断

1. 病史　询问症状的发生、发展和相互关系。

2. 体格检查　需注意发育和营养状态、体型和骨骼、神经精神状态、智能、毛发、皮肤、视力和听力、舌、齿、肝、脾以及四肢等。

3. 实验室检查

（1）血、尿、粪和各项生化检查以及激素、物质代谢的正常或异常产物等。

（2）溶血及凝血检查：如血红蛋白电泳、凝血因子检查等，主要用于遗传性血液病的鉴别诊断。

（3）代谢试验：如口服葡萄糖耐量试验，氮平衡试验，水、钠、钾、钙、磷平衡试验等。

（4）影像学检查：骨密度测定、CT 和 MRI 等。

（5）组织病理和细胞学检查以及细胞染色体、酶系检查等。

（6）血氨基酸分析诊断：氨基酸异常所引起的先天性代谢病。

（7）基因诊断：诊断遗传性代谢病。

三、防治

1. 平衡饮食、合理摄取营养和促进健康。

2. 早期防治。

3. 针对发病机制的治疗

（1）避开和限制环境因素：如葡糖-6-磷酸脱氢酶（G-6-PD）缺乏症患者应避免进食蚕豆。

（2）替代治疗：如对蛋白缺乏症患者补充蛋白质，对血友病患者给予抗血友病球蛋白等。

（3）调整治疗：如用氢化可的松治疗先天性肾上腺皮质增

生症；用别嘌醇抑制尿酸生成以治疗痛风。

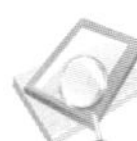

历年真题

1. 在内分泌疾病功能减退中首选的治疗是
   A. 病因治疗
   B. 对症治疗
   C. 替代治疗
   D. 支持治疗
   E. 放疗及化疗
2. 患者，女性，40岁。脸色苍白、乏力1年余，月经周期延长，临床疑有内分泌腺体功能低下。此时不需做的检查是
   A. 动态功能抑制试验
   B. 动态功能兴奋试验
   C. 靶腺激素测定
   D. 影像学检查
   E. 自身抗体测定

参考答案：1. C　2. A

第二章　下丘脑疾病

核心问题

下丘脑疾病的临床表现、诊断和治疗。

内容精要

下丘脑是人体的神经-内分泌高级调节中枢和转换站，各种原因累及下丘脑，使其结构及功能受损，均可引起下丘脑疾病。

一、临床表现

1. 内分泌功能障碍表现

(1) 多种下丘脑释放激素缺乏引起全垂体功能减退，造成生长发育障碍，性腺、甲状腺和肾上腺皮质功能减退等。

(2) 下丘脑 GHRH 分泌亢进引起肢端肥大症或巨人症，GHRH 缺乏则导致身材矮小。

(3) 下丘脑 TRH 分泌过多或过少引起下丘脑性甲亢或甲减。

(4) CRH 分泌过多可引起 Cushing 病。

(5) GnRH 分泌过多引起性早熟，GnRH 缺乏引起性腺发育迟缓、闭经、性欲减退、生殖无能、嗅觉功能障碍等。

(6) 下丘脑 AVP 分泌过多引起 AVP 分泌不适当综合征，

缺乏者表现为中枢性尿崩症。

（7）PRL 释放因子分泌过多或 PRL 抑制因子分泌减少发生闭经泌乳综合征及性腺功能减退。

2. 神经系统表现　嗜睡和失眠；多食肥胖或顽固性食欲缺乏消瘦；发热或体温过低；精神障碍等。

二、诊断

1. 早期诊断线索

（1）临床特征不能用单一的靶腺或单纯的垂体损害解释。

（2）内分泌功能紊乱症状同时伴肥胖、多食、消瘦、食欲缺乏、嗜睡、精神失常及体温异常等，而不能用其他疾病解释。

（3）颅内压增高伴视力或视野下降，或合并尿崩症、性腺功能低下、溢乳者。

（4）伴有生长发育不良、嗅觉障碍、畸形者。

（5）虚弱者，尤其是伴有血皮质醇降低或自身免疫性疾病的患者。

（6）低 T_3/T_4 综合征。

2. 定位诊断

（1）视前区受损时，有自主神经功能障碍。

（2）下丘脑前部视前区受损时，伴有高热。

（3）下丘脑前部受损时，有摄食障碍表现。

（4）下丘脑前部、视上核和室旁核受损时，可伴有中枢性特发性高钠血症、尿崩症或 AVP 分泌不适当综合征。

（5）下丘脑腹内侧正中隆起受损时，有性功能减退，ACTH、GH 和 PRL 分泌异常以及尿崩症等表现。

（6）下丘脑中部外侧区受损时，多伴有食欲缺乏和体重减轻。

（7）下丘脑腹内侧区受损时，伴有贪食、肥胖和性格改变。

（8）下丘脑后部损伤时，常有意识改变、嗜睡、运动功能减退和低体温。

（9）乳头体与第三脑室壁受损时，可有精神错乱和严重记忆障碍存在。

3. 病因诊断　如低促性腺激素性性腺功能减退和继发性甲减可分别用 GnRH 和 TRH 兴奋试验确定病变是在下丘脑或垂体。

三、治疗

1. 尽量去除病因。

2. 肿瘤引起的下丘脑疾病可采取手术切除或放射治疗。

3. 不能根治病因者（如下丘脑遗传性疾病）应采用对症（激素替代等）治疗。

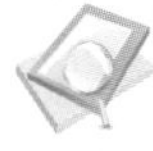

历年真题

1. 女性垂体催乳素瘤的典型临床表现是
   A. 持续泌乳及头痛
   B. 视野缺损和视力下降
   C. 月经稀发
   D. 体重增加并糖耐量减低
   E. 闭经、泌乳
2. 疑为垂体腺瘤时，定位诊断首选
   A. 脑电图
   B. 脑血管造影
   C. MRI
   D. 放射性核素扫描
   E. CT

参考答案：1. E　2. C

第三章　垂　体　瘤

核心问题

1. 垂体瘤的分类。

2. 垂体瘤的临床表现、诊断方法和治疗目标以及主要的治疗措施。

内容精要

垂体瘤是一组起源于腺垂体、神经垂体及胚胎期颅咽管囊残余鳞状上皮的肿瘤。其中来自腺垂体瘤占大多数。

一、分类

1. 功能分类　见表 7-3-1。

表 7-3-1　功能分类

功　能	细胞类型	分泌激素	肿瘤名称	临床表现
功能性	GH 分泌细胞	GH	GH 瘤	巨人症 肢端肥大症
	PRL 分泌细胞	PRL	PRL 瘤	闭经-泌乳
	ACTH 分泌细胞	ACTH	ACTH 瘤	Cushing 病

续 表

功 能	细胞类型	分泌激素	肿瘤名称	临床表现
功能性	ACTH/MSH 分泌细胞	ACTH/MSH	ACTH/MSH 瘤	Nelson 综合征
	Gn 分泌细胞	FSH/LH	Gn 瘤	性功能减退
	TSH 分泌细胞	TSH	TSH 瘤	垂体性甲亢
	混合性	两种或以上	混合性瘤	上述一种表现为主
无功能性	无功能细胞	无	无功能腺瘤	无症状，偶有成年人垂体功能减退，儿童垂体性侏儒，尿崩
	功能低	静止	不活跃腺瘤	
	α 亚基分泌细胞	α 亚基	α 亚基腺瘤	

2. 形态学分类　①按照垂体瘤的生长解剖和放射影像学特点进行分类可分为微腺瘤和大腺瘤，瘤体直径≥10mm 为大腺瘤，<10mm 为微腺瘤。②根据肿瘤的生长类型可分为扩张型和浸润型两种，后者极为少见。

3. 病理组织学分类　常规染色可将垂体瘤分为嗜碱、嗜酸、嫌色细胞瘤（最常见，约占 80%）或混合型腺瘤 4 种。

二、临床表现

1. 肿瘤占位效应对周围组织的压迫引起的症状　①头痛、颅内压增高。②压迫视交叉，双颞侧偏盲、视神经萎缩、视力降低。③海绵窦综合征，眼睑下垂、眼外肌麻痹、复视、面部感觉缺失。④压迫下丘脑，尿崩。⑤脑脊液鼻漏。

2. 功能性垂体瘤引起激素分泌增多症状

（1）PRL 过多：女性（闭经、泌乳、发胖，泌乳多为触发性）；男性（不育、性功能减退）。

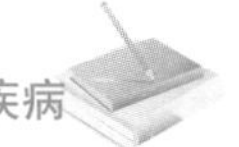

（2）GH 过多：巨人症；肢端肥大症。

（3）ACTH 过多：Cushing 病。

3. 垂体其他细胞继发于垂体瘤的直接压迫和/或垂体柄受压引起的激素分泌功能异常。可使垂体相应激素分泌减少，表现为身材矮小和性发育不全。

4. 下丘脑受压相关的下丘脑综合征。

5. 垂体卒中　①突发的头痛急剧加重、恶心、呕吐、视力障碍、视野缺损、脑神经麻痹。②重度昏迷、急性肾上腺皮质功能不足。③也可以无表现（寂静型）。

主治语录：发作后常有垂体功能低下。

三、诊断

（一）早期诊断线索

在临床上，下列表现可为垂体瘤的早期诊断提供线索：①慢性头痛，或头痛伴视力/视野异常，或头痛伴偏盲。②海绵窦综合征。③脑神经损害。④脑积水和颅内压增高。⑤下丘脑功能紊乱、腺垂体功能减退或腺垂体某激素分泌亢进的临床表现。⑥闭经-泌乳或性腺功能减退。⑦蝶鞍扩大或蝶鞍形态异常。

（二）诊断依据

1. 详细病史询问和仔细体格检查，包括神经系统、眼底、视力、视野检查，对于垂体瘤诊断可提供重要依据。

2. 除垂体大肿瘤破坏蝶鞍骨结构，一般头部 X 线检查缺乏特异性和灵敏度，诊断主要采用 CT、MRI，无创伤且费用低。MRI 不仅可发现直径 3mm 的微腺瘤，而且可显示下丘脑结构。

3. 最终诊断取决于病理检查。

四、治疗

1. 手术　除了催乳素瘤以外，其他垂体瘤的首选治疗仍为手术摘除。

主治语录：手术并发症可有脑脊液鼻漏、视力丧失、脑卒中或脑血管损伤、眼球麻痹及腺垂体功能减退症等。

2. 药物治疗

（1）PRL 瘤和 GH 瘤：多巴胺受体激动药（如溴隐亭）。

（2）GH 瘤：生长抑素类似物。

主治语录：药物可以作为 PRL 瘤的主要治疗方法，而其他垂体瘤药物仅作为辅助治疗。

3. 放射治疗　主要作为手术的辅助治疗，指征包括：①手术后肿瘤残余量比较大，且药物不能有效控制。②肿瘤于术后复发。③鞍上病变，患者拒绝经额手术。④影像学检查局部阴性，但生化改变和临床症状明显者也可进行放疗。

附：催乳素瘤

一、临床表现

1. 女性　月经改变和不孕；泌乳；体重增加等。

2. 男性　勃起功能障碍；性欲减退；生精减退、男性不育；第二性征减退。

3. PRL 瘤压迫症状　头痛、视力下降、视野缺损和其他脑神经压迫症状、癫痫发作、脑脊液鼻漏等。

二、诊断

1. 正常人 PRL 基础浓度一般 $<20\mu g/L$，如果基础值 >

200μg/L，PRL 瘤的可能性极大，若>300μg/L 则可肯定。

2. 定位检查　CT、MRI。

三、治疗

1. 药物治疗　多巴胺受体激动药。常用的药物有溴隐亭、卡麦角林和喹高利特。

2. 外科治疗　①药物治疗无效或效果欠佳者。②药物治疗反应较大不能耐受者。③巨大垂体腺瘤伴有明显视力视野障碍，药物治疗一段时间后无明显改善者。④侵袭性垂体腺瘤伴有脑脊液鼻漏者。⑤拒绝长期服用药物治疗者。手术也可以治疗复发的垂体腺瘤。

3. 放射治疗　适用于大的侵袭性肿瘤、术后残留或复发的肿瘤；药物治疗无效或不能耐受药物治疗副作用的患者；有手术禁忌或拒绝手术的患者以及部分不愿长期服药的患者。

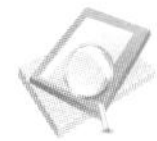

主治语录：建议在放射治疗 PRL 肿瘤的同时最好停用多巴胺激动药。

历年真题

1. 垂体肿瘤最常见的是
   A. 促性腺激素瘤
   B. 催乳素瘤
   C. 促甲状腺激素瘤
   D. 生长激素分泌细胞瘤
   E. 无功能瘤
2. 对诊断垂体瘤相对来说最有价值的是
   A. CT
   B. MRI
   C. X 线平片
   D. 激素测定
   E. 动态试验

参考答案：1. B　2. B

第四章　肢端肥大症和巨人症

核心问题

巨人症和肢端肥大症的病因、临床表现及治疗方法。

内容精要

肢端肥大症和巨人症一般是指由于生长激素（GH）持久过度分泌所引起的内分泌代谢性疾病。发生于青春期前、骨骺未融合者表现为巨人症；发生在青春期后、骨骺已融合者表现为肢端肥大症，以骨骼、软组织、内脏增生肥大为主要特征。

一、病因

1. 垂体性　占 95%～98%，以腺瘤为主（占垂体瘤的 25%～30%），GH 瘤中 70%～80%为大腺瘤。

2. 垂体外性　异位 GH 分泌瘤（如胰岛细胞癌）、GHRH 分泌瘤（下丘脑错构瘤、胰岛细胞瘤、支气管类癌等）。

二、临床表现

1. 巨人症

（1）身高明显长于同龄儿童，达到 1.8m（女性）及 2.0m（男性）或以上。

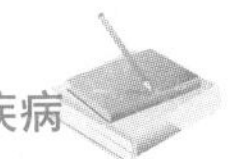

（2）软组织可表现为面部粗糙、手脚增厚增大。

（3）若垂体瘤持续发展可导致腺垂体功能减退，精神不振、全身无力、毛发脱落、性欲减退等。

（4）过多 GH 可导致糖耐量异常或糖尿病，并可继发多种心血管并发症。

2. 肢端肥大症

（1）骨骼和软组织过度生长：面容粗陋、手脚粗大、头皮褶皱、内脏增大。

（2）常伴有 PRL 分泌增加：女性闭经泌乳、男性性欲减退。

（3）垂体瘤压迫症状：头痛、视野缺损、复视等。

三、诊断

1. 定性诊断（确定 GH 过度分泌）

（1）血清 GH：肢端肥大症患者的 GH 分泌丧失昼夜节律性，且 24 小时 GH 分泌水平与脉冲次数均增加。

主治语录：单次随机 GH 水平不能作为肢端肥大症诊断的可靠依据。

（2）GH 抑制试验：为临床确诊肢端肥大症和巨人症的“金标准”，亦为目前判断各种药物、手术及放射治疗疗效的常用指标。目前的诊断标准是口服葡萄糖耐量后 GH 不能被抑制至<1μg/L。

（3）IGF-1：血 IGF-1 是反映慢性 GH 过度分泌的最优指标，能反映测定前 24 小时分泌的 GH 的生物作用。可作为筛选、疾病活动及评价预后的指标。

2. 定位诊断（确定 GH 来源）

（1）颅骨 X 线：多数肢端肥大症患者蝶鞍显著扩大，鞍底呈双重轮廓。

（2）垂体 MRI：为首选的影像学检查手段。

（3）垂体 CT：对评价蝶鞍骨质破坏情况、发现病变内或周边的钙化灶较敏感，但在显示微腺瘤方面敏感性较差。

（4）胸部和腹部 CT：主要用于诊断或排除垂体外肿瘤。

（5）其他影像学检查：必要时可用核素标记的奥曲肽显像，或正电子发射体层成像（PET）等协助诊断和观察疗效。

主治语录：下丘脑和垂体区 CT、MRI 对诊断有较大帮助。

四、治疗

1. 手术治疗　作为首选，尤其是蝶鞍内微腺瘤更适合手术。

2. 药物治疗

（1）溴隐亭可以降低 GH、PRL，停药后容易复发。

（2）奥曲肽是生长抑素的同类物，可降低血 GH、IGF-1 水平，可缩小腺瘤。

3. 放射治疗

（1）作为术后仍有残余肿瘤的辅助治疗。

（2）疗程较长，容易导致腺垂体功能减退。

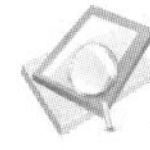

历年真题

下列检查哪项无助于生长素瘤的诊断

A. 基础血浆生长激素的测定

B. 做口服葡萄糖试验同时测生长激素

C. 血浆生长介素测定

D. 垂体 CT 检查

E. TRH 兴奋试验

参考答案：D

第五章　腺垂体功能减退症

核心问题

腺功能垂体功能减退症的常见原因、临床表现及治疗。

内容精要

各种原因引起的腺垂体激素分泌功能部分或全部丧失的结果，临床表现与受损激素种类和受损程度有关；垂体瘤引起者最多见。

一、原因

腺垂体功能减退症的病因有先天性垂体结构和功能异常及获得性垂体或下丘脑垂体柄病变，见表 7-5-1。

表 7-5-1　腺垂体功能减退症病因

原发性
先天遗传性：如 Kallman 综合征、Prader-Willi 综合征等
垂体瘤：包括原发性（鞍内与鞍旁肿瘤）和转移性肿瘤
垂体缺血性坏死：如产后、糖尿病、颞动脉炎和动脉粥样硬化
蝶鞍区手术、放疗和创伤

续 表

垂体感染和炎症：如脑炎、脑膜炎、流行性出血热、梅毒或疟疾等
垂体卒中
垂体浸润
其他：如自身免疫性垂体炎、空泡蝶鞍、海绵窦处颈动脉瘤等
继发性
垂体柄破坏：手术、创伤、肿瘤、炎症等
下丘脑病变及中枢神经系统疾患：肿瘤、炎症、浸润性疾病（如淋巴瘤、白血病）、肉芽肿、糖皮质激素长期治疗和营养不良等

二、临床表现

1. LH 和 FSH 缺乏

（1）可致性腺功能减退，为腺垂体功能减退症最常见的表现。

（2）女性患者可表现为闭经、乳房萎缩、性欲减退或消失、阴道分泌物减少、性交痛、不孕、阴毛和腋毛脱落、子宫和阴道萎缩等。

（3）成年男性患者表现性欲减退、阳痿、胡须、阴毛和腋毛稀少、睾丸萎缩、肌肉减少、脂肪增加。男女均易发生骨质疏松。

2. GH 不足综合征

（1）儿童期表现为生长停滞。

（2）成人期表现为肌肉质量减少和力量减弱、耐力下降、中心性肥胖、注意力和记忆力受损、血脂异常、早发动脉粥样硬化和骨质疏松。

主治语录：GH 缺乏导致侏儒。

3. TSH 缺乏　与原发性甲状腺功能减退症相似，但通常无甲状腺肿。

4. ACTH 缺乏　与原发性慢性肾上腺皮质功能减退症相似，所不同的是本病由于缺乏 ACTH，故有皮肤色素减退、面色苍白、乳晕色素浅淡，而原发性慢性肾上腺功能减退症则皮肤色素加深。

5. 垂体瘤引起者

（1）头痛、视力障碍，有时可出现颅内压增高的症状、体征。

（2）病变累及下丘脑者可出现神经性厌食、体温调节障碍等下丘脑综合征相关临床表现。

6. 垂体危象

（1）临床呈现高热型（>40℃）；低温型（<30℃）；低血糖型；低血压、循环虚脱型；水中毒型；混合型。

（2）各种类型可伴有相应的症状，突出表现为消化系统、循环系统和神经精神方面的症状，诸如高热、循环衰竭、休克、恶心、呕吐、头痛、神志不清、谵妄、抽搐、昏迷等严重垂危状态。

主治语录：常见诱因为感染、败血症、腹泻、呕吐、失水、饥饿、寒冷、急性心肌梗死、脑血管意外、手术、外伤、麻醉及使用镇静药、安眠药、降糖药等。

三、诊断

1. 腺垂体功能减退症的诊断主要依据病史、临床表现、血中激素水平测定和腺垂体功能试验。如靶腺激素水平降低而垂体促激素水平正常或降低可以确诊为腺垂体功能减退症。

2. 临床有生化检查结果异常或视野缺损的患者需进行影像学检查，磁共振影像学检查为首选。

主治语录：尿崩症，正常的高密度神经垂体信号可能消失。

四、治疗

1. 针对病因治疗。

2. 激素替代治疗

（1）生长激素缺乏：补充生长激素。

（2）促性腺激素缺乏：对于无生育需求者，性激素替代是合适的治疗方法。男性患者可用睾酮替代治疗。

（3）TSH 缺乏：继发性的甲状腺功能减退与原发性者一样，采用甲状腺激素替代治疗。

主治语录：对同时有 ACTH 和 TSH 缺乏的患者，应首先治疗 ACTH 缺乏。

（4）ACTH 缺乏：患者确诊存在继发性肾上腺皮质功能减退症后，必须尽快补充肾上腺皮质激素。

3. 垂体危象处理

（1）纠正低血糖：立即以 50%葡萄糖溶液 40~80ml 静脉注射，继以 5%葡萄糖氯化钠溶液持续静脉滴注，纠正低血糖同时纠正失水。

（2）大剂量肾上腺皮质激素应用：补液中加入氢化可的松或地塞米松。

（3）纠正水和电解质紊乱：给予 5%葡萄糖氯化钠溶液静脉输注，血钠严重降低的患者，需要给予高浓度的氯化钠溶液。

（4）纠正休克：腺垂体功能减退症危象时低血压、休克很常见，血容量不足、低血糖等是重要原因。一些严重患者需要使用升压药和综合抗休克治疗。

（5）其他：去除诱因。

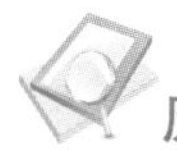

历年真题

1. 成年人腺垂体功能减退症最常见的原因是
   A. 垂体缺血坏死
   B. 垂体瘤
   C. 下丘脑肿瘤
   D. 蝶鞍区手术
   E. 垂体炎症
2. 腺垂体功能减退症危象处理禁用
   A. 高渗葡萄糖
   B. 氢化可的松
   C. 抗菌药物
   D. 氯丙嗪
   E. 甲状腺制剂
3. 腺垂体功能减退症出现最早的一组症状是
   A. 性腺功能减退症状
   B. 甲状腺功能减退症状
   C. 肾上腺皮质功能减退症状
   D. 腺垂体功能减退危象
   E. 垂体瘤压迫症状

参考答案：1. B　2. D　3. A

第六章　生长激素缺乏性矮小症

核心问题

生长激素缺乏性矮小症的病因、临床表现、诊断以及治疗原则。

内容精要

生长激素缺乏性矮小症，指因垂体生长激素（GH）缺乏或生长激素生物效应不足所致的躯体生长障碍。

一、病因

1. 特发性　病因不明。可能由于下丘脑-垂体功能或结构的异常，导致生长激素（GH）分泌不足。

2. 获得性（继发性）　可继发于下丘脑-垂体肿瘤，如颅咽管瘤、生殖细胞肿瘤、垂体瘤；颅内感染（脑炎、脑膜炎）及肉芽肿病变；创伤、放射损伤等。

3. 遗传性　决定下丘脑-垂体发育的转录因子的基因突变。

主治语录：少数患者（Laron 侏儒），血清 GH 正常而 IGF-1 降低，与 GH 受体缺陷有关。

二、临床表现

1. 出生时身长体重正常，此后生长缓慢但不停止；成年后身高<130cm，体态匀称，智力正常。

2. 经常伴有促性腺激素缺乏，青春期性器官不发育，第二性征缺如。

主治语录：性器官发育明显延迟。

三、诊断

1. 身材矮小（身高为同年龄、同性别正常人均值-2SD 以下），生长速度缓慢，可伴性发育障碍等临床特征。

2. 骨龄检查较实际年龄落后 2 年以上。

3. GH 激发试验　经两种试验兴奋后 GH 峰值常低于 5μg/L 为完全性 GH 缺乏，5~10μg/L 为部分性 GHD。

4. 血 IGF-1 和 IGFBP3 水平测定　可反映 GH 的分泌状态。

5. 排除其他疾病，如呆小病、染色体畸变、慢性肝肾疾病。

四、治疗

1. 生长激素

（1）基因重组人 GH 临床治疗生长激素缺乏性矮小症效果显著。

（2）治疗初始剂量一般为 0.1U/(kg·d)，睡前皮下注射。

2. 胰岛素样生长因子-1

（1）近年来已用于治疗 GH 不敏感综合征。

（2）80~120μg/kg，每天餐前或餐后 20 分钟内皮下注射 2 次。

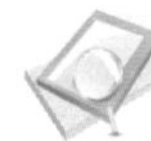

历年真题

鉴别特发性生长激素缺乏性侏儒症为垂体性或下丘脑性可作

A. 左旋多巴兴奋试验

B. 可乐定兴奋试验

C. 生长激素释放素兴奋试验

D. 精氨酸兴奋试验

E. 胰岛素低血糖兴奋试验

参考答案：C

第七章　尿　崩　症

核心问题

尿崩症的病因与发病机制、主要临床表现以及治疗方法。

内容精要

尿崩症（DI）是指精氨酸加压素（AVP）［又称抗利尿激素（ADH）］严重缺乏或部分缺乏（中枢性尿崩症），或肾脏对AVP不敏感（肾性尿崩症），致肾小管重吸收水的功能障碍，从而引起以多尿、烦渴、多饮与低比重尿和低渗尿为特征的一组综合征。

一、病因

1. 特发性　约占30%，原因不明。
2. 遗传性　由AVP-垂体后叶素运载蛋白基因突变所致。
3. 继发性　下丘脑-神经垂体部位的占位，如颅咽管瘤、松果体瘤，垂体部位损伤，涉及下丘脑垂体的手术后。

二、临床表现

1. 尿崩症的主要临床表现为多尿、烦渴与多饮，起病常较急，一般起病日期明确。

2. 根据 AVP 缺乏的程度，可分为完全性尿崩症和部分性尿崩症。

（1）完全性尿崩　24 小时尿量可多达 4～10L，一般不超过 18L。尿比重常在 1.005 以下，尿渗透压常为 50～200mOsm/（kg · H_2O），尿色淡如清水。

（2）部分性尿崩　症状较轻，24 小时尿量仅为 2.5～5L，如限制饮水，尿比重可超过 1.010，尿渗透压可超过血浆渗透压，可达 290～600mOsm/（kg · H_2O）。

主治语录：患者因烦渴而大量饮水，喜冷饮。

三、诊断

（一）诊断依据

1. 尿量多，一般 4～10L/d。

2. 低渗尿，尿渗透压<血浆渗透压，一般低于 200mOsm/（kg · H_2O），尿比重多在 1.005 以下。

3. 禁水试验不能使尿渗透压明显增加，而注射加压素后尿量减少、尿渗透压较注射前增加 9%以上。

4. 去氨加压素（DDAVP）或精氨酸加压素（AVP）治疗有明显效果。

（二）诊断方法

1. 禁水-加压素试验

（1）正常成年人禁水后尿量明显减少，尿渗透压超过 800mOsm/（kg · H_2O）。尿崩症患者禁水后尿量仍多，尿渗透压常不超过血浆渗透压。

（2）注射加压素后，正常成年人尿渗透压一般不升高，仅

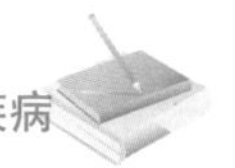

少数人稍升高，但不超过 5%。中枢性尿崩症患者注射加压素后，尿渗透压进一步升高，较注射前至少增加 9%以上。

（3）完全性中枢性尿崩症者，注射加压素后尿渗透压增加 50%以上；部分性中枢性尿崩症者，尿渗透压常可超过血浆渗透压，注射加压素后尿渗透压增加在 9%~50%。

2. 血浆精氨酸加压素测定　正常人血浆 AVP（随意饮水）为 2.3~7.4pmol/L，禁水后可明显升高。中枢性尿崩症患者血浆 AVP 则不能达正常水平，禁水后也不增加或增加不多。

3. 中枢性尿崩症的病因诊断　进行视野检查、蝶鞍 CT 或 MRI 等检查以明确有无垂体或附近的病变。

四、治疗

1. 激素替代疗法　去氨加压素，为目前治疗中枢性尿崩症的首选药物。

2. 其他抗利尿药物

（1）氢氯噻嗪：每次 25mg，每天 2~3 次，可使尿量减少一半。

（2）氯磺丙脲：可用于肾性尿崩症。

3. 病因治疗　获得性尿崩症尽量治疗其原发病。

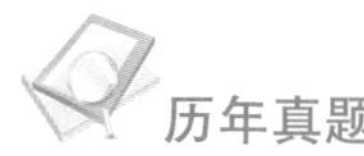

历年真题

1. 继发性尿崩症最常见的原因是
   A. 头部创伤
   B. 下丘脑－神经垂体部位的肿瘤
   C. 脑部感染性疾病
   D. 朗格汉斯细胞组织增生
   E. 其他肉芽肿、血管病变
2. 引起多尿的疾病下列哪项应除外
   A. 中枢性尿崩症
   B. 肾性尿崩症
   C. 糖尿病
   D. 甲状旁腺功能亢进症
   E. 急性肾功能衰竭

参考答案：1. B　2. E

第八章　抗利尿激素分泌失调综合征

核心问题

抗利尿激素分泌失调综合征的病因和病理生理、诊断依据及治疗方法。

内容精要

内源性抗利尿激素分泌异常增多，导致水潴留、尿钠排泄增多和稀释性低钠血症。

一、病因和病理生理

1. SIADH 常见病因为恶性肿瘤、呼吸系统及神经系统疾病、炎症、药物、外科手术。

2. 由于 ADH 分泌过多，导致水潴留，血液渗透压降低、血钠降低。

二、临床表现

1. 表现为正常容量性低钠血症，一般无水肿。

2. 当血清钠浓度低于 120mmol/L 时，可出现食欲减退、恶心、呕吐、软弱无力、嗜睡，甚至精神错乱。

3. 当血清钠浓度低于 110mmol/L 时，出现肌力减退，腱反

射减弱或消失、惊厥、昏迷，如不及时处理可导致死亡。

4. 本病血浆渗透压常低于 275mOsm/(kg · H_2O)，而尿渗透压可高于血浆渗透压。

5. 血清尿素氮、肌酐、尿酸等浓度常降低。

三、诊断

1. 血钠降低（常低于 130mmol/L）。

2. 尿钠增高（常超过 30mmol/L）。

3. 血浆渗透压降低［常低于 275mOsm/(kg · H_2O)］。

4. 尿渗透压>100mOsm/(kg · H_2O)，可高于血浆渗透压。

5. 正常血容量（无血容量减少的临床表现，如心率增快、黏膜干燥，血 BUN、Cr、尿酸下降）。

6. 除外肾上腺皮质功能减低、甲状腺功能减退、利尿药使用等原因。

主治语录：确诊后要查找病因，尤其是要怀疑恶性肿瘤。

四、治疗

1. 病因治疗　纠正基础疾病。药物引起者需立即停药。

2. 对症治疗

（1）限制水摄入。轻至中度 SIADH 患者每天摄入量限制在不显性丢失和尿液排出量的总和之下（0.8~1.0L）。

（2）严重患者伴有神志错乱、惊厥或昏迷时，可静脉输注 3%氯化钠溶液。

（3）频繁监测血钠（每 2~4 小时 1 次）。

（4）有水中毒者，可同时注射呋塞米 20~40mg。

3. 抗利尿激素受体阻断药　托伐普坦片，服药期间不必限制患者饮水，同时应注意监测血电解质变化，避免血钠过快上升。

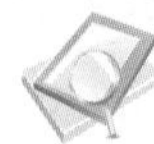

历年真题

抗利尿激素分泌失调综合征最常见的原因是

A. 肺燕麦细胞癌

B. 肺部感染

C. 中枢神经病变

D. 某些药物

E. 胰腺癌

参考答案：A

第九章　非毒性甲状腺肿

核心问题

甲状腺肿的病因、临床表现、诊断和治疗。

内容精要

非毒性甲状腺肿无临床甲状腺功能异常表现。分为弥漫性非毒性甲状腺肿和非毒性多结节性甲状腺肿（MNG）。

第一节　弥漫性非毒性甲状腺肿

一、病因

1. 碘缺乏　地方性甲状腺肿的常见原因，多见于多山、高原地区。

2. 环境

（1）食物和水中的碘化物、致甲状腺肿物质（如卷心菜、白菜、花椰菜、甘蓝等）和某些药物（如硫脲类、硫氰酸盐、高氯酸盐、锂盐等）。

（2）嗜烟酒、胰岛素抵抗。

3. 遗传。

二、临床表现

1. 大多数患者无明显症状，重度肿大的甲状腺可压迫气管或食管而引起呼吸不畅或吞咽困难。

2. 甲状腺常呈轻、中度弥漫性肿大，质地较软，表面光滑。

3. 胸骨后甲状腺肿可致胸廓入口部分梗阻，引致头部和上肢静脉回流受阻，让患者双手上举在头顶合拢，可见面部充血和颈静脉怒张。

三、诊断

1. 血清 T_4、T_3、TSH 基本正常。

2. 测尿碘可了解碘营养水平。尿碘中位数（MUI）< 100μg/L 为碘缺乏，MUI 200 ~ 299μg/L 为碘超足量，MUI > 300μg/L 为碘过量。

3. 首选超声检查明确甲状腺肿特征和程度，甲状腺肿呈弥漫性或结节性。

四、防治

1. 甲状腺肿本身一般不需要治疗，有压迫症状者可考虑手术治疗。

2. 碘缺乏者需改善碘营养状态，食盐碘化（USI，10 ~ 15mg/kg 盐）是目前国际上公认的预防碘缺乏病的有效措施。

3. WHO 建议妊娠和哺乳期妇女碘摄入量的标准为每天 250μg，MUI 150 ~ 250μg/L。

第二节　非毒性多结节性甲状腺肿

一、病因和发病机制

1. 病因和发病机制可能与遗传、自身免疫和环境等多因素相关。

2. MNG 内的结节多数为多克隆起源，提示甲状腺结节的形成是对局部产生的生长因子和细胞因子的过度增生反应所致。

二、临床表现

1. 大部分患者无自觉症状。常因无意发现或体检、影像学检查发现颈部肿大。

2. 若甲状腺显著肿大或纤维化明显，可导致食管、气管受压或胸廓入口阻塞，出现吞咽、呼吸困难或面部充血、颈静脉怒张等。

3. 颈前区突发疼痛常因结节内出血所致，声嘶提示喉返神经受累。

主治语录：上述情况均需警惕恶性病变。

三、诊断

1. 甲状腺肿大、变形，体检可扪及多个大小不一的结节。

2. 甲状腺功能正常。

3. 带流速-容量环的肺功能测定有助于明确气管是否受压，通常气管腔受压狭窄超过 70%才产生压迫症状。

4. 超声检查是评估结节恶性风险的首选方法，必要时需行细针穿刺细胞学检查（FNAC）明确。

四、治疗

1. 大多数非毒性 MNG 患者仅需定期随访，并行超声检查动态评估甲状腺结节的大小及性质。

2. 当 MNG 引起局部压迫或影响外观时，可行手术治疗或放射性碘治疗。

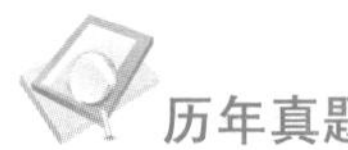

历年真题

1. 单纯性甲状腺肿最常见的原因是
   A. 缺碘
   B. 桥本甲状腺炎后
   C. 碘过多
   D. 药物性甲状腺功能减退
   E. 先天性缺陷

2. 对甲状腺结节的诊断，首先进行的辅助检查是
   A. 放射性核素扫描
   B. 甲状腺 B 超
   C. 穿刺细胞学
   D. 颈部 MRI
   E. 颈部 CT

参考答案：1. A　2. B

第十章　甲状腺功能亢进症

核心问题

甲状腺功能亢进症的病因、临床表现、实验室检查、诊断依据以及治疗方法。

内容精要

甲状腺功能亢进症是指甲状腺腺体本身产生甲状腺激素过多而引起的甲状腺毒症，其病因包括弥漫性毒性甲状腺肿、结节性毒性甲状腺肿和甲状腺自主高功能腺瘤等。

一、病因

1. 弥漫性毒性甲状腺肿（Graves 病）。
2. 多结节性毒性甲状腺肿。
3. 甲状腺自主高功能腺瘤。
4. 碘致甲状腺功能亢进症（碘甲亢，IIH）。
5. 桥本甲状腺毒症。
6. 新生儿甲状腺功能亢症。
7. 垂体 TSH 腺瘤。

二、临床表现

1. 症状

(1) 易激动、烦躁失眠、心悸、乏力、怕热、多汗、消瘦、食欲亢进、排便次数增多或腹泻、女性月经稀少。

(2) 可伴发周期性瘫痪（亚洲、青壮年男性多见）和近端肌肉进行性无力、萎缩，后者称为甲亢性肌病，以肩胛带和骨盆带肌群受累为主。

2. 体征

(1) 程度不等的甲状腺肿大，弥漫性、对称性肿大、无压痛、甲状腺大小与病情轻重无关。甲状腺上、下极可以触及震颤，闻及血管杂音。

(2) 心血管系统表现有心率增快、心脏扩大、心力衰竭、心律失常、心房颤动、脉压增大等。

3. 眼部表现

(1) 单纯性突眼，眼球轻度突出。眼裂增宽，瞬目减少。

(2) 浸润性突眼即 Graves 眼病。浸润性突眼眼球明显突出，超过眼球突度参考值上限的 3mm 以上（中国人群突眼度女性 16mm；男性 18.6mm）。

主治语录：典型表现为高代谢综合征、甲状腺肿大、突眼。

三、特殊的临床表现和类型

1. Graves 眼病（GO）

(1) 患者自诉有眼内异物感、胀痛、畏光、流泪、复视、斜视、视力下降，查体见眼睑肿胀，结膜充血水肿，眼球活动受限，严重者眼球固定。

（2）GO 的临床病情评估标准见表 7-10-1。

表 7-10-1　Graves 眼病病情评估

分　级	眼睑挛缩	软组织受累	突眼	复　视	角膜暴露	视神经
轻度	<2mm	轻度	<3mm	无或一过性	无	正常
中度	≥2mm	中度	≥3mm	非持续性	轻度	正常
重度	≥2mm	重度	≥3mm	持续性	轻度	正常
威胁视力	≥2mm	重度	≥3mm	持续性	严重	压迫

2. 胫前黏液性水肿

（1）多发生在胫骨前下 1/3 部位，也见于足背、踝关节、肩部、手背或手术瘢痕处，偶见于面部，皮损大多为对称性。

（2）后期皮肤粗厚，如橘皮或树皮样。

3. 甲状腺危象

（1）诱因：感染、手术、创伤、精神刺激等。

（2）临床表现：高热或过高热，大汗，心动过速（>140 次/分），烦躁，焦虑不安，谵妄，恶心，呕吐，腹泻，严重患者可有心力衰竭、休克及昏迷等。

4. 甲状腺毒症心脏病　心动过速、心排血量增加、心房颤动和心力衰竭。

5. 淡漠型甲亢

（1）多见于老年患者。起病隐袭，高代谢综合征、眼征和甲状腺肿均不明显。

（2）主要表现为明显消瘦、心悸、乏力、头晕、昏厥、神经质或神志淡漠、腹泻、食欲缺乏。可伴有心房颤动、震颤和肌病等体征。

6. T_3 型甲状腺毒症　实验室检查 TT_4、FT_4 正常，TT_3、FT_3 升高，TSH 减低，^{131}I 摄取率增加。

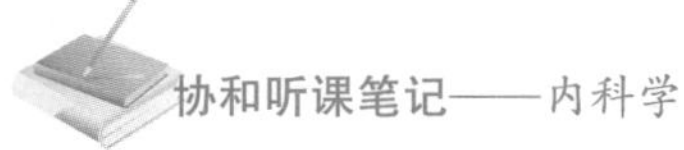

7. 妊娠期一过性甲状腺毒症　在妊娠 7～11 周发病，14～18 周缓解。临床常伴有妊娠剧吐。无甲状腺肿，无眼征，血清 hCG 浓度升高，病程自限。

四、实验室检查

1. 促甲状腺激素（TSH）　血清 TSH 浓度的变化是反映甲状腺功能的最敏感的指标。

2. 血清总甲状腺素（TT_4）　甲亢时 TT_4 高。

3. 血清总三碘甲腺原氨酸（TT_3）

（1）大多数甲亢时血清 TT_3 与 TT_4 同时升高。TT_3 增高可以先于 TT_4 出现。

（2）T_3 型甲状腺毒症时仅有 TT_3 增高，常见于老年患者。

4. 血清游离甲状腺激素　包括游离甲状腺素（FT_4）、游离三碘甲腺原氨酸（FT_3）。是诊断临床甲亢的主要指标。

5. ^{131}I 摄取率　诊断甲亢的传统方法，目前已经被 sTSH 测定技术所代替。

6. TSH 受体抗体（TRAb）

（1）诊断 GD 的第一线指标。

（2）TRAb 中包括刺激性抗体（TSAb）和抑制性抗体（TSBAb）。TRAb 阳性仅能反映有针对 TSH 受体抗体存在，不能反映这种抗体的功能。TSAb 阳性反映 TRAb 是刺激性的，TSBAb 则反映 TRAb 是阻断性的。

7. 甲状腺刺激抗体（TSAb）　与 TRAb 相比，TSAb 反映了这种抗体不仅与 TSH 受体结合，而且产生了对甲状腺细胞的刺激功能。

8. 彩色多普勒（CFD）　甲亢引起的甲状腺毒症血流信号增强呈片状分布。

9. 电子计算机体层成像（CT）和磁共振成像（MRI）　排

除其他原因所致的突眼。

10. 甲状腺放射性核素扫描　主要用于甲亢的鉴别诊断。

五、诊断

1. 甲亢的诊断　①高代谢症状和体征。②甲状腺肿大。③血清甲状腺激素水平增高、TSH 减低。具备以上三项诊断即可成立。

主治语录：淡漠型甲亢的高代谢症状不明显，仅表现为明显消瘦或心房颤动，尤其在老年患者。

2. GD 的诊断　①甲亢诊断确立。②甲状腺弥漫性肿大(触诊和 B 超证实)，少数病例可以无甲状腺肿大。③眼球突出和其他浸润性眼征。④胫前黏液性水肿。⑤TRAb、TPOAb 阳性。以上标准中，①②项为诊断必备条件，③④⑤项为诊断辅助条件。

六、治疗

(一) 抗甲状腺药物（ATD）

1. 包括硫脲类和咪唑类。

2. 适应证　①轻、中度病情。②甲状腺轻、中度肿大。③孕妇、高龄或由于其他严重疾病不适宜手术者。④手术前和 ^{131}I 治疗前的准备。⑤手术后复发且不适宜 ^{131}I 治疗者。⑥中至重度活动的 GO 患者。

3. 不良反应　①粒细胞减少。②皮疹。③中毒性肝病。④血管炎。⑤丙硫氧嘧啶和甲巯咪唑致胎儿皮肤发育不良等畸形。

(二) 放射碘

1. 适应证　①甲状腺肿大Ⅱ度以上。②对 ATD 过敏。

③ATD治疗或者手术治疗后复发。④甲亢合并心脏病。⑤甲亢伴白细胞减少、血小板减少或全血细胞减少。⑥甲亢合并肝、肾等脏器功能损害。⑦拒绝手术治疗或者有手术禁忌证。⑧浸润性突眼。

主治语录：妊娠和哺乳期禁止放射碘治疗。

2. 并发症　①放射性甲状腺炎，发生在放射碘治疗的7~10天。②诱发甲状腺危象。③加重活动性GO。

（三）手术治疗

1. 适应证　①甲状腺肿大显著（>80g），有压迫症状。②中、重度甲亢，长期服药无效，或停药复发，或不能坚持服药者。③胸骨后甲状腺肿。④细针穿刺细胞学（FNAC）证实甲状腺癌或者怀疑恶变。⑤ATD治疗无效或者过敏的妊娠患者，手术需要在妊娠T2期（4~6个月）施行。

2. 禁忌证　①合并较重心脏、肝、肾疾病，不能耐受手术。②妊娠T1期（1~3个月）和T3期（7~9个月）。T1和T3期手术可能出现流产和麻醉药致畸副作用。

3. 手术术式　通常采取甲状腺次全切术。主要并发症是手术损伤导致永久性甲状旁腺功能减退症和喉返神经损伤。

（四）其他治疗

1. 碘剂　①减少碘摄入量是甲亢的基础治疗之一。②复方碘化钠溶液仅在手术前和甲状腺危象时使用。

2. β受体阻断药。

（五）甲状腺危象的治疗

1. 针对诱因治疗。

2. 抗甲状腺药物　丙硫氧嘧啶（PTU）。500～1000mg 首次口服或者经胃管注入，以后每次 250mg、每 4 小时口服 1 次。

3. 抑制甲状腺激素释放　碘剂。复方碘溶液（SSPI）每次 5 滴（0.25ml 或者 250mg）、每 6 小时一次。服用 PTU 1 小时后开始服用。一般使用 3～7 天。

4. β 受体阻断药　普萘洛尔，抑制外周组织 T_4 转换为 T_3。

5. 糖皮质激素　氢化可的松。

6. 在上述常规治疗效果不满意时，可选用腹膜透析、血液透析或血浆置换等措施迅速降低血浆甲状腺激素浓度。

7. 降温　高热者予物理降温，避免用乙酰水杨酸类药物。

8. 其他支持治疗。

（六）Graves 眼病（GO）的治疗

1. 一般治疗　高枕卧位，限制钠盐及使用利尿药。

2. 活动性 GO 给予泼尼松。

3. 球后外照射。

4. 眶减压手术　糖皮质激素和球后外照射无效。

5. 吸烟可以加重本病，应当戒烟。

（七）妊娠期甲亢的治疗

1. 怀孕时机　如果患者正在接受 ATD 治疗，血清 TT_3、TT_4 达到正常范围，停用 ATD 后 3 个月可以妊娠。

2. 胎儿畸形　如果可能，怀孕和妊娠 T1 期不要服用 ATD，优先选择丙硫氧嘧啶（PTU）。妊娠 T2 和 T3 期选择甲巯咪唑（MMI）。

3. 胎儿甲减　尽可能减低 ATD 的剂量。

4. 新生儿甲亢　妊娠期诊断为 GD 或者妊娠前诊断为 GD

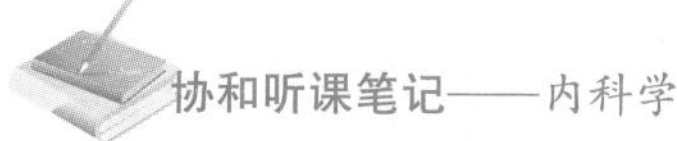

者，需要监测妊娠 18~22 周和 30~34 周的 TRAb。

5. 哺乳期的 ATD 治疗　哺乳后服用，服药后 3 小时再行哺乳。

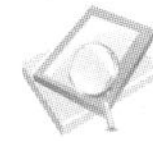

历年真题

1. Graves 病时，血清激素水平变化中哪一组是正确的
   A. T_3↑、T_4↑、TSH↓
   B. TT_3↓、TT_4↓、TSH↓
   C. TT_3↓、TT_4↓、TSH↑
   D. TT_3↑、FT_4↑、TSH↑
   E. TT_3↑、T_3↓、TSH↑
2. Graves 病是自身免疫病，机体产生了下列哪种抗体可以激活甲状腺上皮细胞膜上的腺苷酸环化酶而加强甲状腺功能
   A. TSH 抗体
   B. TRH 抗体
   C. 甲状腺球蛋白抗体
   D. 甲状腺微粒体抗体
   E. TSH 受体的抗体

参考答案：1. A　2. E

第十一章　甲状腺功能减退症

核心问题

甲状腺功能减退症的临床表现、诊断和治疗。

内容精要

甲状腺功能减退症，是由各种原因导致的低甲状腺激素血症或甲状腺激素抵抗而引起的全身性低代谢综合征，其病理特征是黏多糖在组织和皮肤堆积，表现为黏液性水肿。

一、分类

（一）根据病变发生的部位分类

1. 原发性甲减　由于甲状腺腺体本身病变引起的甲减，占全部甲减的95%以上，且原发性甲减主要是由自身免疫、甲状腺手术和甲亢^{131}I治疗所致。

2. 中枢性甲减

（1）由下丘脑和垂体病变引起，垂体外照射、垂体大腺瘤、颅咽管瘤及产后大出血是其较常见的原因。

（2）由于下丘脑病变引起的甲减称为三发性甲减。

3. 甲状腺激素抵抗综合征　由于甲状腺激素在外周组织实

现生物效应障碍引起的综合征。

（二）根据病变的原因分类

药物性甲减、手术后甲减、^{131}I 治疗后甲减、特发性甲减、垂体或下丘脑肿瘤手术后甲减等。

（三）根据甲状腺功能减低的程度分类

临床甲减和亚临床甲减。

二、病因

1. 自身免疫损伤　最常见的原因是自身免疫性甲状腺炎，包括桥本甲状腺炎、萎缩性甲状腺炎、产后甲状腺炎等。

2. 甲状腺破坏　包括手术、^{131}I 治疗。

3. 碘过量。

4. 抗甲状腺药物　如锂盐、硫脲类、咪唑类等。

三、临床表现

1. 症状

（1）主要表现以代谢率减低和交感神经兴奋性下降为主。

（2）病情轻的早期患者可以没有特异症状。

（3）典型患者畏寒、乏力、手足肿胀感、嗜睡、记忆力减退、少汗、关节疼痛、体重增加、便秘、女性月经紊乱，或者月经过多、不孕。

2. 体征

（1）典型患者可有表情呆滞、反应迟钝、声音嘶哑、听力障碍，面色苍白、颜面和/或眼睑水肿、唇厚舌大、常有齿痕，皮肤干燥、粗糙、脱皮屑、皮肤温度低、水肿、手（脚）掌皮肤可呈姜黄色，毛发稀疏干燥，跟腱反射时间延长，脉率缓慢。

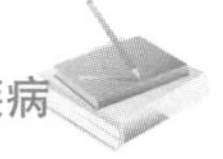

（2）少数病例出现胫前黏液性水肿。

（3）本病累及心脏可以出现心包积液和心力衰竭。

（4）重症患者可以发生黏液性水肿昏迷。

主治语录：婴幼儿甲减导致矮小和智低，为不可逆的。

四、实验室检查

1. 血清 TSH、TT_4、FT_4

（1）原发性甲减血清 TSH 增高，TT_4、FT_4 均降低。

（2）亚临床甲减仅有 TSH 增高，TT_4 和 FT_4 正常。

2. 甲状腺过氧化物酶抗体（TPOAb）、甲状腺球蛋白抗体（TgAb）确定原发性甲减病因和诊断自身免疫性甲状腺炎（包括桥本甲状腺炎、萎缩性甲状腺炎）的主要指标。

主治语录：当初访时 TPOAb>50U/ml 和 TgAb>40U/ml，临床甲减和亚临床甲减的发生率显著增加。

五、诊断

1. 甲减的症状和体征。

2. 实验室检查血清 TSH 增高，FT_4 减低，原发性甲减即可以成立。进一步寻找甲减的病因。如果 TPOAb 阳性，可考虑甲减的病因为自身免疫性甲状腺炎。

3. 实验室检查血清 TSH 减低或者正常，TT_4、FT_4 减低，考虑中枢性甲减。做 TRH 刺激试验证实。进一步寻找垂体和下丘脑的病变。

六、治疗

1. 替代治疗　首选左甲状腺素口服。

主治语录：50岁以上患者服用左甲状腺素前要常规检查心脏状态。

2. 亚临床甲减　高脂血症、血清 TSH>10mU/L 时给予左甲状腺素治疗。

3. 黏液性水肿昏迷的治疗　①补充甲状腺激素。②如果患者在24小时无改善，可以给予 T_3 10μg，每4小时一次，或者25μg，每8小时一次。③保温、供氧、保持呼吸道通畅，必要时行气管切开、机械通气等。④氢化可的松。⑤根据需要补液，但是入水量不宜过多。⑥控制感染，治疗原发病。

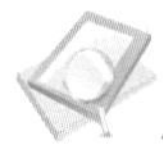

历年真题

1. 甲状腺功能减退症最常见的原因是
   A. 原发性
   B. 垂体性
   C. 下丘脑性
   D. TSH 不敏感综合征
   E. TH 不敏感综合征
2. 继发性甲状腺功能减退症最常见原因是
   A. 甲状腺炎症
   B. 甲状腺大部切除后
   C. 垂体或下丘脑疾病
   D. 甲状腺放疗
   E. 甲状腺激素不敏感综合征
3. 原发性甲减的最早表现为
   A. T_3 降低
   B. T_4 降低
   C. 血 TSH 升高
   D. 血 TSH 降低
   E. T_4 增高

参考答案：1. A　2. C　3. C

第十二章　甲状腺炎

核心问题

亚急性甲状腺炎以及自身免疫性甲状腺炎的临床表现、鉴别和治疗。

内容精要

1. 亚急性甲状腺炎是最常见的痛性甲状腺疾病。绝大多数可以治愈，一般不遗留甲状腺功能减退症。

2. 自身免疫性甲状腺炎（AIT）属于自身免疫性甲状腺病。包括桥本甲状腺炎（HT）、萎缩性甲状腺炎（AT）等。有发展为原发甲减的倾向。

第一节　亚急性甲状腺炎

一、病因

与病毒感染有关，如流感病毒、柯萨奇病毒、腺病毒和腮腺炎病毒等。

二、临床表现

1. 甲状腺区发生明显疼痛，可放射至耳部，吞咽时疼痛加重。

2. 可有全身不适、食欲减退、肌肉疼痛、发热、心动过速、多汗等。

3. 体格检查甲状腺轻至中度肿大，呈结节样。质地中等或偏硬，触痛明显。

三、实验室检查

1. 甲状腺毒症期　血清 T_3、T_4 升高，TSH 降低，^{131}I 摄取率减低（24 小时<2%）。这就是本病特征性的血清甲状腺激素水平和甲状腺摄碘能力的“分离现象”。此期血沉加快，可>100mm/h。

2. 甲减期　血清 T_3、T_4 逐渐下降至正常水平以下，TSH 回升至高于正常值，^{131}I 摄取率逐渐恢复。

3. 恢复期　血清 T_3、T_4、TSH 和 ^{131}I 摄取率恢复至正常。

四、诊断

1. 急性炎症的全身症状。

2. 甲状腺轻、中度肿大，中等硬度，触痛显著。

3. 典型患者实验室检查呈现上述 3 期表现。但是根据患者的就诊时间和病程的差异，实验室检查结果各异。

五、治疗

本病为自限性病程，预后良好。

1. 轻者给予阿司匹林和吲哚美辛等，中、重者可给予泼尼松，能明显缓解甲状腺疼痛。

2. 针对甲状腺毒症表现可给予普萘洛尔。

3. 针对一过性甲减者，可适当给予左甲状腺素替代。

第二节　自身免疫性甲状腺炎

一、病因

自身免疫性甲状腺疾病，TgAb 和 TPOAb 常明显增高。

二、临床表现

1. 多见于 30～50 岁的女性，早期仅表现为 TPOAb 阳性，没有临床症状。

2. 病程晚期出现甲状腺功能减退的表现。

主治语录：HT 表现为甲状腺中度肿大，质地坚硬；萎缩性甲状腺炎（AT）是甲状腺萎缩。

三、实验室检查

1. 甲状腺功能正常时，TPOAb 和 TgAb 滴度显著增高，是最有意义的诊断指标。

2. 发生甲状腺功能损伤时，可出现亚临床甲减（血清 TSH 增高，TT_4、FT_4 正常）和临床甲减（血清 TSH 增高，血清 FT_4、TT_4 减低）。

3. ^{131}I 摄取率减低。甲状腺扫描核素分布不均，可见“冷结节”。

4. 甲状腺细针穿刺细胞学检查（FNAC）可见浸润的淋巴细胞。

四、诊断

1. 凡是弥漫性甲状腺肿大，特别是伴峡部锥体叶肿大，不论甲状腺功能有否改变，都应怀疑 HT。如血清 TPOAb 和 TgAb

显著增高，诊断即可成立。

2. AT 患者甲状腺无肿大，但是抗体显著增高，并且伴甲减的表现。

五、治疗

1. 限制碘摄入量可能有助于阻止甲状腺自身免疫破坏进展。

2. 左甲状腺素（L-T_4）治疗可以减轻甲状腺肿。

3. 针对临床甲减或亚临床甲减主要给予 L-T_4 替代治疗。

4. 甲状腺迅速肿大、伴局部疼痛或压迫症状时，可给予糖皮质激素治疗。

5. 压迫症状明显、药物治疗后不缓解者可考虑手术治疗。

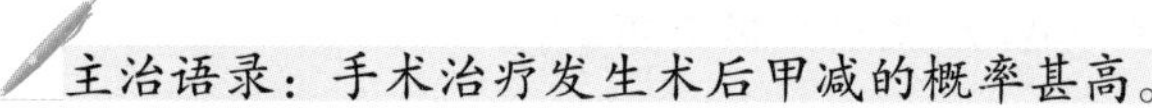

第三节　无痛性甲状腺炎

一、无痛性甲状腺炎

1. 淋巴细胞浸润较 HT 轻，仅有局灶性浸润。

2. 50%患者甲状腺轻度肿大，弥漫性、质地较硬，无局部触痛。

3. 甲状腺功能变化类似亚急性甲状腺炎，表现为甲状腺毒症期、甲减期和恢复期。

二、产后甲状腺炎（PPT）

1. 是无痛性甲状腺炎的变异型，发生在产后。

2. TPOAb 阳性妇女发生 PPT 的危险性是 TPOAb 阴性妇女的 20 倍。

历年真题

1. 亚急性甲状腺炎的特征性表现为
   A. 甲状腺肿大
   B. 甲状腺部位疼痛和压痛
   C. 上呼吸道感染
   D. 心悸
   E. 神经过敏
2. 鉴别亚急性甲状腺炎与甲状腺癌最可信的方法为
   A. 甲状腺摄^{131}I 率降低
   B. 甲状腺部位疼痛
   C. T_3、T_4 增高
   D. 甲状腺针刺活组织检查
   E. 甲状腺肿大
3. 亚急性甲状腺炎轻症患者用哪种药物治疗
   A. 泼尼松
   B. 阿司匹林
   C. 甲巯咪唑（他巴唑）
   D. 胰岛素
   E. 丙硫氧嘧啶

参考答案：1. B　2. D　3. B

第十三章 甲状腺结节与甲状腺癌

核心问题

1. 甲状腺结节的临床表现、实验室检查和治疗。
2. 甲状腺癌的病理、临床表现、诊断和治疗。

内容精要

大部分甲状腺结节为良性腺瘤样结节或囊肿。甲状腺癌是内分泌系统最常见的恶性肿瘤，分化型甲状腺癌（DTC）占全部甲状腺癌的90%以上，早期患者预后好。未分化型甲状腺癌（ATC），侵袭性强，治疗反应及预后极差。

第一节 甲状腺结节

一、病因

1. 病因和发病机制仍不明。

2. 良性甲状腺结节包括多结节性甲状腺肿、桥本甲状腺炎、囊肿、滤泡性腺瘤等。

3. 恶性结节绝大多数为甲状腺癌，少数为原发性甲状腺淋巴瘤或转移性甲状腺癌（乳腺癌、肾癌等）。

二、临床表现

大多数甲状腺结节无任何临床症状。

主治语录：当出现压迫症状或周围组织侵犯时提示恶性结节可能。

三、实验室检查

1. 首先检测血清 TSH 水平，以判断甲状腺功能状态。

2. 细针抽吸细胞学检查，是目前术前鉴别甲状腺良恶性的“金标准”。

四、治疗

1. 对临床高度疑似恶性或 FNAC 确定为可疑恶性或恶性的结节，结节出现压迫症状，需进行手术治疗。

2. 良性的结节应长期随访并定期行甲状腺超声检查。

3. 具有自主功能的“热结节”可采用放射性碘治疗。

第二节　甲状腺癌

一、病理

1. 甲状腺乳头状癌（PTC）　占总数的 70%~90%。

（1）直径≤1cm 的 PTC 称为甲状腺微小乳头状癌（PTMC）。

（2）PTC 特征性组织病理表现包括癌组织形成乳头状结构，间质砂砾体（同心圆的钙盐沉积）和典型的癌细胞核特征（磨玻璃状核、可见核沟和核内假包涵体形成）。

（3）PTC 常呈多灶性，且易侵犯腺体内外组织，通常经淋巴系统转移，也可通过血行转移，常见部位为骨和肺。

2. 甲状腺滤泡状癌（FTC）

（1）FTC 镜下可见分化程度不同但结构尚完整的滤泡，分化差的 FTC 呈实性生长，滤泡结构很不完整，或呈筛状，瘤细胞异型性明显。

（2）FTC 主要通过血行播散转移至骨、肺和中枢神经系统。

二、临床表现

1. DTC 在临床上最常表现为甲状腺结节。

2. 少数情况下，DTC 以颈部淋巴结病理性肿大或远处转移癌为首发表现。

3. 气管受压时会出现咳嗽、气短，喉返神经受累时会出现构音障碍，食管受压时会有吞咽困难或疼痛。

4. 有远处转移者可出现相应器官受累表现。

三、诊断

DTC 术前诊断最准确的手段是超声引导下 FNAC，有条件时可将穿刺获取的细胞做分子生物学（癌基因突变或 GEC）分析以协助明确诊断。

四、治疗

1. 手术治疗　是 DTC 的首选治疗方法。PTC 常为双侧病变，故甲状腺全切除后其复发率明显降低。

主治语录：可通过术后 Tg 水平或 ^{131}I 全身扫描检查来监测有无残留病灶或复发。

2. 放射性碘治疗（^{131}I 治疗）　即使是甲状腺全切除仍可能会残留部分甲状腺组织。尤其是甲状腺床和甲状旁腺周围。因此，^{131}I 治疗是清除剩余甲状腺组织和残留肿瘤细胞的必要手段。

3. TSH 抑制治疗　DTC 术后应用 L-T_4 长期进行 TSH 抑制治疗能带来明显临床获益。

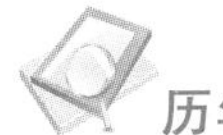

历年真题

1. 患者，男性，45 岁。发现颈部肿物 3 个月，无不适，无结核病史。查体：左颈部外侧中部触及一肿块，2.5cm 大小，活动，无压痛，甲状腺未触及结节。对该患者确诊最有意义的检查是
   A. MRI 检查
   B. PPD 检查
   C. B 超检查
   D. CT 检查
   E. 细针穿刺细胞学检查
2. 甲状腺癌预后最好的病理类型是
   A. 未分化癌
   B. 乳头状癌
   C. 髓样癌
   D. 鳞状细胞癌
   E. 滤泡状癌
3. 对甲状腺结节的诊断，首先进行的辅助检查是
   A. 放射性核素扫描
   B. 甲状腺 B 超
   C. 穿刺细胞学
   D. 颈部 MRI
   E. 颈部 CT

参考答案：1. E　2. B　3. B

第十四章 库欣综合征

核心问题

1. 库欣综合征的病因分类。

2. 本病各种类型的临床特点、诊断和鉴别诊断以及治疗。

内容精要

库欣综合征是各种病因导致肾上腺分泌过多糖皮质激素所致的疾病的总称，最多见的是ACTH分泌过多导致的库欣病。

一、分类

1. 依赖ACTH的库欣综合征

（1）库欣病：多为微腺瘤、少数为大腺瘤。

（2）异位ACTH综合征：系垂体以外肿瘤分泌大量ACTH，伴肾上腺皮质增生。

（3）异位促肾上腺皮质激素释放激素（CRH）综合征。

2. 不依赖ACTH的库欣综合征　包括：①肾上腺皮质腺瘤。②肾上腺皮质癌。③不依赖ACTH的双侧肾上腺小结节性增生，可伴或不伴Carney综合征。④不依赖ACTH的双侧肾上腺大结节性增生。

二、临床表现

1. 向心性肥胖、满月脸、多血质外貌。

2. 全身肌肉及神经系统。肌无力，下蹲后起立困难。常有不同程度的精神、情绪。

3. 皮肤表现。皮肤薄，微血管脆性增高，轻微损伤即可引起瘀斑。

4. 心血管表现。高血压常见。同时，常伴有动脉硬化和肾小球动脉硬化。

主治语录：长期高血压可并发左心室肥大、心力衰竭和脑血管意外。

5. 对感染抵抗力减弱。肺部感染多见。

6. 性功能障碍。女性患者大多出现月经减少、不规则或停经；痤疮常见；男性患者性欲降低，阴茎缩小，睾丸变软。

7. 代谢障碍。部分患者出现类固醇性糖尿病。明显的低血钾性碱中毒主要见于肾上腺皮质癌和异位 ACTH 综合征。

主治语录：病程较久者出现骨质疏松，脊椎可发生压缩畸形，身材变矮。患儿生长发育受抑制。

三、各种类型的病因及临床特点

1. 库欣病

（1）最多见垂体微腺瘤，不完全自主，可被大剂量外源性糖皮质激素抑制（大剂量地塞米松可以抑制），也受 CRH 兴奋；少数患者为大腺瘤，可有压迫占位症状。

（2）肾上腺皮质由于长期 ACTH 刺激导致双侧弥漫性增生，尤其是束状带细胞。

2. 异位 ACTH 综合征

（1）缓慢发展型：肿瘤恶性度较低，如类癌，病史可数年，临床表现及实验室检查类似库欣病。

（2）迅速进展型：肿瘤恶性度高，发展快，临床不出现典型库欣综合征表现，血 ACTH，血、尿皮质醇升高特别明显。

3. 肾上腺皮质腺瘤　男性相对较多见。起病缓慢，病情中等度。

4. 肾上腺皮质癌　病情重、进展快。呈现重度库欣综合征表现，伴显著高血压，可见低血钾性碱中毒。

5. 原发性色素沉着结节性肾上腺病　表现为不依赖 ACTH 的双侧肾上腺小结节性增生。患者血中 ACTH 低或测不到，大剂量地塞米松不能抑制。

6. 不依赖 ACTH 的肾上腺大结节性增生　双侧肾上腺增大，含有多个直径在 5mm 以上的良性结节，一般无色素沉着。

四、诊断

1. 血浆皮质醇昼夜节律　正常成年人早晨 8 时均值为（276 ± 66）nmol/L（165 ~ 441nmol/L）；下午 4 时均值为（129.6 ± 52.4）nmol/L（55 ~ 248nmol/L）；夜 12 时均值为（96.5±33.1）nmol/L（55 ~ 138nmol/L）。库欣综合征患者血皮质醇浓度早晨高于正常，晚上不明显低于清晨（表示正常的昼夜节律消失）。

2. 尿游离皮质醇多在 304nmol/24h 以上。

3. 小剂量地塞米松抑制试验

（1）每 6 小时口服地塞米松 0.5mg，或每 8 小时服 0.75mg，连服 2 天，第 2 天尿 17-羟皮质类固醇不能被抑制到对照值的 50%以下，或尿游离皮质醇不能抑制到 55nmol/24h 以下。

（2）当天午夜口服地塞米松 1mg，测第 1 天血浆皮质醇作为对照值，次日晨血浆皮质醇不能抑制到对照值的50%以下。

五、病因诊断

不同病因引起的库欣综合征的鉴别见表7-14-1。

表7-14-1　不同病因库欣综合征的实验室及影像学检查鉴别诊断

	库欣病	肾上腺皮质腺瘤	肾上腺皮质癌	异位ACTH综合征
尿17-羟皮质类固醇	一般中度增多，55~83μmol/24h	同库欣病	明显增高，110~138μmol/24h	较肾上腺癌更高
尿17-酮皮质类固醇	中度增多，约69μmol/24h	可为正常或增高	明显增高，可达173μmol/24h	明显增高，173μmol/24h以上
血、尿皮质醇	轻中度升高	轻中度升高	重度升高	较肾上腺癌更高
大剂量地塞米松抑制试验	多数能被抑制，少数不能被抑制	不能被抑制	不能被抑制	不能被抑制，少数可被抑制
血浆ACTH测定	清晨略高于正常，晚上不像正常那样下降	降低	降低	明显增高，低度恶性者可轻度增高
ACTH兴奋试验	有反应，高于正常	约50%无反应，50%有反应	绝大多数无反应	有反应，少数异位ACTH分泌量特别大者无反应
低血钾性碱中毒	严重者可有	无	常有	常有
蝶鞍X线平片	小部分患者蝶鞍扩大	不扩大	不扩大	不扩大
蝶鞍区断层摄片、CT、MRI	大多显示微腺瘤，少数为大腺瘤	无垂体瘤表现	无垂体瘤表现	无垂体瘤表现

续 表

	库欣病	肾上腺皮质腺瘤	肾上腺皮质癌	异位 ACTH 综合征
放射性碘化胆固醇肾上腺扫描	两侧肾上腺显像，增大	瘤侧显像，增大	癌侧显像，或不显影	两侧显像，增大
肾上腺超声检查、CT、MRI	两侧肾上腺增大	显示肿瘤	显示肿瘤	两侧肾上腺增大

六、鉴别诊断

1. 肥胖症　尿游离皮质醇不高，血皮质醇昼夜节律保持正常。

2. 假性库欣综合征　酗酒兼有肝损伤者可出现，临床症状，血、尿皮质醇分泌增高，不被小剂量地塞米松抑制，在戒酒1周后生化异常即消失。

3. 抑郁症　患者尿游离皮质醇、17-羟皮质类固醇、17-酮类固醇可增高，也可不被地塞米松正常地抑制，但无库欣综合征的临床表现。

七、治疗

1. 库欣病

（1）经蝶窦切除垂体微腺瘤是首选方法；大腺瘤需要经额开颅手术，往往不能完全切除，术后要加放疗。

（2）对病情严重者，宜作一侧肾上腺全切，另一侧肾上腺大部分或全切除术，术后做激素替代治疗。如不做垂体放疗，术后发生 Nelson 综合征的可能性较大，表现为皮肤黏膜色素沉着加深，血浆 ACTH 明显升高，并可出现垂体瘤或原有垂体瘤增大。

主治语录：手术放疗无效者可用阻滞肾上腺皮质激素合成的药物。

2. 肾上腺腺瘤　手术切除可根治。在肾上腺功能逐渐恢复时，可的松的剂量也随之递减，大多数患者于 6 个月至 1 年或更久可逐渐停用替代治疗。

3. 肾上腺腺癌　争取早期手术治疗，不能根治或已经转移者可用药物减少皮质醇的合成。

4. 不依赖 ACTH 的小结节性或大结节性双侧肾上腺增生　双侧肾上腺切除+替代治疗。

5. 异位 ACTH 综合征　积极治疗原发肿瘤，如能根治则库欣综合征可以缓解；不能根治需要用皮质激素合成阻滞药物（米托坦、美替拉酮、氨鲁米特、酮康唑）。

历年真题

1. 皮质醇由以下哪一部位所分泌
   A. 肾上腺皮质
   B. 肾上腺髓质
   C. 肾上腺皮质网状带
   D. 肾上腺皮质束状带
   E. 肾上腺皮质球状带
2. 关于 ACTH 分泌节律，下列哪项描述是错误的
   A. 受 CRF 调节
   B. 受血皮质醇浓度的负反馈
   C. 有早低晚高的昼夜节律
   D. 分泌为波动性
   E. 应激时分泌明显增加
3. Cushing 综合征最常见的原因是
   A. 原发性肾上腺皮质腺瘤
   B. 原发性肾上腺皮质腺癌
   C. 垂体 ACTH 分泌过多
   D. 异位 ACTH 综合征
   E. 医源性皮质醇增多症

参考答案：1. D　2. C　3. C

第十五章 原发性醛固酮增多症

核心问题

原发性醛固酮增多症的病因和病理生理、临床表现、诊断及病因诊断、治疗方法。

内容精要

由于肾上腺皮质的肿瘤或增生导致醛固酮分泌过多，引起潴钠排钾，体液容量扩增，而抑制了肾素-血管紧张素系统，表现为高血压和低血钾的临床综合征。

一、病因

1. 醛固酮瘤　多见，大多为一侧腺瘤，直径1~2cm。患者血浆醛固酮浓度与血浆ACTH的昼夜节律平行，而对血浆肾素的变化无明显反应。

2. 特发性醛固酮增多症　双侧肾上腺球状带增生，有时伴结节。病因可能与对血管紧张素Ⅱ的敏感性增强有关。

3. 糖皮质激素可治性醛固酮增多症（GRA）　由于基因异位导致醛固酮合成酶在束状带表达，受到ACTH调控。

4. 醛固酮癌　少见，为分泌大量醛固酮的肾上腺皮质癌，往往还分泌糖皮质激素、雄激素。肿瘤体积大，直径多在5cm以上。

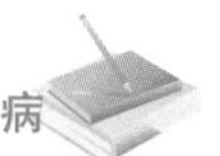

5. 异位醛固酮分泌性腺瘤或腺癌　极罕见，可发生于肾内的肾上腺残余组织或卵巢内。

二、病理生理

1. 潴钠　导致细胞外液扩张、血容量增多、高血压；细胞外液达到一定量时排钠系统启动，肾近曲小管重吸收钠减少，心钠肽分泌增多，从而使钠代谢达到近于平衡的状态。

2. 钾丢失　可导致神经、肌肉、心脏表现，碱中毒。

3. 低血钙　低钾导致碱中毒，碱中毒时血钙降低，可导致手足抽搐。

三、临床表现

1. 高血压　为最常出现的症状，随着病情进展血压逐渐升高。

2. 神经肌肉功能障碍

（1）肌无力及周期性瘫痪：常见诱因为劳累或服用促进排钾的利尿药。

（2）肢端麻木，手足搐搦：低钾时不明显，补钾后明显。

3. 肾脏表现

（1）肾小管浓缩功能减退，伴多尿，尤其夜尿多，继发口渴、多饮。

（2）常易并发尿路感染。

（3）尿蛋白增多，少数发生肾功能减退。

4. 心脏表现

（1）心电图呈低血钾图形：QT 间期延长，T 波增宽、降低或倒置，U 波明显，T、U 波相连成驼峰状。

（2）心律失常：较常见者为阵发性室上性心动过速，最严重时可发生心室颤动。

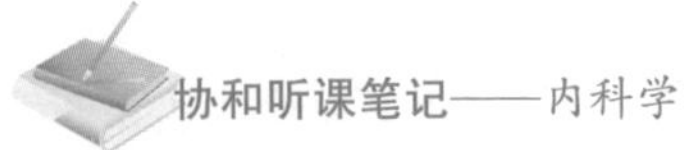

5. 其他表现　儿童患者有生长发育障碍。缺钾时胰岛素的释放减少，作用减弱，可出现糖耐量减低。

四、实验室检查

1. 血、尿生化检查

（1）低血钾：一般在2~3mmol/L，严重者更低。

（2）高血钠：血钠一般在正常高限或略高于正常。

（3）碱血症：血 pH 和 CO_2 结合力为正常高限或略高于正常。

（4）尿钾高：在低血钾条件下（<3.5mmol/L），尿钾仍在25mmol/24h 以上。

2. 尿液检查

（1）尿 pH 为中性或偏碱性。

（2）尿比重通常在1.010~1.018，少数患者呈低渗尿。

（3）部分患者有蛋白尿，少数发生肾功能减退。

3. 醛固酮测定

（1）血浆醛固酮浓度及尿醛固酮排出量受体位及钠摄入量的影响，立位及低钠时升高。

（2）严重低钾时对醛固酮分泌有抑制作用，补钾后醛固酮升高更明显。

4. 肾素、血管紧张素Ⅱ测定

（1）肾素、血管紧张素Ⅱ基础值降低。

（2）经肌内注射呋塞米并在取立位2小时后，原醛症患者兴奋值较基础值只有轻微增加或无反应。

（3）血醛固酮水平增高而肾素、血管紧张素Ⅱ水平降低为原醛症的特征，血浆醛固酮（ng/dl）/血浆肾素活性［ng/(ml·h)］比值>30提示原醛症可能性，>50具有诊断意义，此为原醛症的最佳检出试验。

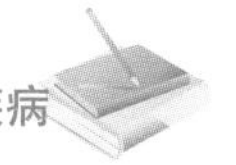

主治语录：醛固酮瘤患者肾素、血管紧张素受抑制程度较特发性原醛症更显著。

五、诊断

高血压及低血钾的患者，血浆及尿醛固酮增高，而血浆肾素活性、血管紧张素Ⅱ降低，螺内酯能纠正电解质代谢紊乱并降低高血压，则诊断可成立。

六、鉴别诊断

1. 非醛固酮所致盐皮质激素过多综合征　患者呈高血压、低血钾性碱中毒，肾素-血管紧张素系统受抑制，但血、尿醛固酮不高，反而降低。

2. Liddle 综合征　为常染色体显性遗传病。患者呈高血压、肾素受抑制，但醛固酮低，并常伴低血钾，用螺内酯无效，表明病因非盐皮质激素过多。

3. 伴高血压、低血钾的继发性醛固酮增多症　由于肾素分泌过多，如分泌肾素的肿瘤或肾脏长期缺血导致 RAS 系统活化，血管紧张素Ⅱ和醛固酮同时升高。

七、病因诊断

鉴别醛固酮瘤与特发性醛固酮增多症。

1. 动态试验　特发性醛固酮增多症患者在上午 8 时至 12 时取立位时血浆醛固酮上升明显，并超过正常人；醛固酮瘤患者在此条件下，血浆醛固酮不上升反而下降。

2. 影像学检查　可协助鉴别肾上腺腺瘤与增生，并可确定腺瘤的部位。特发性醛固酮增多症在 CT 表现为正常或双侧弥漫性增大。MRI 可用于醛固酮瘤的定位诊断。

3. 肾上腺静脉血激素测定　可做肾上腺静脉导管术，采双侧肾上腺静脉血测定醛固酮/皮质醇比值，有助于确定单侧或双侧肾上腺醛固酮分泌过多，对原醛症的分型诊断、治疗方式选择和疾病转归及预后非常重要。

八、治疗

1. 手术治疗　对醛固酮腺瘤效果好，术前低盐饮食、螺内酯准备，缓解低血钾和高血压。

2. 药物治疗

（1）对于不能手术的肿瘤患者以及特发性增生型患者，用螺内酯治疗。

（2）钙通道阻滞药可使一部分原发性醛固酮增多症患者醛固酮产生量减少，血钾和血压恢复正常。

（3）GRA 可用糖皮质激素治疗。

历年真题

1. 原发性醛固酮增多症的哪项特点可与继发性醛固酮增多症相鉴别
   A. 醛固酮高
   B. 高血压
   C. 周期性瘫痪
   D. 高血钠
   E. 醛固酮高且血管紧张素Ⅱ低
2. 对病情轻、血钾降低不明显的疑似原发性醛固酮增多症的患者，可行下列哪项检查
   A. 低钠试验
   B. 高钠试验
   C. 螺内酯试验
   D. 血钠测定
   E. 血钾测定
3. 鉴别醛固酮瘤及特发性醛固酮增多症，下列何种实验检查最有价值
   A. 血钠、血钾及二氧化碳结合率测定
   B. 血浆 18-羟皮质酮测定
   C. 血浆肾素活性测定
   D. 血浆 ACTH 测定
   E. 血浆血管紧张素Ⅱ测定

参考答案：1. E　2. B　3. B

第十六章　原发性慢性肾上腺皮质功能减退症

核心问题

原发性慢性肾上腺皮质功能减退症的病因和病理生理、实验室检查、诊断及治疗。

内容精要

原发性慢性肾上腺皮质功能减退症，又称 Addsion 病，由于双侧肾上腺破坏导致皮质激素分泌不足；继发性由于下丘脑-垂体病变（如垂体瘤、手术、放疗损伤垂体）引起。

一、病因

1. 感染　肾上腺结核为常见病因，可导致肾上腺被上皮样肉芽肿及干酪样坏死病变所替代。

2. 自身免疫性肾上腺炎　大多数患者血中可检出抗肾上腺的自身抗体。近 50%患者伴其他器官特异性自身免疫病。

3. 其他　恶性肿瘤转移、淋巴瘤、白血病浸润、淀粉样变性、双侧肾上腺切除、放射治疗破坏、肾上腺酶系抑制药长期应用、血管栓塞等。

二、临床表现

1. 最具特征性者为全身皮肤色素加深。

2. 神经、精神系统。乏力，淡漠，易疲劳，重者嗜睡、意识模糊，可出现精神失常。

3. 胃肠道系统。食欲减退，嗜咸食，胃酸过少，消化不良。

主治语录：有恶心、呕吐、腹泻者，提示病情加重。

4. 心血管系统。血压降低，心脏缩小，心音低钝；可有头晕、视物模糊、直立性晕厥。

5. 代谢障碍。可发生低血糖症状。

6. 肾。在大量饮水后可出现稀释性低钠血症。

7. 生殖系统。女性月经失调或闭经，但病情轻者仍可生育；男性常有性功能减退。

8. 对感染、外伤等各种应激的抵抗力减弱，在发生这些情况时可出现肾上腺危象。

9. 肾上腺危象

(1) 常发生于感染、创伤、手术、分娩、过劳、大量出汗、呕吐、腹泻、失水或突然中断糖皮质激素治疗等应激情况下。

(2) 表现为恶心、呕吐、腹痛或腹泻、严重脱水、血压降低、心率快、脉细弱、精神失常、常有高热、低血糖症、低钠血症，血钾可低可高。如不及时抢救，可发展至休克、昏迷、死亡。

三、实验室检查

1. 血液生化检查　可有低血钠、高血钾。

2. 血常规检查　常有正细胞正色素性贫血，少数患者合并有恶性贫血。白细胞分类示中性粒细胞减少，淋巴细胞相对增多，嗜酸性粒细胞明显增多。

3. 激素检查

（1）基础血、尿皮质醇，尿 17-羟皮质类固醇测定常降低，但也可接近正常。

（2）血浆基础 ACTH 测定明显增高，超过 55pmol/L，常介于 88~440pmol/L，继发性肾上腺皮质功能减退者 ACTH 浓度降低。

（3）ACTH 兴奋试验：患者肾上腺皮质储备功能不足，滴入 ACTH 后皮质醇无明显增加，有确诊价值。

4. 影像学检查　结核病患者 X 线平片、CT 或 MRI 检查可示肾上腺增大及钙化阴影。其他感染、出血、转移性病变 CT 也显示肾上腺增大，而自身免疫病所致者肾上腺不增大。

四、诊断

最具诊断价值者为 ACTH 兴奋试验，本病患者储备功能低下，而非本病患者经 ACTH 兴奋后，血、尿皮质类固醇明显上升（有时需连续兴奋 2~3 天）。

五、治疗

1. 基础治疗

（1）糖皮质激素替代治疗：宜模仿生理性激素分泌昼夜节律，在清晨睡醒时服全天量的 2/3，下午 4 时前服余下 1/3。

主治语录：有发热等并发症时适当加量。

（2）食盐及盐皮质激素：食盐的摄入量应充分，每天至少 8~10g。有的患者仍感头晕、乏力、血压偏低，则需加用盐皮质激素。

2. 病因治疗

（1）如有活动性结核者，应积极给予抗结核治疗。

（2）如病因为自身免疫病者，则应检查是否有其他腺体功能减退，如存在，则需做相应治疗。

3. 肾上腺危象治疗

（1）补充液体：由于盐皮质激素不足，大量失钠失水，要迅速补充生理盐水+葡萄糖控制低血糖。

（2）糖皮质激素：立即静注氢化可的松100mg，使血皮质醇浓度达到正常人在发生严重应激时的水平。以后每6小时加入补液中静滴100mg，第2、3天可减至每天300mg，分次静滴。如病情好转，继续减至每天200mg，继而100mg。呕吐停止，可进食者，可改为口服。

（3）积极治疗感染及其他诱因。

4. 外科手术或其他应激时治疗

（1）在发生严重应激时，应每天给予氢化可的松总量约300mg或更多。大多数外科手术应激为时短暂，故可在数天内逐步减量，直到维持量。

（2）较轻的短暂应激，每天给予氢化可的松100mg即可，以后酌情递减。

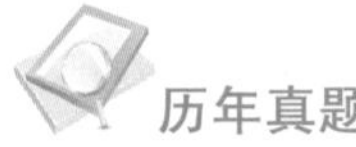

历年真题

诊断Addison病最有价值的检查结果是

A. 血清钠、氯化物降低

B. 血钾增高

C. 24小时尿17-酮类固醇及17-羟皮质醇测定低于正常

D. 空腹血糖降低

E. 淋巴细胞和嗜酸性粒细胞可增多

参考答案：C

第十七章　嗜铬细胞瘤

核心问题

嗜铬细胞瘤的病理、临床表现以及治疗。

内容精要

起源于肾上腺髓质、交感神经节或其他部位的嗜铬组织，可以持续或间断产生儿茶酚胺，引起持续性或阵发性高血压和多个器官功能、代谢紊乱。

一、病理

大多为良性；80%~90%发生于肾上腺，其他部位的最多位于腹主动脉旁；肾上腺髓质的嗜铬细胞瘤可分泌去甲肾上腺素和肾上腺素，肾上腺外的嗜铬细胞瘤只能分泌去甲肾上腺素（主动脉旁嗜铬体除外）。

二、临床表现

1. 心血管系统

（1）阵发性高血压：是本病的特征性表现。发作时血压骤升，>200/130mmHg，伴有剧烈头痛、大汗淋漓、心动过速（三联征）、面色苍白；每次一般持续数分钟；发作过后有迷走神经兴奋的表现：皮肤潮红、流口水、瞳孔缩小。

主治语录：可能发展为持续性高血压阵发性加重。

（2）持续性高血压：从阵发性发展而来，或在高血压基础上阵发性加重可能考虑本病，否则不易与高血压病鉴别；常用降压药无效，但对血管扩张药物有效；伴有交感神经兴奋表现；血压波动大、可有直立性低血压。

（3）低血压、休克：高血压和低血压、休克交替发生，血压突然降低时要考虑本病。

（4）心脏：长期后负荷增加导致肥厚、扩张、心衰；心律失常。心电图可出现穿壁性心肌梗死图形。

2. 代谢紊乱

（1）基础代谢增高：耗氧增加、发热、消瘦。

（2）糖代谢：血糖过高、糖耐量降低、糖尿病。

（3）脂代谢：脂肪分解增加、血游离脂肪酸增加。

（4）电解质代谢：少数患者可出现低钾血症，也可出现高钙血症。

3. 其他临床表现

（1）消化系统：可引起便秘，甚至肠扩张。儿茶酚胺可造成肠坏死、出血、穿孔。胆石症发生率较高。

（2）腹部肿块：少数患者在左或右侧中上腹部可触及肿块。

（3）泌尿系统：可发生肾功能减退。可出现膀胱扩张，无痛性肉眼血尿。

（4）血液系统：血容量减少，周围血中白细胞增多，有时红细胞也可增多。

（5）伴发其他疾病：如2型多发性内分泌腺瘤病、1型多发性神经纤维瘤、斑痣性错构瘤病。

三、辅助检查

1. 血、尿儿茶酚胺及其代谢产物测定　持续性高血压平时

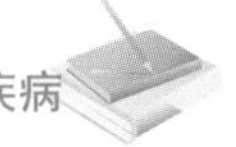

和阵发性高血压发作时可发现异常。

2. 药理试验　若阵发性患者始终不发作，可做胰高血糖素激发试验，给患者静注胰高血糖素后血儿茶酚胺升高>3倍。

3. 影像学检查

（1）必须在用α受体阻断药控制血压后进行，否则造影剂可能加重高血压。

（2）肾上腺BUS、CT、MRI、核素。

四、治疗

1. 嗜铬细胞瘤大多为良性，可手术切除获得根治；术前用口服酚苄明、哌唑嗪等α受体阻断药使血压下降，减轻心脏的负担，并使原来缩减的血管容量扩大。在手术治疗前α受体阻断药的应用一般不得少于2周。

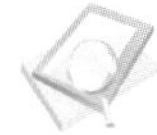

主治语录：如患者有心律失常可用β受体阻断药，使用之前必须先用α受体阻断药，否则单纯阻断β受体的血管舒张作用，血压会骤升，甚而发生肺水肿。

2. 高血压危象　静脉缓慢推注酚妥拉明，血压降低到160/100mmHg时改为滴注。

历年真题

1. 嗜铬细胞瘤发生的最常见部位是
   A. 肾脏
   B. 肾上腺皮质
   C. 交感神经节
   D. 肾上腺髓质
   E. 心脏

2. 嗜铬细胞瘤下列哪项不正确
   A. 起源于肾上腺者多见
   B. 大多为一侧性
   C. 大多为良性
   D. 不可治愈
   E. 男性较女性多见

参考答案：1. D　2. D

第十八章　原发性甲状旁腺功能亢进症

核心问题

原发性甲状旁腺功能亢进症的病因和病理生理、临床表现、诊断及其治疗。

内容精要

原发性甲状旁腺亢进症是由于甲状旁腺本身病变（肿瘤或增生）引起的甲状旁腺激素（PTH）合成与分泌过多，导致血钙增高和血磷降低。主要临床表现为反复发作的肾结石、消化性溃疡、精神改变与广泛的骨吸收。

一、病因

甲状旁腺腺瘤>增生>腺癌。

二、病理生理

1. 该病主要特点是相对血钙水平有不适当的 PTH 分泌。PTH 对骨骼和肾脏发挥直接作用，对肠道上皮细胞发挥间接作用，总的效应表现为血钙升高。

2. 骨　广泛骨吸收脱钙，导致纤维囊性骨炎。

3. 肾　PTH 促进骨基质分解，黏蛋白、羟脯氨酸等代谢产

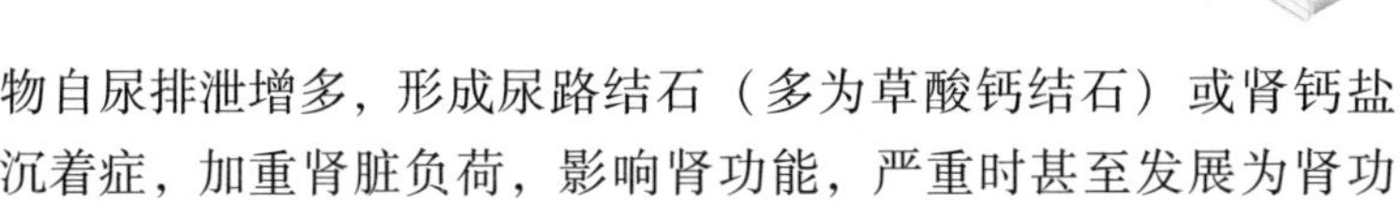

物自尿排泄增多，形成尿路结石（多为草酸钙结石）或肾钙盐沉着症，加重肾脏负荷，影响肾功能，严重时甚至发展为肾功能不全。

4. 高浓度钙离子可刺激促胃液素的分泌，形成高胃酸性多发性胃、十二指肠溃疡，还可激活胰腺导管内胰蛋白酶原，导致急性胰腺炎。

三、临床表现

1. 高钙血症

（1）中枢神经系统：记忆力减退、情绪不稳定、性格改变。

（2）神经肌肉系统：四肢近端肌无力、肌萎缩。

（3）消化系统：食欲减退、腹胀、消化不良、便秘、恶心、呕吐。

（4）软组织钙化影响肌腱、软骨等处，可引起非特异性关节痛。

（5）皮肤钙盐沉积可引起皮肤瘙痒。

2. 骨骼系统　早期骨痛、局部压痛，后期纤维囊性骨炎，表现为骨骼畸形、病理性骨折，部分患者有骨囊肿形成。

3. 泌尿系统

（1）高尿钙利尿作用：多尿、夜尿、口渴。

（2）肾结石：反复发作的肾绞痛和血尿。

（3）肾钙沉着症：逐渐导致肾功能损害。

四、辅助检查

1. 血　如多次总钙超过 2.75mmol/L 或血清游离钙超过 1.28mmol/L 应视为疑似病例。血清磷一般降低、碱性磷酸酶常增高、血氯常升高。

2. 尿　血钙升高时，尿钙常增加。尿磷常增高。

3. 血清 PTH 测定　全分子 PTH（1-84）测定是原发性甲状旁腺功能亢进症的主要诊断依据。

4. X 线检查

（1）典型表现为普遍性骨质疏松，弥漫性脱钙。

（2）头颅相显示磨玻璃样或颗粒状，少见局限性透亮区。

（3）指/趾有骨膜下吸收，皮质外缘呈花边样改变。

（4）牙周膜下牙槽骨硬板消失。

（5）纤维性囊性骨炎在骨的局部形成大小不等的透亮区，长骨骨干多见。

（6）腹部 X 线平片示肾或输尿管结石、肾钙化。

主治语录：X 线表现与病变的严重程度和病程相关。

5. 骨密度测定和骨超声速率检查　显示骨量丢失和骨强度减低。

五、诊断

1. 定性诊断

（1）患者有反复发作尿路结石、骨痛，骨骼 X 线平片有骨膜下皮质吸收、囊肿样变化、多发性骨折或畸形等症状。

（2）实验室检查有高血钙、低血磷、血清碱性磷酸酶增高、尿钙增高，诊断基本上可以确定。

（3）明确诊断需做血清 PTH 测定，并结合血清钙测定。

主治语录：血清 PTH 增高的同时伴有高钙血症是原发性甲旁亢的重要诊断依据。

2. 定位诊断　定性诊断之后，尚需颈部超声检查、放射性核素检查如 ^{99m}Tc 甲氧基异丁基异腈（MIBI）扫描、颈部和纵隔 CT 等定位诊断，这对手术治疗十分重要。

六、鉴别诊断

1. 恶性肿瘤　此类患者其血清 PTH 常降低，且常有原发恶性肿瘤的临床表现。

2. 药物　维生素 D 过量、锂剂和噻嗪类利尿药。

3. 继发性甲旁亢　血清 PTH 可明显增高，但血清钙常降低，多见于慢性肾功能不全及维生素 D 缺乏症。

七、治疗

1. 原则上手术治疗，不能手术的药物治疗。

2. 4 个腺体均增大，提示为增生，则应切除 3 个腺体，第 4 个切除 50%；一般术后给高钙饮食或口服补钙；如有纤维囊性骨炎，可能继发严重低血钙，可给予钙剂和维生素 D 制剂。

主治语录：部分患者术后长期甲旁减，需要长期补充钙剂和维生素 D。

3. 二膦酸盐对甲状旁腺功能亢进症的低骨量可起到预防或程度有限的逆转作用；西咪替丁可阻滞 PTH 合成和分泌，用于不能手术者。

4. 高钙危象

（1）甲旁亢患者血清钙>3.75mmol/L 时，可严重威胁生命，称高钙危象。

（2）静脉补充生理盐水+呋塞米，利于尿钙排泄。

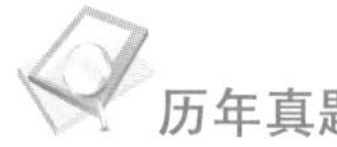

历年真题

1. 继发性甲状旁腺功能亢进症常见于哪类疾病
   A. 肾功能不全
   B. 肝功能不全
   C. 甲状旁腺腺瘤
   D. 甲状旁腺癌

E. 甲状腺腺瘤

2. 甲状旁腺功能亢进症神经系统容易出现症状的血钙浓度是

A. >2mmol/L

B. >3mmol/L

C. >4mmol/L

D. >1mmol/L

E. >0.5mmol/L

参考答案：1. A　2. B

第十九章　甲状旁腺功能减退症

核心问题

甲状旁腺功能减退症的病因和病理生理、临床表现、诊断依据以及治疗方法。

内容精要

由于PTH分泌减少、效应不足，导致的手足搐搦、癫痫样发作、低钙血症和高磷血症；长期口服钙剂和维生素D可以控制病情。

一、病因

1. PTH生成减少

（1）继发性：由于外科手术或颈部放射治疗毁损甲状旁腺所致。

（2）特发性：病因未明，可能与PTH生物合成异常或钙离子受体激活突变有关。

2. PTH分泌受抑制　严重低镁血症可暂时性抑制PTH分泌。

3. PTH作用障碍　由于PTH受体或受体后缺陷，使PTH对其靶器官（骨、肾）组织细胞的作用受阻，从而导致PTH抵抗，致甲状旁腺增生和 PTH 分泌增多，称为假性甲旁减。本病为一种遗传性疾病。

二、病理生理

1. 低血钙　破骨作用减弱，骨吸收降低；肾脏合成 1，25-（OH）$_2$D$_3$ 减少，从而肠道钙吸收减少。

2. 高血磷　肾脏对磷的排泄减少。

3. 低尿钙。

三、临床表现

1. 低钙血症增高神经肌肉应激性

（1）可出现指端或口周麻木和刺痛，手足与面部肌肉痉挛。

（2）严重时出现手足搐搦（血清钙一般<2mmol/L），典型表现为形成鹰爪状。

（3）有些轻症或久病患者不一定出现手足搐搦，主要表现为面神经叩击征（Chvostek 征）阳性、束臂加压试验阳性。

2. 神经、精神表现

（1）可出现惊厥或癫痫样全身抽搐，也可伴有喉痉挛与喘鸣。

（2）长期慢性低钙血症还可引起锥体外神经症状，包括典型的帕金森病表现。

（3）少数患者可出现颅内压增高与视盘水肿。也可伴有自主神经功能紊乱，如出汗、声门痉挛、气管呼吸肌痉挛等。

（4）慢性甲旁减患者可出现精神症状，包括烦躁、易激动、抑郁或精神病。

3. 外胚层组织营养变性　低血钙引起白内障颇为常见。

4. 其他　转移性钙化，多见于脑基底节。

四、辅助检查

1. 低血钙、高血磷；尿中钙磷降低。

2. 血 PTH 多数低于正常，血清总钙<1.88mmol/L 时，血 PTH 值应增加 5~10 倍，所以低钙血症时如血 PTH 水平在正常范围，仍属甲状旁腺功能减退。

五、诊断

本病常有手足搐搦反复发作史。Chvostek 征与 Trousseau 征阳性。实验室检查如有血钙降低（常低于 2mmol/L）、血磷增高（常高于 2mmol/L），且能排除肾功能不全者，诊断基本上可以确定。

六、鉴别诊断

1. 假性甲旁减　发育迟缓、智力异常；低钙、血 PTH 增高。注射 PTH 后尿磷不升高、cAMP 不增加。

2. 严重低镁血症　患者也可出现低血钙与手足搐搦，血清 PTH 可降低。但低镁纠正后，低钙血症迅即恢复。

七、治疗

1. 抽搐发作　即刻静注 10%葡萄糖酸钙 10~20ml，必要时可用地西泮或苯妥英钠。

2. 发作间歇期

（1）每天补充元素钙 1.0~1.5g 的药物钙，钙升高后尿磷随之下降，无须降磷药物。

主治语录：饮食中注意摄入高钙、低磷食物。

（2）症状较重患者需要补充维生素 D 制剂。

（3）缺镁时补充硫酸镁。

（4）对药物治疗无效或已发生各种并发症的甲旁减患者可考虑同种异体甲状旁腺移植。

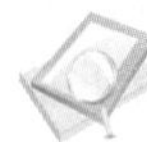

历年真题

1. 血清镁低于多少患者也可出现低钙血症与手足搐搦
   A. <0.4mmol/L
   B. <0.5mmol/L
   C. <0.6mmol/L
   D. <0.7mmol/L
   E. <0.8mmol/L
2. 甲状旁腺功能减退症每天需要补充元素钙
   A. 0.5~1.0g
   B. 1.0~1.5g
   C. 1.5~2.0g
   D. 2.0~2.5g
   E. 2.5~3.0g

参考答案：1. A 2. B

第二十章　多发性内分泌腺瘤病

核心问题

1. 多发性内分泌腺瘤病 1 型的发病机制、临床表现和治疗。

2. 多发性内分泌腺瘤病 2 型的发病机制、临床表现和治疗。

内容精要

多发性内分泌腺瘤病（MEN）为一组遗传性多种内分泌器官发生肿瘤综合征的总称，有 2 个或 2 个以上的内分泌腺体累及。MEN 可分为两种类型：MEN1 及 MEN2。

第一节　多发性内分泌腺瘤病 1 型

一、发病机制

1. MEN1 基因为一抑瘤基因，基因缺陷的性质多样化，并覆盖整个基因，常产生一截短并失去功能的多发性内分泌腺瘤蛋白（menin）。

2. MEN1 另一等位基因也发生缺失，MEN1 两个等位基因功能均丧失，导致细胞增殖，发生肿瘤。

二、临床表现

1. 甲状旁腺功能亢进症　为 MEN1 中最常见并最早出现的病变。

2. 肠胰内分泌瘤　包括胃泌素瘤、胰岛素瘤等。

3. 垂体瘤　发生率约为 25%，大多为催乳素瘤，其次为生长激素瘤、无功能垂体瘤。

4. 肾上腺腺瘤及其他病变　分泌皮质醇的腺瘤可见于 MEN1。

三、治疗

手术是首选方案。MEN1 中甲状旁腺功能亢进症的治疗为切除 3 个甲状旁腺，另一个切除一半，留下半个甲状旁腺，也有主张做 4 个甲状旁腺全切除。

第二节　多发性内分泌腺瘤病 2 型

MEN2 为一常染色体显性遗传病。MEN2 可分为两种独立的综合征：MEN2A（又称 Sipple 综合征）以及 MEN2B。

一、发病机制

MEN2 的发病机制系 *ret* 原癌基因（RET）发生突变所致。

二、临床表现

1. 甲状腺髓样癌（MTC）　为 MEN2 中最常见并最早出现的病变。MEN2B 中的 MCT 在家族性病例中病情最重、发生最早（常在 5 岁前即出现）、进展最快。

2. 嗜铬细胞瘤　约见于50%的MEN2患者，多位于肾上腺，常为双侧性，恶性者少见。

3. 甲状旁腺功能亢进症　约见于25%的MEN2A患者，而于MEN2B中较少见。MEN2中的甲旁亢较MEN1经外科手术后疗效较好。

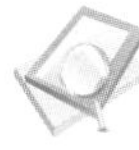主治语录：MEN2B患者呈现一些不见于MEN2A的临床表现，包括一些部位黏膜神经瘤，舌、唇、眼睑及胃肠道，类Marfan综合征体态（胸廓凹陷、肢体细长等）。

三、治疗

MEN2中的甲状腺髓样癌，由于其病变为多中心性，应做全部甲状腺切除术及中心性淋巴结切除；如同时存在嗜铬细胞瘤，应先切除嗜铬细胞瘤。

历年真题

多发性内分泌腺瘤病1型和2型均可出现下列哪一项表现

A. 垂体瘤

B. 甲状旁腺功能亢进

C. 胰岛细胞瘤

D. 嗜铬细胞瘤

E. 甲状腺髓样癌

参考答案：B

第二十一章　伴瘤内分泌综合征

核心问题

伴瘤内分泌综合征的特点、诊断。

内容精要

恶性肿瘤可通过产生激素而导致相应临床表现的出现，称为伴瘤内分泌综合征，又称异位激素综合征。异位激素主要为多肽激素。

一、伴瘤内分泌综合征的诊断

1. 肿瘤和内分泌综合征同时存在，而肿瘤又非发生于正常时分泌该激素的内分泌腺。

2. 肿瘤伴血或尿中激素水平异常升高。

3. 激素分泌呈自主性，不能被正常的反馈机制所抑制。

4. 排除其他可引起有关综合征的原因。

5. 肿瘤经特异性治疗（如手术、化疗、放疗等）后，激素水平下降。内分泌综合征症状缓解。

二、伴瘤高钙血症

1. 恶性肿瘤可通过 3 种机制引起高钙血症。①肿瘤异位产生甲状旁腺激素相关蛋白（PTHrP），此型最多见。②骨化三醇的产生增多。③骨转移，为恶性肿瘤引起高钙血症的重要原因，与体液因子有关。

2. 无骨转移而伴高钙血症的肿瘤最多见者为鳞状细胞肺癌、肾腺癌。

3. 治疗主要争取及早切除原发肿瘤，或用放疗、化疗。治疗高钙血症应增加进水量，静脉滴注生理盐水。

三、异位 ACTH 综合征

本综合征有两种类型。

1. 第一型　主要为燕麦细胞肺癌，多见于男性，病情重，进展快。

2. 第二型　主要是肺、胰、肠类癌，还有嗜铬细胞瘤，病程较长，病情较轻。

四、异位抗利尿激素综合征

1. 常见于肺癌，主要是燕麦细胞癌和未分化小细胞癌，鳞状细胞癌、腺棘皮癌也可引起。

2. 出现稀释性低钠血症。

3. 治疗包括原发肿瘤的治疗和低钠血症的纠正。

五、伴瘤低血糖症

1. 许多胰外肿瘤可伴发低血糖症。最常见的有两类：第一类为低度恶性或良性的结缔组织肿瘤，包括纤维肉瘤、间皮瘤、神经纤维瘤；第二类为原发性肝癌。

2. 发作时血糖甚低，但血胰岛素含量也低，因此与胰岛素瘤有别。

六、异位人绒毛膜促性腺激素综合征

1. 产生异位 hCG 的肿瘤有肺部肿瘤（表皮样癌、分化不良小细胞癌、小支气管肺泡癌）、肝母细胞癌、肾癌、肾上腺皮质癌。

2. 在男孩引起性早熟，在成年男性引起男子乳腺发育，在成年女性一般不引起症状，有时可致不规则子宫出血。高浓度 hCG 可激活 TSH 受体而引起甲状腺功能亢进症。

七、非垂体肿瘤所致肢端肥大症

1. 分泌 GHRH 的肿瘤主要为类癌，其次为胰岛细胞瘤。

2. 临床表现与垂体性肢端肥大症无明显区别。约 90%产生 GHRH 的类癌位于胸腔内。

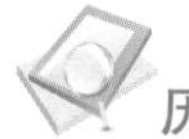

历年真题

异位抗利尿激素综合征常见于

A. 胸腺癌

B. 胰腺癌

C. 肺癌

D. 膀胱癌

E. 前列腺癌

参考答案：C

第二十二章　糖　尿　病

核心问题

1. 糖尿病的分类、常见并发症、临床表现和诊治。

2. 糖尿病酮症酸中毒的病因和病理生理。

3. 高渗高血糖综合征和糖尿病酮症酸中毒的临床表现、诊断依据和治疗原则。

内容精要

糖尿病（DM）是一组由多病因引起以慢性高血糖为特征的代谢性疾病，是由于胰岛素分泌和/或利用缺陷所引起。病情严重或应激时可发生急性严重代谢紊乱，如糖尿病酮症酸中毒（DKA）、高渗高血糖综合征。

第一节　糖　尿　病

一、糖尿病分型

（一）1型糖尿病

胰岛β细胞的破坏，引起胰岛素绝对缺乏。

1. 免疫介导性　（1A）急性型及缓发型。
2. 特发性　（1B）无自身免疫证据。

（二）2型糖尿病

从以胰岛素抵抗为主伴胰岛素进行性分泌不足，到以胰岛素进行性分泌不足为主伴胰岛素抵抗。

（三）其他特殊类型糖尿病

具有明确病因的糖尿病（如胰岛β细胞功能的基因缺陷、胰腺外分泌疾病等）。

（四）妊娠糖尿病（GDM）

指妊娠期间发生的不同程度的糖代谢异常。大部分妇女分娩后血糖恢复正常。

二、临床表现

（一）基本临床表现

1. 代谢紊乱症状群

（1）三多一少：多饮、多尿、多食、消瘦。

（2）多尿：高尿糖导致渗透性利尿。

（3）多饮：缺水导致口渴多饮。

（4）消瘦：由于胰岛素缺乏，蛋白质分解增加呈负氮平衡、脂肪分解。

（5）多食：为了补偿损失的糖，患者感饥饿和多食。

（6）可有皮肤瘙痒，尤其外阴瘙痒。

（7）血糖升高较快时可使眼房水、晶状体渗透压改变而引起屈光改变致视物模糊。

2. 并发症和/或伴发病　见下文。

（二）常见类型糖尿病的临床特点

1 型糖尿病和 2 型糖尿病的鉴别要点见表 7-22-1。

表 7-22-1　1 型糖尿病和 2 型糖尿病的鉴别要点

	1 型糖尿病	2 型糖尿病
年龄	多<30 岁	多>40 岁
起病	多急剧	缓慢
三多一少	典型	不典型或无症状
并发症	易发生酮症酸中毒	不易发生酮症酸中毒，50 岁以上易发生高渗性昏迷
并发肾病	主要死因	5%~10%
并发心血管病	较少	主要死因
并发脑血管病	较少	较多
胰岛素及 C 肽释放试验	低下或缺乏	峰值延迟或不足
胰岛素治疗及反应	对胰岛素敏感	对胰岛素抵抗

三、并发症

（一）急性严重代谢紊乱

指 DKA 和高渗高血糖综合征，见下文。

（二）感染性疾病

1. 肾盂肾炎和膀胱炎多见于女性患者，容易反复发作。

2. 疖、痈等皮肤化脓性感染可反复发生，有时可引起脓毒血症。

3. 皮肤真菌感染如足癣、体癣也常见。

4. 真菌性阴道炎和巴氏腺炎是女性患者常见并发症，多为白念珠菌感染所致。

5. 糖尿病合并肺结核的发生率显著增高。

（三）慢性并发症

1. 糖尿病肾病

（1）T1DM 的主要死因。常见于病史>10 年的患者。

（2）病理改变：①结节性肾小球硬化型，有高度特异性。②弥漫性肾小球硬化型，最常见。③渗出性病变。

主治语录：肾活检所见组织学改变与临床表现和肾功能损害程度之间缺乏恒定的相关性。

（3）分期

1）Ⅰ期：肾小球超滤过是此期最突出特征，肾体积增大。

2）Ⅱ期：肾小球毛细血管基底膜（GBM）增厚及系膜基质轻度增宽；尿清蛋白排泄率（UAER）多数正常。

3）Ⅲ期：早期糖尿病肾病期。UAER 持续在 20～200μg/min，GFR 仍高于正常或正常。

4）Ⅳ期：临床糖尿病肾病期。UAER>200μg/min，GFR 下降；可伴有水肿和高血压；部分患者可表现为肾病综合征。

5）Ⅴ期：尿毒症，多数肾单位闭锁；UAER 降低，血肌酐升高，血压升高。

2. 糖尿病视网膜病变　多见于病程超过 10 年的患者。

（1）Ⅰ期：微血管瘤、小出血点。

（2）Ⅱ期：出现硬性渗出。

（3）Ⅲ期：出现棉絮状软性渗出。

（4）Ⅳ期：新生血管形成、玻璃体积血。

（5）Ⅴ期：纤维血管增殖、玻璃体机化。

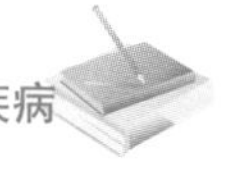

（6）Ⅵ期：牵拉性视网膜脱离、失明。

3. 动脉粥样硬化性心血管疾病（ASCVD）　动脉粥样硬化主要侵犯主动脉、冠状动脉、脑动脉、肾动脉和肢体动脉等，引起冠心病、缺血性或出血性脑血管病、肾动脉硬化、肢体动脉硬化等。

4. 神经系统并发症

（1）中枢神经系统并发症：①伴随严重 DKA、高渗高血糖综合征或低血糖症出现的神志改变。②缺血性脑卒中。③脑老化加速及老年性痴呆等。

（2）周围神经病变：①远端对称性多发性神经病变，首先出现手套、袜套样感觉异常；晚期累及运动神经可有肌无力、肌萎缩。②局灶性单神经病变。③非对称性的多发局灶性神经病变。④多发神经根病变（糖尿病性肌萎缩），典型表现为初起股、髋和臀部疼痛，后骨盆近端肌群软弱、萎缩。

（3）自主神经病变：临床表现为胃轻瘫、腹泻、便秘、尿潴留、阳痿等。

5. 糖尿病足　轻者表现为足部畸形、皮肤干燥和发凉、胼胝（高危足）；重者可出现足部溃疡、坏疽。

6. 其他

（1）可引起视网膜黄斑病、白内障、青光眼、屈光改变、虹膜睫状体病变等。

（2）口腔疾病，皮肤病变，抑郁、焦虑和认知功能损害。

四、实验室检查

1. 尿糖测定　阳性不一定是糖尿病（妊娠时肾糖阈降低），阴性不能排除（并发肾脏病变时，肾糖阈升高，虽然血糖升高，但尿糖阴性）。

2. 血糖测定　空腹血糖、餐后血糖、随机血糖等。

3. 口服葡萄糖耐量（OGTT） 应在无摄入任何热量8小时后，清晨空腹进行，成年人口服75g无水葡萄糖，溶于250~300ml水中，5~10分钟内饮完，测定空腹及开始饮葡萄糖水后2小时静脉血浆葡萄糖。

4. 糖化血红蛋白（HbA1c） 反映患者近8~12周平均血糖水平。

5. 糖化血浆清蛋白 反映患者近2~3周内平均血糖水平。

6. 胰岛β细胞功能检查

（1）胰岛素释放试验：正常人空腹基础血浆胰岛素为35~145pmol/L（5~20mU/L），口服75g无水葡萄糖后，血浆胰岛素在30~60分钟上升至高峰，峰值为基础值的5~10倍，3~4小时恢复到基础水平。

（2）C肽释放试验：正常人空腹基础值不小于400pmol/L，高峰时间同上，峰值为基础值的5~6倍。

五、诊断标准

WHO糖尿病专家委员会（1999）提出的诊断和分类见表7-22-2和表7-22-3。

表7-22-2 糖尿病诊断标准

诊断标准	静脉血浆葡萄糖水平（mmol/L）
（1）糖尿病症状加随机血糖	≥11.1
或	
（2）空腹血糖	≥7.0
或	
（3）OGTT2小时血糖（2hPG）	≥11.1

注：若无典型“三多一少”的症状，需再测一次予证实，诊断才能成立。随机血糖不能用来诊断IFG或IGT。

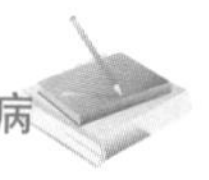

表 7-22-3　糖代谢状态分类

糖代谢分类	静脉血浆葡萄糖（mmol/L）	
	空腹血糖（FPG）	糖负荷后 2 小时血糖（2hPPG）
正常血糖（NGR）	<6.1	<7.8
空腹血糖受损（IFG）	6.1～<7.0	<7.8
糖耐量减低（IGT）	<7.0	7.8～<11.1
糖尿病（DM）	≥7.0	≥11.1

六、治疗

（一）糖尿病健康教育

重要的基础管理措施。

（二）医学营养治疗

1. 合理控制总热量

（1）理想体重的估算公式为：理想体重（kg）= 身高（cm）-105。

（2）卧床时每天每千克理想体重给予能量 15～20kcal，休息状态下 25～30kcal，轻体力劳动 30～35kcal，中度体力劳动 35～40kcal，重体力劳动 40kcal 以上。

2. 营养物质分配

（1）碳水化合物供给量应占总热量的 50%～60%。

（2）蛋白质摄入量应占总热量的 15%～20%。

（3）每天脂肪摄入量占总热量的 25%～30%，胆固醇摄入量<300mg/d。

（4）膳食纤维的摄入量为 25～30g/d。每天摄入食盐应限制在 6g 以下。戒烟限酒。

3. 合理餐次分配　可按每天三餐分配为 1/5、2/5、2/5 或

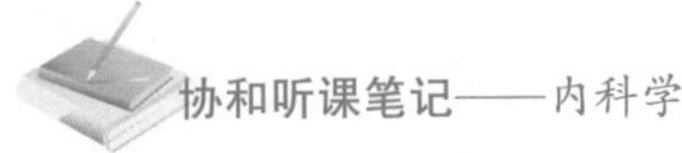

1/3、1/3、1/3 等模式。

（三）运动治疗

1. 对 T2DM 患者，尤其是肥胖患者，适当运动有利于控制血糖和体重。建议每周 150 分钟中等强度运动。

2. T1DM 患者为避免血糖波动过大，体育锻炼宜在餐后进行。

3. 血糖 > 14 ~ 16mmol/L、近期频繁发作低血糖或者血糖波动较大、有糖尿病急性并发症和严重心、脑、眼、肾等慢性并发症者暂不适宜运动。

（四）病情监测

建议患者应用便携式血糖仪进行自我血糖监测（SMBG）。

（五）高血糖的药物治疗

1. 口服降糖药物

（1）磺脲类（SU）

1）代表药物：格列本脲、格列吡嗪等。

2）作用机制：刺激 β 细胞分泌胰岛素。

3）适应证：主要选择应用于新诊断的 T2DM 非肥胖患者、用饮食和运动治疗血糖控制不理想时。

4）禁忌证：T1DM，有严重并发症或 β 细胞功能很差的 T2DM，儿童糖尿病，孕妇、哺乳期妇女，大手术围术期，全胰腺切除术后，对 SU 过敏或有严重不良反应者等。

5）不良反应：低血糖反应；体重增加；皮肤过敏反应；消化系统，上腹不适、食欲减退等，偶见肝功能损害、胆汁淤滞性黄疸；心血管系统，可减弱心肌缺血的预处理能力。

（2）非磺脲类促胰岛素分泌药

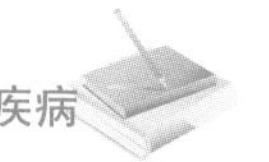

1）作用机制与磺脲类药物相似，但是作用短而快，主要适用于单纯饮食控制疗效不佳的2型糖尿病患者，不良反应是轻微低血糖和体重增加。

2）代表药物：瑞格列奈、那格列奈。

（3）双胍类

1）代表药物：二甲双胍。

2）作用机制：主要药理作用是通过抑制肝葡萄糖输出，改善外周组织对胰岛素的敏感性、增加对葡萄糖的摄取和利用而降低血糖。

3）适应证：T2DM治疗一线用药，可单用或联合其他药物；T1DM，与胰岛素联合应用可能减少胰岛素用量和血糖波动。

4）禁忌证：肾功能不全；T1DM不宜单独使用本药；T2DM合并急性严重代谢紊乱、严重感染、缺氧、外伤、大手术、孕妇和哺乳期妇女等；对药物过敏或有严重不良反应者；酗酒者。

5）不良反应：消化道反应；皮肤过敏反应；乳酸性酸中毒；与胰岛素或促胰岛素分泌药联合使用时可增加低血糖发生危险；长期使用可能导致维生素B_{12}缺乏。

（4）噻唑烷二酮类（TZD，格列酮类）

1）代表药物：罗格列酮、吡格列酮。

2）作用机制：增加靶组织对胰岛素作用的敏感性而降低血糖。

3）适应证：可单独或与其他降糖药物合用治疗T2DM，尤其是肥胖、胰岛素抵抗明显者。

4）禁忌证：不宜用于T1DM、孕妇、哺乳期妇女和儿童。有心力衰竭心功能分级Ⅱ级以上、活动性肝病或转氨酶升高超过正常上限2.5倍以及严重骨质疏松和骨折病史的患者应禁用。

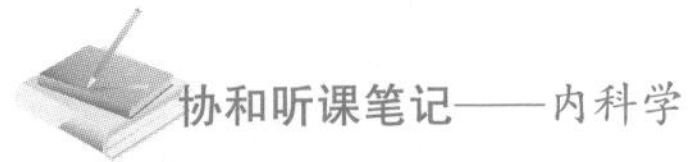

现有或既往有膀胱癌病史的患者或存在不明原因肉眼血尿的患者禁用吡格列酮。

5）不良反应：体重增加和水肿是 TZD 的常见副作用。

（5）α-葡萄糖酐酶抑制药（AGI）

1）代表药物：阿卡波糖、伏格列波糖、米格列醇。

2）作用机制：抑制葡萄糖苷酶延迟碳水化合物吸收，降低餐后高血糖。

3）适应证：适用于以碳水化合物为主要食物成分，或空腹血糖正常（或不太高）而餐后血糖明显升高者。T1DM 患者在胰岛素治疗基础上加用 AGI 有助于降低餐后高血糖。

4）禁忌证：肠道吸收甚微，通常无全身毒性反应，但肝、肾功能不全者仍应慎用。不宜用于有胃肠功能紊乱者、孕妇、哺乳期妇女和儿童。T1DM 患者不宜单独使用。

5）不良反应：常见为胃肠道反应，如腹胀、排气增多或腹泻。

主治语录：AGI 应在进食第一口食物后立即服用。

2. 胰岛素治疗

（1）适应证。①T1DM。②各种严重的糖尿病急性或慢性并发症。③手术、妊娠和分娩。④新发病且与 T1DM 鉴别困难的消瘦糖尿病患者。⑤新诊断的 T2DM 伴有明显高血糖；或在糖尿病病程中无明显诱因出现体重显著减轻者。⑥T2DM β 细胞功能明显减退者。⑦某些特殊类型糖尿病。

（2）速效胰岛素。赖脯胰岛素、门冬胰岛素、谷赖胰岛素。

（3）长效胰岛素：甘精胰岛素、地特胰岛素。

（4）多采用 3 餐前半小时注射短效胰岛素控制餐后高血糖，如清晨空腹血糖过高可于睡前注射一支中效或长效胰岛素。

（5）不良反应是低血糖反应、过敏反应。

主治语录：1型糖尿病患者夜间低血糖，早晨高血糖需要胰岛素减量。

（六）糖尿病慢性并发症的防治原则

1. 所有患糖尿病的高血压患者应该在家监测血压；血压一般应控制在130/80mmHg以下。

2. 调脂治疗的首要目标是LDL-C。LDL-C一般控制目标<2.6mmol/L，极高危患者<1.8mmol/L或较基线降低50%。

3. 小剂量阿司匹林（75~150mg/d）作为有ASCVD病史的糖尿病患者的二级预防。

4. 已有微量清蛋白尿而血压正常的早期肾脏病患者应用ACEI或ARB也可延缓肾病的进展。

5. 综合眼科检查、定期足部检查。

第二节　糖尿病酮症酸中毒

一、病因

1型糖尿病患者有自发DKA倾向，2型糖尿病患者在一定诱因下也可发生。

二、诱因

1. DKA最常见的诱因是感染。

2. 其他诱因包括胰岛素治疗中断或不适当减量、各种应激、酗酒以及某些药物（如糖皮质激素、拟交感药物等）。

三、病理生理

1. 酸中毒　β-羟丁酸、乙酰乙酸以及蛋白质分解产生的有

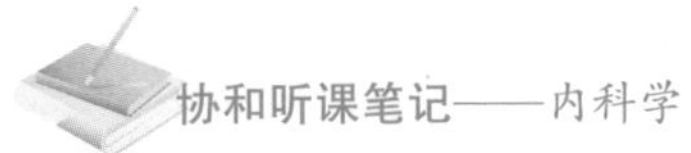

机酸增加，循环衰竭、肾脏排出酸性代谢产物减少导致酸中毒。

2. 严重失水　高血糖、高血酮和酸性代谢产物引起渗透性利尿，酮体从肺排出带走大量水分，食欲缺乏、呕吐使水分入量减少，从而引起细胞外失水；血浆渗透压增高，水从细胞内向细胞外转移引起细胞内失水。

3. 电解质平衡紊乱　渗透性利尿同时使钠、钾、氯、磷酸根等大量丢失，食欲缺乏、恶心、呕吐使电解质摄入减少，引起电解质代谢紊乱。

4. 携带氧系统失常　DKA 时，血红蛋白与氧亲和力增高，血氧解离曲线左移。酸中毒时，血氧解离曲线右移，释放氧增加（Bohr 效应），起代偿作用。

5. 周围循环衰竭和肾功能障碍　严重失水，血容量减少和微循环障碍可导致低血容量性休克。肾灌注量减少引起少尿或无尿，严重者发生急性肾衰竭。

6. 中枢神经功能障碍　严重酸中毒、失水、缺氧、体循环及微循环障碍可导致脑细胞失水或水肿、中枢神经系统功能障碍。

四、临床表现

1. 早期三多一少症状加重。

2. 酸中毒失代偿后，疲乏、食欲减退、恶心呕吐，多尿、口干、头痛、嗜睡，呼吸深快，呼气中有烂苹果味（丙酮）。

3. 后期严重失水，尿量减少、眼眶下陷、皮肤黏膜干燥，血压下降、心率加快，四肢厥冷。

4. 晚期不同程度意识障碍，昏迷。

主治语录：低钾导致麻痹性肠梗阻。

五、实验室检查

1. 尿　尿糖强阳性、尿酮阳性，可有蛋白尿和管型尿。

2. 血

（1）血糖升高，一般为 16.7～33.3mmol/L，有时可达 55.5mmol/L 以上。血酮体升高，>1.0mmol/L 为高血酮，>3.0mmol/L 提示可有酸中毒。血-β 羟丁酸升高。

（2）血实际 HCO_3^- 和标准 HCO_3^- 降低，CO_2 结合力降低，酸中毒失代偿后血 pH 下降。

（3）血钠、血氯降低，血尿素氮和肌酐常偏高。

六、诊断

1. 临床上对于原因不明的恶心、呕吐、酸中毒、失水、休克、昏迷的患者，尤其是呼吸有酮味（烂苹果味）、血压低而尿量多者，不论有无糖尿病病史，均应考虑到本病的可能性。

2. 如血糖伴酮尿和酮血症，血 pH<7.3 及/或血碳酸氢根<15mmol/L 可诊断为 DKA。

3. DKA 诊断明确后，尚需判断酸中毒严重程度：pH<7.3 或碳酸氢根<15mmol/L 为轻度；pH<7.2 或碳酸氢根<10mmol/L 为中度；pH<7.1 或碳酸氢根<5mmol/L 则为严重酸中毒。

七、治疗

1. 补液

（1）患者失水可达 10%体重，只有补足血容量后胰岛素才能有效发挥作用。

（2）补液是治疗的关键环节，在 1～2 小时内输入 0.9%氯化钠 1000～2000ml，前 4 小时输入所计算失水量 1/3 的液体。

主治语录：开始阶段血糖较高，不能输入葡萄糖。

2. 胰岛素治疗

（1）一般采用小剂量（短效）胰岛素治疗方案，即每小时给予 0.1U/kg 胰岛素，使血清胰岛素浓度恒定达到 100~200μU/ml。

（2）将短效胰岛素加入生理盐水中持续静脉滴注（应另建输液途径），亦可间歇静脉注射。

主治语录：血糖下降速度一般以每小时降低 3.9~6.1mmol/L 为宜，每 1~2 小时复查血糖。

3. 纠正电解质及酸碱平衡失调

（1）补碱指征为血 pH<7.1，HCO_3^-<5mmol/L。可用碳酸氢钠溶液。

（2）补钾应根据血钾和尿量，治疗前血钾低于正常，在开始胰岛素和补液治疗同时立即开始补钾。

4. 处理诱发病和防治并发症

（1）休克：详细检查并分析原因。

（2）严重感染：不能以有无发热或血常规改变来判断，应积极处理。

（3）心力衰竭、心律失常：可根据血压、心率、中心静脉压、尿量等调整输液量和速度，酌情应用利尿药和正性肌力药。

（4）肾衰竭：强调注意预防，治疗过程中密切观察尿量变化，及时处理。

（5）脑水肿：如经治疗后血糖有所下降，酸中毒改善，但昏迷反而加重，或虽然一度清醒又再次昏迷，或出现烦躁、心率慢而血压偏高、肌张力增高，应警惕脑水肿的可能。可给予地塞米松、呋塞米，或给予清蛋白。慎用甘露醇。

（6）急性胃扩张：可用 1.25%碳酸氢钠溶液洗胃，清除残留食物，预防吸入性肺炎。

第三节　高渗高血糖综合征

一、诱因

急性感染、外伤、手术、脑血管意外等应激状态，使用糖皮质激素、利尿药、甘露醇等药物，水摄入不足或失水，透析治疗，静脉高营养疗法等。

主治语录：主要见于老年 T2DM 患者，超过 2/3 患者原来无糖尿病病史。

二、临床表现

1. 起病缓慢，最初表现为多尿、多饮，食欲减退。
2. 渐出现严重脱水和神经精神症状，患者反应迟钝、烦躁或淡漠、嗜睡，逐渐陷入昏迷。
3. 晚期尿少甚至尿闭。

三、实验室检查

1. 血糖达到或超过 33.3mmol/L（一般为 33.3～66.8mmol/L），有效血浆渗透压达到或超过 320mmol/L（一般为 320～430mmol/L）可诊断本病。
2. 血钠正常或增高。尿酮体阴性或弱阳性，一般无明显酸中毒。

四、治疗

治疗原则同 DKA。本症失水比 DKA 更为严重，输液要更为积极小心。

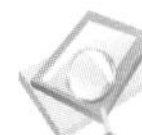

历年真题

1. 患者，男性，56岁，身高175cm，体重75kg，因2个月内体重减轻5kg而就诊，查空腹血糖7.5mmol/L，下列哪项是正确的
   A. 可诊断糖尿病
   B. 应进行75g口服葡萄糖耐量试验
   C. 可诊断继发性糖尿病
   D. 可诊断糖耐量减低
   E. 应进行100g口服葡萄糖耐量试验
2. 患者，女性，56岁，身高155cm，体重55kg，体检发现空腹血糖6.4mmol/L，下列哪项是正确的
   A. 可诊断糖尿病
   B. 应进行75g口服葡萄糖耐量试验
   C. 可排除糖尿病
   D. 应进行100g口服葡萄糖耐量试验
   E. 应做24小时尿糖定量

参考答案：1. A　2. B

第二十三章　低　血　糖

核心问题

低血糖症的病因、临床表现、诊断和治疗原则。

内容精要

患者常以交感神经兴奋和/或神经精神及行为异常为主要特点，血糖浓度更低时可以出现癫痫样发作、昏迷和死亡。一般引起低血糖症状的血浆葡萄糖阈值为2.8~3.9mmol/L。

一、病因

1. 非糖尿病患者的低血糖症

（1）引起低血糖症的药物：酒精、喹诺酮类、喷他脒、奎宁、β受体阻断药、血管紧张素转换酶抑制药和IGF-1。

（2）引起低血糖症的相关疾病：①非胰岛素介导的低血糖症常见于重症疾病所致，如肝衰竭、肾衰竭、心力衰竭、脓毒症或营养不足。②内源性高胰岛素血症，β细胞肿瘤等。③婴儿持续性高胰岛素血症性低血糖或先天性高胰岛素血症。

2. 糖尿病患者的低血糖　外源性胰岛素和刺激内源性胰岛素分泌的药物（如促胰岛素分泌药：格列本脲、格列齐特、格列吡嗪、格列美脲、瑞格列奈、那格列奈）会刺激葡萄糖的利

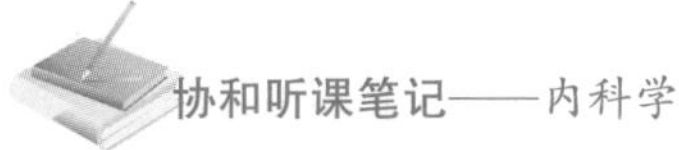

用增加，如果使用不当可引起低血糖，甚至是严重或致死性低血糖的发生。

二、临床表现

（一）症状

1. 自主神经低血糖症状　包括震颤、心悸和焦虑（儿茶酚胺介导的肾上腺素能症状），以及出汗、饥饿和感觉异常（乙酰胆碱介导的胆碱能症状）。

2. 大脑神经元低血糖症状

（1）包括认知损害、行为改变、精神运动异常，以及血糖浓度更低时出现的癫痫发作和昏迷。

（2）尽管严重的长期低血糖可导致未被注意到的糖尿病患者发生脑死亡，但绝大多数低血糖发作在葡萄糖水平升至正常后能够逆转，而罕见的致死性发作通常认为是低血糖引起室性心律失常的结果。

（二）体征

1. 面色苍白和出汗是低血糖的常见体征。

2. 心率和收缩压上升，但上升幅度不会很大。

3. 常可观察到自主神经低血糖症的表现，偶尔会发生短暂性神经功能缺陷。

4. 永久性神经功能损害可见于长期、反复严重低血糖患者和一次严重低血糖未能及时纠正的患者。

三、实验室检查

1. 血糖　正常空腹血糖值的低限一般为3.9mmol/L（70mg/dl）。

2. 血浆（或血清）胰岛素　血糖浓度低于3.0mmol/L

（55mg/dl）时，免疫化学发光分析（ICMA）测得的血浆胰岛素浓度 20.8pmol/L（3μU/ml）即提示胰岛素过量，符合内源性高胰岛素血症（如胰岛素瘤）。

3. 血浆 C 肽水平和胰岛素原　可以进一步确认内源性或外源性高胰岛素血症。对于血糖浓度降至低于 3.0mmol/L（55mg/dl）的患者，若血浆 C 肽浓度为 0.2nmol/L（0.6ng/ml），胰岛素原至少 5.0pmol/L，即可以确定为内源性高胰岛素血症。

4. 禁食试验　所有胰岛素瘤患者血浆 β-羟丁酸值均为 2.7mmol/L 或更低，而正常人的值升高。禁食 18 小时后 β-羟丁酸浓度逐渐升高提示禁食试验阴性。可用于对胰岛素和 C 肽水平处于临界范围的患者进行确诊。

四、诊断

根据低血糖典型表现（Whipple 三联征）可确定：①低血糖症状。②发作时血糖低于 2.8mmol/L。③供糖后低血糖症状迅速缓解。

五、治疗

1. 对轻度到中等度的低血糖，口服糖水、含糖饮料，或进食糖果、饼干、面包、馒头等即可缓解。

2. 重者和疑似低血糖昏迷的患者，应及时测定血糖，甚至无须血糖结果，及时给予 50%葡萄糖液 60~100ml 静脉注射，继以 5%~10% 葡萄糖液静脉滴注，必要时可加用氢化可的松 100mg 和/或胰高血糖素 0.5~1mg 肌内或静脉注射。

3. 神志不清者，切忌喂食以避免呼吸道窒息。

主治语录：联合 α-葡萄糖苷酶抑制药的患者，应使用纯葡萄糖来治疗有症状的低血糖。

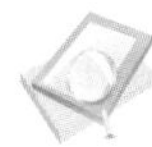

历年真题

1. 有降血糖作用的内分泌激素是
   A. 皮质醇
   B. 胰升糖素
   C. 肾上腺素
   D. 生长激素
   E. 胰岛素
2. 按临床上发病的频数，低血糖最常见的原因是
   A. 胰岛素及口服降糖药致药源性低血糖
   B. 胰岛素瘤
   C. 肝源性低血糖
   D. 特发性功能性低血糖
   E. 长期饥饿、慢性腹泻

参考答案：1. E　2. D

第二十四章　血脂异常和脂蛋白异常血症

核心问题

1. 血脂、脂蛋白和载脂蛋白的构成和代谢。
2. 血脂异常和脂蛋白异常症的治疗。

内容精要

血脂异常通常指血清中胆固醇（CH）、甘油三酯（TG）、低密度脂蛋白胆固醇（LDL-C）水平升高，高密度脂蛋白胆固醇（HDL-C）水平降低。

由于在血浆中脂质以脂蛋白的形式存在，血脂异常表现为脂蛋白异常血症。

一、血脂、载脂蛋白和脂蛋白

1. 血脂　血浆中的中性脂肪（CH 和 TG）和类脂（磷脂、糖脂、固醇、类固醇等）的总称。

2. 载脂蛋白　脂质转运的载体，参与脂代谢相关酶活性的调节及细胞膜受体的识别和结合。已发现有 20 多种载脂蛋白，按组成分为 ApoA、ApoB、ApoC、ApoD、ApoE。根据氨基酸序列的差异，每一型又分若干亚型。

3. 血浆脂蛋白　由载脂蛋白和 CH、TG、磷脂（PL）等组成的球形大分子复合物。血浆脂蛋白分为六类：乳糜微粒（CM）、极低密度脂蛋白（VLDL）、中间密度脂蛋白（IDL）、低密度脂蛋白（LDL）、高密度脂蛋白（HDL）及脂蛋白（a）[Lp（a）]。

二、脂蛋白的代谢

1. 乳糜颗粒（CM） 富含 TG；CM 的主要功能是把外源性 TG 运送到肝外组织。正常人空腹 12 小时后血清中无 CM。CM 不能进入动脉壁内，一般不引起动脉粥样硬化。

2. 极低密度脂蛋白（VLDL） 富含 TG；VLDL 的主要功能是把内源性 TG 运送到肝外组织，同时向外周组织间接或直接运送 CH。VLDL 水平升高是冠心病的危险因素。

3. 低密度脂蛋白（LDL） 由 VLDL 和 IDL 中的 TG 水解形成。主要功能是将 CH 转运到肝外组织，与 LDL 受体结合，介导 CH 的摄取和利用。

主治语录：LDL 是导致动脉粥样硬化的主要危险因素。

4. 高密度脂蛋白（HDL） HDL 的主要功能是将 CH 从周围组织转运到肝脏进行再循环或以胆酸的形式排泄，此过程称为 CH 逆转运。低 HDL-C 是 ASCVD 的独立危险因素。

5. Lp（a） Lp（a）是 ASCVD 的独立危险因素，Lp（a）>300mg/L 时，冠心病的风险显著升高。

三、血脂异常分类

（一）表型分类

世界卫生组织（WHO）根据脂蛋白的种类和严重程度将血脂异常分为 5 型见表 7-24-1。

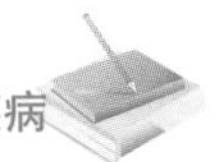

表 7-24-1　脂蛋白异常血症表型分类

类型	TC	TG	CM	VLDL	LDL	风　险
Ⅰ	↑→	↑↑	↑↑	↑↑	↑→	易发胰腺炎
Ⅱa	↑↑	→	→	→	↑↑	易发冠心病
Ⅱb	↑↑	↑↑		↑	↑	易发冠心病
Ⅲ	↑↑	↑↑	↑	↑	↓	易发冠心病
Ⅳ	↑→	↑↑	→	↑↑	→	易发冠心病
Ⅴ	↑	↑↑	↑↑	↑	↑→	易发胰腺炎

（二）病因分类

1. 原发性血脂异常　占血脂异常的绝大多数，由遗传基因缺陷与环境因素相互作用引起。

2. 继发性血脂异常　由其他疾病如甲状腺功能减退症、库欣综合征、肾病综合征等，或某些药物如利尿药、糖皮质激素等所引起的血脂异常。

（三）临床分类

临床上将血脂异常分为高 CH 血症、高 TG 血症、混合型高脂血症和低 HDL-C 血症见表 7-24-2。

表 7-24-2　血脂异常的临床分类

类　型	TC	TG	HDL-C	对应 WHO 分类
高 CH 血症	↑↑	→	→	Ⅱa
高 TG 血症	→	↑↑	→	Ⅳ、Ⅰ
混合型高脂血症	↑↑	↑↑	→	Ⅱb、Ⅲ、Ⅳ、Ⅴ
低 HDL-C 血症	→	→	↓	

四、临床表现

1. 黄色瘤、早发性角膜环和眼底改变。

2. 动脉粥样硬化。严重的高 TG 血症（>10mmol/L）可引起急性胰腺炎。

五、实验室检查

1. 基本检测项目为血浆或血清 TC、TG、LDL- C 和 HDL-C，ApoA、ApoB 对预测冠心病有一定意义。

2. 检查前应空腹（禁食 12～14 小时），最后一餐忌食高脂食物和禁酒。

六、诊断

血脂异常的诊断采用《中国成人血脂异常防治指南（2016 年修订版）》关于我国血脂合适水平及异常分层标准见表 7-24-3。

表 7-24-3 血脂异常诊断及分层标准（mmol/L）

分层	TC	LDL-C	HDL-C	非-HDL-C	TG
理想水平		<2.6		<3.4	
合适水平	<5.2	<3.4		<4.1	<1.7
边缘升高	5.2～6.19	3.4～4.09		4.1～4.89	1.7～2.29
升高	≥6.2	≥4.1		≥4.9	≥2.3
降低			<1.0		

七、治疗

（一）治疗性生活方式干预

1. 饮食控制 减少总能量摄入（每天减少 300～500kcal）。

限制 CH 摄入量（<300mg/d）。

脂肪摄入优先选择不饱和脂肪酸的食物。

2. 增加运动　每天 30 分钟中等强度代谢运动，每周 5~7 天，保持合适的体重指数（BMI 20.0~23.9kg/m^2）。

3. 其他　戒烟、限盐、限制饮酒、禁烈性酒。

（二）药物治疗

1. 他汀类　适用于高 CH 血症、混合型高脂血症和 ASCVD。

2. 肠道 CH 吸收抑制药　适用于高 CH 血症和以 TC 升高为主的混合型高脂血症，单药或与他汀类联合使用。

3. 普罗布考　适用于高 CH 血症，尤其是 HoFH 和黄色素瘤患者。

4. 胆酸螯合剂　适用于高 CH 血症和以 TC 升高为主的混合型高脂血症。

5. 贝特类　适用于高 TG 血症和以 TG 升高为主的混合型高脂血症。

6. 烟酸类　适用于高 TG 血症和以 TG 升高为主的混合型高脂血症。

7. 高纯度鱼油制剂　适用于高 TG 血症和以 TG 升高为主的混合型高脂血症。

8. 新型调脂药物　$ApoB_{100}$合成抑制剂（米泊美生）、蛋白转化酶枯草溶菌素 9（PCSK9）抑制剂、微粒体 TG 转移蛋白抑制药（洛美他派）。

9. 中药　具有调脂作用的中药有山楂、苦丁、绞股蓝、石菖蒲等，可选用具有降脂作用的中成药有血脂康、脂必妥、蒲参胶囊等。

10. 调脂药物的联合应用　他汀类与依折麦布、他汀类与贝特类、他汀与 n-3 脂肪酸。

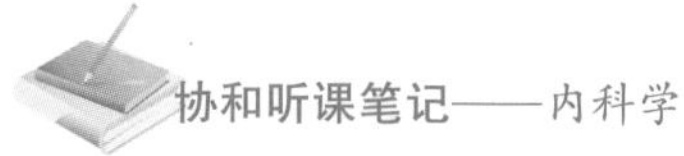

（三）其他治疗措施

脂蛋白血浆置换、手术治疗（部分回肠末段切除术、门腔静脉分流术和肝移植等）。

（四）特殊人群血脂异常的管理

1. 糖尿病　糖尿病合并血脂异常主要表现为TG升高、HDL-C降低、LDL-C升高或正常。40岁及以上糖尿病患者血清LDL- C水平应控制在2.6mmol/L以下、HDL-C在1.0mmol/L以上。用药首选他汀类药物。

主治语录：合并高TG伴或不伴低HDL-C者，可采用他汀类与贝特类药物联合应用。

2. 高血压　对于收缩压>143.5mmHg的亚组人群，他汀与降压药联合应用，使心血管危险下降更为显著。

3. 代谢综合征　代谢综合征血脂代谢紊乱的治疗目标是LDL-C<2.6mmol/L、TG<1.7mmol/L、HDL-C≥1.0mmol/L。

4. 慢性肾脏疾病（CKD）　轻、中度CKD者LDL-C<2.6mmol/L，非HDL-C<3.4mmol/L；重度CKD、CKD合并高血压或糖尿病者LDL-C<1.8mmol/L，非HDL-C<2.6mmol/L。

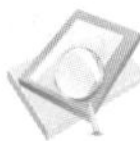

历年真题

1. 有关载脂蛋白，以下叙述错误的是
   A. 与脂质结合运转脂类
   B. 参与酶活动的调节
   C. 参与脂蛋白与细胞膜受体的识别和结合反应
   D. 均可在肝内合成
   E. 只有一种载脂蛋白
2. 认为是抗动脉粥样硬化的因子是

A. 乳糜微粒
B. 极低密度脂蛋白
C. 中间密度脂蛋白
D. 低密度脂蛋白
E. 高密度脂蛋白

参考答案：1. E 2. E

第二十五章 肥 胖 症

核心问题

肥胖症的病因和发病机制、临床表现和治疗。

内容精要

肥胖症是一种以体内脂肪过度蓄积和体重超常为特征的慢性代谢性疾病。是引起高血压、糖尿病、心脑血管病、肿瘤等慢性非传染性疾病的危险因素和病理基础。

一、病因和发病机制

肥胖发生的机制是能量摄入超过能量消耗。肥胖是遗传因素、环境因素、内分泌调节异常、炎症、肠道菌群等多种原因相互作用的结果。

二、临床表现

轻度肥胖症多无症状，中至重度肥胖症可引起气急、关节痛、肌肉酸痛、体力活动减少以及焦虑、抑郁等。

三、诊断

1. 体重指数（BMI） BMI（kg/m^2）= 体重（kg）/身高

(m^2)。BMI18.5～23.9为正常，24.0～27.9为超重，≥28.0为肥胖。

2. 理想体重　理想体重（kg）=身高（cm）-105，理想体重±10%为正常，超过理想体重10.0%～19.9%为超重，超过理想体重20.0%以上为肥胖。

3. 腰围　男性腰围≥85cm，女性腰围≥80cm作为中心性肥胖的切点。

4. 腰臀比（WHR）　臀围测量环绕臀部的骨盆最突出点的周径。WHR男性>0.9，女性>0.85诊断为中心性肥胖。

5. CT或MRI　计算皮下脂肪厚度或内脏脂肪量，是评估体内脂肪分布最准确的方法，但不作为常规检查。

四、治疗

（一）治疗性生活方式改变

1. 医学营养治疗　是肥胖的最基本治疗方法。主要是限制患者摄入的热量，使摄入热量小于消耗。关键是限制糖和脂肪的摄入量，同时供给充足的营养素。

2. 体力活动和体育运动。

（二）药物治疗

1. 肠道脂肪酶抑制药　奥利司他。

2. 兼有减重作用的降糖药物　二甲双胍。

（三）外科治疗

吸脂术、切脂术和各种减少食物吸收的手术。后者包括胃转流术、空肠回肠分流术等，仅用于重度肥胖、减重失败而又有严重并发症患者。

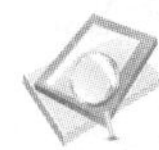

历年真题

关于肥胖症的诊断指标中尚不包括

A. 体重指数

B. 基础代谢率

C. 腰围

D. 腰/臀比

E. 内脏脂肪含量

参考答案：B

第二十六章　水、电解质代谢和酸碱平衡失常

核心问题

1. 水、钠代谢失常的临床表现、诊断和治疗。

2. 高钾血症和低钾血症的病因、临床表现及防治原则。

3. 酸碱平衡失常的概念及其分类。

内容精要

生物细胞的活动和代谢都必须在液态环境中进行。炎热、高温作业、剧烈运动、某些疾病、创伤、感染等因素可引起机体内外环境发生变化。失代偿会引起体液的代谢紊乱，造成水、电解质和酸碱平衡失调，重者可危及生命。

第一节　水、钠代谢失常

一、失水

（一）病因

1. 高渗性失水

（1）摄水不足：①昏迷、创伤、拒食、淡水供应断绝。②脑外伤、脑卒中等致渴感中枢迟钝或渗透压感受器不敏感。

（2）失水过多

1）经肾丢失：尿崩症、糖尿病酮症酸中毒、长期鼻饲、利尿药等。

2）肾外丢失：大量出汗、烧伤、哮喘持续状态等。

3）水向细胞内转移：剧烈运动、惊厥等。

2. 等渗性失水

（1）消化道丢失：呕吐、腹泻、胃肠引流或肠梗阻等致消化液丢失。

（2）皮肤丢失：大面积烧伤、剥脱性皮炎等渗出性皮肤病变。

（3）组织间液贮积：胸、腹腔炎性渗出液的引流，反复大量放胸腔积液、腹水等。

3. 低渗性失水

（1）补充水分过多：高渗性或等渗性失水时补充水分过多。

（2）肾丢失：①过量使用噻嗪类、呋塞米等排钠性利尿药。②肾小管中存在大量不被吸收的溶质（如尿素），抑制钠和水的重吸收。③失盐性肾炎、急性肾衰竭多尿期、肾小管酸中毒、糖尿病酮症酸中毒。④肾上腺皮质功能减退症。

（二）根据缺钠程度分3度

1. 轻度　血钠小于130mmol/L，尿少、口渴、头晕、尿钠极低或测不出。

2. 中度　血钠小于120mmol/L，肌肉挛痛，静脉下陷、直立性低血压、尿钠测不出。

3. 重度　血钠110mmol/L，休克及木僵等神经症状。

（三）鉴别诊断

三种失水的比较见表 7-26-1。

表 7-26-1　三种失水的比较

临床表现	高渗性失水	等渗性失水	低渗性失水
脱水外貌	不明显	较明显	很明显
口渴	明显	有	无
肌肉挛痛	无	有	有
精神状态	烦躁、谵妄	烦躁或淡漠	淡漠、嗜睡
体温	升高	正常或稍低	正常或稍低
血压	正常，严重者下降	降低	降低，严重者休克
尿量	很少	减少	正常，严重者减少
尿钠	正常	减少	明显减少
血钠	>145mmol/L	130~145mmol/L	<130mmol/L
血液浓缩	+	+~++	++~+++
血浆渗透压	>310mmol/L	正常	<280mmol/L
失水、失钠与血浆浓度	失水>失钠	平衡	失水<失钠

（四）防治

1. 补液总量

（1）已丢失量：依据原体重估算，30~40ml/kg。

（2）继续丢失量：包括生理需要量（约 1500ml/d）及继续发生的病理丢失量（如大量出汗、肺呼出、呕吐等）。

2. 补液种类

（1）高渗性失水：补水为主，补钠为辅。可补充5%葡萄糖液、5%葡萄糖氯化钠液或0.9%氯化钠液。

（2）等渗性失水：补充等渗溶液为主，首选0.9%氯化钠液。

主治语录：0.9%氯化钠液1000ml+5%葡萄糖液500ml+5%碳酸氢钠液100ml的配方更符合生理需要。

（3）低渗性失水：补充高渗液为主。

3. 补液方法

（1）补液途径：尽量口服或鼻饲，不足部分或中、重度失水者需经静脉补充。

（2）补液速度：宜先快后慢。重症者开始4~8小时内补充液体总量的1/3~1/2，其余在24~48小时补完。

（3）注意事项：①记录24小时出入液体量。②密切监测体重、血压、脉搏、血清电解质和酸碱度。③急需大量快速补液时，宜采用鼻饲法补液；经静脉补充时宜监测中心静脉压（<120mmH_2O为宜）。④宜在尿量>30ml/h后补钾，一般浓度为3g/L，当尿量>500ml/d时，日补钾量可达10~12g。⑤纠正酸碱平衡紊乱。

二、水过多和水中毒

（一）概述

1. 水过多是指机体摄入或输入水过多，以致水在体内潴留，引起血液渗透压下降和循环血量增多的一种病理状态。

2. 若过多的水进入细胞内，导致细胞内水过多则称为水中毒。

3. 水过多和水中毒是稀释性低钠血症的病理表现。

（二）病因和发病机制

抗利尿激素代偿性分泌增多；抗利尿激素分泌失调综合征（SIADH）；肾排泄水障碍；肾上腺皮质功能减退症；渗透阈重建；抗利尿激素用量过多。

（三）临床表现

1. 急性水过多和水中毒　起病急，精神神经表现突出，如头痛、精神失常、定向力障碍、共济失调、癫痫样发作、嗜睡与躁动交替出现以致昏迷。也可呈头痛、呕吐、血压增高、呼吸抑制、心率缓慢等颅内压增高表现。

2. 慢性水过多和水中毒

（1）轻度水过多仅有体重增加。

（2）当血浆渗透压低于 260mOsm/L（血钠 125mmol/L）时，有疲倦、表情淡漠、恶心、食欲减退和皮下组织肿胀等表现。

（3）当血浆渗透压降至 240～250mOsm/L（血钠 115～120mmol/L）时，出现头痛、嗜睡、神志错乱、谵妄等神经精神症状。

（4）当血浆渗透压降至 230mOsm/L（血钠 110mmol/L）时，可发生抽搐或昏迷。

主治语录：血钠在 48 小时内迅速降至 108mmol/L 以下可致神经系统永久性损伤或死亡。

（四）防治

1. 轻症水过多和水中毒　限制进水量。适当服用依他尼酸或呋塞米等袢利尿药。

2. 急重症水过多和水中毒

（1）高容量综合征：以脱水为主，减轻心脏负荷。

（2）低渗血症（特别是已出现精神神经症状者）：应迅速纠正细胞内低渗状态，严密观察心、肺功能变化。

三、低钠血症

低钠血症是指血清钠<135mmol/L 的一种病理生理状态，与体内总钠量无关。

四、高钠血症

高钠血症是指血清钠>145mmol/L，机体总钠量可增高、正常或减少。

第二节　钾代谢失常

一、钾缺乏和低钾血症

（一）概述

1. 低钾血症是指血清钾<3.5mmol/L 的一种病理生理状态。

2. 造成低钾血症的主要原因是体内总钾量丢失，称为钾缺乏症。

（二）病因、分类和发病机制

1. 缺钾性低钾血症　表现为体内总钾量、细胞内钾和血清钾浓度降低。

（1）摄入钾不足：长期禁食、偏食、食欲缺乏，每天钾的摄入量<3g，并持续 2 周以上。

（2）排除钾过多：主要经胃肠或肾丢失过多的钾。

2. 转移性低钾血症　表现为体内总钾量正常，细胞内钾增多，血清钾浓度降低。

（1）代谢性或呼吸性碱中毒或酸中毒的恢复期。

（2）使用大量葡萄糖液（特别是同时应用胰岛素时）。

（3）周期性瘫痪。

（4）急性应激状态。

（5）棉籽油或氯化钡中毒。

（6）使用叶酸、维生素 B_{12}治疗贫血。

（7）反复输入冷存洗涤过的红细胞。

（8）低温疗法使钾进入细胞内。

3. 稀释性低钾血症　见于水过多和水中毒，或过多过快补液而未及时补钾时。

（三）临床表现

1. 缺钾性低钾血症

（1）骨骼肌

1）血清钾<3.0mmol/L 时，患者感疲乏、软弱、乏力。

2）血清钾<2.5mmol/L 时，全身性肌无力，肢体软瘫，腱反射减弱或消失，甚而膈肌、呼吸肌麻痹，呼吸、吞咽困难，重者可窒息。

主治语录：病程较长者常伴肌纤维溶解、坏死、萎缩和神经退变等病变。

（2）消化系统：恶心、呕吐、食欲缺乏、腹胀、便秘、肠蠕动减弱或消失、肠麻痹等，重者肠黏膜下组织水肿。

（3）中枢神经系统：萎靡不振、反应迟钝、定向力障碍，嗜睡或昏迷。

（4）循环系统

1）早期心肌应激性增加、心动过速，可有房性、室性期前收缩。

2）重者呈低钾性心肌病，心肌坏死、纤维化。

3）心电图：T 波宽而低，QT 间期延长，出现 U 波；重者 T 波倒置，ST 段下移，出现多源性期前收缩或室性心动过速。

（5）泌尿系统

1）长期或严重失钾可致肾小管上皮细胞变性坏死，尿浓缩功能下降出现口渴多饮和夜尿多。

2）进而发生失钾性肾病，出现蛋白尿和管型尿等。

（6）酸碱平衡紊乱：代谢性碱中毒、细胞内酸中毒及反常性酸性尿。

2. 转移性低钾血症（周期性低钾血症）

（1）常在半夜或凌晨突然起病，主要表现为发作性软瘫或肢体软弱乏力，多数以双下肢为主，少数累及上肢。

（2）重者累及颈部以上部位和膈肌。

（3）1~2 小时达高峰，一般持续数小时，个别可长达数天。

主治语录：反复发作的周期性瘫痪是转移性低钾血症的重要特点。

3. 稀释性低钾血症　主要见于水过多或水中毒时。

（四）防治

1. 补钾量　参照血清钾水平，大致估计补钾量。

（1）轻度缺钾：血清钾 3.0 ~ 3.5mmol/L，可补充钾 100mmol（相当于氯化钾 8g）。

（2）中度缺钾：血清钾 2.5 ~ 3.0mmol/L，可补充钾 300mmol（相当于氯化钾 24g）。

（3）重度缺钾：血清钾 2.0 ~ 2.5mmol/L 水平，可补充钾

500mmol（相当于氯化钾 40g）。

主治语录：一般每天补钾以不超过 200mmol（相当于氯化钾 15g）为宜。

2. 补钾种类

（1）饮食：肉、青菜、水果、豆类。

（2）药物：氯化钾、枸橼酸钾、醋酸钾、谷氨酸钾等。

3. 补钾方法

（1）途径：口服补钾以氯化钾为首选，严重病例需静脉滴注补钾。

（2）速度：一般静脉补钾的速度以 20~40mmol/h 为宜，不能超过 50~60mmol/h。

（3）浓度：静注液体以含钾 20~40mmol/L 或氯化钾 1.5~3.0g/L 为宜。

4. 注意事项

（1）补钾时须检查肾功能和尿量，尿量>500ml/d 或>30ml/h 则补钾安全。

（2）将氯化钾加入葡萄糖液中静滴，可预防高钾血症。如停止静脉补钾 24 小时后血钾仍正常，可改为口服补钾（血钾 3.5mmol/L，仍缺钾约 10%）。

（3）对输注较高浓度钾溶液的患者，应持续心脏监护和每小时测定血钾，避免严重高钾血症和/或心脏停搏。

（4）钾进入细胞内较为缓慢，细胞内外的钾平衡时间约需 15 小时或更久，故应特别注意输注中和输注后的严密观察，防止发生一过性高钾血症。

（5）难治性低钾血症需注意纠正碱中毒和低镁血症。

（6）补钾后可加重原有的低钙血症出现手足搐搦，应及时补给钙剂。

（7）不宜长期使用氯化钾肠溶片，以免小肠处于高钾状态引发小肠狭窄、出血、梗阻等并发症。

二、高钾血症

（一）病因

1. 钾过多性高钾血症　一般只要肾功能正常，尿量>500ml/d，很少引起高钾血症。

（1）肾排钾减少

1）肾小球滤过率下降：少尿型急性、慢性肾衰竭。

2）肾小管排钾减少：肾上腺皮质功能减退症；低肾素性低醛固酮症，长期使用潴钾利尿药，β受体阻断药等。

（2）摄入钾过多：常因饮食钾过多、服用含钾丰富的药物、静脉补钾过多过快或输入较大量库存血或放射照射血等引起。

2. 转移性高钾血症　常由细胞内钾释放或转移到细胞外所致，但机体总钾量可增多、正常或减少。

（1）组织破坏：重度溶血、大面积烧伤、创伤、化疗、血液透析、横纹肌溶解症等。

（2）细胞膜转移功能障碍：①代谢性酸中毒。②严重失水、休克致组织缺氧。③剧烈运动、癫痫持续状态、破伤风等。④高钾性周期性瘫痪。⑤使用琥珀胆碱、精氨酸等药物。

3. 浓缩性高钾血症　严重失水、失血、休克等。

4. 假性高钾血症　试管内溶血、静脉穿刺技术不良、血小板增多、白细胞增多等。

（二）临床表现

1. 主要表现为心肌收缩功能降低、心音低钝，可使心脏停搏于舒张期。

2. 心电图

（1）血清钾>6mmol/L 时，出现基底窄而高尖的 T 波。

（2）血清钾 7~9mmol/L 时，PR 间期延长，P 波消失，QRS 波群变宽，R 波渐低，S 波渐深，ST 段与 T 波融合。

（3）血清钾>9~10mmol/L 时，出现正弦波，QRS 波群延长，T 波高尖；进而心室颤动、蠕动。

3. 血压早期升高，晚期降低，出现血管收缩等类缺血症：皮肤苍白、湿冷、麻木、酸痛等。

4. 患者疲乏无力，四肢松弛性瘫痪，腱反射消失，也可出现动作迟钝、嗜睡等中枢神经系统症状。

（三）诊断

1. 有导致血钾增高和/或肾排钾减少的基础疾病，血清钾>5.5mmol/L 即可确诊。

2. 心电图可作为诊断、病情判定和疗效观察的重要指标。

（四）防治

1. 对抗钾的心脏抑制作用　①乳酸钠或碳酸氢钠。②钙剂。③高渗盐水。④葡萄糖和胰岛素。⑤选择性 β_2 受体激动药。

2. 促进排钾

（1）经肾排钾：应用呋塞米、依他尼酸、氢氯噻嗪等。

（2）经肠排钾：常用聚磺苯乙烯交换树脂。

（3）透析疗法：适用于肾衰竭伴急重症高钾血症者。

3. 减少钾的来源

（1）停止高钾饮食或含钾药物。

（2）供给高糖高脂饮食或采用静脉营养。

（3）清除体内积血或坏死组织。

（4）避免应用库存血。

（5）控制感染，减少细胞分解。

第三节　酸碱平衡失常

一、代谢性酸中毒

1. 肾小管分泌氢离子障碍或肾小管 HCO_3^- 的重吸收能力下降引起。

2. 多数患者能耐受轻度慢性酸中毒，但如动脉血 $HCO_3^- <$ 15mmol/L，则有较明显症状，如食欲缺乏、呕吐、虚弱无力、呼吸深长等。

3. 当 GFR<25ml/min，可发生尿毒症性酸中毒。

二、代谢性碱中毒

1. 大多数是由于各种原因致肾小管 HCO_3^- 重吸收过多（如血容量不足、Cl^-或钾丧失）引起。

2. 轻者被原发病掩盖。重者呼吸浅慢，神经肌肉兴奋性增高，常有面部及四肢肌肉抽动、手足搐搦，口周及手足麻木。

3. HCO_3^-、AB、SB、BB、BE 增加；如能除外呼吸因素的影响，CO_2CP 升高有助于诊断。

三、呼吸性酸中毒

1. 呼吸功能障碍导致血 $PaCO_2$ 增高（>45mmHg）、pH 下降（<7. 35）、H^+浓度升高（>45mmol/L），发生呼吸性酸中毒。

2. 早期可出现血压增高，中枢神经系统受累，表现为躁动、嗜睡、精神错乱、扑翼样震颤等。

四、呼吸性碱中毒

1. 原发因素为过度换气。CO_2 的排出速度超过生成速度，

导致 CO_2 减少，$PaCO_2$ 下降。

2. 主要表现为换气过度和呼吸加快。

3. $PaCO_2$ 降低，除外代谢因素影响的 CO_2 结合力降低，AB<SB；失代偿期 pH 升高。

主治语录：高温、高热、高空、手术后等所致换气过度综合征易被忽视。

五、混合型酸碱平衡障碍

（一）单因素混合型酸碱平衡失常

1. 代偿性混合型酸碱平衡失常

（1）代酸伴代偿性呼碱：原发 HCO_3^- 减低，代偿导致继发性 H_2CO_3 减低，血 pH 下降（H^+浓度升高）。

（2）代碱伴代偿性呼酸：原发 HCO_3^- 增高，代偿导致继发性 H_2CO_3 增高，血 pH 升高。

（3）呼酸伴代偿性代碱：原发 $PaCO_2$ 增高，代偿导致继发性 HCO_3^- 增高，血 pH 下降。

（4）呼碱伴代偿性代酸：原发 $PaCO_2$ 减低，代偿导致继发性 HCO_3^- 减低，血 pH 升高。

2. 加重性混合型酸碱平衡失常

（1）混合型代酸，如糖尿病酮症酸中毒伴乳酸性酸中毒。

（2）混合型代碱，如低钾性碱中毒合并低氯性碱中毒。

（3）混合型呼酸，如慢性阻塞性肺疾病伴有脊柱弯曲畸形。

（4）混合型呼碱，如胸外伤伴癔症性换气过度综合征。

3. 抵消性混合型酸碱平衡失常

（1）代酸并代碱，如糖尿病酮症酸中毒伴低钾性碱中毒。

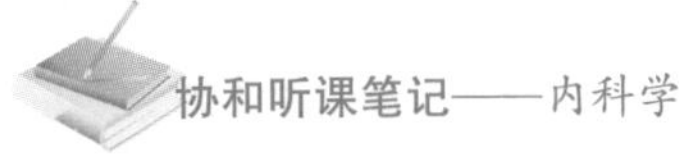

（2）呼酸并呼碱，如重症肺炎伴通气不足和高热所致的换气过度。

（二）双因素混合型酸碱平衡失常

1. 加重性混合型酸碱平衡失常

（1）代酸并呼酸，如糖尿病酮症酸中毒伴严重肺部感染时，血 pH 明显下降，HCO_3^- 减少、$PaCO_2$ 升高。

（2）代碱并呼碱时，血 pH 明显升高，HCO_3^- 增多，$PaCO_2$ 降低。

2. 抵消性混合型酸碱平衡失常

（1）代酸并呼碱时，两种酸碱平衡紊乱互相抵消，血 pH 可正常、升高或降低，但 HCO_3^- 减少，$PaCO_2$ 降低。

（2）代碱并呼酸时，两种酸碱度互相抵消，血 pH 可正常、升高或降低，但 HCO_3^- 增多，$PaCO_2$ 升高。

第四节　水、电解质代谢和酸碱平衡失常的诊断和防治注意事项

1. 正确诊断，早期防治。

2. 仔细分辨、识别、区分某表现属原发性还是继发性；紊乱是单一性的还是复合性的，是显性的还是潜在性的。分清缓急、主次、轻重，给予恰当而及时的处理，随时调整方案。

3. 严密监视心、肺、肾、循环功能和体重的变化，详细记录出入水量。

4. 检测指标的分析应充分结合临床，必要时立即复查或追踪观察。

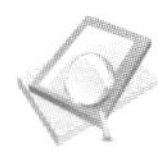

历年真题

1. 高热患者易发生
   A. 高渗性失水
   B. 低渗性失水
   C. 等渗性失水
   D. 水中毒
   E. 细胞外液丢失
2. 低渗性失水对机体最主要的影响是
   A. 酸中毒
   B. 氮质血症
   C. 循环衰竭
   D. 脑出血
   E. 神经系统功能障碍
3. 严重缺钾可导致
   A. 代谢性碱中毒
   B. 代谢性酸中毒
   C. 脑出血
   D. 神经系统功能障碍
   E. 呼吸性酸中毒

参考答案：1. A　2. C　3. A

第二十七章　高尿酸血症

核心问题

高尿酸血症的临床表现、诊断和治疗。

内容精要

尿酸为嘌呤代谢的终产物，目前将血尿酸 > 420μmol/L（7mg/dl）定义为高尿酸血症。少数患者可以发展为痛风，表现为急性关节炎、痛风肾和痛风石等临床症状与阳性体征。

一、病因

1. 尿酸盐生成增多

（1）食物引起，富含嘌呤的食物主要包括动物肝脏、肾脏、凤尾鱼等。

（2）机体内源性嘌呤的产生同样引起尿酸的升高。

（3）白血病、恶性肿瘤细胞毒性药物化疗后、溶血、横纹肌溶解。

（4）骨骼肌 ATP 大量分解，见于剧烈运动后、严重的癫痫持续状态发作后。

2. 尿酸排泄减少

（1）肾脏处理尿酸的缺陷。

（2）某些药物或物质。

（3）大量饮酒。

二、临床表现

1. 无症状期　仅有波动性或持续性高尿酸血症，从血尿酸增高至症状出现的时间可长达数年至数十年。

2. 痛风性关节炎　常常首发于第1跖趾关节，或踝、膝等关节。起病急骤，24小时内发展至高峰。

3. 痛风石　可小如芝麻，大如鸡蛋或更大，受挤压后可破溃或形成瘘管，有白色豆腐渣样排出物。

4. 肾脏病变　痛风性肾病；尿酸性肾石病。

5. 眼部病变　肥胖痛风患者常反复发生睑缘炎。在急性关节炎发作时，常伴发虹膜睫状体炎。

三、诊断

日常饮食下，非同日两次空腹血尿酸水平>420μmol/L，即可诊断为高尿酸血症。

主治语录：急性关节炎期诊断有困难者，秋水仙碱试验性治疗有诊断意义。

四、治疗

（一）一般治疗

1. 控制饮食总热量。

2. 限制饮酒和高嘌呤食物（如心、肝、肾等）的大量摄入。

3. 每天饮水2000ml以上以增加尿酸的排泄。

4. 慎用抑制尿酸排泄的药物，如噻嗪类利尿药等。

5. 避免诱发因素和积极治疗相关疾病等。

（二）高尿酸血症的治疗

1. 排尿酸药　苯溴马隆。

2. 抑制尿酸生成药物　别嘌醇、非布司他。

3. 碱性药物　碳酸氢钠。

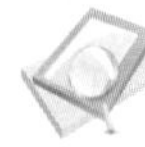

历年真题

患者，男性，32岁。多次于饮酒后关节红肿疼痛发作，累及的关节包括第1跖趾关节、踝或膝关节。该患者最可能出现的检查结果是

A. 血HLA-B27（+）

B. 血尿酸水平升高

C. X线平片示骶骨关节炎

D. 尿渗透压降低

E. 关节腔穿刺液呈脓性

参考答案：B

第二十八章　骨质疏松症

核心问题

骨质疏松症的病因和发病机制、临床表现、诊断及其治疗。

内容精要

骨质疏松症（OP）是一种以骨量降低和骨组织微结构破坏为特征，导致骨脆性增加和易于骨折的代谢性骨病。

一、分类

1. 继发性 OP　常由内分泌代谢疾病（如性腺功能减退症、甲亢、甲旁亢、库欣综合征、1 型糖尿病等）或全身性疾病引起。

2. 原发性 OP

（1）Ⅰ型：即绝经后骨质疏松症（PMOP），发生于绝经后女性。

（2）Ⅱ型：即老年性 OP，见于老年人。

二、病因

1. 骨吸收因素　性激素缺乏；活性维生素 D 缺乏和甲状旁

腺素（PTH）增高；细胞因子表达紊乱。

2. 骨形成因素　峰值骨量降低；骨重建功能衰退。

3. 骨质量下降。

4. 不良的生活方式和生活环境　如高龄、吸烟、制动、体力活动过少、酗酒等。

三、临床表现

1. 骨痛和肌无力　轻者无症状，较重患者常诉腰背疼痛、乏力或全身骨痛。

2. 骨折　常因轻微活动、创伤、弯腰、负重、挤压或摔倒后发生骨折。多发部位为脊柱、髋部和前臂。

四、诊断

确诊有赖于X线检查或BMD测定，并确定是低骨量［低于同性别PBM的1个标准差（SD）以上但小于2.5个SD］、OP（低于PBM的2.5个SD以上）或严重OP（OP伴一处或多处骨折）。

五、治疗

（一）一般治疗

补充蛋白质；补充钙剂和维生素D；加强运动；纠正不良生活习惯和行为偏差；避免使用致OP药物；对症治疗。

主治语录：元素钙和维生素D合用可增强疗效。

（二）特殊治疗

1. 性激素补充治疗

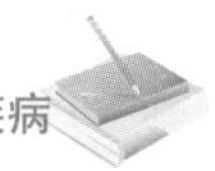

（1）雌激素：主要用于 PMOP 的预防。

（2）雄激素：用于男性 OP 的治疗。

2. 选择性雌激素受体调节药（SERM）和选择性雄激素受体调节药（SARM）　有望成为治疗老年男性 OP 的较理想药物。

3. 二膦酸盐　主要用于骨吸收明显增强的代谢性骨病（如变形性骨炎、多发性骨髓瘤、甲旁亢等）。

4. 降钙素　适用证：①高转换型 OP。②OP 伴或不伴骨折。③变形性骨炎。④急性高钙血症或高钙血症危象。

5. PTH　小剂量 PTH 可促进骨形成，增加骨量。

6. 其他药物　包括小剂量氟化钠、GH 和 IGF-1 等。

（三）OP 性骨折的治疗

治疗原则包括复位、固定、功能锻炼和抗 OP 治疗。

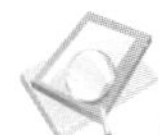

历年真题

1. 骨质疏松症最常见的症状是
   A. 腰背痛
   B. 发热
   C. 骨折
   D. 行走困难
   E. 骨骼畸形
2. 骨吸收主要由哪种细胞介导
   A. 中性粒细胞
   B. 破骨细胞
   C. 骨髓基质细胞
   D. 成骨细胞
   E. 单核-巨噬细胞

参考答案：1. A　2. B

第二十九章　性发育异常疾病

核心问题

1. 染色体性别异常疾病的特点。
2. 性腺性别分化异常疾病的特点。
3. 表型性别分化异常疾病的特点。

内容精要

性发育异常疾病（DSD）主要有染色体性别分化异常疾病、性腺性别分化异常疾病及表型性别分化异常疾病（女性假两性畸形和男性假两性畸形）。

第一节　染色体性别异常疾病

一、Klinefelter 综合征

（一）病因

克氏征的病因是性染色体异常，即患者具有两条或两条以上 X 染色体。

（二）临床表现

临床特点为小而质韧的睾丸和雄激素缺乏的表现。

（三）实验室检查

1. 激素测定　青春期前的黄体生成素（LH）、促卵泡激素（FSH）、睾酮（T）的基础水平与同龄儿童相比无差异。青春期后，患者游离 T 水平下降，LH 和 FSH 水平升高，GnRH 兴奋试验可见促性腺激素反应增强。

2. 染色体核型分析　血淋巴细胞的染色体核型分析可明确诊断。

3. 睾丸 B 超　监测双侧睾丸的平均容积为 4ml，约 1/3 的患者存在睾丸下降不良。

4. 睾丸活检　显示典型的生精小管玻璃样变性、精原细胞丧失、睾丸间质细胞假瘤样增生。

（四）诊断

典型病例根据患者睾丸小而硬、男性乳房发育、呈类无睾体型、智力发育障碍、第二性征发育不全等临床表现以及上述实验室检查，可对本病作出诊断。

（五）治疗

雄激素替代治疗。

二、Turner 综合征

（一）病因

由于 X 染色体部分或完全缺失以及结构异常所致的一种疾

病。典型 Turner 综合征的染色体核型为 45，XO。

（二）临床表现

身材矮小，原发性闭经，第二性征发育不全以及多发身体畸形。

（三）诊断

凡是女孩在儿童期生长缓慢、青春期无月经来潮且存在多发先天性躯体畸形和内脏畸形者，应考虑到该疾病的可能，尽早进行性激素的测定和染色体核型分析以明确诊断。

（四）治疗

1. 生长激素治疗。
2. 性激素替代治疗，雌激素。

三、XX 男性综合征

1. 临床表现和睾丸组织学所见类似克氏综合征，但智商、身高及四肢和躯干比例一般正常。
2. 染色体核型 46，XX。
3. 大多数患者在青春期第二性征发育不全，需要睾酮替代治疗，治疗原则参照克氏综合征。

四、真两性畸形

1. 真两性畸形是体内同时并存卵巢和睾丸两种性腺组织的一种性发育异常疾病。
2. 在婴儿期诊断的患者，可根据内外生殖器官的功能决定性别取向，年龄较大的患者应以社会性别作为抚养性别。

主治语录：46，XX 核型患者有排卵和受孕的可能。一般应作为女性抚养。

第二节　性腺性别分化异常疾病

1. 单纯性性腺发育不全　基本特点是染色体核型为 46，XX，或 46，XY，性腺为条索状结缔组织，表型为女性，身材正常或偏高，躯体畸形少见。

2. 先天性无睾症　胎儿睾丸在胚胎 8～14 周时退化，功能丧失，病因未明。患者具有正常男性染色体核型，无睾丸组织。

第三节　表型性别分化异常疾病

1. 女性假两性畸形　染色体核型为正常女性型，性腺为卵巢，生殖导管衍化器官为子宫和输卵管，而外生殖器发生了男性化改变。

2. 男性假两性畸形　染色体性别和性腺性别分化均为正常男性的个体，生殖导管和外生殖器发生了完全性或不完全性女性化。

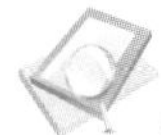

历年真题

下列哪个疾病是性腺性别分化异常疾病

A. Klinefelter 综合征

B. 先天性无睾症

C. 女性假两性畸形

D. 男性假两性畸形

E. 多囊卵巢综合征

参考答案：B

第八篇　风湿性疾病

第一章　总　　论

核心问题

风湿性疾病的实验室检查和治疗。

内容精要

风湿性疾病多数与自身免疫反应密切相关，是一组累及骨与关节及其周围软组织及其他相关组织和器官的慢性疾病。

一、体格检查

常见关节炎的关节特点和常见弥漫性结缔组织病的特异性临床表现分别见表 8-1-1 和表 8-1-2。

表 8-1-1　常见关节炎的关节特点

项　目	类风湿关节炎	强直性脊柱炎	骨关节炎	痛风性关节炎	系统性红斑狼疮
起病方式	缓	缓	缓	急骤	不定

续　表

项　目	类风湿关节炎	强直性脊柱炎	骨关节炎	痛风性关节炎	系统性红斑狼疮
常见首发部位	PIP、MCP、腕	膝、髋、踝	膝、腰、DIP	第1 MTP关节	手关节或其他部位
疼痛性质	持续，休息后加重	休息后加重，活动后减轻	活动后加重	剧烈、夜间重	不定
肿胀性质	软组织为主	软组织为主	骨性肥大	红、肿、热	软组织为主
关节变形	常见	外周关节少见；中轴关节常见	可见	少见	多无
受累关节分布	对称性多关节炎	不对称下肢大关节炎	少关节炎	负重关节明显	反复发作
脊柱炎和/或骶髂关节病变	偶有	必有，功能受损	腰椎增生，唇样变	无	无

注：PIP，近端指间关节；MCP，掌指关节；DIP，远端指间关节；MTP，跖趾关节。少关节炎指累积3个或3个以下的关节；多关节炎指累积4个以上的关节。

表8-1-2　常见弥漫性结缔组织病的临床症状和体征

病　名	临床表现
系统性红斑狼疮	颧部蝶形红斑，口腔溃疡、多关节肿痛、癫痫
原发性干燥综合征	口、眼干，腮腺肿大、猖獗龋、肢体软瘫
多发性肌炎/皮肌炎	上睑红肿，Gottron疹，颈部呈V形充血，肌无力
系统性硬化症	雷诺现象，指端缺血性溃疡，硬指，皮肤肿硬、失去弹性
肉芽肿性多血管炎	鞍鼻，可触性紫癜
大动脉炎	无脉
贝赫切特综合征	口腔溃疡、外阴溃疡、针刺反应

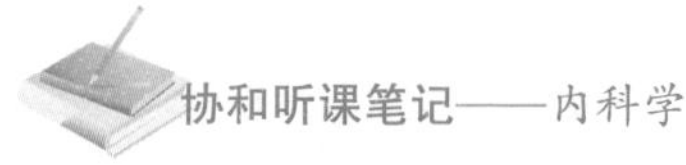

二、实验室检查

1. 抗核抗体（ANA） ANA 阳性应警惕结缔组织病的可能。

2. 类风湿因子（RF） 见于 RA、pSS、SLE、SSc 等多种 CTD，亦见于感染性疾病、肿瘤等。

3. 抗中性粒细胞胞质抗体（ANCA） 该抗体对血管炎的诊断有帮助。

4. 抗磷脂抗体（APL） 常见于抗磷脂综合征、SLE 等 CTD 及非 CTD，主要引起凝血系统改变，临床上表现为血栓形成、血小板减少和习惯性流产等。

5. 抗角蛋白抗体谱 有助于 RA 的早期诊断。

三、治疗

1. 非甾体抗炎药 抗炎、解热、镇痛。

2. 糖皮质激素 广泛用于治疗风湿性疾病，是治疗多种 CTD 的一线药物。

3. 改变病情的抗风湿药 柳氮磺吡啶、抗疟药等。

4. 生物制剂 目前应用于 RA、脊柱关节炎、SLE 等的治疗。

5. 辅助性治疗 免疫球蛋白、血浆置换、血浆免疫吸附等。

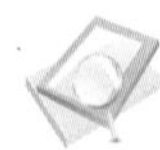

历年真题

1. 关于风湿性疾病的概念，说法正确的是
   A. 风湿性疾病就是自身免疫性疾病
   B. 风湿性疾病是指风湿性关节炎和类风湿关节炎
   C. 结缔组织病是风湿性疾病的一部分
   D. 风湿性疾病是结缔组织病的一部分
   E. 风湿性疾病就是结缔组织病

2. 风湿性疾病属于慢性疾病，它

主要累及

A. 肾脏

B. 心脏

C. 肺

D. 骨骼肌肉系统

E. 中枢神经系统

参考答案：1. C　2. D

第二章　风　湿　热

核心问题

风湿热的临床表现、实验室检查和治疗。

内容精要

风湿热（RF）是一种因A组链球菌（GAS）感染咽部引起的迟发性、非化脓性后遗症。

一、临床表现

1. 前驱症状　在典型症状出现前1~6周，常有上呼吸道感染表现。

2. 典型表现　关节炎、心脏炎、环形红斑、皮下结节、舞蹈病等。

主治语录：风湿性心脏炎有窦性心动过速、P-R间期延长和各种心律失常等改变。

二、实验室检查

1. 链球菌感染指标

（1）咽拭子培养阳性率为20%~25%。

（2）抗链球菌溶血素“O”（ASO）滴度超过 1∶400 为阳性，抗 DNA 酶 B 阳性率在 80%以上，两者联合阳性率可提高到 90%。

主治语录：以上检查只能证实患者在近期内有 GAS 感染。

2. 急性炎症反应指标与免疫学检查

（1）80%的急性期患者红细胞沉降率（ESR）增快和 C 反应蛋白（CRP）升高。

（2）抗心肌抗体（AHRA），抗 A 组链球菌菌壁多糖抗体（ASP）和外周血淋巴细胞促凝血活性试验（PCA）可以为阳性。

三、治疗

1. 一般治疗　适当休息，避免劳累和受刺激。

2. 抗生素应用　青霉素。如青霉素过敏，可改用头孢菌素类或红霉素类抗生素和阿奇霉素等。

3. 抗风湿治疗

（1）单纯关节受累，首选非甾体抗炎药，常用阿司匹林。

（2）发生心脏炎者，一般采用糖皮质激素治疗，常用泼尼松。

主治语录：单纯关节炎治疗 6～8 周，心脏炎最少治疗 12 周。

4. 舞蹈病　首选丙戊酸。

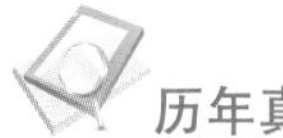

历年真题

患儿，男，10 岁。发热，关节肿痛，皮肤出现环形红斑，心率增快出现奔马律，血沉增快。经治疗上述症状、体征消失后，需预

防继发性疾病的方法是

A. 避免关节损伤

B. 忌海鲜

C. 减少体育运动

D. 长效青霉素肌内注射

E. 激素吸入维持

参考答案：D

第三章　类风湿关节炎

核心问题

类风湿关节炎的概念、病理、临床表现、诊断、治疗原则。

内容精要

类风湿关节炎（RA）是一种以侵蚀性、对称性多关节炎为主要临床表现的慢性、全身性自身免疫性疾病。基本病理改变为关节滑膜的慢性炎症、血管翳形成，并逐渐出现关节软骨和骨破坏，最终导致关节畸形和功能丧失。

一、病理

1. 急性期滑膜表现为渗出和细胞浸润。

2. 病变进入慢性期，滑膜变得肥厚，形成许多绒毛样突起，突向关节腔内或侵入到软骨和软骨下的骨质。

3. 血管炎可发生在 RA 关节外的任何组织。类风湿结节是血管炎的一种表现，结节中心为纤维素样坏死组织，周围有上皮样细胞浸润，排列成环状，外被以肉芽组织。

二、临床表现

（一）关节表现

1. 晨僵　晨起明显，活动后减轻。持续时间超过 1 小时者意义较大。

2. 关节痛与压痛　往往是最早的症状，最常出现的部位为腕、掌指关节、近端指间关节。多呈对称性、持续性。

3. 关节肿胀　常见的部位与关节痛部位相同，亦多呈对称性。

4. 关节畸形　见于较晚期患者。最为常见的关节畸形是掌指关节的半脱位、手指向尺侧偏斜和呈“天鹅颈”样及“纽扣花样”表现及腕和肘关节强直。

5. 特殊关节

（1）颈椎关节：颈痛、活动受限。最严重的表现为寰枢椎关节（C_1 ~ C_2）半脱位，可导致脊髓受压。

（2）肩、髋关节：局部痛和活动受限。髋关节往往表现为臀部及下腰部疼痛。

（3）颞颌关节：表现为讲话或咀嚼时疼痛加重，严重者有张口受限。

6. 关节功能障碍　美国风湿病学会将因本病影响生活的程度分为四级。

（1）Ⅰ级：能照常进行日常生活和各项工作。

（2）Ⅱ级：可进行一般的日常生活和某种职业工作，但参与其他项目活动受限。

（3）Ⅲ级：可进行一般的日常生活，但参与某种职业工作或其他项目活动受限。

（4）Ⅳ级：日常生活的自理和参与工作的能力均受限。

（二）关节外表现

1. 皮肤类风湿结节　其存在提示 RA 病情活动。

2. 类风湿血管炎　其皮肤表现各异，包括瘀点、紫癜、指/趾坏疽、梗死、网状青斑，病情严重者可出现下肢深大溃疡。

3. 心脏受累　心包炎最常见，多见于 RF 阳性、有类风湿结节的患者。

4. 肺

（1）肺间质病变：最常见的肺病变，主要表现为活动后气短，肺纤维化。

（2）胸膜炎：为单侧或双侧少量胸腔积液，偶为大量胸腔积液。

（3）结节样改变：肺内出现单个或多个结节，为肺内的类风湿结节的表现。

5. 眼　干眼症。

6. 神经系统　正中神经在腕关节处受压可出现腕管综合征，胫后神经在踝关节处受压可出现跗管综合征。

7. 血液系统　正细胞正色素性贫血最常见。

8. 肾　偶有轻微膜性肾病、肾小球肾炎、肾内小血管炎以及肾脏的淀粉样变等。

三、辅助检查

（一）血液学改变

轻至中度贫血。活动期患者血小板增多。白细胞及分类多正常。

（二）炎症标志物

血沉（ESR）和 C 反应蛋白（CRP）常升高，是反映病情

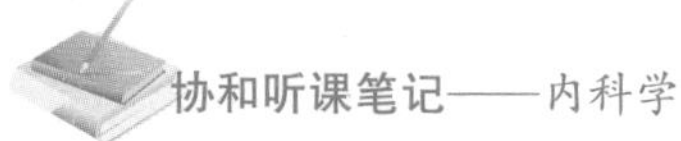

活动度的主要指标。

（三）自身抗体

1. 类风湿因子（RF） 常规工作中主要检测 IgM 型 RF。RF 阴性亦不能排除 RA 的诊断。

2. 抗瓜氨酸化蛋白抗体（ACPA）。

（四）关节滑液

在关节有炎症时滑液增多，呈淡黄色透明、黏稠状，滑液中的白细胞明显增多，达 5000～50 000/μl，约 2/3 为中性粒细胞。

（五）关节影像学检查

1. X 线 早期可见关节周围软组织肿胀影、关节附近骨质疏松（Ⅰ期）；进而关节间隙变窄（Ⅱ期）；关节面出现虫蚀样改变（Ⅲ期）；晚期可见关节半脱位和关节破坏后的纤维性和骨性强直（Ⅳ期）。

2. 关节 MRI 早期诊断。显示关节软组织病变、滑膜水肿、增生和血管翳形成，以及骨髓水肿等，较 X 线更敏感。

（六）关节镜及针刺活检

对诊断及治疗均有价值，操作简单、创伤小。

四、诊断

目前 RA 的诊断普遍采用美国风湿病学会（ACR）1987 年修订的分类标准，见表 8-3-1。

表 8-3-1 ACR1987 年修订的 RA 分类标准

分类	表现
晨僵	关节或周围晨僵持续至少 1 小时
≥3 个关节区的关节炎	医师观察到下列 14 个关节区域（两侧的近端指间关节、掌指关节、腕、肘、膝、踝及跖趾关节）中至少 3 个有软组织肿胀或积液（不是单纯骨隆起）
手关节炎	腕、掌指或近端指间关节区中，至少有一个关节区肿胀
对称性关节炎	左、右两侧关节同时受累（双侧近端指间关节、掌指关节及跖趾关节受累时，不一定绝对对称）
类风湿结节	医师观察到在骨突部位、伸肌表面或关节周围有皮下结节
血清 RF 阳性	任何检测方法证明血清中 RF 含量升高（所用方法在健康人群中阳性率<5%）
影像学改变	在手和腕的后前位像上有典型的 RA 影像学改变：必须包括骨质侵蚀或受累关节及其邻近部位有明确的骨质脱钙

注：以上 7 项中满足 4 项或者 4 项以上并除外其他关节炎者可诊断为 RA（要求第 1~4 项病程至少持续 6 周）。

五、治疗

（一）一般治疗

患者教育、休息、关节制动（急性期）、关节功能锻炼（恢复期）等。

（二）药物治疗

1. 非甾体抗炎药（NSAIDs） 具有镇痛抗炎作用。

主治语录：避免两种或两种以上 NSAIDs 同时服用。

2. 传统 DMARDs 可延缓和控制病情进展。主要有甲氨蝶喹、来氟米特、抗疟药、柳氮磺吡啶等。

3. 生物 DMARDs　TNF-α 拮抗药、IL-6 拮抗药。

4. 糖皮质激素　仅作为 DMARDs 的“桥梁治疗”。

5. 植物药制剂　如雷公藤总苷、白芍总苷、青藤碱等，对缓解关节症状有较好作用。

（三）外科治疗

包括关节置换和滑膜切除手术。

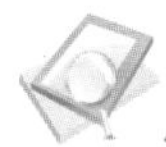

历年真题

1. 除了关节肿痛之外，对类风湿关节炎的诊断最有意义的临床表现是
   A. 肘膝部肌腱附着端痛与足跟、脚掌痛
   B. 关节隆起与受压部位有无痛性皮下结节
   C. 小腿发现紫红色痛性皮下结节
   D. 弥漫性肺间质改变伴肺内结节
   E. 双侧渗出性胸腔积液，其糖定量正常
2. 类风湿关节炎往往最早出现的关节症状是
   A. 晨僵
   B. 关节肿
   C. 关节畸形
   D. 活动障碍
   E. 关节痛

参考答案：1. B　2. E

第四章　成人 Still 病

核心问题

成人 Still 病的临床表现、实验室检查、诊断和治疗。

内容精要

成人 Still 病（AOSD）是一组病因不明的临床综合征，主要以高热、一过性皮疹、关节炎、关节痛、咽痛和白细胞增多为临床表现，常伴有肝脾大、淋巴结肿大。

一、临床表现

1. 发热　热型以持续性弛张热多见，体温最高可达 39~40℃。

2. 皮疹　多于高热时出现，热退消失，呈一过性，消退后不留痕迹。

3. 关节痛/关节炎　常与发热伴行，常见累及关节为膝和腕关节。

二、实验室检查

1. 外周血白细胞总数增多，常波动在（10 ~ 20）$\times 10^9$/L，部分患者可达 50×10^9/L，可呈类白血病反应。

2. 血小板增多，可合并正细胞正色素性贫血。

3. 骨髓粒细胞增生活跃，核左移，胞质中有中毒颗粒，但病原学培养为阴性。

4. 急性炎症时，C 反应蛋白和血沉明显增高。

5. 糖化铁蛋白在成人 Still 病中下降显著，可作为更具特异性的诊断指标。

三、诊断

1. 主要标准　发热多≥39℃并持续 1 周以上；关节炎/关节痛持续 2 周以上；典型皮疹；白细胞≥10×10^9/L 且 80%以上为中性粒细胞。

2. 次要标准　咽痛；淋巴结和/或脾大；肝功能异常；类风湿因子和抗核抗体阴性。

3. 排除标准　排除肿瘤性疾病、感染性疾病和其他风湿性疾病。

符合五条或五条以上（其中主要标准必备至少两条）可考虑诊断成人 Still 病。

四、治疗

1. 糖皮质激素是本病治疗的首选药物。

2. 非甾体抗炎药可首选用于轻型患者。

3. 免疫抑制药可有效协同糖皮质激素控制病情，是有效减少激素相关不良反应的重要药物。

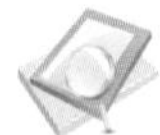

历年真题

成人 Still 最早、最常出现的症状是

A. 发热

B. 皮疹

C. 关节炎

D. 关节痛

E. 咽痛

参考答案：A

第五章　系统性红斑狼疮

核心问题

系统性红斑狼疮的临床表现、诊断以及治疗原则。

内容精要

由于体内产生大量致病性自身抗体和免疫复合物，造成组织损伤，临床可出现多个器官和系统的损害。以女性多见。

一、发病机制

目前认为主要是外来抗原（如病原体、药物等）引起人体B细胞活化。

二、病理

1. 主要病理改变为炎症反应和血管异常。

2. 受损器官的特征性改变，苏木紫小体和“洋葱皮样病变”。

三、临床表现

1. 全身表现　各种热型的发热，以低、中度热为常见，可有疲倦、乏力、体重减轻等。

2. 皮肤黏膜　皮疹，其中以鼻梁和双颧颊部呈蝶形分布的红斑最具特征性。

3. 浆膜炎　50%以上患者在急性发作期出现多发性浆膜炎。

4. 肌肉关节　关节痛。

5. 肾脏　主要表现为蛋白尿、血尿、管型尿、水肿、高血压，乃至肾衰竭。

6. 心血管　心包炎最常见。

7. 肺部　肺间质病，表现为活动后气短、干咳、低氧血症，肺功能检查常显示弥散功能下降。

主治语录：合并弥漫性肺泡出血（DAH），病情凶险，死亡率高。

8. 神经系统　狼疮脑病。

9. 消化系统　食欲减退、腹痛、呕吐、腹泻、腹水等。

10. 血液系统　活动性 SLE 中血红蛋白减少、白细胞和/或血小板减少常见。

11. 其他　抗磷脂综合征；干燥综合征；眼底病变等。

四、辅助检查

（一）一般检查

不同系统受累可出现相应的血、尿常规、肝、肾功能与影像学检查等异常。

主治语录：狼疮脑病者常有脑脊液压力及蛋白含量的升高，但细胞数、氯化物和葡萄糖水平多正常。

（二）自身抗体检查

1. 抗核抗体谱　出现在 SLE 的有 ANA、抗 dsDNA 抗体、抗可提取核抗原（ENA）。

2. 抗磷脂抗体　包括抗心磷脂抗体、狼疮抗凝物等针对自身不同磷脂成分的自身抗体。

3. 抗组织细胞抗体　抗红细胞膜抗体，现以 Coombs 试验测得。抗血小板相关抗体导致血小板减少。抗神经元抗体多见于 NP-SLE。

（三）补体

1. 目前常用的有总补体（CH50）、C3、C4 的检测。
2. 补体低下，尤其是 C3 下降是表示 SLE 活动的指标之一。

主治语录：C4 低下除表示 SLE 活动性外，尚可能是 SLE 易感性的表现。

（四）病情活动度指标

抗 dsDNA 抗体、补体、CSF 变化、蛋白尿增多和炎症指标升高。

（五）肾活检病理

对指导狼疮肾炎治疗有重要意义。

（六）X 线及影像学检查

有助于早期发现器官损害。

五、诊断

目前普遍采用美国风湿病学会（ACR）1997 年推荐的 SLE 分类标准，见表 8-5-1。该分类标准的十一项中，符合四项或四项以上者，在除外感染、肿瘤和其他结缔组织病后，可诊断为 SLE。

表 8-5-1　美国风湿病学会（ACR）1997 年推荐的 SLE 分类标准

分　类	表　现
颧部红斑	固定红斑，扁平或隆起，在两颧突出部位
盘状红斑	片状高起于皮肤的红斑，黏附有角质脱屑和毛囊栓；陈旧病变可发生萎缩性瘢痕
光过敏	对日光有明显的反应，引起皮疹，从病史中得知或医师观察到
口腔溃疡	经医师观察到口腔或鼻咽部溃疡，一般为无痛性
关节炎	非侵蚀性关节炎，累计 2 个或更多的外周关节，有压痛、肿胀或积液
浆膜炎	胸膜炎或心包炎
肾脏病变	蛋白尿>0. 5g/24d 或+++；或管型（红细胞、白血病、颗粒或混合管型）
神经病变	癫痫发作或精神病，除外药物或已知的代谢紊乱
血液学病变	溶血性贫血，或白细胞减少，或淋巴细胞减少，或血小板减少
免疫学异常	抗 dsDNA 抗体阳性，或抗 Sm 抗体阳性，或抗磷脂抗体阳性
抗核抗体	在任何时候和未用药物诱发“药物性狼疮”下，抗核抗体滴度异常

六、治疗

1. 对症治疗

（1）对发热及关节痛者可辅以非甾体抗炎药。

（2）对有高血压、血脂异常、糖尿病、骨质疏松等者应予相应的治疗。

（3）对于 SLE 神经精神症状可给予相应的降低颅内压、抗癫痫、抗抑郁等治疗。

2. 药物治疗

（1）糖皮质激素：在出现狼疮危象者应进行激素冲击治疗。

（2）免疫抑制药：诱导缓解期建议首选 CTX 或 MMF 治疗。

（3）其他：病情危重或治疗困难时，可静脉注射大剂量免疫球蛋白（IVIG）、血浆置换、造血干细胞或间充质干细胞移植等。

（4）合并抗磷脂综合征的治疗：应用阿司匹林或华法林抗血小板、抗凝治疗。

主治语录：妊娠前半年停用免疫抑制药，避免畸胎。

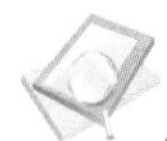

历年真题

1. 系统性红斑狼疮常见的死亡原因是
   A. 狼疮性肺炎
   B. 狼疮性心肌炎
   C. 心力衰竭
   D. 尿毒症
   E. 狼疮性脑病
2. 下列哪项不是系统性红斑狼疮活动性的指标
   A. 关节痛
   B. 血尿
   C. 溶血性贫血
   D. 血清 C3、C4 水平下降
   E. 抗 Sm 抗体阳性

参考答案：1. D　2. E

第六章　抗磷脂综合征

核心问题

抗磷脂综合征的临床表现、实验室检查、诊断和治疗。

内容精要

抗磷脂综合征（APS）是一种以反复动、静脉血栓形成、习惯性流产、血小板减少以及抗磷脂抗体持续中高滴度阳性为主要特征的非炎症性自身免疫性疾病。

一、临床表现

1. 病态妊娠　以自发性流产和死胎最常见。可发生于妊娠的任何阶段，以妊娠4~9月最多。

2. 血栓形成

（1）静脉血栓形成以深静脉血栓形成为主，以下肢深静脉血栓和肺栓塞最常见。

（2）动脉栓塞可引起脑卒中或短暂性脑缺血发作。

（3）微血管受累可表现为肾衰竭和皮肤梗死。

（4）恶性APS：同时或在1周之内出现多部位（≥3个部位）血栓形成，累及脑、肾、肝或心脏等重要脏器，出现多器官功能衰竭而死亡，形成灾难性血管闭塞。

二、实验室检查

1. 常规检查可见血小板减少、中性粒细胞减少、溶血性贫血、Fisher-Evans 综合征。

2. 特异性检查

（1）抗心磷脂抗体：是目前最常检测的指标，常作为筛选试验。

（2）狼疮抗凝物：对诊断本病有较高的特异性。

（3）抗 β_2GPI 抗体：是临床更可靠的实验室诊断依据。

三、诊断

根据 2006 年悉尼 APS 分类标准，见表 8-6-1。至少满足一条临床标准和一条实验室标准方可诊断。

表 8-6-1　抗磷脂综合征的分类标准

临床标准
血栓形成
任何器官/组织发生的 1 次或 1 次以上动、静脉或者小血管血栓形成；必须有血栓形成的客观证据；组织病理学如有血栓形成，血栓部位的血管壁必须没有血管炎表现
病态妊娠
1 次或多次无法解释的胎龄≥10 周形态学正常的胎儿死亡；必须经超声检查或对胎儿直接体检表明胎儿形态学正常
在妊娠 34 周以前，因重度子痫或者重度子痫前期或者严重的胎盘功能不全所致的一次或多次形态正常的新生儿早产
连续 3 次或 3 次以上无法解释的胎龄<10 周的自然流产，需除外母亲生殖系统解剖异常或激素水平异常，或因母亲或父亲染色体异常等因素所致
实验室标准
血浆中 LA 阳性

续 表

实验室标准
采用标准化的以心磷脂为抗原的 ELISA 法检测血清或者血浆中抗心磷脂抗体（aCL）：IgG/IgM 型中高效价抗体阳性
采用标准化的以纯化的 β_2GPI 为抗原的 ELISA 法检测血清或者血浆抗 β_2GPI 抗体：IgG/IgM 型阳性

四、治疗

1. 预防血栓　华法林是长期抗凝治疗时最广泛应用的药物，是治疗 aPL 导致血栓形成的基础用药。

主治语录：避免导致高凝的因素，如口服避孕药等。

2. 妊娠处理　小剂量阿司匹林、普通肝素或者低分子量肝素，或者阿司匹林联合肝素治疗，上述方案治疗失败者，再次妊娠时可加用静脉输注丙种免疫球蛋白。

主治语录：所有患者在产后 6 周内均需继续使用阿司匹林和低分子量肝素。

3. 恶性 APS　治疗主张抗凝并同时使用大剂量糖皮质激素，必要时联合血浆置换免疫吸附和静脉注射免疫球蛋白。

历年真题

由于敏感度高，常作为抗磷脂抗体综合征的筛选指标是

A. 抗心磷脂抗体
B. 狼疮抗凝物
C. 免疫球蛋白
D. 抗核抗体
E. 类风湿因子

参考答案：A

第七章　脊柱关节炎

核心问题

1. 强直性脊柱炎的临床表现、诊断标准和治疗原则。

2. 脊柱关节炎的分类和诊断。

内容精要

脊柱关节炎（SpA）是一类以累及脊柱、关节韧带和肌腱为主要表现的慢性炎症性风湿病的总称，最典型的疾病是强直性脊柱炎（AS）。

第一节　强直性脊柱炎

一、临床表现

多数起病缓慢而隐匿。男性病情较重。发病年龄多在20~30岁。

1. 症状

（1）首发症状常为下腰背痛伴晨僵。

（2）最典型和常见的表现为炎性腰背痛，附着点炎多见于足跟、足掌部，也见于膝关节、胸肋连接、脊椎骨突、髂嵴、大转子和坐骨结节等部位。

（3）关节外症状：葡萄膜炎或虹膜炎。主动脉关闭不全。

2. 体征　骶髂关节常压痛，脊柱前屈、后伸、侧弯和转动受限，胸廓活动度减低，枕墙距>0 等。

二、实验室和影像学检查

1. 实验室检查　RF 阴性，活动期可有血沉和 C 反应蛋白升高。90%左右的患者 HLA-B27 阳性。

2. 影像学检查

（1）常规 X 线片：根据骶髂关节普通 X 线的影像学表现分为 5 个等级。

1）0 级：正常。

2）1 级：疑似改变。

3）2 级：轻微异常，局部小区域出现侵蚀或硬化，关节间隙宽度无改变。

4）3 级：明显异常，中度或晚期骶髂关节炎，伴有侵蚀、硬化征象、增宽、狭窄或部分关节强直。

5）4 级：严重异常，完全性关节强直。

（2）CT 检查：有利于早期诊断，对于常规 X 线难以确诊的病例，有利于明确诊断。

（3）MRI 检查：能显示关节和骨髓的水肿、脂肪变性等急慢性炎症改变，比 CT 更早发现骶髂关节。

主治语录：放射学骶髂关节炎是诊断的关键。

三、诊断

1. 临床标准　①腰痛、晨僵 3 个月以上，活动改善，休息无改善。②腰椎额状面和矢状面活动受限。③胸廓活动度低于相应年龄、性别正常人。

2. 放射学标准　双侧≥Ⅱ级或单侧Ⅲ~Ⅳ级骶髂关节炎。

3. 诊断　①肯定强直性脊柱炎：符合放射学标准和一项（及以上）临床标准者。②可能强直性脊柱炎：符合三项临床标准，或符合放射学标准而不伴任何临床标准者。

四、治疗

1. 非药物治疗　患者教育和规律的锻炼及物理治疗。

2. 药物治疗　非甾体抗炎药（NSAIDs）和抗 TNF 拮抗剂是治疗强直性脊柱炎的一线用药。

3. 外科治疗　全髋关节置换术、脊柱矫形术等。

主治语录：对急性眼葡萄膜炎、肌肉关节的炎症可考虑局部直接注射糖皮质激素。

第二节　脊柱关节炎

一、分类和诊断

1. 中轴型 SpA 分类标准　对于腰背痛至少持续 3 个月，发病年龄小于 45 岁的患者，若符合以下任何一条标准，即可诊断为脊柱关节炎：①影像学提示骶髂关节炎且伴至少一项 SpA 的临床特征。②HLA-B27 阳性伴至少两项其他的 SpA 临床特征。

SpA 特征包括：①炎性腰背痛。②关节炎。③附着点炎（跟腱）。④眼葡萄膜炎。⑤指/趾炎。⑥银屑病。⑦克罗恩病或溃疡性结肠炎。⑧对 NSAIDs 药物反应良好。⑨SpA 家族史。⑩HLA-B27 阳性。

2. 外周型 SpA 分类标准　对于目前无炎性背痛，仅存在外周症状的患者，出现有关节炎、肌腱端炎或指/趾炎中任一项时，加上如下其中一种情况就可作出分类。

（1）加上下列至少一项 SpA 特征：①葡萄膜炎。②银屑病。③克罗恩病/溃疡性结肠炎。④前驱感染。⑤HLA-B27（+）。⑥影像学提示骶髂关节炎。

（2）加上下列至少两项其他的 SpA 特征：①关节炎。②肌腱端炎。③指/趾炎。④炎性背痛既往史。⑤SpA 家族史。

二、中轴型 SpA 的治疗

1. NSAIDs　是治疗有疼痛和晨僵的中轴型 SpA 患者的一线用药。

2. TNF 抑制剂　目前推荐在至少经两种 NSAIDs 足量治疗 2~4 周疗效不佳的患者。

3. DMARDs　对外周关节受累患者，需使用一种 DMARDs 药物规律治疗，优选柳氮磺吡啶；至少要使用 12 周。

主治语录：患者教育是争取良好预后的关键，近年来强调要戒烟。

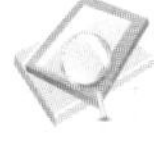

历年真题

1. 强直性脊柱炎最早受累的脊柱部位是
   A. 胸椎
   B. 腰椎
   C. 颈椎
   D. 骶椎
   E. 尾椎
2. 强直性脊柱炎诊断的关键是
   A. 骶髂关节压痛
   B. 腰椎活动度减少
   C. 放射学骶髂关节炎
   D. 枕墙距>0
   E. 非对称性周围关节炎

参考答案：1. B　2. C

第八章　干燥综合征

核心问题

干燥综合征的病理改变、临床表现、诊断和治疗原则。

内容精要

干燥综合征是一种以侵犯外分泌腺体、B 淋巴细胞异常增殖、组织淋巴细胞浸润为特征的弥漫性结缔组织病。临床上主要表现为干燥性角结膜炎和口腔干燥症。

一、病理

1. 本病主要累及外分泌腺体，以唾液腺和泪腺为代表，表现为腺体导管扩张、狭窄及腺体间质大量淋巴细胞浸润、小唾液腺上皮细胞破坏和萎缩。

2. 类似病变还可出现在具外分泌腺体功能的内脏器官。

二、临床表现

（一）局部表现

1. 口腔干燥症　口干；猖獗龋；唾液腺炎；“镜面舌”。

主治语录：唾液腺持续肿大者应警惕恶性淋巴瘤的可能。

2. 干燥性角结膜炎　出现眼干涩、异物感、磨砂感、少泪等症状。

（二）系统表现

1. 皮肤黏膜　出现皮疹，特征性的为高出皮面的紫癜样皮疹。

3. 肌肉骨骼　关节痛较为常见。

4. 肾　30%～50%的患者有肾损害。

5. 呼吸系统　表现为鼻干、干燥性咽喉炎、干燥性气管/支气管炎。

6. 消化系统　出现食管黏膜萎缩、萎缩性胃炎、慢性腹泻等非特异性症状。

7. 神经系统　可出现感觉、运动神经异常，偏瘫，横断性脊髓炎等。

8. 血液系统　可出现白细胞减少和/或血小板减少。

9. 甲状腺疾病。

三、实验室检查

1. 自身抗体　80%以上的患者ANA阳性，抗SSA、抗SSB抗体阳性率分别为70%和40%。

2. 高球蛋白血症　以IgG升高为主，为多克隆性，少数患者出现巨球蛋白血症。

四、诊断

2002年修订的pSS国际分类标准见表8-8-1。

表 8-8-1　2002 年干燥综合征国际分类标准

Ⅰ口腔症状：3 项中有 1 项或 1 项以上
（1）每日感口干持续 3 个月以上
（2）成年后腮腺反复或持续肿大
（3）吞咽干性食物时需用水帮助
Ⅱ眼部症状：3 项中有 1 项或 1 项以上
（1）每日感到不能忍受的眼干持续 3 个月以上
（2）有反复的砂子进眼或砂磨感觉
（3）每日需用人工泪液 3 次或 3 次以上
Ⅲ眼部体征：下述检查任 1 项或 1 项以上阳性
（1）Schirmer 试验（+）（≤5mm/5min）
（2）角膜染色阳性（+）（≥4 van Bijsterveld 计分法）
Ⅳ组织学检查：下唇腺病理示淋巴细胞灶≥1 个（每 $4mm^2$ 组织）
Ⅴ唾液腺受损：下述检查任 1 项或 1 项以上阳性
（1）唾液流率（+）（≤1.5ml/15min）
（2）腮腺造影（+）
（3）唾液腺放射性核素检查（+）
Ⅵ自身抗体：抗 SSA 或抗 SSB 抗体（+）（双扩散法）
（1）原发性干燥综合征无任何潜在疾病的情况下，符合下述任 1 条则可诊断：①符合上述 4 条或 4 条以上，但必须含有条目Ⅳ（组织学检查）和/或条目Ⅵ（自身抗体）。②条目Ⅲ、Ⅳ、Ⅴ、Ⅵ 4 条中任 3 条阳性
（2）继发性干燥综合征患者有潜在的疾病（如任一结缔组织病），而符合表 8-8-1 Ⅰ和Ⅱ中任 1 条，同时符合条目Ⅲ、Ⅳ、Ⅴ中任 2 条

五、治疗

1. 局部治疗　替代品如人工泪液、人工唾液和凝胶等可减轻局部症状。M_3 受体激动药毛果芸香碱可用于改善口眼干症状。

2. 系统治疗　对出现唾液腺外表现的患者，应根据病情严重程度予糖皮质激素、免疫抑制药等治疗。

3. 对症处理　纠正急性低钾血症等。

4. 生物制剂　抗 CD20 单克隆抗体可以抑制 B 细胞生成，可能成为有效的治疗药物。

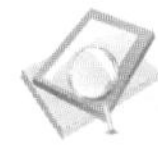

历年真题

1. 很多干燥综合征被误诊或漏诊，其主要原因是
   A. 与其他病许多症状相同，难以鉴别
   B. 没有确诊的有效方法
   C. 病情复杂、多变
   D. 医师及患者忽视口干、眼干主症的陈述
   E. 知识面需要太广，难以掌握

2. 干燥综合征患者的特异性抗体是
   A. 抗核抗体
   B. 类风湿因子
   C. 抗着丝点抗体
   D. 抗 RNP 抗体
   E. 抗 SSB 抗体

参考答案：1. D　2. E

第九章　原发性血管炎

核心问题

1. 巨细胞动脉炎的临床表现和诊断。
2. 结节性多动脉炎的诊断和治疗。
3. 大动脉炎的临床表现和诊断。

内容精要

血管炎是指在病理上以血管壁炎症为特征的一组炎性自身免疫性疾病，基本病理改变是血管壁的炎症和坏死。临床表现复杂多样，预后与受累血管的大小、种类、部位有关。

第一节　大动脉炎

一、概述

大动脉炎（TA）是指累及主动脉及其一级分支的慢性、肉芽肿性全层动脉炎，导致受累动脉狭窄或闭塞，少数也可引起动脉扩张或动脉瘤，造成所供血器官缺血。

二、临床表现

1. 无脉前期或全身期　以炎症表现为主。

2. 无脉期　以组织器官缺血表现为主。

三、辅助检查

1. 实验室检查　急性期或疾病活动期可出现血白细胞、血小板增多，血沉增快，C 反应蛋白增高等非特异性改变。

2. 血管影像学检查

（1）彩色多普勒超声：可发现血管壁三层结构界限不清、增厚、管腔狭窄，呈“通心粉”征；病情重、病程长者可出现管腔闭塞及继发血栓形成。

（2）动脉造影或 CT 血管造影（CTA）：是确诊大动脉炎的依据。

（3）磁共振血管造影（MRA）：能看到管壁是否存在炎性水肿信号。

（4）PET、PET/MRA：PET 可以看到管壁对同位素的摄取情况。

3. 超声心动图　最常见的是主动脉瓣关闭不全，其次为二、三尖瓣关闭不全。

四、诊断

符合 3 条者可诊断本病。

1. 发病年龄≤40 岁。
2. 肢体间歇性跛行。
3. 一侧或双侧肱动脉搏动减弱。
4. 双上肢收缩压差>10mmHg。
5. 一侧或双侧锁骨下动脉或腹主动脉区闻及血管杂音。
6. 动脉造影异常。

五、治疗

1. 活动期患者可用泼尼松（龙）1mg/(kg · d)，4~6 周后逐渐减量至停用。快速进展性疾病者可予大剂量糖皮质激素冲击治疗。

主治语录：对单用糖皮质激素疗效不佳者可合用免疫抑制药。

2. 手术治疗，如血管重建术、支架植入术等。

3. 因严重肾动脉狭窄造成的顽固性高血压，可考虑肾切除。

第二节　巨细胞动脉炎

一、概述

巨细胞动脉炎（GCA）是一种发生于老年人的慢性、肉芽肿性动脉全层炎症。常累及主动脉弓及其一级分支，尤其是颞动脉。典型表现为颞侧头痛、头皮痛、间歇性下颌运动障碍和视力障碍。

二、临床表现

1. 起病多隐袭，有时会急性起病。患者可有发热、全身不适、疲劳、关节肌肉疼痛、体重减轻。

2. 70%的患者表现为一侧或双侧颞部头痛、头皮触痛、颞颌部间歇性运动障碍。30%的患者有头颈动脉缺血症状，表现为视力障碍。

三、实验室检查

1. 贫血、白细胞和血小板增多常见。

2. 血沉明显增快为GCA最突出的实验室检查异常，平均高于50mm/h。

3. 一些患者碱性磷酸酶、血清IgG和补体水平亦升高。

四、诊断

具备3条即可诊断为GCA。

1. 发病年龄≥50岁。

2. 新近出现的头痛。

3. 颞动脉有压痛，搏动减弱（非因动脉粥样硬化所致）。

4. 血沉≥50mm/h。

5. 颞动脉活检示血管炎，表现以单个核细胞为主的浸润或肉芽肿性炎症。并且常有多核巨细胞。

五、治疗

本病对糖皮质激素治疗反应十分明显。

第三节　结节性多动脉炎

一、病理

为中、小动脉的局灶性全层坏死性血管炎，病变好发于血管分叉处。

二、临床表现

（一）系统性结节性多动脉炎

1. 全身症状　发热、全身不适、体重减轻、关节痛、肌肉痛是最常见的全身症状。

2. 系统症状

（1）神经系统：最常受累的器官，以外周神经受累为主，偶有脑组织血管炎。

（2）肾脏受累：不同程度的肾损害。

（3）消化系统：常见有腹泻、恶心、呕吐、腹痛、胃肠道出血、肠梗死和穿孔、肝功能异常等。

（4）生殖系统：睾丸疼痛、硬结、肿胀，附睾和睾丸受累。

（二）皮肤型结节性多动脉炎

罕见。常见于40岁以上的女性，皮肤改变复发、缓解；最常见的为皮肤溃疡、网状青斑、皮下结节、白色萎缩及紫癜。

三、辅助检查

1. 实验室检查　可见轻度贫血，白细胞、血小板轻度增多，尿液检查可见蛋白尿、血尿，还可有血沉增快、C反应蛋白增高、清蛋白下降、球蛋白升高，ANCA阴性，与乙型肝炎相关者HBsAg阳性。

2. 血管造影　节段性扩张和狭窄形成的“念珠样”改变，具有诊断特异性。

3. 病理　见到肌性血管壁炎症细胞浸润、血管壁纤维素样坏死、弹力纤维破坏、血管狭窄或血管瘤形成可以确诊。

四、诊断

十项中有三项阳性者即可诊断。

1. 体重减轻。

2. 网状青斑。

3. 睾丸痛或触痛。

4. 肌痛、无力或下肢触痛。

5. 单神经炎或多发性神经炎。

6. 舒张压≥90mmHg。

7. 尿素氮或肌酐升高　血尿素氮≥14.3mmol/L或血肌酐≥133μmol/L。

8. 乙型肝炎病毒　HBsAg阳性或HBsAb阳性。

9. 动脉造影异常　显示内脏动脉闭塞或动脉瘤。

10. 中小动脉活检　血管壁有中性粒细胞或中性粒细胞、单核细胞浸润。

五、治疗

1. 年龄在65岁以下，没有神经系统、肾脏和心脏损害的特发性系统性结节性多动脉炎，单用糖皮质激素治疗即可；出现上述脏器损害者，则糖皮质激素联合免疫抑制药治疗，首选环磷酰胺。

2. 乙型肝炎相关的系统性结节性多动脉炎，需在抗病毒治疗的同时联合糖皮质激素治疗。

第四节　ANCA 相关血管炎

一、概述

ANCA 相关血管炎是一组以血清中能够检测到 ANCA 为最突出特点的系统性小血管炎。包括显微镜下多血管炎（MPA）、肉芽肿性多血管炎（GPA）和嗜酸性肉芽肿性多血管炎（EGPA）。

二、病理

以小血管全层炎症、坏死、伴或不伴肉芽肿形成为特点，可见纤维素样坏死和中性粒细胞、淋巴细胞、嗜酸性粒细胞等多种细胞浸润，是诊断 ANCA 相关血管炎的“金标准”。

三、临床表现

1. 全身表现　如发热、关节痛/关节炎、肌痛、乏力、食欲减退和体重减轻等。

2. 皮肤、黏膜　表现为口腔溃疡、皮疹、紫癜、网状青斑、皮肤梗死、溃疡和坏疽，多发指端溃疡常见。

3. 眼部　常见表现有结膜炎、角膜炎、巩膜炎、虹膜炎、眼睑炎。

4. 耳鼻咽喉　声嘶、喘鸣、吸气性呼吸困难；耳郭红、肿、热、痛；鞍鼻；中耳炎、听力丧失；脓血涕等。

5. 呼吸系统　持续的咳嗽、咳痰、咯血，严重者会出现呼吸困难和喘鸣。

6. 神经系统　外周神经受累多见。

7. 肾脏　血尿、蛋白尿、高血压常见。

8. 心脏　心包炎、心包积液、心肌病变、心脏瓣膜关闭不全。

9. 腹部　腹痛、血性腹泻、肠穿孔、肠梗阻和腹膜炎。

四、实验室检查

1. 贫血、白细胞增多、血小板计数增多；蛋白尿、血尿、红细胞管型；血沉增快、C 反应蛋白升高。

2. 肾功能损害者血肌酐水平升高。

3. ANCA 阳性是这组血管炎最突出的实验室检查特征。

五、治疗

诱导缓解治疗通常为足量糖皮质激素联合免疫抑制药，维持缓解治疗主要为小剂量糖皮质激素联合免疫抑制药治疗。

主治语录：由于 ANCA 相关血管炎非常容易复发，因此至少需要维持治疗 2 年以上。

第五节　贝赫切特综合征

一、概述

贝赫切特综合征（BD）又称白塞病，以口腔和外阴溃疡、眼炎为临床特征，并累及多个系统的慢性疾病。病情呈反复发作和缓解交替。依内脏系统的损害不同而分为血管型、神经型、胃肠型等。

二、病理

病理改变为血管炎，大、中、小、微血管都可受累。

三、临床表现

（一）基本症状

1. 口腔溃疡　反复发作为特点，在颊黏膜、舌缘、唇、软腭等处。
2. 外阴溃疡　常出现在女性患者的大、小阴唇，男性则多见于阴囊和阴茎。
3. 皮肤病变　以结节性红斑最为常见。
4. 眼炎　葡萄膜炎及视网膜炎，眼炎的反复发作可致视力障碍甚至失明。

（二）系统性症状

1. 消化道受累　基本病变是多发性溃疡。多见腹痛，并以右下腹痛为常见。
2. 神经系统　根据其症状可分为脑膜脑炎、脑干损害、良性颅内压增高、脊髓损害、周围神经系统损害等类型。
3. 心血管　主要是大中动静脉受累。
4. 关节炎　其中以膝关节受累最多见，很少有关节畸形。
5. 肺　少见。出现咯血、胸痛、气短、肺栓塞等症状。
6. 泌尿系统　罕见，若受累可出现血尿、蛋白尿、高血压。
7. 附睾炎。

（三）针刺反应

针刺反应是本病目前唯一的特异性较强的试验。消毒皮肤后用无菌针头在前臂屈面中部刺入皮内然后退出，48 小时后观察针头刺入处的皮肤反应，局部若有红丘疹或红丘疹伴有白疱疹则视为阳性结果。

四、诊断

出现 5 项中 3 项或 3 项以上者可诊为本病。

1. 反复口腔溃疡　指每年至少有 3 次肯定的口腔溃疡出现。

2. 反复外阴溃疡　经医师确诊或本人确有把握的外阴溃疡或瘢痕。

3. 眼炎　包括前葡萄膜炎、后葡萄膜炎、视网膜血管炎、裂隙灯显微镜下的玻璃体内有细胞出现。

4. 皮肤病变　包括结节红斑、假性毛囊炎、丘疹性脓疱疹，未用过糖皮质激素、非青春期者出现的痤疮样结节。

5. 针刺试验　呈阳性结果。

五、治疗

1. 对症治疗

（1）非甾体抗炎药：对关节炎的炎症有效。

（2）秋水仙碱：对关节病变及结节性红斑者可能有效，有时对口腔溃疡者也有一定疗效。

（3）糖皮质激素制剂局部应用：口腔溃疡；轻型的前葡萄膜炎。

（4）沙利度胺：对黏膜溃疡、特别是口腔黏膜溃疡有较好的疗效。

2. 内脏血管炎和眼炎的治疗　主要为糖皮质激素和免疫抑

制药。

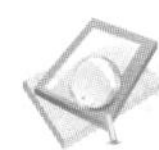

历年真题

针刺反应阳性是以下哪种疾病的特异性表现

A. 大动脉炎

B. 结节性多动脉炎

C. 贝赫切特综合征

D. 川崎病

E. ANCA 相关血管炎

参考答案：C

第十章　特发性炎症性肌病

核心问题

1. 特发性炎症性肌病的临床表现、辅助检查。
2. 特发性炎症性肌病的治疗原则。

内容精要

特发性炎症性肌病（IIM）是一组以横纹肌和皮肤慢性炎症为特征的异质性疾病，主要表现为对称性近端肌无力和肌酶升高。包括多发性肌炎（PM）、皮肌炎（DM）、包涵体肌炎（IBM）、非特异性肌炎（NSM）和免疫介导的坏死性肌病（IMNM）。

一、临床表现

1. 骨骼肌　对称性四肢近端肌无力为其主要临床表现。

2. 皮肤　典型皮疹包括向阳性皮疹、Gottron 疹、技工手和甲周病变。

主治语录：皮疹与肌肉受累程度常不平行。

3. 其他　间质性肺炎为最常见的肺部病变。

4. 包涵体肌炎　好发于中老年人，以缓慢进行性肌无力和肌萎缩为主要临床特点。常表现为屈指无力；屈腕无力>伸腕无力；股四头肌无力。

二、辅助检查

1. 一般检查　血常规可见轻度贫血、白细胞计数增多，血清肌红蛋白增高，广泛肌肉损伤时可出现肌红蛋白尿。

2. 血清肌酶谱　肌酸激酶（CK）、醛缩酶、天冬氨酸氨基转移酶、丙氨酸氨基转移酶、乳酸脱氢酶增高，尤以CK升高最敏感。

3. 自身抗体

（1）肌炎特异性抗体：抗氨酰tRNA合成酶抗体、抗Mi-2抗体、抗MDA5抗体、抗TIF1γ抗体、抗NXP2抗体、抗SAE抗体、抗SRP抗体、抗HMGCR抗体。

（2）肌炎相关抗体：抗RO52抗体、抗RO60抗体、抗La抗体、抗PM-Scl抗体、抗Ku抗体、抗UIRNP抗体、抗cN-1A抗体等。

4. 肌电图　表现为低波幅，短程多相波；插入（电极）性激惹增强，表现为正锐波，自发性纤颤波；自发性、杂乱、高频放电。

5. 肌活检　2/3的病例呈典型肌炎病理改变。

三、治疗

首选糖皮质激素。危重症者可应用甲泼尼龙冲击、免疫抑制药、大剂量免疫球蛋白静脉冲击治疗。皮肤损害者可加用羟氯喹。

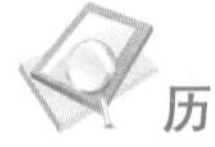

历年真题

1. 下列哪项不是特发性炎症性肌病

A. 非特异性肌炎

B. 皮肌炎

C. 多发性肌炎

D. 包涵体肌炎

E. 骨性关节炎

2. 关于特发性炎症性肌病的叙述，哪项不正确

A. 主要临床表现是非对称性四肢近端肌无力

B. 实验室检查血清肌酶水平增高

C. 肌电图示炎症性肌病改变

D. 组织病理呈炎症性变化

E. 全身症状可有发热、关节痛、乏力、食欲缺乏等

参考答案：1. E　2. A

第十一章　系统性硬化症

核心问题

系统性硬化症的临床表现和分型、诊断及治疗原则。

内容精要

系统性硬化症（SSc）以局限性或弥漫性皮肤增厚和纤维化为特征，可影响心、肺和消化道等器官的全身性疾病。

一、临床表现

1. 早期表现　起病隐匿，雷诺现象。

2. 皮肤　本病标志性特点，呈对称性。一般先见于手指和面部，然后向躯干蔓延。

（1）肿胀期：手指肿胀呈腊肠样，手背肿胀，逐渐波及前臂。

（2）硬化期："面具脸"，为本病的特征性表现之一。

（3）萎缩期：5~10年后。

3. 关节、肌肉　关节周围肌腱、筋膜、皮肤纤维化可引起关节疼痛。皮肤严重受累者常有肌无力。

4. 胃肠道　食管受累最常见。全胃肠低动力症致吸收不良综合征。

5. 肺　肺部受累是本病最主要的死亡原因。最常见的肺部病变为间质性肺疾病。

6. 心脏　包括心包、心肌、心脏传导系统病变。最常见的为缓慢发展的无症状心包积液。

7. 肾　肾脏损害提示预后不佳。

8. 其他　常伴眼干和/或口干症状。神经系统受累多见于局限型，包括三叉神经痛、腕管综合征、周围神经病等。可伴甲状腺功能减退。

二、分型

1. 弥漫型　特点为皮肤纤维化。Scl-70 抗体阳性率高。

2. 局限型

（1）特点为皮肤病变局限于肘（膝）的远端，可有颜面和颈部受累。

（2）CREST 综合征表现为软组织钙化、雷诺现象、食管运动功能障碍、硬指及毛细血管扩张，为本病的一种特殊类型。

3. 无皮肤硬化型　具有 SSc 的雷诺现象、特征性的内脏器官表现和血清学异常，但临床无皮肤硬化的表现。

4. 重叠型　上述 3 种情况中的任意一种与诊断明确的类风湿关节炎、系统性红斑狼疮、多发性肌炎/皮肌炎同时出现。

5. 未分化型　具有雷诺现象，并伴有 SSc 的某些临床和/或血清学特点，但无 SSc 的皮肤增厚。

三、辅助检查

血沉正常或轻度升高，可有免疫球蛋白增高，90% 以上 ANA 阳性。抗拓扑异构酶 Ⅰ（Scl-70）抗体是本病的特异性抗体。

四、诊断

1. 主要指标　近端皮肤硬化：对称性手指及掌指（或跖趾）关节近端皮肤增厚、紧硬，不易提起。类似皮肤改变同时累及肢体的全部、颜面、颈部和躯干。

2. 次要指标　①指端硬化。②指端凹陷性瘢痕或指垫变薄。③双肺底纤维化。

具备上述主要指标或≥2个次要指标者，可诊断为系统性硬化病。

五、治疗

1. 糖皮质激素　可减轻早期或急性期的皮肤水肿。对炎性肌病、间质性肺疾病的炎症期有一定疗效。

主治语录：糖皮质激素应用时需监测血压和肾功能。

2. 免疫抑制药　主要用于合并脏器受累者。

3. 雷诺现象　需戒烟，手足保暖。钙通道阻滞药是治疗雷诺现象的一线药物。

4. 指端溃疡　可使用前列环素类似物、5-磷酸二酯酶抑制药或内皮素受体阻断药以减少新发溃疡。

5. 肺动脉高压　氧疗、利尿药和强心药以及抗凝。

6. 肺间质疾病　早期可用糖皮质激素以抑制局部免疫反应，已证实环磷酰胺对SSc间质性肺疾病有效。

7. 硬皮病肾危象　尽早使用血管紧张素转换酶抑制药（ACEI）治疗。肾功能衰竭可行血液透析或腹膜透析治疗。

8. 胃肠道病变　质子泵抑制药可用于治疗SSc相关的胃食管反流、预防食管溃疡及狭窄发生。促胃动力药物可改善SSc相关的胃肠动力失调症状。

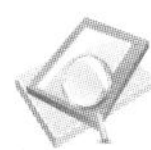

历年真题

为确诊硬皮病，应做何项检查

A. 肾活体组织检查

B. 骨骼 X 线平片

C. 骨髓检查

D. 皮肤活体组织检查

E. 滑膜活体组织检查

参考答案：D

第十二章　复发性多软骨炎

核心问题

复发性多软骨炎的临床表现、实验室检查、诊断和治疗。

内容精要

复发性多软骨炎（RP）是免疫介导的全身性炎症性疾病，主要累及含有软骨结构及蛋白聚糖成分的器官。临床表现呈现反复发作和缓解的特点。

一、临床表现

主要表现为耳、鼻、咽喉、气管、支气管的炎症，还可累及心血管、关节、眼、皮肤和肾脏。最常见和特征性的表现是耳郭软骨炎。

二、实验室检查

抗软骨细胞抗体阳性及抗Ⅱ型胶原抗体阳性有助于诊断。胸部 CT 和纤维支气管镜检查可发现气管、支气管普遍狭窄。

三、诊断

1. 主要标准　①耳软骨炎。②鼻软骨炎。③喉、气管软骨炎。

2. 次要标准　①眼部症状：结膜炎，巩膜炎，巩膜外层炎，葡萄膜炎。②听力障碍。③眩晕：前庭综合征。④血清阴性多关节炎。

两项主要标准，或者 1 项主要标准加 2 项次要标准可确诊。

四、治疗

1. 症状不严重，可以给予非甾体抗炎药。

2. 症状严重，应用糖皮质激素。

3. 氨苯砜对部分患者的软骨炎症和关节炎可能有效。

4. 持续气道内正压通气可以防止软化的气道塌陷，减轻气体陷闭。

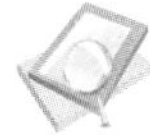

历年真题

菜花耳和鞍鼻畸形最常见于下列哪一种疾病

A. 系统性红斑狼疮

B. 类风湿关节炎

C. 复发性多软骨炎

D. 骨关节炎

E. 显微镜下多血管炎

参考答案：C

第十三章　骨关节炎

核心问题

骨性关节炎的临床表现、诊断标准和治疗方法。

内容精要

骨关节炎（OA）是一种以关节软骨损害为主，并累及整个关节组织的最常见的关节疾病。最终发生关节软骨退变、纤维化、断裂、溃疡及整个关节面的损害。表现为关节疼痛、僵硬、肥大及活动受限。

一、临床表现

1. 主要表现　受累关节及其周围疼痛、压痛、僵硬、肿胀、关节骨性肥大和功能障碍。晨僵时间较短，一般不超过30分钟。

主治语录：疼痛多发生于活动以后，休息可以缓解。

2. 好发部位

（1）手：多见于中、老年女性，远端指间关节最常累及。位于远端指间关节者称Heberden结节，位于近端指间关节者称Bouchard结节。

（2）膝：早期以疼痛和僵硬为主，单侧或双侧交替，多发生于上下楼时。体格检查可见关节肿胀、压痛、骨摩擦感以及膝内翻畸形等。

（3）髋关节：主要症状为隐匿发生的疼痛，可放射至臀外侧、腹股沟、大腿内侧，有时可集中于膝而忽略真正病变部位。

（4）足：以第 1 跖趾关节最常见，体征可见骨性肥大和外翻。

3. 特殊类型

（1）全身性：典型表现累及多个指间关节，有 Heberden 结节和 Bouchard 结节，还同时存在至少 3 个部位如膝、髋、脊柱的累及，预后良好。

（2）侵蚀性炎症性：主要累及指间关节，有疼痛和压痛，可发生冻胶样囊肿，有明显的炎症表现。放射学检查可见明显的骨侵蚀。

（3）弥漫性特发性骨肥厚（DISH）：以脊椎边缘骨桥形成及外周关节骨赘形成为特征。

（4）快速进展性：多见于髋关节，疼痛剧烈。6 个月内关节间隙减少 2mm 或以上者即可诊断。

二、辅助检查

1. 血沉、C 反应蛋白大多正常或轻度升高，RF 和自身抗体阴性。

2. 关节液为黄色，黏度正常，凝固试验阳性，白细胞数低于 2×10^6/L，葡萄糖含量很少。

3. 典型 X 线表现为受累关节软骨下骨质硬化、囊变，关节边缘骨骨赘形成，受累关节间隙狭窄。

三、诊断

美国风湿病学会提出了关于手、膝和髋 OA 的分类标准，见

表 8-13-1，表 8-13-2 和表 8-13-3。

表 8-13-1　手 OA 分类标准

临床标准：具有手疼痛、酸痛和晨僵并具备以下 4 项中至少 3 项可诊断手 OA
（1）10 个指定关节中硬性组织肥大≥2 个
（2）远端指间关节硬性组织肥大≥2 个
（3）掌指关节肿胀少于 3 个
（4）10 个指定的指关节中关节畸形≥1 个
（10 个指定关节是指双侧第 2、3 指远端和近端指间关节及第 1 腕掌关节）

表 8-13-2　膝 OA 分类标准

临床标准：具有膝痛并具备以下 6 项中至少 3 项可诊断膝 OA
（1）年龄≥50 岁
（2）晨僵<30 分钟
（3）骨摩擦感
（4）骨压痛
（5）骨性肥大
（6）膝触之不热
临床加放射学标准：具有膝痛和骨赘并具备以下三项中至少一项可诊断膝 OA
（1）年龄≥40 岁
（2）晨僵<30 分钟
（3）骨摩擦感

表 8-13-3　髋 OA 分类标准

临床加放射学标准：具有髋痛并具备以下三项中至少两项可诊断髋 OA
（1）血沉≤20mm/h
（2）X 线示股骨头和/或髋臼骨赘
（3）X 线示髋关节间隙狭窄（上部、轴向和/或内侧）

四、治疗

1. 控制症状　NSAIDs既有镇痛又有抗炎作用，是最常用的一类控制 OA 症状的药物。

2. 改善病情药物及软骨保护药　临床上常用氨基葡萄糖、硫酸软骨素、双醋瑞因和关节内注射透明质酸等。

3. 手术治疗　关节置换术。

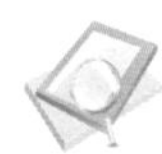

历年真题

患者，女性，60 岁。双手远端指间关节肿胀，一侧是骨性隆起，ESR 20mm/h。CRP 正常，RF（-），该患者最可能的诊断是

A. 强直性脊柱炎

B. 骨关节炎

C. 风湿性关节炎

D. 类风湿性关节炎

E. 系统性红斑狼疮

参考答案：B

第十四章　痛　　风

核心问题

1. 痛风的临床表现、诊断和鉴别诊断。
2. 痛风的预防和治疗。

内容精要

痛风是嘌呤代谢紊乱和/或尿酸排泄障碍所致的一组异质性疾病。其临床特征为血清尿酸升高、反复发作性急性关节炎、痛风石及关节畸形等。临床多见于40岁以上男性。

一、临床表现

1. 无症状期　仅有波动性或持续性高尿酸血症。从血尿酸增高至症状出现的时间可达数年，有些可终身不出现症状。

2. 急性关节炎期及间歇期　①多在午夜或清晨突然起病，关节剧痛；数小时内受累关节出现红、肿、热、痛和功能障碍。②单侧第1跖趾关节最常见。③发作呈自限性，多于2周内自行缓解。④可伴高尿酸血症，但部分急性发作时血尿酸水平正常。⑤关节液或痛风石中发现尿酸盐结晶。⑥秋水仙碱可迅速缓解症状。⑦可伴有发热等。

3. 痛风石及慢性关节炎期　痛风石是痛风的特征性临床表

现。慢性关节炎多见于未规范治疗的患者，关节内大量沉积的痛风石可造成关节骨质破坏。

4. 肾脏　痛风性肾病、尿酸性肾结石、急性肾衰竭。

二、辅助检查

1. 血尿酸测定　成年男性血尿酸值为 208～416μmol/L（3.5～7.0mg/dl），女性为 149～358μmol/L（2.5～6.0mg/dl），绝经后接近于男性。血尿酸存在较大波动，应反复监测。

2. 尿尿酸测定　限制嘌呤饮食 5 天后，每天尿酸排出量超过 3.57mmol（600mg），可认为尿酸生成增多。

3. 关节液或痛风石内容物检查　可见双折光的针形尿酸盐结晶。

4. 超声检查　双轨征或不均匀低回声与高回声混杂团块影，是痛风比较特异的表现。

5. X 线检查　特征性改变为穿凿样、虫蚀样骨质缺损。

6. 电子计算机体层成像（CT）与磁共振成像（MRI）检查。

三、诊断

日常饮食下，非同天两次空腹血尿酸水平>420μmol/L 即可诊断为高尿酸血症。如出现特征性关节炎表现、尿路结石或肾绞痛发作，伴有高尿酸血症应考虑痛风。关节液穿刺或痛风石活检证实为尿酸盐结晶可作出诊断。

四、鉴别诊断

1. 类风湿关节炎　中年女性多见，典型表现为四肢小关节的持续性、对称性梭形肿胀，晨僵明显，晚期可以出现畸形。血尿酸不高，RF 阳性或抗 CCP 抗体阳性有助于诊断。

2. 化脓性关节炎　多数起病急，可伴发热，不经过治疗关节炎很少自发缓解，关节滑液可培养出细菌。

3. 创伤性关节炎　多有外伤史，关节炎自发缓解需要较长时间，血尿酸正常。

五、预防和治疗

（一）非药物治疗

限酒、减少高嘌呤食物摄入、防止剧烈运动或突然受凉、减少富含果糖饮料摄入、大量饮水（每天2000ml以上）、控制体重、增加新鲜蔬菜摄入、规律饮食和作息、规律运动、禁烟。

（二）药物治疗

1. 急性痛风关节炎　秋水仙碱、非甾体抗炎药、糖皮质激素。

主治语录：急性发作期不进行降尿酸治疗。

2. 发作间歇期和慢性期的处理

（1）抑制尿酸合成药物：别嘌醇，非布司他。

（2）促进尿酸排泄的药物：苯溴马隆、丙磺舒。

3. 伴发疾病的治疗　痛风常伴发代谢综合征，积极降血压、降血脂。

（三）手术治疗

必要时可选择剔除痛风石，对残毁关节进行矫形等手术治疗。

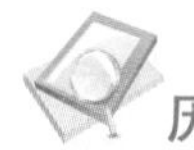

历年真题

1. 急性痛风性关节炎的最主要临床特点不包括

A. 秋水仙碱治疗可迅速缓解关节炎症状

B. 常伴高尿酸血症
C. 单侧第 1 掌指关节肿痛最为常见
D. 在偏振光显微镜下，关节液内发现呈双折光的针形尿酸盐结晶
E. 疼痛剧烈，初次发作常呈自限性

2. 下列物质含量异常可作为痛风诊断指征的是
A. 嘧啶
B. 嘌呤
C. β-氨基丁酸
D. 尿酸
E. β-丙氨酸

参考答案：1. C　2. D

第十五章　纤维肌痛综合征

核心问题

纤维肌痛综合征的临床表现、诊断和治疗。

内容精要

纤维肌痛综合征（FMS）属于风湿病的一种，主要临床特征是全身弥漫性肌肉疼痛及发僵，常伴有多种非特异性症状；该病在特殊部位有压痛。多见于女性。

一、临床表现

1. 特征性症状　FMS 的核心症状是慢性全身性广泛性疼痛。76%~91%的 FMS 患者可见晨僵，其严重程度与睡眠、病情活动程度有关。

主治语录：“晨僵”缺乏特异性不能作为诊断依据。

2. 其他症状　约 90%的患者伴有睡眠障碍，另可出现头痛、胸痛、头晕、腹痛、感觉异常、呼吸困难、抑郁或焦虑等。

二、实验室检查

应用功能性磁共振脑成像（fMRI）对 FMS 患者进行扫描，可能发现额叶皮质、杏仁核、海马和扣带回等激活反应异常以及相互之间的纤维联络异常。

三、诊断

1. 持续3个月以上的全身性疼痛，包括身体的左、右侧，腰的上、下部及中轴（颈椎或前胸或胸椎或下背部）均疼痛。

2. 压痛点　以拇指按压，压力为4kg，18个压痛点中至少有11个疼痛。

同时满足上述两个条件者可诊断为FMS。

这18个解剖点为：枕骨下肌肉附着点两侧，第5、7颈椎横突间隙前面的两侧，两侧斜方肌上缘中点，两侧肩胛棘上方近内侧缘的起始部，两侧第2肋骨与软骨交界处的外上缘，两侧肱骨外上髁远端2cm处，两侧臀部外上象限的臀肌前皱襞处，两侧大转子的后方，两侧膝脂肪垫关节褶皱线内侧。

四、治疗

1. 药物治疗

（1）抗抑郁药：为治疗首选药物，能改善睡眠和疲劳，但是对压痛点的疼痛无效。

（2）镇痛药：非阿片类中枢性镇痛药曲马多推荐用于纤维肌痛的疼痛处理。

2. 非药物治疗　认知行为治疗、热水浴疗法、需氧运动、柔性训练等也可以提高疗效，减少药物不良反应。

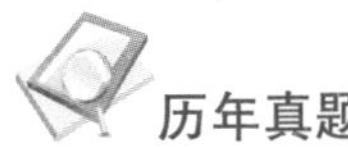

历年真题

纤维肌痛综合征的核心症状是

A. 睡眠障碍

B. 广泛肌肉疼痛

C. 肠易激综合征

D. 关节疼痛

E. 晨僵

参考答案：B

第九篇　理化因素所致疾病

第一章　中　　毒

核心问题

1. 有机磷农药中毒、急性一氧化碳中毒的中毒机制、临床表现、诊断及治疗。

2. 镇静催眠药中毒、亚硝酸盐中毒的中毒机制、临床表现、诊断及治疗。

内容精要

进入人体的化学物质达到中毒量产生组织和器官损害引起的全身性疾病称为中毒。中毒可分为急性中毒和慢性中毒两大类。急性中毒如不积极治疗常危及生命，慢性中毒容易误诊和漏诊。

第一节　概　　述

一、病因和中毒机制

1. 病因

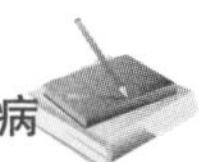

（1）职业中毒：在生产过程中，暴露于有毒原料、中间产物或成品。在保管、使用和运输方面，不遵守安全防护制度，也会发生中毒。

（2）生活中毒：误食、意外接触毒物、用药过量、自杀或谋害等。

2. 中毒机制　腐蚀作用、组织和器官缺氧、麻醉作用、抑制酶活性、干扰细胞或细胞器功能、竞争相关受体。

二、临床表现

（一）急性中毒

1. 皮肤黏膜表现

（1）皮肤及口腔黏膜灼伤：见于腐蚀性毒物灼伤。

（2）皮肤颜色变化：①发绀，引起血液氧合血红蛋白减少的毒物中毒可出现发绀。②皮肤发红，一氧化碳中毒时皮肤黏膜呈樱桃红色。③黄疸，毒蕈、鱼胆或四氯化碳中毒损害肝脏出现黄疸。

2. 眼部表现　①瞳孔扩大见于阿托品、莨菪碱类中毒。②瞳孔缩小见于有机磷杀虫药（OPI）、氨基甲酸酯类杀虫药中毒。③视神经炎见于甲醇中毒。

3. 神经系统　①昏迷见于催眠、镇静或麻醉药中毒、农药中毒等。②谵妄见于阿托品、乙醇或抗组胺药中毒。③肌纤维颤动见于OPI、氨基甲酸酯类杀虫药中毒或急性异烟肼中毒丙烯酰胺中毒及铅中毒等。

4. 呼吸系统　①呼出特殊气味，乙醇中毒呼出气有酒味；氰化物中毒有苦杏仁味；OPI、黄磷、二甲亚砜、铊或砷中毒时有蒜味。②水杨酸类、甲醇等可引起呼吸加快。③催眠药或吗啡中毒使呼吸减慢。④刺激性气体、OPI或百草枯等中毒常发生肺水肿。

5. 循环系统　多种毒物可引起心律失常、心脏骤停、休克，如洋地黄、三环类抗抑郁药、氨茶碱等。

6. 泌尿系统　肾小管堵塞（如砷化氢中毒）、肾缺血或肾小管坏死（如头孢菌素类氨基苷类抗生素、毒蕈和蛇毒等中毒），导致急性肾衰竭，出现少尿或无尿。

7. 血液系统　①砷化氢中毒、苯胺或硝基苯等中毒引起溶血性贫血和黄疸。②水杨酸类、肝素或双香豆素过量、敌鼠钠盐、溴敌隆和蛇毒咬伤中毒引起止凝血障碍致出血。③氯霉素、抗肿瘤药或苯等中毒引起白细胞减少。

8. 发热　见于阿托品、二硝基酚或棉酚等中毒。

（二）慢性中毒

1. 神经系统　痴呆（见于四乙铅或一氧化碳等中毒）、震颤麻痹综合征（见于一氧化碳、吩噻嗪或锰等中毒）、周围神经病（见于铅、砷或OPI中毒）。

2. 消化系统　砷、四氯化碳、三硝基甲苯或氯乙烯中毒引起中毒性肝病。

3. 泌尿系统　镉、汞或铅中毒引起中毒性肾损害。

4. 血液系统　苯、三硝基甲苯中毒可引起白细胞减少或再生障碍性贫血。

5. 骨骼系统　氟中毒可引起氟骨症；黄磷中毒可引起下颌骨坏死。

三、治疗

立即终止毒物接触、紧急复苏和对症支持治疗、清除体内尚未吸收的毒物、应用解毒药、预防并发症。

第二节　农药中毒

一、急性有机磷杀虫药中毒

（一）中毒机制

抑制乙酰胆碱酯酶（AChE）活性，引起体内生理效应部位乙酰胆碱（ACh）大量蓄积，出现毒蕈碱样、烟碱样和中枢神经系统等中毒症状和体征，患者常死于呼吸衰竭。

（二）临床表现

1. 毒蕈碱样症状（M 样症状）　主要是副交感神经末梢过度兴奋。平滑肌痉挛、括约肌松弛、腺体分泌增加和气道分泌物增多。

2. 烟碱样症状（N 样症状）　肌纤维颤动、全身肌强直性痉挛，也可出现肌力减退或瘫痪，呼吸肌麻痹引起呼吸衰竭或停止。交感神经节节后纤维末梢释放儿茶酚胺，表现为血压增高和心律失常。

3. 中枢神经系统症状　脑 AChE 活力值<60%时，出现头晕、头痛、烦躁不安、谵妄、抽搐和昏迷，有的发生呼吸、循环衰竭死亡。

4. 局部损害　接触皮肤后发生过敏性皮炎、皮肤水疱或剥脱性皮炎。

5. 迟发性多发神经病　患者症状消失后 2~3 周出现迟发性多发神经病，表现为感觉、运动型多发性神经病变，主要累及肢体末端，发生下肢瘫痪、四肢肌肉萎缩等。

6. 中间型综合征　多发生在重度中毒后 24~96 小时及复能药用量不足患者，经治疗胆碱能危象消失、意识清醒或未恢复和迟发性多发神经病发生前，突然出现屈颈肌和四肢近端肌无力及第Ⅲ、Ⅶ、Ⅸ、Ⅹ对脑神经支配的肌肉无力，出现上睑下垂、眼外展障碍、面瘫和呼吸肌麻痹，引起通气障碍性呼吸困难或衰竭，可导致死亡。

（三）辅助检查

1. 血 ChE 活力测定　急性 OPI 中毒时，ChE 活力值在 50%~70% 为轻度中毒；30%~50% 为中度中毒；30% 以下为重度中毒。

2. 毒物检测　对硫磷和甲基对硫磷氧化分解为对硝基酚，美曲膦酯（敌百虫）代谢为三氯乙醇。尿中测出对硝基酚或三氯乙醇有助于诊断上述毒物中毒。

（四）诊断

诊断需根据：①OPI 暴露史。②OPI 相关中毒症状及体征，特别是出现呼出气大蒜味、瞳孔缩小、多汗、肺水肿、肌纤维颤动和昏迷患者。③全血 ChE 活力不同程度降低。④血、胃内容物 OPI 及其代谢物检测。

（五）治疗

1. 终止接触毒物，迅速清除毒物。

2. 解毒药，目前常用的特效解毒药有阿托品和氯解磷定等胆碱酯酶复活药。

二、急性百草枯中毒

（一）临床表现

1. 局部损伤　接触部位皮肤迟发出现红斑、水疱、糜烂、溃疡和坏死。口服中毒者，口腔、食管黏膜灼伤及溃烂。污染眼部时，可灼伤结膜或角膜。吸入者可出现鼻出血。

2. 系统损伤

（1）呼吸系统：吞入百草枯（PQ）后主要损伤肺，2~4 天逐渐出现咳嗽、呼吸急促及肺水肿，也可发生纵隔气肿和气胸。肺损伤者多于 2~3 周死于弥漫性肺纤维化所致呼吸衰竭。

（2）消化系统：服毒后胸骨后烧灼感、恶心、呕吐、腹痛、腹泻、胃肠道穿孔和出血。1~3 天出现肝损伤和肝坏死。

（3）其他：肾损害等。

（二）实验室检查

1. 毒物测定　疑为 PQ 中毒时，取患者胃液或血标本检测 PQ。血 PQ 浓度≥30mg/L，预后不良。服毒 6 小时后，尿液可测出 PQ。

2. 影像学检查　肺 X 线或 CT 检查可协助诊断。早期呈下肺野散在细斑点状阴影，可迅速发展为肺水肿样改变。

（三）治疗

目前，对 PQ 中毒患者尚无特效解毒药。

1. 复苏　保持气道通畅、恢复有效血容量、器官功能支持。

2. 减少毒物吸收　清除毒物污染、催吐和洗胃、导泻。

3. 增加毒物排除　呋塞米、血液灌洗。

4. 其他治疗　免疫抑制药、大剂量氨溴索、吡非尼酮、普萘洛尔等。

三、灭鼠药中毒

（一）中毒机制

1. 毒鼠强　拮抗中枢神经系统抑制性神经递质 γ-氨基丁酸

(GABA)。

2. 氟乙酰胺　经脱氨（钠）后形成氟乙酸，与腺苷三磷酸和辅酶结合，在草酰乙酸作用下生成氟柠檬酸，中断三羧酸循环。同时，因柠檬酸代谢堆积，丙酮酸代谢受阻，导致肺、脑水肿。

3. 溴鼠隆　通过抑制维生素 K 环氧化物还原酶使得凝血因子Ⅱ、Ⅶ、Ⅸ、Ⅹ不能被激活。

4. 磷化锌　口服后在胃酸作用下分解产生磷化氢和氯化锌。磷化氢抑制细胞色素氧化酶，使神经细胞内呼吸功能障碍。氯化锌对胃黏膜的强烈刺激与腐蚀作用导致胃出血、溃疡。

（二）临床表现

1. 毒鼠强　严重阵挛性惊厥和脑干刺激的癫痫大发作。

2. 氟乙酰胺　潜伏期短，起病迅速。

（1）轻型：头痛、头晕、视物模糊、乏力、四肢麻木、抽动、口渴、呕吐、上腹痛。

（2）中型：除上述，尚有分泌物多、烦躁、呼吸困难、肢体痉挛、心肌损害、血压下降。

（3）重型：昏迷、惊厥、严重心律失常、瞳孔缩小、肠麻痹、二便失禁、心肺功能衰竭。

3. 溴鼠隆

（1）早期：恶心、呕吐、腹痛、低热、食欲不佳、情绪不好。

（2）中晚期：皮下广泛出血、血尿、鼻和牙龈出血、咯血、呕血、便血和心、脑、肺出血、休克。

4. 磷化锌

（1）轻者：胸闷、咳嗽、口咽/鼻咽发干和灼痛、呕吐、腹痛。

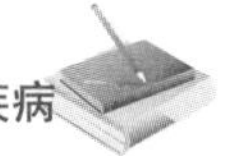

(2) 重者：惊厥、抽搐、肌肉抽动、口腔黏膜糜烂、呕吐物有大蒜味。

(3) 严重者：肺水肿、脑水肿、心律失常、昏迷、休克。

(三) 临床救治

1. 毒鼠强　抗惊厥，推荐苯巴比妥和地西泮联用，血液净化。

主治语录：禁用阿片类药物。

2. 氟乙酰胺　乙酰胺为氟乙酰胺的特效解毒药。

3. 溴鼠隆　维生素 K_1 为溴鼠隆的特效对抗药。

4. 磷化锌　尚无磷化锌中毒特效治疗手段，临床上主要以支持治疗和对症治疗为主。

四、氨基甲酸酯类杀虫剂中毒

1. 临床表现与有机磷农药中毒相似，主要为 ACh 蓄积相关的毒蕈碱样、烟碱样和中枢神经系统症状。

2. 应用足量的阿托品是氨基甲酸酯类杀虫药中毒的重要治疗措施。

第三节　急性毒品中毒

一、中毒机制

(一) 麻醉药

1. 阿片类药物　口服 1~2 小时、鼻腔黏膜吸入 10~15 分钟、静脉注射 10 分钟、肌内注射 30 分钟或皮下注射约 90 分钟发生毒性作用。通常成年人干阿片的口服致死量为 2~5g。

2. 可卡因　一种脂溶性物质，有很强的中枢兴奋作用。急性可卡因中毒引起多巴胺、肾上腺素、去甲肾上腺素和5-HT释放，这些神经递质作用于不同受体亚型而产生多种效应。

3. 大麻　作用机制尚不清楚，急性中毒时与酒精作用相似。

（二）精神药

1. 苯丙胺类　主要作用机制是促进脑内儿茶酚胺递质（多巴胺和去甲肾上腺素）释放，减少抑制性神经递质5-HT的含量，产生神经兴奋和欣快感。

2. 氯胺酮　中枢兴奋性氨基酸递质甲基-天冬氨酸受体特异性阻断药，选择性阻断痛觉冲动向丘脑-新皮质传导，产生镇痛作用，对脑干和边缘系统有兴奋作用，能使意识与感觉分离。对交感神经有兴奋作用，快速大剂量给予时抑制呼吸。

二、临床表现

1. 麻醉药

（1）阿片类中毒：常出现昏迷、呼吸抑制和瞳孔缩小“三联征”。

（2）可卡因中毒：急性重症中毒时，表现为奇痒难忍、肢体震颤、肌肉抽搐、癫痫大发作，体温和血压升高、瞳孔扩大、心率增快、呼吸急促和反射亢进等。

（3）大麻中毒：一次大量吸食会引起急性中毒，表现为精神和行为异常，如高热性谵妄、惊恐、躁动不安、意识障碍或昏迷。有的出现短暂抑郁状态，悲观绝望，有自杀念头。

2. 精神药

（1）苯内胺类中毒：表现为精神兴奋、动作多、焦虑、紧张、幻觉和神志混乱等；严重者可发生高血压伴颅内出血，常见死亡原因为DIC、循环衰竭或肝肾衰竭。

（2）氯胺酮中毒：表现为神经精神症状，如精神错乱、语言含糊不清、幻觉，高热及谵妄、肌颤和木僵等。

三、实验室检查

1. 毒物检测

（1）尿液检查：怀疑海洛因中毒时，可在4小时后留尿检查毒物。应用高效液相色谱法可检测尿液AA及代谢产物。尿液检出氯胺酮及其代谢产物也可协助诊断。

（2）血液检测

1）吗啡：治疗血药浓度为0.01~0.07mg/L，中毒血药浓度为0.1~1.0mg/L，致死的血药浓度>4.0mg/L。

2）美沙酮：治疗血药浓度为0.48~0.85mg/L，中毒血药浓度为2.0mg/L，致死血药浓度为74.0mg/L。

3）苯丙胺：中毒血药浓度为0.5mg/L，致死血药浓度>2.0mg/L。

2. 其他检查

（1）动脉血气分析：严重麻醉药类中毒者表现低氧血症和呼吸性酸中毒。

（2）血液生化检查：血糖、电解质和肝肾功能检查。

四、治疗

（一）复苏支持治疗

毒品中毒合并呼吸循环衰竭时，首先应进行复苏治疗

1. 呼吸支持　保持呼吸道通畅、应用中枢兴奋药、机械通气。

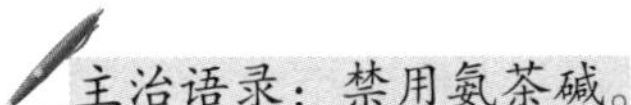

2. 循环支持　血压降低者，取头低足高位，静脉输液，必要时应用血管升压药。

3. 纠正代谢紊乱。

（二）清除毒物

1. 催吐　神志清楚者禁用阿扑吗啡催吐。

2. 洗胃　摄入致命剂量毒品时，1 小时内洗胃，先用 0.02%~0.05%高锰酸钾溶液洗胃，后用 50%硫酸镁导泻。

3. 活性炭吸附　应用活性炭混悬液吸附未吸收的毒物。丙氧芬过量或中毒时，由于存在肠肝循环，多次活性炭疗效较好。

（三）解毒药

1. 纳洛酮　阿片中毒者，静注 2mg。长半衰期阿片类（如美沙酮）或强效阿片类（如芬太尼）中毒时，需静脉输注纳洛酮。纳洛酮对芬太尼中毒肌肉强直有效。

2. 纳美芬　治疗吗啡中毒优于纳洛酮。

3. 烯丙吗啡（纳洛芬）　化学结构与吗啡相似，对吗啡有直接拮抗作用。用于吗啡及其衍生物或其他镇痛药急性中毒的治疗。

4. 左洛啡烷（烯丙左吗南）　为阿片拮抗药，能逆转阿片中毒引起的呼吸抑制。

5. 纳曲酮　试用于阿片类药中毒的解毒和预防复吸。

（四）对症治疗

1. 高热　应用物理降温，如乙醇擦浴、冰袋或冰帽等。

2. 惊厥　精神类毒品中毒惊厥者可应用硫喷妥钠或地西泮。

3. 胸壁肌肉强直　应用肌肉松弛药。

4. 严重营养不良者　应给予营养支持治疗。

第四节　急性乙醇中毒

一、中毒机制

小剂量出现兴奋作用，这是由于乙醇作用于大脑细胞突触后膜苯二氮䓬-GABA 受体，从而抑制 GABA 对脑的抑制作用。血中乙醇浓度增高，作用于小脑，引起共济失调；作用于网状结构，引起昏睡和昏迷。极高浓度乙醇抑制延髓中枢，引起呼吸或循环衰竭。

二、临床表现

1. 兴奋期　血乙醇浓度达到 11mmol/L（50mg/dl）即感头痛、欣快、兴奋。

2. 共济失调期　血乙醇浓度达到 33mmol/L（150mg/dl），肌肉运动不协调，行动笨拙，言语含糊不清，眼球震颤，视物模糊，复视，步态不稳，出现明显共济失调。

3. 昏迷期　血乙醇浓度升至 54mmol/L（250mg/dl），患者进入昏迷期，表现为昏睡、瞳孔散大、体温降低。

三、治疗

1. 轻症患者无须治疗，兴奋躁动的患者必要时加以约束。

2. 共济失调患者应休息，做好安全防护，以免发生意外损伤。

3. 昏迷患者应注意是否同时服用其他药物。重点是维持重要器官的功能。

4. 严重急性中毒时可用血液透析促使体内乙醇排出。透析指征有：血乙醇含量≥108mmol/L（500mg/dl），伴酸中毒或同时服用甲醇或其他可疑药物时。

5. 低血糖是急性乙醇中毒最严重并发症之一，应密切监测血糖水平。

6. 急性意识障碍者可考虑静脉注射50%葡萄糖100ml，肌注维生素B_1、维生素B_6各100mg，以加速乙醇在体内氧化。

7. 对烦躁不安或过度兴奋者，可用小剂量地西泮。

主治语录：避免用吗啡、氯丙嗪、苯巴比妥类镇静药。

第五节 镇静催眠药中毒

一、中毒机制

1. 苯二氮䓬类 主要选择性作用于边缘系统影响情绪和记忆力。中枢神经抑制作用与增强GABA能神经的功能有关。

2. 巴比妥类 分布广泛，通过抑制丙酮酸氧化酶系统从而抑制中枢神经系统，但主要作用于网状结构上行激活系统而引起意识障碍。

3. 吩噻嗪类 主要作用于网状结构，能减轻焦虑紧张、幻觉妄想和病理性思维等精神症状。这类作用是药物抑制中枢神经系统多巴胺受体，减少邻苯二酚氨的生成所致。该类药物又能抑制脑干血管运动和呕吐反射，阻断α肾上腺素能受体，抗组胺及抗胆碱能等作用。

二、临床表现

（一）急性中毒

1. 巴比妥类药物

（1）轻度中毒：嗜睡、情绪不稳定、注意力不集中、记忆力减退、共济失调发音含糊不清、步态不稳和眼球震颤。

（2）重度中毒：进行性中枢神经系统抑制，由嗜睡到深昏

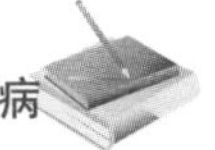

迷。呼吸抑制由呼吸浅而慢到呼吸停止。可出现低血压或休克、肌张力下降、腱反射消失、大疱样皮损等表现。长期昏迷患者可并发肺炎、肺水肿、脑水肿和肾衰竭。

2. 苯二氮䓬类药物中毒　中枢神经系统抑制较轻，主要症状是嗜睡、头晕、眩晕、乏力、言语含糊不清、意识模糊和共济失调。很少出现严重的症状如长时间深度昏迷和呼吸抑制等。

3. 吩噻嗪类中毒　最常见的为锥体外系反应，临床表现有震颤麻痹综合征；静坐不能；急性肌张力障碍反应，如斜颈、吞咽困难和牙关紧闭等。

（二）慢性中毒

1. 意识障碍和轻躁狂状态。
2. 智能障碍。
3. 人格变化。

（三）戒断综合征

长期服用大剂量镇静催眠药患者，突然停药或迅速减少药量时，可发生戒断综合征。主要表现为自主神经兴奋性增高和轻重度神经精神异常。

1. 轻症　最后一次服药后 1 天内或数天内出现焦虑、易激动、失眠、头痛、食欲缺乏、无力和震颤。

2. 重症　突然停药后 1~2 天出现痫性发作（部分患者也可在停药后 7~8 天出现），有时出现幻觉、妄想、定向力丧失、高热和谵妄，数天至 3 周内恢复。

三、治疗

（一）急性中毒的治疗

1. 维持昏迷患者重要器官功能　①保持气道通畅。②维持

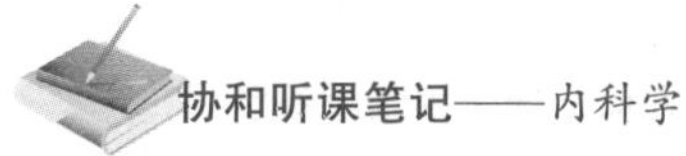

血压，输液补充血容量，如无效，可考虑给予适量多巴胺。③心脏监护。④促进意识恢复，病因未明的急性意识障碍患者，可考虑给予葡萄糖维生素 B_1 和纳洛酮。

2. 清除毒物　①洗胃。②活性炭，巴比妥类中毒时可考虑使用多剂活性炭。③碱化尿液与利尿，用呋塞米和碱化尿液治疗，只对长效巴比妥类中毒有效，对吩噻嗪类中毒无效。④血液净化。

3. 特效解毒疗法　巴比妥类和吩噻嗪类药物中毒无特效解毒药。氟马西尼是苯二氮䓬类拮抗药。

4. 对症治疗　多数镇静催眠类药物中毒以对症支持治疗为主，特别是吩噻嗪类药物中毒。

5. 专科会诊　应请精神科专科医师会诊。

（二）慢性中毒的治疗原则

1. 逐步缓慢减少药量，最终停用镇静催眠药。
2. 请精神科专科医师会诊，进行心理治疗。

（三）戒断综合征治疗

用足量镇静催眠药控制戒断症状，稳定后逐渐减少药量以至停药。具体方法是将原用短效药换成长效药如地西泮或苯巴比妥。可用同类药，也可调换成另一类药物。

第六节　急性一氧化碳中毒

一、病因和发病机制

1. 病因　工业上，在炼钢、炼焦和烧窑等生产过程中；日常生活中，家庭中煤炉取暖及煤气泄漏。

2. 发病机制　CO 与血液中红细胞的血红蛋白结合，形成稳定的 COHb，引起组织缺氧。

二、临床表现

1. 急性中毒　急性中毒的临床表现按中毒程度可为 3 级，见表 9-1-1。

表 9-1-1　急性一氧化碳中毒的临床表现

中毒程度	COHb 浓度	临床特点
轻度	10%～20%	不同程度头痛、头晕、恶心、呕吐、心悸和四肢无力等。脱离中毒环境吸入新鲜空气或氧疗，症状很快消失
中度	30%～40%	胸闷、气短、呼吸困难、幻觉、视物模糊判断力降低、运动失调、嗜睡、意识模糊或浅昏迷。氧疗后可恢复正常
重度	40%～60%	迅速昏迷、呼吸抑制、肺水肿、心律失常或心力衰竭。患者可呈去皮质综合征状态

2. 迟发型神经精神综合征　急性一氧化碳中毒患者在意识障碍恢复后，经过 2～60 天的“假愈期”，可出现精神意识障碍、锥体外系神经障碍、锥体系神经损害、大脑皮质局灶性功能障碍、脑神经及周围神经损害。

三、实验室检查

1. 血液 COHb 测定　目前临床上常用直接分光光度法定量测定 COHb 浓度。另外也可加碱法，血液中 COHb 增多时，加碱后血液仍保持淡红色不变，正常血液则呈绿色；通常在 COHb 浓度高达 50%时才呈阳性反应。

2. 脑电图检查　可见弥漫性低波幅慢波，与缺氧性脑病进展相平行。

3. 头部 CT 检查　脑水肿时可见脑部有病理性密度减低区。

四、诊断

根据吸入较高浓度 CO 的接触史，急性发生的中枢神经损害的症状和体征，结合及时血液 COHb 测定的结果。

五、治疗

1. 终止 CO 吸入　迅速将患者转移到空气新鲜处，卧床休息，保暖，保持呼吸道畅通。

2. 氧疗

（1）吸氧：中毒者给予吸氧治疗，如鼻导管和面罩吸氧。

（2）高压氧舱治疗：多数高压氧舱中心把头痛、恶心、COHb 浓度≥25%作为选择高压氧舱治疗的主要参考标准。

3. 重要器官功能支持　无高压氧舱治疗指征的 CO 中毒患者推荐给予 100%氧治疗，直至症状消失及 COHb 浓度降至 10%以下；有心肺基础疾病患者，建议 100%氧治疗至 COHb 浓度降至 2%以下。

主治语录：有严重冠状动脉粥样硬化病变基础的患者，COHb 浓度超过 20%时有心脏骤停的危险，应密切进行心电监测。

4. 防治脑水肿　在积极纠正缺氧的同时给予脱水治疗。

5. 防治并发症和后遗症　保持呼吸道通畅，必要时行气管插管或气管切开。定时翻身以防压疮和坠积性肺炎发生。给予营养支持。

第七节　急性亚硝酸盐中毒

一、发病机制

亚硝酸盐具有强氧化性，使正常的血红蛋白（Fe^{2+}）氧化为失去携氧运输能力的高铁血红蛋白（Fe^{3+}）。

二、临床表现

1. 轻者表现为头痛、心悸、恶心、呕吐、腹痛、腹胀等。

2. 重者尚有口唇青紫、面色发绀、呼吸困难、心律不齐、血压下降，出现休克等表现。

3. 极重者伴有抽搐、心力衰竭、呼吸衰竭、肺水肿、脑水肿、昏迷等多脏器功能衰竭的表现。

主治语录：成年人摄入0.2~0.5g即可引起中毒，1~3g可致死。

三、实验室检查

高铁血红蛋白量显著高于正常；尿亚硝酸盐定性检测阳性；心电图可表现为窦性心动过速；伴有心肌损害时心肌酶偏高。

四、治疗

1. 氧气吸入　氧流量4~6L/min，必要时行高压氧疗。

2. 解毒药应用　亚甲蓝是亚硝酸盐中毒的特效解毒药。

第八节　有机溶剂中毒

1. 常温下为液体，挥发性强。

2. 多易燃易爆。

3. 脂溶性强，不溶于水或微溶于水。

4. 毒性方面一般都有刺激和麻醉作用。

5. 某些有机溶剂具有特殊毒性，如神经毒、肝肾毒性及骨髓抑制性作用等。

第九节　毒蛇咬伤中毒

一、临床表现

1. 神经毒损害　被眼镜蛇咬伤后，局部伤口反应较轻。1~6小时后出现全身中毒症状。最终出现中枢性或周围性呼吸衰竭。

2. 心脏毒和凝血障碍毒损害　被蝰蛇和竹叶青蛇咬伤后，症状大都在0.5~3小时出现。局部有红肿、疼痛，常伴有水疱、出血和坏死。

3. 肌肉毒损害　被海蛇咬伤后局部仅有轻微疼痛，甚至无症状。

4. 混合毒损害　一些眼镜蛇、眼镜王蛇、蝰蛇、蝮蛇毒液兼有神经、心脏及出凝血障碍毒。眼镜王蛇、泰国眼镜蛇咬伤以神经毒为主，并常引起呼吸衰竭而致死；中华眼镜蛇咬伤以局部组织坏死为主，常造成截肢和肢体功能障碍的后遗症；蝮蛇咬伤则以血循毒为主。

二、治疗

1. 绷带结扎　在伤口上方的近心端肢体，用绷带结扎压迫，阻断淋巴回流。眼镜蛇咬伤时因容易造成局部组织坏死，一般不主张绷带结扎。

2. 伤口清创　以牙痕为中心做十字切开，深至皮下，然后用手从肢体的近心端向伤口方向及伤口周围反复挤压，边挤压边用清水冲洗伤口。

主治语录：血循毒蛇类咬伤不主张切开。

3. 局部封闭　糜蛋白酶或胰蛋白酶4000U以2%利多卡因

5ml 溶解，在伤口及周围皮下进行浸润注射及伤处近心端做环形注射封闭。

4. 抗蛇毒血清是中和蛇毒的特效解毒药，应尽早足量使用。

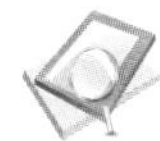

历年真题

1. 重症一氧化碳中毒患者最有效的治疗措施是
   A. 鼻导管间断低流量吸氧
   B. 高压氧舱治疗
   C. 吸入纯氧
   D. 鼻导管持续低流量吸氧
   E. 面罩吸氧
2. 患者，男性，26 岁。与其父吵架后服敌敌畏 60ml，30 分钟后被家人送到医院，神志清楚，治疗过程中最重要的措施是
   A. 静脉注射地西泮
   B. 应用阿托品
   C. 应用碘解磷定
   D. 应用水合氯醛
   E. 彻底洗胃
3. 患者，男性，30 岁。服毒自杀，被发现后急送医院。查体：昏迷状态，呼吸急促，皮肤湿冷，双侧瞳孔如针尖大小。使用阿托品治疗后，提示治疗效果不满意的指标是
   A. 颜面潮红
   B. 口干、皮肤干燥
   C. 心率加快
   D. 瞳孔大小无变化
   E. 肺部啰音减少

参考答案：1. B　2. E　3. D

第二章　中　　暑

核心问题

中暑的病因和发病机制、临床表现和治疗。

内容精要

中暑是在暑热天气、湿度大及无风环境中，患者因体温调节中枢功能障碍、汗腺功能衰竭和水、电解质丧失过多而出现相关临床表现的疾病。根据发病机制和临床表现不同，通常将中暑分为热痉挛、热衰竭和热（日）射病。

一、病因和发病机制

1. 病因　环境温度过高、产热增加、散热障碍和汗腺功能障碍。

2. 发病机制　体温过高（>42℃）对细胞产生直接损伤作用，引起酶变性、线粒体功能障碍、细胞膜稳定性丧失和有氧代谢途径中断，导致多器官功能障碍或衰竭。

二、临床表现

1. 热痉挛　剧烈活动后，大量出汗和饮用低张液体后出现头痛、头晕和肢体、腹壁肌群痛性痉挛。无明显体温升高，无神志障碍。

2. 热衰竭 多见于老年人、儿童和慢性病患者，表现为多汗、疲乏、无力、头晕、头痛、恶心、呕吐和肌痉挛，心率明显增快、直立性低血压或晕厥。中心体温升高不超过40℃，无神志障碍。

3. 热射病 高热（>40℃）伴神志障碍。

三、治疗

1. 降温治疗

（1）体外降温：无虚脱患者，迅速降温的“金标准”是冷水浸浴或冰水浸浴，将患者身体（除头外）尽可能多地浸入2.0~14.0℃冷水中；虚脱者用15℃冷水反复擦拭皮肤、用电风扇或空气调节器。体温降至39℃时，停止降温。

（2）体内降温：用冰盐水进行胃或直肠灌洗等。

（3）药物降温：常用氯丙嗪。

主治语录：快速降温是治疗的基础，迅速降温决定患者预后。

2. 并发症治疗 昏迷应进行气管内插管；低血压患者进行液体复苏。

3. 检测体温、尿量、动脉血气和凝血等指标。

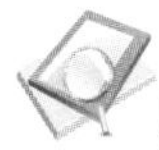

历年真题

热痉挛的发病机制是

A. 缺钙

B. 周围血管扩张，循环血量不足

C. 体内热量蓄积，体温升高

D. 大量出汗使水、盐丢失过多

E. 散热障碍

参考答案：D

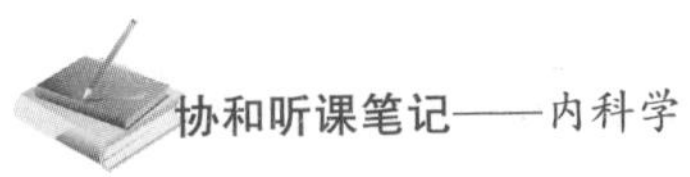

第三章　冻　　僵

核心问题

冻僵的病因和发病机制、临床表现和治疗。

内容精要

冻僵是指下丘脑功能正常者处在寒冷（-5℃以下）环境中，其中心体温（CBT）<35℃并伴有神经和心血管系统损害为主要表现的全身性疾病，通常暴露于寒冷环境后 6 小时内发病。

一、病因

1. 长时间暴露于寒冷环境而又无充分保暖措施。
2. 年老、体衰和慢性疾病和严重营养不良患者在低室温下也易发生。
3. 冷水或冰水淹溺。

二、发病机制

1. 寒冷刺激引起交感神经兴奋，外周血管收缩。
2. 随着机体暴露时间延长，组织和细胞发生形态学改变，血管内皮损伤，通透性增强，血液无形成分外渗及有形成分聚集，血栓形成，导致循环障碍和组织坏死。

3. 细胞脱水及变性引起代谢障碍。

三、临床表现

1. 轻度冻僵　疲乏、健忘和多尿、肌肉震颤、血压升高、心率和呼吸加快，逐渐出现不完全性肠梗阻。

2. 中度冻僵　患者表情淡漠、精神错乱、语言障碍、行为异常、运动失调或昏睡。体温在30℃时，寒战停止、神志丧失瞳孔扩大和心动过缓。

主治语录：心电图示心房扑动或颤动、室性期前收缩和出现特征性的J波。

3. 严重冻僵　体温降至24℃时，出现僵死样面容；体温≤20℃时，皮肤苍白或青紫、心搏和呼吸停止、瞳孔固定散大，四肢肌肉和关节僵硬，心电图或脑电图示等电位线。

四、治疗

1. 迅速将患者转移至温暖的环境。

2. 被动复温，将患者置于温暖环境中，应用较厚的棉毯或棉被覆盖或包裹患者复温，复温速度为每小时0.3~2.0℃。

3. 主动复温，可用电热毯、热水袋或40~42℃温水浴。

4. 补充循环容量和热能、维持血压和检测生命体征。

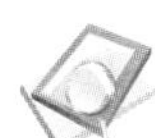

历年真题

治疗冻僵，复温速度最快的是

A. 电热毯复温

B. 厚棉被包裹复温

C. 40℃温水浴复温

D. 40℃灌流液进行体内灌流复温

E. 体外循环复温

参考答案：E

第四章　高　原　病

核心问题

高原病的临床表现、诊断和治疗。

内容精要

海拔3000m以上的地区称为高原。由平原移居到高原或短期在高原逗留的人，因对高原环境适应能力不足而发生以缺氧为突出表现的一组疾病称为高原病。低压性低氧血症是急性高原病的重要原因。

一、临床表现

1. 急性高原病。

（1）急性高原反应：很常见。未适应者进入高原地区后6~24小时发病，出现双额部疼痛、心悸、胸闷、气短、食欲缺乏、恶心、呕吐等。

（2）高原肺水肿：常见且致命的高原病。

（3）高原脑水肿：大多数于进入高原地区1~3天后发病。

2. 慢性高原病　主要发生在久居高原或少数世居海拔4000m以上的人。

（1）慢性高原反应：急性高原反应持续3个月以上不恢

复者。

（2）高原红细胞增多症：可有脑血管微小血栓形成。

（3）高原血压改变：久居或世居高原者通常血压偏低（≤90/60mmHg）。

（4）高原心脏病：多见于高原出生的婴幼儿，成年人移居高原6~12个月后发病。

主治语录：高原心脏病者表现肺动脉明显突出，右肺下动脉干横径≥15mm，右心室增大。

二、诊断

1. 进入海拔较高地区或高原地区后发病。
2. 其症状与海拔高度、攀登速度及有无适应明显相关。
3. 除外类似高原病表现的相关疾病。
4. 氧疗或易地治疗明显有效。

三、治疗

1. 急性高原反应　①休息。②氧疗，鼻导管或面罩吸氧（1~2L/min）。③头痛者可应用阿司匹林；恶心呕吐时，肌内注射丙氯拉嗪。④易地治疗，症状不缓解甚至恶化者，尽快转运到低海拔区，下降300m症状即可明显改善。

2. 高原肺水肿　通气面罩吸入40%~50%氧气（6~12L/min），不能及时转运的患者，可舌下含化或口服硝苯地平。

3. 高原脑水肿　通气面罩吸入40%~50%氧气（2~4L/min）。应用地塞米松、甘露醇和呋塞米。

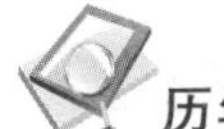

历年真题

最常见且致命的高原病是

A. 高原心脏病

B. 急性高原反应

C. 高原肺水肿

D. 高原脑水肿

E. 慢性高原反应

参考答案：C

第五章　淹　　溺

核心问题

淹溺的临床表现、实验室检查和治疗。

内容精要

人体浸没于水或其他液体后，反射性引起喉痉挛和/或呼吸障碍，发生窒息性缺氧的临床死亡状态称淹溺。根据浸没介质不同，分为淡水淹溺和海水淹溺。

一、临床表现

1. 症状　近乎淹溺者可有头痛或视觉障碍、剧烈咳嗽、胸痛、呼吸困难和咳粉红色泡沫样痰。溺入海水者，口渴感明显，最初数小时寒战、发热。

2. 体征

（1）口鼻充满泡沫或泥污，皮肤发绀，颜面肿胀，球结膜充血和肌张力增加。

（2）精神和神志状态改变，烦躁不安、抽搐、昏迷和昏睡。

（3）呼吸表浅、急促或停止。

（4）心律失常、心音微弱或心搏停止。

（5）腹部膨隆，四肢厥冷。

二、实验室检查

1. 血和尿液　淡水淹溺者，血钾升高，血和尿液可出现游离血红蛋白。海水淹溺者可有高钠血症或高氯血症。

2. 心电图　心电图显示窦性心动过速、非特异性ST段和T波改变、室性心律失常或完全性心脏传导阻滞。

3. 动脉血气　约75%的患者有严重混合性酸中毒，所有患者都有不同程度低氧血症。

4. X线　淹溺后数小时可出现肺浸润和肺水肿，胸部X线片显示斑片状浸润。

主治语录：淹溺3~4天后进行头部磁共振检查对判断预后价值较为理想。

三、治疗

1. 现场急救　尽快将溺水者从水中救出；采取头低俯卧位行体位引流；迅速清除口鼻腔中污水、污物、分泌物及其他异物，保持气道通畅。

2. 心肺复苏　患者转送过程中，不应停止。

3. 院内处理　吸入高浓度氧或高压氧治疗；体外或体内复温，使中心体温至少达到30~35℃；脑复苏；应用抗生素；处理并发症。

历年真题

淡水淹溺最重要的临床意义是

A. 溶血

B. 高钾血症

C. 血红蛋白尿

D. 肺损伤

E. 血容量增加

参考答案：D

第六章　电　　击

核心问题

电击的临床表现、治疗。

内容精要

一定量电流通过人体引起组织不同程度损伤或器官功能障碍或猝死称为电击。

一、临床表现

1. 全身表现　轻度电击者，出现惊恐、心悸、头晕、头痛、痛性肌肉收缩和面色苍白等。高压电击，特别是雷击时，发生意识丧失、心搏和呼吸骤停。

2. 局部表现　触电部位释放电能最大，局部皮肤组织损伤最严重。高压电击时，电流入口处烧伤严重，烧伤部位组织炭化或坏死成洞，组织解剖结构清楚。

主治语录：电击后24~48小时常出现并发症和后遗症。

二、治疗

1. 切断电源。

2. 心肺脑复苏。

3. 急性肾衰竭　静脉输注乳酸钠林格液，恢复循环容量。同时静脉输注碳酸氢钠碱化尿液，预防急性肾衰竭。

4. 外科问题处理　坏死组织应进行清创术，预防注射破伤风抗毒素。

历年真题

电击的主要治疗原则不包括

A. 切断电源

B. 心肺复苏

C. 治疗急性肾衰竭

D. 外科情况处理

E. 退热

参考答案：E